JN078673

監修：日本遺伝学会

# 改訂 遺伝単（いでんたん）

遺伝学用語集 対訳付き

WORDBOOK IN GENETICS

THE GENETICS SOCIETY OF JAPAN

NTS

"Iden(The genetics)" separate volume No.25

# IDENTAN

## Wordbook in Genetics

Second Edition

Supervisor, Author

The Genetics Society of Japan

Published by

NTS Inc., 2021

# 改訂版発行にあたって

遺伝学は遺伝（親から子へどのように形質が伝わるのか）と多様性（どのように多種多様な生き物が誕生し進化して来たのか）を研究する学問です。100 年以上前から生命科学の中心をなし、現在では生物学のほとんどすべてと言ってもいいくらい、多くの分野が遺伝学を基礎として発展しています。それに伴い、遺伝学で使う用語も変化し、新しい用語が続々登場しています。日本では、伝統的に漢字から意味がわかるように日本語の対訳をつけてきました。生徒や学生に教える教育用語として、これらの対訳は非常に役に立ちます。しかし最近は、例えばゲノムやエピジェネティクスのように日本語に訳さずカタカナのまま使っている言葉もあります。また、これまで使われてきた用語の中にも、研究の進歩や社会の変化により、訳が実情と合わなくなったり、差別的な意味として受けられてしまうものも出てきました。そのため、遺伝学の用語は定期的に見直す作業が必要になってきます。今回の改定では、初版にいただいた様々な意見も踏まえ、日本遺伝学会教育用語検討委員会で議論、整理し、一部については用語の追加・変更をいたしました。さらに新型コロナウイルスや PCR 検査、日本の遺伝学の歴史などの新しい項目も加え、現時点で最適と思われる用語を提案しております。2019 年 7 月に日本学術会議生物学分科会から出されました「高等学校生物教育における重要用語の選定について」にも準拠しています。学習や教育にご活用いただけれ

# 改訂版発行にあたって

ば幸いです。

最後になりましたが、改訂版作成にあたって多くの専門家のご意見を頂戴いたしました。特に variation, mutation の訳語については日本分類学会連合、顕性・潜性につきましては日本人類遺伝学会や日本医学会用語委員会のワーキンググループ作成の報告書内容を反映させていただいております。心より感謝致します。

2021 年 3 月

日本遺伝学会会長（2017-2020）

小林 武彦

# 発行にあたって

遺伝学という分野は、DNAが遺伝情報の本体と分かって以来、飛躍的な発展を遂げてきました。近年に至っては、ゲノム研究の技術革新を伴うさらなる発展と広がりとともに、遺伝学は今も進展しつづけています。また、その守備範囲は、発生学や神経科学そして進化学や生態学といった基礎科学はもちろんのこと、医学・薬学・農学といった応用分野にも広がり、1個の細胞におけるゲノムや遺伝子発現も解析可能にした微小流体技術（マイクロフルイディクス）のような工学の分野にも波及してきています。まさにライフサイエンスやバイオテクノロジーの中核的な学問分野として、遺伝学はその不動の位置を確立してきたといっても過言ではありません。

一方、このさまざまな専門分野との接点や融合において、専門用語やその使い方(ターミノロジー)に誤解や混乱が生じてきていることも事実です。また、1905年にベイトソン（W. Bateson）が「Genetics（遺伝学）」という単語を初めて使って以来、110年以上の歴史と伝統を有する遺伝学においては、古典的な用語も多数残っており、現代的な知見に合うようにそれらの用語の概念や意味を更新する必要性に迫られておりました。

こういう認識の下、1915年に設立された日本遺伝学会では、その歴史的かつ社会的な責務として、時代に応じてその時どきに遺伝学用語集を編集してきました。この度は、この伝統に沿いながらも、最新の知見や情報に基づいての遺伝学用語の改訂編集を行いつつ、また単なる用語集ではない読み応えのある参考書としての役割ももたせました。

本書の「まえがき」で桝屋啓志編集委員が述べていますように、品川日出夫、筆者、遠藤隆、小林武彦という４人の歴代の日本遺伝学会長が約 10 年間にもわたった密なる連携を行い、幹事や評議員の方々とともに遺伝学用語集編集委員会を主導的に支援して、この本書が完成しました。この間、桝屋委員をはじめとする遺伝学用語集編集委員の皆様の献身的な御尽力や各方面の関係者の方々の御協力には、誠に頭が下がる思いです。また、この出版を積極的に受けていただいた株式会社エヌ・ティー・エスの吉田隆社長にも、大変有り難く思っております。このようなご支援なくしては、この本の出版はなかったと確信致します。

ライフサイエンスの勉強を始めたばかりの高校生や大学の学部生そして大学院生の皆さんから、高校の先生方そして研究者や大学の先生の皆様、医師や薬剤師および企業の関係分野の方々に、さらには関係する分野の政策や企画立案に関係されている方々まで、実に幅広くこの本を活用して頂けると幸いです。

この本に関係したすべての方々に深い敬意と感謝を表しつつ、この本が多くの人々に読まれたり参考にされたりすることを願っています。そして、今後十年以上にわたって遺伝学や幅広く関連する分野において、古来の海洋航海で地理上の発見が相次いだときに北極星が果たした役割のように、本書が確かで信頼できる指標になることを祈念して止みません。

2017年8月
遺伝学用語集編集委員長
(元日本遺伝学会長)
五條堀 孝

# まえがき

遺伝学は、メンデルの法則の再発見直後に日本に紹介されました。国外で生まれた学問を、母国語で理解することが日本の学問の特長のひとつですが、遺伝学の用語に関しても多くの検討が行われたようです。現在使われている用語が定着するまでには、時代の要請等様々な要因があったことが窺い知れます。このような訳語の中には、正しい理解の妨げになっていると考えられるものもあります。例えば、優性 / 劣性の持つ誤った語感は、長らく日本の遺伝学教育を妨げてきたと考えられ、現代の学生にアンケートをとりますと、『優れた、劣った』という理解を持つ学生が意外に多く、遺伝を正しく理解できていないことが分かるそうです（p.90「**《遺伝学コラム》用語変更：「優性、劣性」から「顕性、潜性」へ**」参照）。

また、医療その他において遺伝子の個性をつぶさに調べることができる時代が近づいており、遺伝は、急激に一般の方々に身近になりつつあります。このような状況の下で、多くの人が、遺伝子について『優れた、劣った』という誤った理解を持つとしたら、学問という問題を超えて、日本の社会における極めて重大な問題です。

遺伝学用語編集委員会は、品川日出夫・遺伝学会長（当時、2006-2008年）からの発案により、2009年、学術用語集遺伝学編の改訂として、今の時代に合った用語集の編纂を目標として発足されました。その後、訳語の変更案をまとめるための様々な検討を経て、2017年に、上記の「優性、劣性」から「顕性、潜性」を含めたいくつかの改訂の提案を含めた本用語集「遺伝単」第1版の発行に至りました。(詳細に関しては、上記コラムをご参照下さい)

第1版で行った訳語改訂の提案については、発行以降、様々な方々や学会より多くのご意見をいただきました。遺伝学会では2018年に「遺伝学教育用語検討委員会」を発足し、遺伝学会提案の教科書への採用、そのための他の生命科学分野との連携の検討を行なってきました。

現在、教科書に用いられる用語は、世の中の動向に応じて採用することが推奨されています。2019年日本学術会議では、「高等学校の生物教育における重要用語の選定について(改訂)」を発表し、「顕性、潜性」を主として、「優性、劣性」を併記する方針が示されました。日本医学会では、「遺伝学用語改訂に関するワーキンググループ」を組織し、2017年から2020年に至る注意深い検討を経て、推奨用語としては4文字で「顕性遺伝」「潜性遺伝」とする。従来の表記は、(優性遺伝)、(劣性遺伝)として、括弧書きで表記する。とする案でパブリックコメントを行う旨、2020年1月に日本医学会・医学用語管理委員会に答申を行いました。

上記のようなムーブメントのきっかけとなるとともに、第1版で行なった提案に関しては、ご批判等もいただきました。特に、variationの訳語である「変異」

# まえがき

に関しては、日本分類学連合からの意見書を頂き、遺伝学会・遺伝学教育用語検討委員会では、この訳語に関する再検討を行ないました。

以上のような経緯を踏まえて、遺伝学会では、遺伝単の改訂版を刊行することとしました。コンセプトは変わらず、『高校あるいは大学生が書店で買えるような参考書』ととし、重要な訳語にはなるべく解説を付し、学習の手助けとなるよう、テーマ毎の解説を付しました。また、一般の方々に、遺伝学の重要性や、現代の遺伝学（および用語）が持つ様々な問題を知って頂き、理解を深めてもらうためにコラムを挟みました。本編集を行なっている2020年冬時点で、世界では新型コロナウイルス感染症（COVID-19）が猛威をふるっており、コラムには、遺伝子の配列情報を利用した感染検査のひとつであるPCR検査に関しての解説を加えました。また、より利用しやすいよう、巻末に索引を加えました。

最後になりましたが、本書の執筆・改訂等をボランティアで行ってくださった、日本遺伝学会教育用語編集委員会はじめ、全ての関係者の皆様、また、本書の全体に渡る編集作業を行って下さった株式会社エヌ・ティー・エス大西順雄氏に深く感謝を申し上げます。この本が、オーダーメイド医療時代に向けての遺伝学教育への助けとなることを願っています。

2021年3月

桝屋 啓志
日本遺伝学会・遺伝学教育用語検討委員会・委員長
日本医学会・遺伝学用語改訂に関するワーキンググループ・委員

## 日本遺伝学会・遺伝学教育用語検討委員会

| | | |
|---|---|---|
| 桝屋啓志 | 小林武彦 | 仁木宏典 |
| 権藤洋一 | 斎藤成也 | 颯田葉子 |
| 池内達郎 | 米澤義彦 | 渡辺正夫 |
| 藤川和男 | 向井康比己 | 渡邉淳 |
| 澤村京一 | 遠藤俊徳 | 一柳健司 |
| 杉本道彦 | 野々村賢一 | |

## 日本遺伝学会遺伝学用語集編集委員

| | | |
|---|---|---|
| 池内達郎＊ | 池村淑道 | 一柳健司 |
| 大嶋泰治 | 鎌谷直之 | 郷通子 |
| 五條堀孝 | 小林武彦 | 品川日出夫 |
| 杉本道彦 | 高畑尚之 | 辻本壽 |
| 東江昭夫 | 平野博之 | 布山喜章＊ |
| 桝屋啓志＊ | 山本博章 | |

（五十音順、＊印は遺伝学用語集編集ワーキンググループ）

# この本で改訂されたおもな訳語

灰色の文字が旧来の訳語、赤い文字が新たにこの本で改訂された訳語。

## dominant　優性 ⇨ 顕性
## recessive　劣性 ⇨ 潜性

「優性、劣性」は遺伝学用語として長年使われてきたが、優・劣という強い価値観を含んだ語感に縛られている人たちが圧倒的に多い。教育や医療の分野では「劣性」遺伝のもつマイナスイメージは深刻でさえある。一般社会にすでに定着している用語ではあるが、遺伝学会では2017年、歴史的考察も踏まえて、語感がより中立的な「顕性、潜性」への変更を提案した（本誌の初版）。これに応えて現在、この用語変更は社会に広く受容されつつある。2019年、日本学術会議・生命科学連合では、高校の生物教科書における500個の重要語を選定する際に、「優性、劣性」に代わる用語として「顕性、潜性」を採用した。日本医学会・用語検討委員会でも2019年、「顕性遺伝（優性遺伝）」「潜性遺伝（劣性遺伝）」という用語の使用が検討されている。そして2021年から使用される中学校理科の教科書でも（2020年6月に公表)、「顕性形質」「潜性形質」という表現が使われるようになった。

本書では、第1版で提案した通り「顕性、潜性」を記載する。ただし「優性、劣性」は長年使われてきた歴史があるので、書籍等で記述する場合は、「顕性、潜性」がその代用語であることを注釈することが望ましいと考えている。詳しくは、p.86の解説および、p.90の「**《遺伝学コラム》用語変更：「優性、劣性」から「顕性、潜性」へ**」を参照。

## haploid　半数体 ⇨ 単数体

二倍体生物の生殖細胞すなわち配偶子は、体細胞の染色体数の半分の染色体セットを含む半数体であり、これは原語 haploid に由来する。しかし、“半数”と“半数”が合体（受精）して“二倍体”が生じる（0.5+0.5 ⇒ 2？）というのでは理屈に合わないし、もともと “haploid” の “haplo-” の意味は「単、単一」であるので、本書では haploid の訳語として「半数体」に替えて「単数体」を用いることになった。ここで強調しておきたいのは、haploid の訳語である「単数体」（従来の半数体）と monoploid の訳語「一倍体」を区別するということである。従来から「半数体」は「一倍体」という用語とよく混同され、残念なことに、教育用語としては一倍体に統一されてしまっている。しかし、自然状態で三倍体や四倍体をはじめとする倍数体種の多い植物では、配偶子の単数体と、一倍体との区別は重要である。両者の違いの説明はややこしさもあるので、本書では半数、全数といった言葉を一部説明に用いるとともに、「**32 倍数体**」の脚注（p.188）と解説（p.188）に詳しく説明した。

# allele
## 対立遺伝子 ⇨ アレル（対立遺伝子）

allele は、異なる形質をもたらす遺伝因子について、例えば「しわ型」「丸型」「中間型」…と異なるものの1つを指す。現代の分子遺伝学に照らせば、ゲノム上の任意の部分における“多様な DNA 配列の1つ”という意味であり、その領域は特に遺伝子領域には限定されない。実際に Single Nucleotide Polymorphism（SNP）などもアレルの一つであるが、遺伝子とは限らない。よって、従来の訳語「対立遺伝子」の『遺伝子』は、元々の意味にない限定を加えてしまっている上に、現代では正しくないことが特に際立ってしまっている。さらに、従来の訳語は、“多様なものの1つ”という意味に“対立”という訳語を当てており、まるでアレルが2つしか存在せず対立しているような誤解を招く。良い訳語が見当たらなかったため、カタカナ語の「アレル」と、これまで用いられてきた「対立遺伝子」の併記とし、アレル（対立遺伝子）とする。詳しくはp.64「**6 アレル（対立遺伝子）**」および、p.67「**《遺伝学コラム》訳語改訂の大問題：「アレル」とは何だ！？**」を参照。

# mutation　突然変異 ⇨ [突然]変異

体系立った遺伝学が確立されていない時代では、種内の形質の違いに、連続性があるものと、無いものがあることが注目されており、前者を variation、後者を mutation と呼んでいた。メンデルの法則の再発見の後、遺伝継承される“違い”が mutation と呼ばれるようになり、現代に至っている。したがって、mutation は「突然起こった」という出来事に端を発しているとはいえ、それが遺伝的に継承されても mutation である。これを「突然変異」と呼ぶことで、一般社会をはじめ、教育界でも de novo mutation（そこで新たに起こった変異）と混同されている。したがって、「突然変異形質が集団や家系内で代々伝わっている」という表現に、「代々伝わっている」のに何故「突然」なのか、という違和感が生じる。

近年の学術界ではほとんどの場合、mutation を単に「変異」と呼んでいるので、訳語としては「突然」の２文字を外すことになった。ただし場合によっては「突然変異」を用いることがあっても良い、という意味で［ ］で囲んだ［突然］の文字を付けている。variation の訳語である「変異」との使い分けが紛らわしいが、歴史的な訳語の変遷を考慮してやむを得ないという判断に至った。

# variation (1) 変異、彷徨変異 ⇨ (1) 変異 (2) 多様性 (3) バリエーション

多様であることを示す概念には、同じカテゴリの中での違いを示す variation と様々な違いの種類が複合する diversity がある。それぞれの日本語訳は「変異」、「多様性」であり、この違いは科学的に重要であるが、variation, diversity を具体的にどのような基準で区別するのかについては、厳密には議論の文脈に依存する。Genetics

（遺伝学）（Batesonによる造語、1905:“heredityとvariationを研究する学問”を意味する。）が日本に伝えられて以降、variationには「変異（彷徨変異）」という訳語が当てられ、mutationには突然変異と訳されてきたため、分かりづらかった。遺伝単第1版では、mutationは[突然]変異、variationは多様性としたが、分類学を中心として、variationの意味の変異は広く使われているため、(1)変異は残すこととなった。また、現在の遺伝学では、種内のゲノム領域に存在する配列は、特にヒトの場合mutationという表現を避けて、variationを使う傾向にある。これらは遺伝学分野では「多様性」と訳すことも多く、バリエーション、多様なものの一つをバリアント（アレルと同じ意味）と呼ぶことも多いので、(2)多様性 (3)バリエーションとした。

## color blindness 色覚異常 ⇨ color vision variation (生命科学の教育用語として)色覚多様性

英語のcolor blindnessに相当する日本語は、教科書でもメディアでも「色盲」を避けて「色覚異常」に統一されている。日本医学会の改訂用語(2008)でも「2色覚」(旧来の色盲)、「異常3色覚」(旧来の色弱)が提示されている。これらの遺伝形質は、一般集団中にごくありふれていて(日本人男性の5%、西欧では9%の地域も)日常生活にとくに不便さがなく、「異常」と呼称することに違和感をもつ人は多い。しかし一方で、医療介入において「異常」自体は必要な言葉でもある。「遺伝単」第1版では文脈に応じて「色覚多様性 color vision variation」の使用を提案したが、これはそのままcolor blindnessの訳語変更であると誤解される向きもあった。本書でもこれが訳語の変更ではないことを再確認し、「色の見え方はひとによって多様であり、color blindnessは色覚多様性のひとつである。」という概念が教育を通じて人々に認識され、知識として共有されるようになることを期待するものである。詳しくはp.256「43 **ヒトの遺伝的多様性**」を参照。

## centromere 動原体 ⇨ セントロメア

細胞分裂期の染色体は2本の染色分体から成り、この染色分体を連結させている(染色体のくびれ"狭窄"のように見える)部分がセントロメアである。紡錘糸が連結する領域でもあり、細胞分裂期における染色体の安定した分配制御に必須の染色体領域である。この領域はヘテロクロマチンを構成し、特異な反復配列に富んだセントロメアDNAが広く知られる。以前からセントロメアは動原体とも言われていたが、現在は、電子顕微鏡で実体として観察できる動原体(kinetochore)とは区別して呼称することが多く、本書でもこれに準じる。ただし現代では動原体の実態機能が明らかになっているため、セントロメアとは明確に区別すべきである。metacentric, dicentricなどの訳では動原体でも問題ない場合が多いので、そのような合成語の場合は動原体の訳語をそのまま使う。

## kinetochore
## キネトコア ⇨ 動原体(キネトコア)

Kinetochoreは、実体と機能が明らかな構造体であり(電子顕微鏡で観察可能な3層構造、その最外層に紡錘糸が連結する)、訳語として動原体あるいはキネトコアが定着している。これまでセントロメアと混用されることもあったが、現在ははっきりと区別することが多い。染色体のセントロメア領域に動原体という実体がある、という理解である。

# 遺伝学用語の読み方について

本書にも示されているが、遺伝学用語の読み方については一般用語や医学用語、歴史的背景など、さまざまな理由により、複数の読み方が使われることがある。本書で出てくる用語の複数の読み方について、以下にまとめた。

用語のすぐ右にある「読み方1」を基本的に本書では使用する(記号＞)が、「読み方2」も併用されるケース(記号≒)や、「読み方2」が正しいとされる場合もある。本書の編集委員の中でも意見が分かれるケースもあったことを付記したい。

| 用語 | 読み方1 | 読み方2 | 解説 |
|---|---|---|---|
| 対合 | ついごう | ＞たいごう | 文部科学省発行の『学術用語集遺伝学編第2版』(昭和56年3月発行、第1版は昭和49年7月発行) によると、syndesis, association, synapsis, pairing に対して「対合」の漢字が当ててあり、「これらは対合に統一して taigo と読むこととした」とある。一般にペア (1対になったもの)「つい」と読むことが多く (雌雄の対、塩基対など)、「ついごう」という読みも普及している。本書では、pairing (ペアリング、1対) での一般的な読みに合わせて「ついごう」を標準とする。ただし、synapsis の訳としての「相対して接着する」という意味合いを表現するために「たいごう」と読むのが望ましいという意見も強い。 |
| 伴性(遺伝) | はんせい | ≒ばんせい | 多くの辞書では「はんせい」となっているが、「ばんせい」で教えられているケースもある。 |
| 多型 | たけい | ×たがた<br>★使用しない | 「たけい」が正しく、「たがた」は便宜的な読みである。遺伝子型を「いでんしがた」と読むため、「たがた」の方が認識しやすいが、「たけい」が正しい。 |

| 英語 | 読み方1 | 読み方2 | 解説 |
|---|---|---|---|
| exon | エクソン | ＞エキソン | 日本化学会命名法専門委員会編、化合物命名法において、『化合物名の片仮名書きにおいては,原語の発音とは関係なく,つまり音訳ではなく。字訳基準に従って原語のつづりを機械的にカタカナに変換する字訳方式を採用する。』とある。これに従って、「エクソン」を標準とする。 |

# 目次

改訂版発行にあたって …… 3
発行にあたって …… 5
まえがき …… 8
この本で改訂されたおもな訳語 …… 12
遺伝学用語の読み方について …… 17
目次 …… 18
この本の使いかた …… 22

## 基本用語の解説

### セクション1
### キホンのキホン
### 生命の多様性の単位―遺伝子

1　遺伝学 …… 26
《遺伝学コラム》アサガオで探る江戸時代の遺伝観 …… 28
《遺伝学コラム》日本の遺伝学の源流 …… 34
遺伝学年表 …… 36
2　種、系統（株） …… 38
《遺伝学コラム》種間雑種の遺伝学 …… 42
3　メンデルの法則 …… 46
4　遺伝子 …… 50
《遺伝学コラム》メダカのオスをつくる遺伝子 …… 54
5　座［位］ …… 60
6　アレル（対立遺伝子） …… 64
《遺伝学コラム》訳語改訂の大問題：「アレル」とは何だ！？ …… 67
7　遺伝子型 …… 72

8　連鎖 …… 74
9　染色体地図 …… 79

## セクション2
## 表現型から見た遺伝現象
## 遺伝子間相互作用の結果

10　形質転換 …… 84
11　顕性／潜性 …… 86
《遺伝学コラム》用語変更：「優性、劣性」から「顕性、潜性」へ …… 90
12　浸透度、表現度と遺伝率 …… 94
13　相補 …… 99
14　ゲノムインプリンティング …… 102
《遺伝学コラム》意外と身近なエピジェネティクス
オスの三毛猫が教えてくれること …… 107

## セクション3
## 遺伝情報とその継承および変化
## 分子メカニズムから進化まで

15　DNAの構造と修復 …… 112
16　遺伝子の構造 …… 115
《遺伝学コラム》遺伝子の発現制御はどこから？…… 118
17　セントラルドグマ …… 122
18　コドン …… 125
19　コード／非コード …… 128
20　ゲノム …… 132
21　［突然］変異 …… 136

# 目次

22　ハイブリダイゼーション（ハイブリッド形成）…… 142
《遺伝学コラム》DNA の修復と細胞老化 …… 146
23　複製 …… 148
24　遺伝子プール …… 150
25　進化の仕組み …… 154

## セクション4
## 細胞と染色体
## 遺伝メカニズムの巨大パッケージ

26　細胞分裂の機構 …… 158
27　交配 …… 164
《遺伝学コラム》植物における生殖の不思議と自家不和合性 …… 166
28　配偶子 …… 172
29　ホモ／ヘテロ接合 …… 176
30　染色体 …… 179
31　核型 …… 184
32　倍数体 …… 188
33　減数分裂 …… 193
34　染色体の構造 …… 200
35　組換え …… 208
36　相同組換えの分子機構 …… 211
37　染色体異常 …… 217
《遺伝学コラム》ネズミのしっぽが語ること
特異な進化履歴をもつもう一つのマウス 17 番染色体 …… 224

## セクション5
## ゲノム科学

38　ゲノム編集 ………………………………………………………………… 230
39　*in vitro / situ / vivo / silico* ………………………………………… 236
40　DNA 配列決定 ……………………………………………………………… 238
《遺伝学コラム》ゲノム解読時代におけるメンデル遺伝と量的遺伝 ………… 243
41　共通配列（コンセンサス配列）………………………………………… 248
42　ゲノム科学 ………………………………………………………………… 251

## セクション6
## ヒトの遺伝―医療への関わり

43　ヒトの遺伝的多様性 ……………………………………………………… 256
44　染色体異常と疾患 ………………………………………………………… 265
45　出生前診断 ………………………………………………………………… 272
46　遺伝カウンセリング ……………………………………………………… 278
47　遺伝子関連検査 …………………………………………………………… 282
《遺伝学コラム》PCR 検査 ………………………………………………… 286
《遺伝学コラム》新型コロナウイルス SARS-CoV-2 はなぜ生まれたか。 ……… 290

# 遺伝学用語対訳集

英和編 ……………………………………………………………………………… 296
和英編 ……………………………………………………………………………… 354
高等学校の生物教育における重要用語の改訂について（改訂）……………… 396
図表一覧 …………………………………………………………………………… 406
索引 ………………………………………………………………………………… 409

# この本の使いかた

## 基本用語の解説

遺伝学を理解するために必須の語句を選りすぐって解説した。

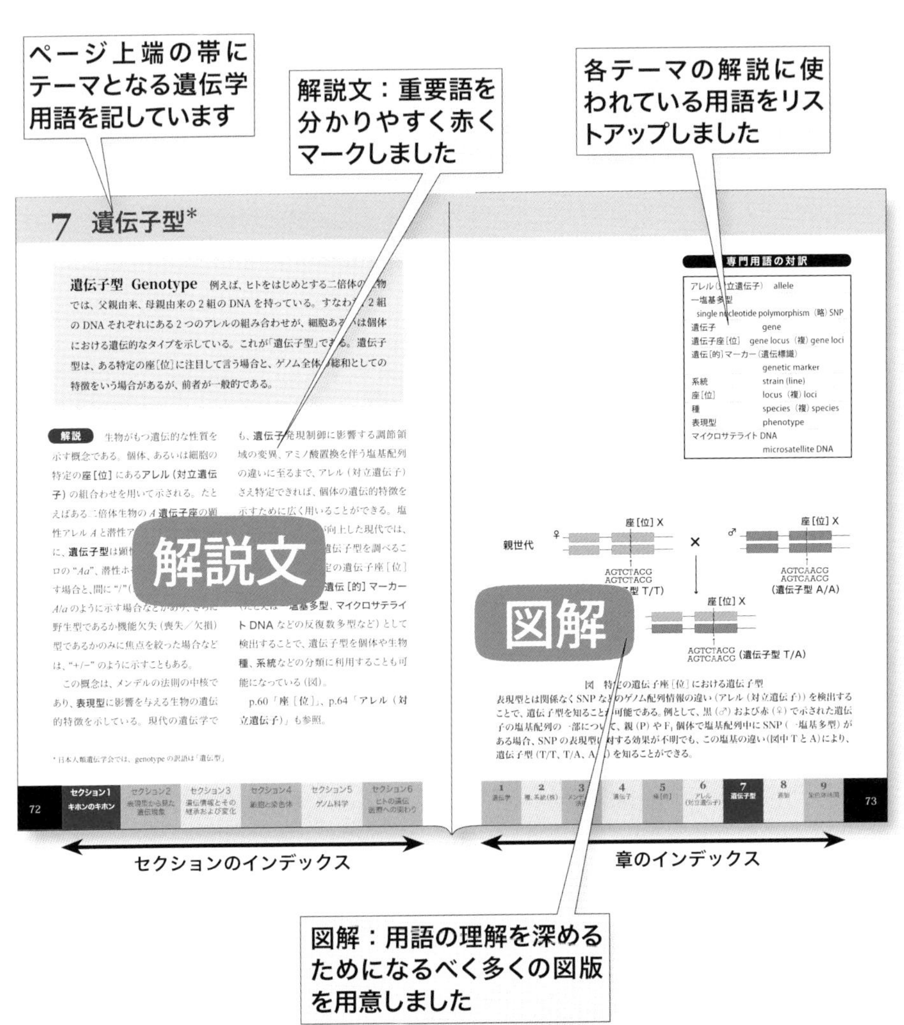

# 遺伝学用語対訳集（英和編・和英編）

遺伝学分野の専門用語（英語）の日本語訳および日本語訳の英用語への対応約3000語を掲載した。同様に和英編も掲載。

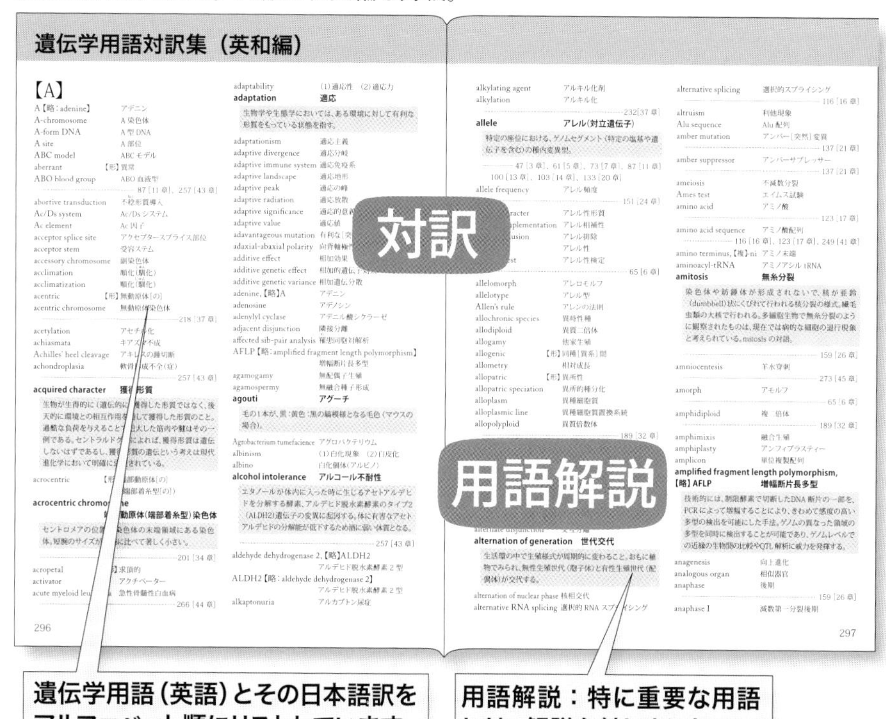


## 訳語表記について

＊一つの見出し語に対し、用語が二つ以上ある場合、用語の意味が同じものは片方を（　）内に記載。意味または用法が異なるものは、(1)、(2) などをつけた。

例：chromatin　染色質（クロマチン）　　fertility　(1) 妊性 (2) 繁殖性 (3) 受精率

＊省略可能な部分は［　］で括る。　例：［突然］変異

＊説明の付加は【　】で括る。　　例：基本数【染色体の】

対訳集では、遺伝子や系統の名称は扱わない。

# 基本用語の解説

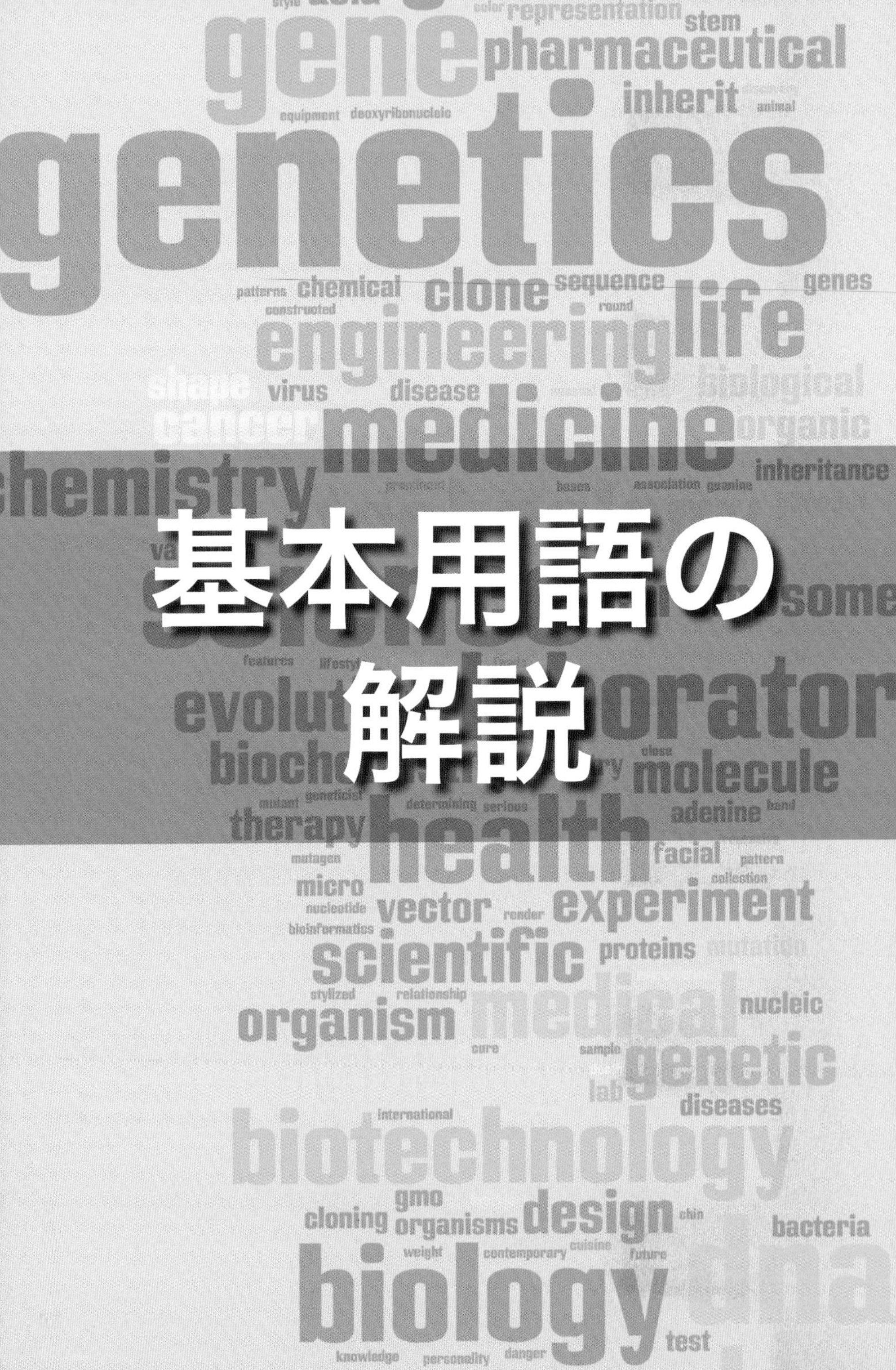
blood
style
acid
representation
stem
gene
pharmaceutical
inherit
animal
equipment
deoxyribonucleic
genetics
patterns
chemical
clone
sequence
genes
constructed
round
engineering
life
shape
virus
disease
biological
cancer
medicine
organic
chemistry
inheritance
bases
association
guanine
some
features
evolut
oratory
biochem
close
molecule
mutant
geneticist
determining
serious
adenine
hand
therapy
health
mutagen
facial
pattern
collection
micro
nucleotide
vector
reader
experiment
bioinformatics
scientific
proteins
stylized
relationship
nucleic
organism
medical
cure
sample
genetic
lab
diseases
international
biotechnology
gmo
cloning
organisms
design
chin
bacteria
weight
contemporary
cuisine
future
biology
dna
test
knowledge
personality
danger

## 基本用語の解説
## セクション1

# キホンのキホン
# 生命の多様性の単位─遺伝子

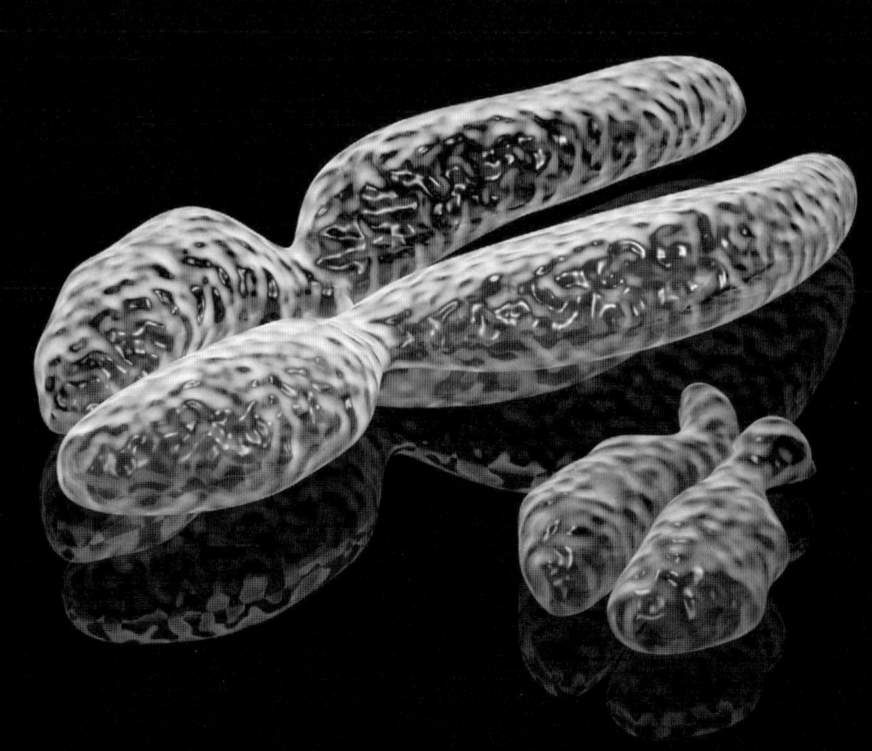

# 1　遺伝学

**遺伝学　genetics**　親から子へ、祖先から子孫へ、生物は、自己の特徴を世代を超えて伝達していく。伝達された「情報」により生命の体は形作られ、伝達の際に起こる情報の変化が生命の多様性を生み出している。この現象を「遺伝」と呼び、遺伝現象全般を扱う学問が遺伝学である。遺伝学は生命科学のあらゆる分野と深く関係している。

**解説**　**遺伝学**は、**遺伝情報**の継承と多様性を扱う生命科学研究の一分野である。メンデル(G. Mendel)が1866年に発表したエンドウの交配実験に関する論文は永い間世に知られることなく埋もれていたが、1900年に、ド・フリース(H. de Vries)、コレンス(C. Correns)、チェルマック(E. Tschermak)の3人の研究者が、それぞれ独立にメンデルの実験結果を再検証した論文を発表した。これが生物学史でいう「再発見」という出来事であるが、遺伝学の歴史はこの年にその幕を開けたといってよい。再発見論文は、いずれも植物を用いた研究であったが、短時日のうちにカイコやニワトリなどの動物でも検証が進み、メンデルが発見した遺伝の法則性が生物全般に適用できることが明らかになった。1905年には、ベイトソン(W. Bateson)が、遺伝と多様性を研究する学問分野を“genetics”(語源はgenesis(発生、形成、起源の意))と呼ぶことを提唱した。また、メンデルが「要素」と呼んだ遺伝情報の担い手に対して、1909年、ヨハンセン(W. Johannsen)は“gene”という名称を提案した。翌年の1910年には、モーガン(T. H. Morgan)らがショウジョウバエで最初の**[突然]変異**を発見し、遺伝学の研究材料として使い始めた。その後も新しい[突然]変異の発見が相次ぎ、これによって遺伝学は急速に進展し、1930年頃までには、**遺伝子**が染色体上の特定**座[位]**に存在することなど、遺伝学の基本的な概念が確立された。

細菌や酵母などの微生物は、当初は交配実験ができないなどの制約のために、遺伝学の研究材料としてはあまり用いられなかった。しかし、1946年にレーダーバーグ(J. Lederberg)らによって細菌の**接合**と

**組換え**が発見されたことにより、微生物の利用は急速に拡大し、1960 年代の**遺伝暗号**の解読や 1970 年代以降の**分子遺伝学**の発展に中心的な役割を果たした。

遺伝学の歴史で特筆すべきことは、およそ半世紀の間、遺伝子の物質的本体が不明のまま発展してきたことである。1944 年、エイブリー(O. T. Avery)らは肺炎双球菌の**形質転換**因子が **DNA** らしいことを報告したが、直ちに受け入れられることはなかった。1952 年になって、ファージの遺伝物質が DNA であることを示す決定的な証拠が、ハーシーとチェイス(A. D. Hershey、M. Chase)によって示され、これが翌年のワトソンとクリック(J. D. Watson、F. H. C. Crick)による DNA の**二重らせんモデル**の提唱につながることになった。

遺伝子は、当初、遺伝情報の担い手として想定されたが、1960 年代以降、飛躍的に進展した遺伝暗号の解読や遺伝子機能の解明を通じて、DNA に「書かれて」いる遺伝情報が、親から子への遺伝継承、個体の発生、生理機能など、様々な生命機能の根幹を担っていることが明らかになった。その結果、生物学の一分野であった遺伝学は、生命現象を対象とするあらゆる分野の基盤としての位置を占めるに至った。

**専門用語の対訳**

| | |
|---|---|
| 遺伝暗号 | genetic code |
| 遺伝子 | gene |
| 遺伝情報 | genetic information |
| 組換え | recombination |
| 形質転換 | transformation |
| 座[位] | locus　(複) loci |
| 細胞遺伝学 | cytogenetics |
| 集団遺伝学 | population genetics |
| 進化遺伝学 | evolutionary genetics |
| 人類遺伝学 | human genetics |
| 接合 | conjugation |
| [突然]変異 | mutation |
| 二重らせんモデル | double helix model |
| 微生物遺伝学 | microbial genetics |
| 分子遺伝学 | molecular genetics |
| メンデル | Mendel, G. |
| DNA | deoxyribonucleic acid (略) DNA |

遺伝学の分野は研究対象とする生物の種類によって、**微生物遺伝学**、動物遺伝学、植物遺伝学、**人類遺伝学**などの分野に分けることができる。また、問題にする生命現象別にみると、遺伝現象を分子レベルで解明する分子遺伝学、おもに染色体の挙動との関連を研究する**細胞遺伝学**、生物集団レベルの遺伝現象を対象とする**集団遺伝学**や**進化遺伝学**、作物や家畜など育種の基礎となる育種遺伝学、放射線の影響を研究する**放射線遺伝学**などの分野に分けられる。

《遺伝学コラム》

# アサガオで探る江戸時代の遺伝観

幕末の頃に来日したイギリスの植物学者、R. フォーチュンは母国と比べ日本では至る所に花が植えられていることに驚き、植木屋が集まっている染井村（現在の豊島区駒込）の草木園は世界一の規模だと評している。歴代将軍や大名に花好きが多く、いろいろな植物を収集していたことも庶民の嗜好に影響を与えたに違いない。しかし、当時の日本は鎖国しており、海外から輸入される植物は限られていた。そのため、日本に自生している植物もしくは古くに日本に渡来した植物の変異体に希少性を見いだし、親株のこぼれ種から生じた株や自生地から変異体を探すことが行われた。変異体（品種）が多くそろった植物種は独自の園芸植物として確立し、これらの植物群は現在では伝統園芸植物または古典園芸植物と呼ばれ、50 以上の植物種が含まれる。ほとんどの伝統園芸植物では、八重咲きなど種子をつけない不稔の変異体が生じても、樹木や多年草のため、挿し木や株分け等で維持することができた。一方、アサガオは伝統園芸植物の中で唯一、種子で繁殖する一年草であるが、変化アサガオと呼ばれる、著しく形が変化した不稔の変異体も種子で保存するために、他の植物よりも高度な栽培技術が発達した。そのため、江戸時代におけるアサガオの種類や栽培方法、当時から保存されている変異体を調べることで江戸時代の人々の植物や遺伝についての知識や考え方を伺い知ることができると考えた。

熱帯アメリカ原産のアサガオ（*Ipomoea nil*）は、薬草（下剤）として利用するために人類によって全世界に広まったと考えられており、日本へは奈良時代に中国から渡来した。その後、観賞用としても栽培されるようになり、トランスポゾン（動く遺伝子）の転移が活性化した絞り咲きのアサガオ（松山朝顔）が 18 世紀の中頃、備中松山藩（現在の岡山県高梁市）で見つかっている。珍しいこの花の模様が好まれ日本中に広まったようである。19 世紀の初頭、文化文政期に多数の変異体が生じ、アサガオ栽培の第一次ブームが起こった。木版多色刷りの書籍（図譜）も出版されており、これを見ると当時どのようなアサガオが栽培されていたかを知ることができる(図

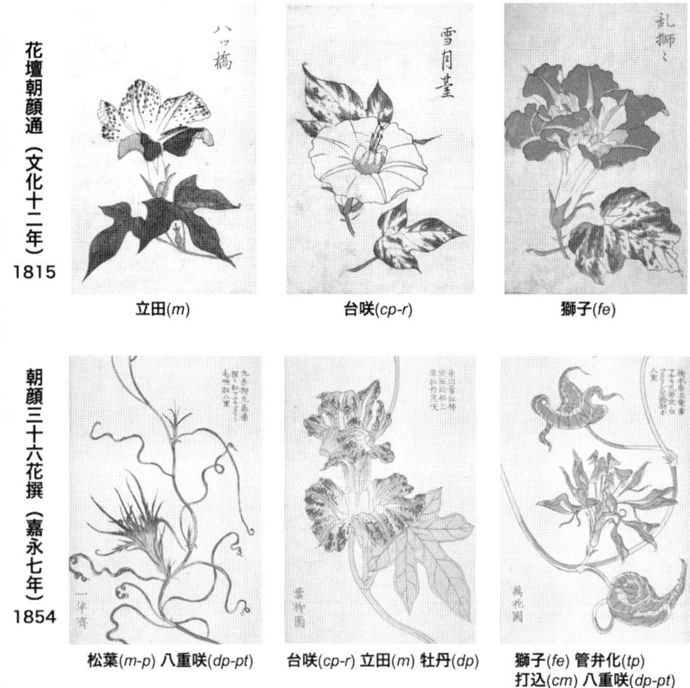


**図1　江戸時代の変化アサガオ**

**第一次ブーム（文化文政期）と第二次ブーム（嘉永安政期）の同じ変異を持つアサガオを対比させ、それぞれのアサガオが持つ、形に関する変異も示している。立田と松葉、牡丹と八重咲はそれぞれ同じ遺伝子の変異（アレル）である。不稔の牡丹は稔性のある八重咲から生じたことが遺伝子構造から明らかになっている。単一の獅子変異体は稔性があるが、多重変異となることで不稔となった。**

1)。第一次ブームのアサガオはシンプルな形の単一の変異体が多く、図譜には栽培や育種の方法も記されている。例えば、「牽牛花水鏡」(1818年；文政元年)には、子葉の形からアサガオの種類を見分けることができると書かれており、実際、アサガオには他の植物と比べて子葉にも表現型が表れる変異体が多く保存されている。この理由として、変わった子葉の形を指標にして新しい変異体が見つかったことと、後述するように不稔変異をヘテロ接合の状態で維持する際、子葉の段階で選抜ができる変異は維持の成功率が高かったからだと推測している。同書には、本葉と花の形に相関があること、不稔の変異は親木（変異をヘテロ接合で持つ野生型のきょ

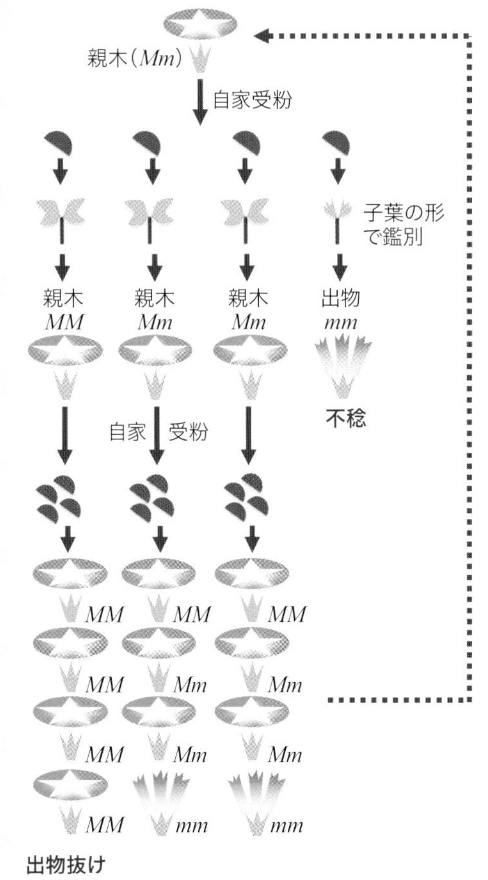


**図2　不稔のアサガオ（出物）を維持する方法**
**図は単一の変異の例を示したが、実際には2～3種類の不稔変異を持った変化アサガオが観賞されており、もっと多くの種類が分離する。江戸時代では親木（採種用株）を混植して採種していた可能性があるが、明治以降は親木から株別に採種し、出物が分離する親木の種子のみを残すことで維持しており、この作業を仕訳と称した。**

アサガオに見えない不稔の多重変異体が主に記載されているが、栽培方法には触れられていない。どのようにして当時の栽培家は種子をつけないアサガオの変異体を維持していたのだろうか。

変化アサガオの変異のほとんどは潜性であり、アサガオは開花前に自動的に自家受粉する仕組みを持っているため、1本の親木から採種した種子をまくと次代でメンデルの法則に従って、1/4の確率で出物が分離する（図2）。そして残り3/4の親木から再び採種し維持を続ける。江戸時代においても、このようにして出物を維持していたと考えられるが、当時の文献には出物の分離比に関する記述は見つからない。女子英学塾（現在の津田塾大学）の創設者の津田梅子はT. H. モー

うだい株）から採種することで維持できると書かれている。また、遺伝性の変異と栽培環境によって変化した形質をきちんと区別することが強調されており、当時の栽培家は非常に鋭い観察眼を持っていた。幕末に近い嘉永安政期には第二次ブームが起こり、この時期に出版された図譜には、

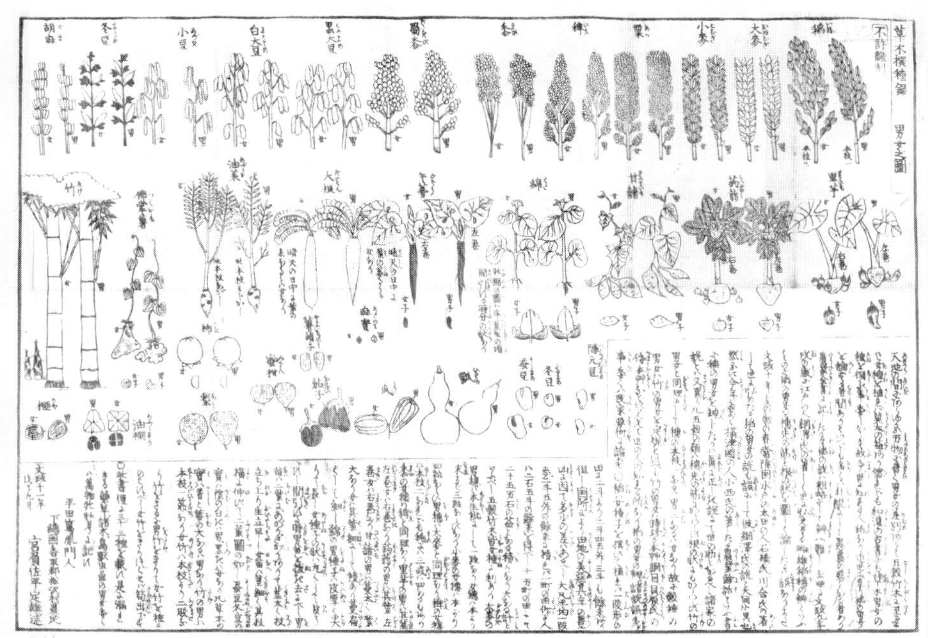

［出典］草木選種録男女之図（文政 11 年 1828）国会図書館デジタルコレクションより

**図3　江戸時代の主要な作物の男女（雌雄）の鑑別法を示した「草木選種録男女之図」**

ガンのもとでカエルの発生を研究していたが、彼女が変化アサガオの種子を留学時代の恩人に送ったことに触れた 1884 年 10 月 7 日付の書簡に興味深い記述がある（澤村京一先生私信）。これには、出物の分離比は 1/7 と栽培家の間で言われているとあり、変異をヘテロ接合で持たない株の種子も含めた場合の分離比 1/6 に近い。

日本語の元素名や化学用語を考案したことで知られている、宇田川榕菴は西洋の植物学書を翻訳し、「菩多尼訶経」（1822 年；文政 5 年）と「植学啓原」（1835 年；天保 6 年）を出版した。これには植物の受精の仕組みについても記述されているが、この知識が庶民に広まることはなかったようである。理由の一つとして、宮負定雄による「草木選種録男女之図」（1828 年；文政 11 年）の影響が考えられる。これは中国から伝えられた、すべての事物は陰と陽の二つに分けられるとする陰陽説に基づいて、主要な農作物 34 種の雌雄を鑑別する方法を示したもので、収穫量の多い雌株を見分けることが肝心であると書かれている（図3）。初版は 1,800 部も

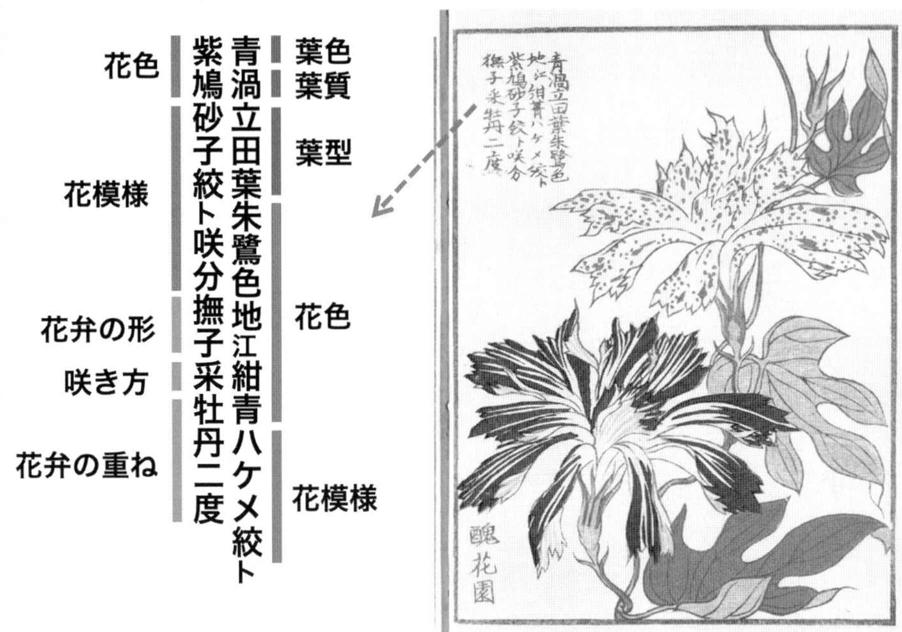


［出典］朝かがみ（文久元年 1861）国会図書館デジタルコレクションより

図4　第二次ブームに確立したアサガオの命名法の例。
文字情報だけで、そのアサガオの形質を正確に知ることができ、現在でも用いられている。このアサガオは渦、立田、牡丹という三つの形態変異を持っている。二度とは、二度咲の略称で、ABC モデルにおけるC遺伝子の変異体に相当する牡丹は、しばしば内部の蕾が伸び出して翌日咲くことからこのように呼ばれた。

売れ、明治 24 年まで何度も再版されていることから、この誤った情報が広く流布されたようである。栽培植物の多くは両性花であり、この図がそのまま雌雄異株の見分け方を示している訳ではないにしても、植物の生殖の仕組みの理解を妨げたのではないだろうか。アサガオにおいて、人の手による人工交配の方法が初めて紹介されたのは、1895 年（明治 28 年）である。幕末と明治の栽培家の間で知識が断絶していないにも関わらず、この方法が驚きをもって迎えられたという事実は、江戸時代は人工交配を行っていなかったことを示唆している。これ以降、方向性を持って育種された端正な変化アサガオが第三次ブームを牽引していくことになる。

これまで、変化アサガオはその特異な存在から、いろいろな文献に取り上げられており、江戸時代の栽培家はメンデルに先駆けて遺伝の法則を経験的に理解していた、人工交配を駆使して変化アサガオを作出した等の記述が見られる。しかし、植物の生殖の仕組みが知られていなかった江戸時代、人工交配は行われておらず、昆虫による自然交雑によって生じた多重変異体やトランスポゾンの転移によって生じた変異を、卓越した観察眼によって選抜するだけで変化アサガオを作り出したのであろう。また、西洋から導入された自然科学には一神教の影響による共通原理の存在が想定されているが、多神教の日本では、そもそも生物に共通する法則性があるという概念はなかったのではないだろうか。ただし、個々の変化アサガオの命名法は、遺伝学から見ても理にかなっており、立田、獅子、牡丹、渦など江戸時代の名称は、日本語の遺伝子名として現在でも用いられている(図4)。江戸時代の栽培家は、遺伝的にヘテロな親木から分離する、いろいろな形のきょうだい株を観察することで、いくつかの単純な変異が複合して複雑な多重変異体のアサガオが生じていること、つまりメンデル以降の粒子説を経験的に理解していたのではないだろうか。

**仁田坂 英二** Eiji Nitasaka

九州大学 大学院理学研究院
生物科学部門 准教授

専門　植物遺伝学。変化アサガオの変異の原因となる遺伝子、変異原としてのトランスポゾンの研究を行っている。ナショナルバイオリソースプロジェクト（NBRP）によるアサガオの系統保存や日本各地の植物園等でのアサガオの展示協力や講演活動も行っている。趣味は動植物の変異体の飼育、栽培。特にアサガオと爬虫類は幼少期から。

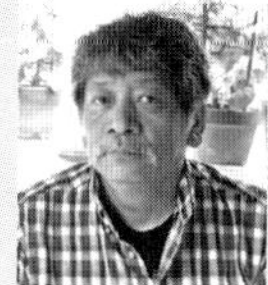

《遺伝学コラム》

## 日本の遺伝学の源流

明治時代に西洋から進化論が導入されるのにともない、さまざまな用語が必要になった。多くの用語は新たに作られたが、すでにあった一般的な言葉が特別な意味で転用されたものもある。ここでは「遺伝学」という用語を取りあげよう。ダーウィン原著・東京開成館翻訳・丘浅次郎校訂(1905年)の「種之起原」には、渡瀬庄三郎述として「ダーウィンの一生及びその事業」が掲載されている。その記述によると、ゴールトン(ダーウィンのいとこ)は「遺伝学の大家で殊に数理と統計学とを生物学に応用して、遺伝と趨異との現象を研究し」た(趨異とは今でいう変異)。つまり、遺伝学とは遺伝と変異を研究する学問である。一方、メンデル遺伝をイギリスに導入したベイトソンは heredity(遺伝)と variation(変異)を研究する学問として、genetics(遺伝学)という用語を作った。この用語は 1905 年 4 月 18 日のセジウィック宛ての手紙が初出で、植物交雑の国際会議は第3回(1906年)から Genetics 国際会議と改名された。先にあげた「種之起原」は 1905 年 8 月 8 日印刷であるから、日本語の遺伝学は英語の genetics とは独立に誕生したものと言えよう。1906 年には遺伝学という言葉は小説の中にすら登場する(夏目漱石「趣味の遺伝」)。英語では「field of genetics = heredity + variation」で問題ないが、日本語では「遺伝学の対象=遺伝+変異」となってしまい、混乱が生じる。多くの人が「遺伝学の対象=遺伝(継承)」だと思い込んでしまい、変異(多様性)の研究が遺伝学から抜け落ちてしまいがちなのである。この問題は古くから指摘されており、札幌の面出会(メンデル会の意味;1912年創立)では遺伝学にかわるものとして、「変伝学」や「種性学」の案が議論されている。日本遺伝学会(1920 年創立)は「遺伝学の会(いでんがく・かい)」であって、「遺伝の学会(いでん・がっかい)」と考えるべきではないであろう。このことは日本遺伝学会の英訳(The Genetics Society of Japan)からも明らかである。

メンデル遺伝(遺伝の粒子説)は 1900 年にド・フリース、コレンス、チェルマックによって独立に再発見されたが、日本にはその直後に導入されている。星野勇三

（1901 ～ 02 年）は札幌農学会会報で、臼井勝三（1903 ～ 04 年）は信濃博物学雑誌でこれを紹介している。前者にはベイトソンからの影響が感じられ、後者はPopular Science Monthly に掲載されたスピルマン著「Mendel's law」の和訳である。また、動物学雑誌や植物学雑誌でもメンデル遺伝に触れた記事がある（た、か、生［編集子＝高橋堅？］, 1902 年；桑野久任 , 1903 年；柴田桂太 , 1903 年）。現在では「遺伝の法則」と言えばメンデル遺伝を指すが、当時はまだゴールトンやダーウィンの考え（遺伝の混合説）が主流で、「遺伝の法則」とは祖先からの形質の継承（父母から 1/2、祖父母から 1/4、曽祖父母から 1/8…）を指していた。漱石の「趣味の遺伝」もメンデル遺伝に慣れ親しんでいる現代人の目からすれば荒唐無稽でスピリチュアルにすら感じるが、それ以前の遺伝の法則に基づいて考えれば、そうとばかりも言えまい。

日本における初期の遺伝学を牽引した人たちとして、三好学、池野成一郎、外山亀太郎などがあげられる。彼らによって多くの遺伝学用語が生まれた。例えば、dominant / recessive の訳語として優性 / 劣性が初めて対で現れるのは、外山亀太郎（談）「人類の根本的改造（遺伝力の応用）」（読売新聞・1908 年 2 月 26 日）である（優性あるいは優勢はさらにさかのぼる）。一方、顕性の初出は谷津直秀（1908 年）、潜性の初出は木原均（1935 年）である。遺伝学用語については古くから問題が指摘されており、日本遺伝学会の前身である日本育種学会（現在の同名の学会とは別物）の会報で、宮澤文吾（1916 年）は「遺伝学上に使用せらるる学術語の統一」という論評を書いている。dominant / recessive の訳語にしても、木原均に続いて篠遠喜人（1945 年）、駒井卓（1952 年）、田中義麿（1957 年）などの指摘を通して、ようやく顕性 / 潜性が認められるようになった。1934 年には東京にもメンデル会ができ（日本メンデル協会の前身）、東京帝国大学理学部植物学教室に日本ではじめての遺伝学研究室が誕生した。初代の教授は、「遺伝子」という用語を 1920 年に造語した藤井健次郎である。日本遺伝学会は 1934 年に遺伝学用語統一委員会を設けて用語の整理統一を図り、1943 年刊行の「遺伝学用語集」へと結実した。

なおこの小文は、遺伝学教育用語検討委員会メーリングリストでの議論に負うところが大きい。

**澤村 京一** Kyoichi Sawamura

筑波大学 生命環境系 准教授

プロフィールは p.44 参照

# 遺伝学年表

| | |
|---|---|
| | 世界の事項 |
| | 日本の事項 |

| 年代 | 人名 | 事項 |
|---|---|---|
| 1787 | 定延子 | 珍玩鼠育草（ネズミの飼養、雌雄判別、繁殖、交配法についての指南書） |
| 1818 | 与住 順庵 | 牽牛花水鏡（アサガオの変異体を収録） |
| 1838 | シュライデン（Matthias Jakob Schleiden［独］），<br>シュワン（Theodor Schwann［独］） | 生物が細胞で構成されることの提唱（細胞説） |
| 1849 | 緒方 洪庵 | 「病学通論」にて「遺伝病」の記述。この時代の遺伝病は、伝染病も含まれると考えられる |
| 1859 | ダーウィン（Charles Robert Darwin［英］） | 「種の起源」の発表 |
| 1861 | パスツール（Louis Pasteur［仏］） | 生命の自然発生を否定し、発酵が微生物によることを証明 |
| 1865 | メンデル（Gregor Johann Mendel［チェコ］） | 遺伝の法則に関する口頭発表（論文発表は 1866 年） |
| 1869 | ミーシャー（Johannes Friedrich Miescher［スイス］） | DNA の発見 |
| 1879 | 伊沢 修二 | 「生種原始論」にて進化学説を紹介 |
| 1883 | ゴルトン（Sir Francis Galton［英］） | ヒトの身長が混合説（液体説）で遺伝することを発見 |
| 1891 | 石川 千代松 | 進化新論（ワイスマンによるダーウィンの進化論の講義解説） |
| 1896 | 立花 銑三郎 | 「生物始原：一名種源論」（ダーウィン著「種の起源」の訳） |
| 1900 | ド・フリース（Hugo Marie de Vries［オランダ］）<br>コレンス（Carl Erich Correns［独］）<br>チェルマック（Erich von Tschermak-Seysenegg［オーストリア］） | メンデルの法則の再発見 |
| 1901 | 星野 勇三 | メンデル遺伝を初めて日本へ紹介 |
| 1903 | 臼井 勝三 | 信濃博物学雑誌に、総説「メンデル氏の法則」を紹介 |
| 1903-04 | サットン（Walter Stanborough Sutton［米］）<br>ボベリ（Theodor Boveri［独］） | 遺伝の染色体説を提唱 |
| 1905 | ベイトソン（William Bateson［英］） | 新用語 “genetics” を提唱 |
| 1905 | 渡瀬 庄三郎 | 「種之起原」のまえがきにて「遺伝学」の語が初出か？（ゴルトンの説明にて） |
| 1906 | 外山 亀太郎 | カイコを使ってメンデルの法則を追試 |
| 1906 | 池野 成一郎 | 「植物系統学」に書籍の形で初めてメンデル則を紹介 |
| 1908 | ハーディー（Godfrey Harold Hardy［英］）<br>ワインベルク（Wilhelm Weinberg［独］） | ハーディー・ワインベルグの法則 |
| 1910 | モーガン（Thomas Hunt Morgan［米］） | ショウジョウバエにおいて白眼表現型を示す伴性遺伝の発見 |
| 1913 | 田中 義麿 | 東北帝国大学農科大学（現在の北海道大学農学部）にて、日本で最初の遺伝学講義 |
| 1915 | モーガン（Thomas Hunt Morgan［米］）ら | 遺伝の染色体説を実証 |
| 1915 | | 日本遺伝学会の前身「日本育種学会」が組織される。なお、現在の日本育種学会とは別の組織 |
| 1920 | 藤井 健次郎 | 「遺伝子」という用語の確立 |
| 1920 | 日本遺伝学会 | 日本育種学会の事務その他を受け継ぐ形で、世界に先駆けて日本遺伝学会創立。年次大会、遺伝学談話会を開催。初代会長は池野成一郎 |
| 1925 | ベルンシュタイン（Felix Bernstein［独］） | ABO 式血液型が3アレルにより決定されることの発見 |
| 1925 | 古畑 種基 | ABO 式血液型が3アレルにより決定されることの発見 |
| 1927 | マラー（Hermann Joseph Muller［米］） | 放射線が［突然］変異を誘発することを発見 |
| 1924-31 | ホールデン（John Burdon Sanderson Haldane［英］）<br>フィッシャー（Sir Ronald Aylmer Fisher［英］）<br>ライト（Sewall Green Wright［米］） | 集団遺伝学の数学的基礎の確立 |
| 1931 | 木原 均 | 「ゲノム説」の提唱 |
| 1934 | 藤井 健次郎 | 日本初の「遺伝学」研究室（東京帝国大学理学部）の創設 |
| 1934 | 田中 義麿 | 初の遺伝学教科書「遺傳學」（裳華房）出版 |
| 1941 | ビードル（George Wells Beadle［米］）<br>テータム（Edward Lawrie Tatum［米］） | 一遺伝子一酵素説の発表 |
| 1943 | 日本遺伝学会 | 遺傳學用語集刊行 |
| 1944 | アベリー（Oswald Theodore Avery［米］）ら | DNA による肺炎双球菌の形質転換 |

| 年代 | 人名 | 事項 |
|---|---|---|
| 1946 | デルブリュック (Max Delbrück [米]) ら | バクテリオファージの遺伝的組換えの証明 |
| 1947 | 日本遺伝学会 | 国立遺伝学研究所設立の準備母体として(財)遺伝学研究所を設立(後の遺伝学普及会) |
| 1948 | シャルガフ (Erwin Chargaff [オーストリア]) | グアニンとシトシン、アデニンとチミンの量が等しいことを発見 |
| 1949 | | 国立遺伝学研究所が創立。初代所長は小熊捍 |
| 1952 | ブラウン (Daniel McGillivray Brown [英])<br>トッド (Alexander Robertus Todd [英]) | DNA と RNA がポリヌクレオチドであることの証明 |
| 1953 | ワトソン (James Dewey Watson [米])<br>クリック (Francis Harry Compton Crick [英])<br>ウィルキンス (Maurice Hugh Frederick Wilkins [英])<br>フランクリン (Rosalind Elsie Franklin [英]) | DNA の二重らせん構造モデルの提唱 |
| 1955 | ベンザー (Seymour Benzer [米]) | シストロン：DNA 二重鎖上への遺伝子の定義 |
| 1956 | チョー (Joe-Hin Tjio [米])<br>レヴァン (Albert Levan [スウェーデン]) | ヒトの染色体数 46 を確定 |
| 1957 | テイラー (J. H. Taylor [米])<br>ウッズ (P. S. Woods [米])<br>ヒューズ (W. L. Hughes [米]) | ソラマメで染色体が半保存的複製することの証明 |
| 1958 | メセルソン (Matthew Stanley Meselson [米])<br>スタール (Franklin Williamam Stahl [米]) | DNA の半保存的複製を証明 |
| 1961 | ジャコブ (François Jacob [仏])<br>モノー (Jacques Lucien Monod [仏]) | タンパク質合成の遺伝的制御機構、オペロン説の発表 |
| 1966 | ルイントン (Richard Charles Lewontin [米])<br>ハビー (John Lee Hubby [米]) | 自然集団における高頻度タンパク質多型の発見 |
| 1968 | 岡崎 令治 ら | DNA 複製における岡崎フラグメントの発見 |
| 1968 | 木村 資生 | 「分子進化の中立説」を発表 |
| 1970 | 大野 乾 | 進化における遺伝子重複説提唱 |
| 1972 | コーエン (Stanley Norman Cohen [米]) ら | プラスミド DNA による形質転換の発見 |
| 1975 | サンガー (Frederick Sanger [英])<br>コールソン (Alan R. Coulson [英]) | DNA ポリメラーゼを用いた塩基配列決定法の開発 |
| 1976 | 利根川 進 ら | 多様な抗体を生成する遺伝的原理を解明 (1987 年ノーベル生理学・医学賞) |
| 1977 | サンガー (Frederick Sanger [英]) ら | ファージゲノムの全塩基配列決定 |
| 1978 | マニアティス (Tom Maniatis [米]) ら | 遺伝子の単離 (クローニング) 法の開発 |
| 1980 | | EMBL がデータライブラリを設置 |
| 1983 | ルイス (Edward Butts Lewis [米]) ら | ショウジョウバエの体節決定遺伝子の分子遺伝学的機構の発表 |
| 1983 | | 日本DNAデータバンク (DDBJ) の国立遺伝学研究所への設置が決定 |
| 1987 | ニュスライン = フォルハルト<br>(Christiane Nüsslein-Volhard [独]) ら | ショウジョウバエの母性効果遺伝子による体軸決定の発見 |
| 1987 | | 日本 DNA データバンク (DDBJ) の最初のデータリリース |
| 1988 | マリス (Kary Banks Mullis [米]) | PCR 法の発明 (1993 年ノーベル化学賞) |
| 1988 | カペッキ (Mario Renato Capecchi [米]) ら | マウスでの遺伝子ターゲッティング法の発表 |
| 1990 | アンダーソン (French Anderson [米]) | ヒトで初めて遺伝子治療に成功 |
| 1990 | ワトソン (James Dewey Watson [米]) | ヒトゲノム計画を発表 |
| 1992 | オリバー (S. G. Oliver [英]) ら | 酵母で初めて染色体 1 本の全 DNA の塩基配列を発表 |
| 1995 | ベンター (J. Craig Venter [米]) ら | インフルエンザ菌(*Haemophilus influenzae*)DNA の全塩基配列の決定 |
| 1996 | ウィルムット (Ian Wilmut [英]) ら | クローン羊ドリーの誕生 (1994 年) を論文発表 |
| 2000 | 国際ヒトゲノムコンソーシアムほか | ヒトゲノムの概要配列決定 |
| 2002 | 本庶 佑 ら | 免疫チェックポイント阻害因子の発見とがん治療への応用(2018 年ノーベル生理学・医学賞) |
| 2004 | 国際ヒトゲノムコンソーシアム | ヒトユークロマチン部の全塩基配列の決定 |
| 2006 | 山中 伸弥 ら | iPS 細胞の樹立 (2012 年ノーベル生理学・医学賞) |

# 2 種、系統（株）

**種、系統（株） Species, Strain(Line)** 「種」は生命の多様性の基本となる生物集団である。この集団の中では、生殖によって遺伝子が共有され、その結果、多くの形質を共有している。生殖が隔離されると、遺伝子の共有がなくなり、集団と集団の間に違いが生じ、ついには生命の多様性を生み出していく。より均一な遺伝子を持つ集団を「系統」や「株」と呼び、育種や研究のために人為的に作製されることもある。

**解説** **種の概念**は、以前は形態学あるいは分類学に基づいていたが、近年では遺伝学的および生物学的な類縁関係に基づいて定義される。生物学的な**種**とは、互いに交配し得る自然集団のなかで、他の集団から生殖の面で隔離されている集団である。異種間の雑種個体では弱性や致死、不妊（不稔）などが生じ、子孫の形成が妨げられる。この現象は生殖的隔離機構と呼ばれ、遺伝的に制御されている。**亜種**とは、生物分類体系において種の下におかれる階層であり、同種に属する集団のうち互いに固有の特徴を有する集団のそれぞれをいう。亜種の間では交配による遺伝子交換が可能であるため、**栽培品種**を含む種において亜種は有用形質の供給源、すなわち**原種**としてしばしば**育種**に利用される。品種という用語は、亜種と同義に使われる場合もあるが、一般的には実用的な分類に用いられ、栽培（飼育）生物の実用的形質に関して、他の集団とは区別し得る遺伝的性質をもった集団をいう。

**系統**とは、祖先を共通とし、遺伝子型がほぼ等しい個体群をいう。原生動物や下等藻類などおもに無性生殖や**自家生殖（オートミキシス）**で繁殖する生物では、生殖で生じた細胞や個体は同じ系統に属する。有性生殖をする生物では多くの場合、遺伝子型がほぼ等しい**近交系**を用いた交配（近交交配）により系統を維持する。自家和合性を示す植物などの場合、自家受精で容易に系統を維持することができる。**株**とは系統に関連する用語で、通常微生物や動植物の細胞を分離して純粋培養して連続継代した**細胞系**

統のことを指す。農学では植物個体を株と呼ぶ場合もある。

系統あるいは株は、遺伝学的あるいは生物学的な基礎研究、そして実用的な育種に必須の概念である。交配育種法では、ある有用形質を保有する原種と、その形質を付与したい栽培(飼育)生物をそれぞれ系統とし、それらの雑種に戻し交雑と選抜を繰り返すことで、既存の栽培(飼育)生物に新たな性質が付与された**基本系統**を作出する(**系統育種**)。近年では、系統間でみられる一塩基多型(SNP)情報を多数集積して、分子マーカーとして利用した育種年限の大幅な短縮が可能となっている。加えて、ゲノム編集技術による新しい形質の導入などの技術も期待されている。基本系統は、さらに地域適応性などの試験を経た上で品種として登録される。

**専門用語の対訳**

| | |
|---|---|
| 亜種 | subspecies |
| 育種 | breeding |
| 基本系統, 原種 | foundation stock |
| 近交系 | inbred line |
| 系統育種 | line breeding |
| 【植物の】栽培品種 | cultivar |
| 細胞系統 | cell strain |
| 自家生殖(オートミキシス) | automixis |
| 種の概念 | species concept |

**分類階級**

| 日本語 | ラテン語 | 英語 |
|---|---|---|
| ドメイン | regio | domain |
| 界 | regnum | kingdom |
| 群(ウイルスのみ) | grex(ウイルスのみ) | group(ウイルスのみ) |
| 門 | phylum(植物および菌類ではdivisio) | phylum(植物および菌類ではdivision) |
| 群(一部細菌のみ) | sectio(一部細菌のみ) | section(一部細菌のみ) |
| 綱 | classis | class |
| 団 | legio | legion |
| 区 | cohort | cohort |
| 目 | ordo | order |
| 科 | familia | family |
| 族(植物では連) | tribus | tribe |
| 属 | genus | genus |
| 節(植物のみ) | sectio(植物のみ) | section(植物のみ) |
| 種 | species | species |

# 2 種、系統(株)

|  |  |
|---|---|
| 界(かい) | 動物界 |
| 門(もん) | 脊索動物門 |
| 亜門(あもん) | 脊索動物亜門 |
| 綱(こう) | 哺乳綱 |
| 目(もく) | サル目 |
| 亜目(あもく) | 直鼻猿亜目 |
| 上科(じょうか) | ヒト上科 |
| 科(か) | ヒト科 |
| 亜科(あか) | ヒト亜科 |
| 族(ぞく) | ヒト族 |
| 亜族(あぞく) | ヒト亜族 |
| 属(ぞく) | ヒト属 |
| 種(しゅ) | ホモ・サピエンス |

|  |  |
|---|---|
| 界(かい) | 動物界 |
| 門(もん) | 脊索動物門 |
| 亜門(あもん) | 脊索動物亜門 |
| 綱(こう) | 哺乳綱 |
| 目(もく) | ネズミ目 |
| 上科(じょうか) | ネズミ上科 |
| 科(か) | ネズミ科 |
| 属(ぞく) | ハツカネズミ属 |
| 種(しゅ) | ハツカネズミ |

|  |  |
|---|---|
| 界(かい) | 植物界 |
| 階級なし | 被子植物 |
| 階級なし | 真正双子葉類 |
| 階級なし | バラ類 |
| 目(もく) | アブラナ目 |
| 科(か) | アブラナ科 |
| 属(ぞく) | シロイヌナズナ属 |
| 種(しゅ) | シロイヌナズナ |

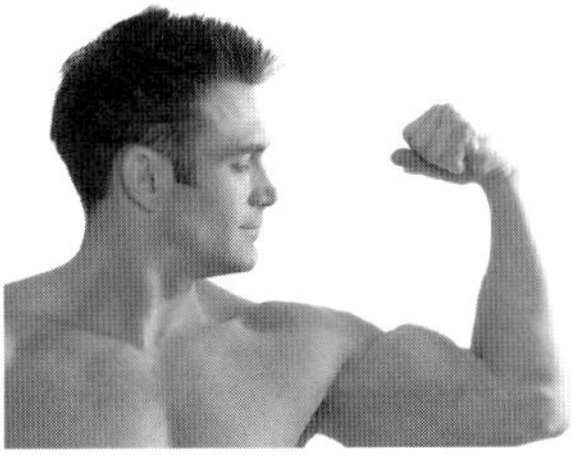

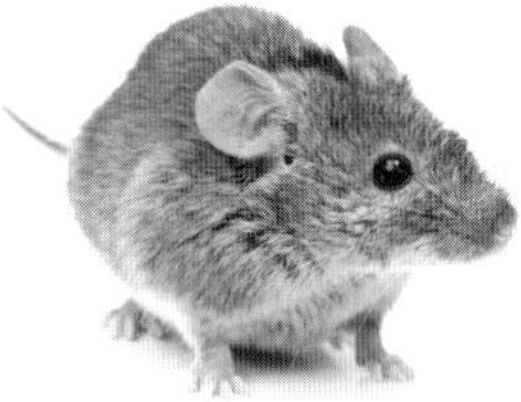

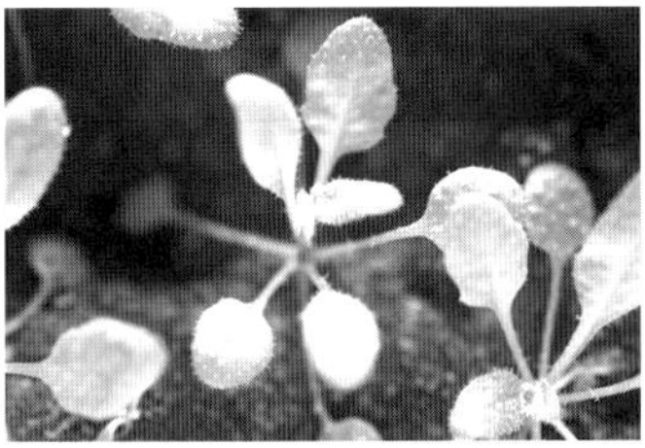

図1　各生物の分類名の例

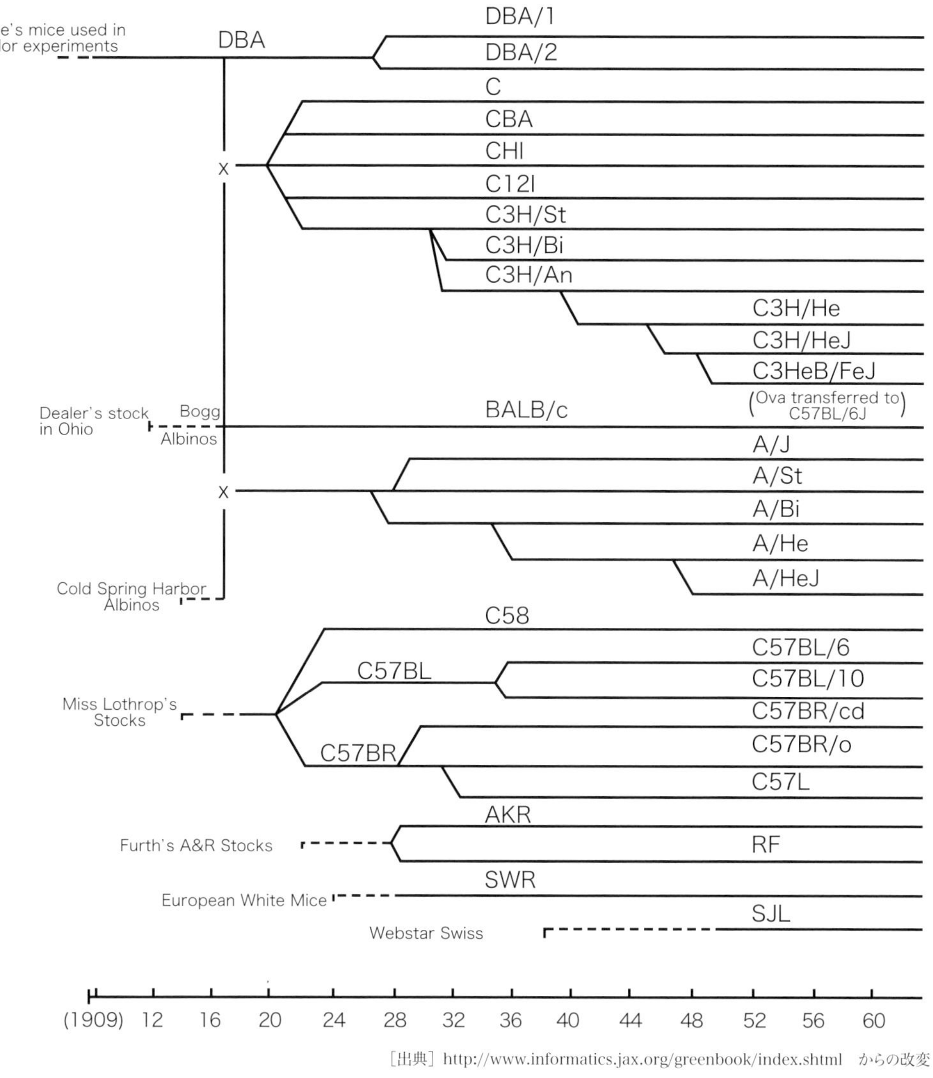


［出典］http://www.informatics.jax.org/greenbook/index.shtml　からの改変

**図2　マウス近交系統の起源を示す系統図**
**現在実験に利用されているマウスの多くはいくつかの“ブリーダー”に由来しており、近交交配により樹立されてきた歴史がある。**

《遺伝学コラム》

# 種間雑種の遺伝学

G. Mendel の論文のタイトルが「植物雑種の研究」であったことからも分かるように、交配によって得られる雑種(ハイブリッド)は古くより遺伝学の研究対象であった。たとえば、雑種犬は異なったイヌの品種間で交配して得られる。雑種強勢という現象を利用して、収穫量を上げるように育種に応用されることもある。それでは、種を超えた交配（種間交配）はどうであろうか。生物学的種概念によると、種とは互いに生殖して子孫を残すことができる生物集団であるから、ふつう種間交配では子や孫ができない、あるいはできたとしても片方の性のものしか生まれなかったり、不妊（不稔）であったりする。たとえば、ラバ（ウマとロバの雑種）やレオポン（ライオンとヒョウの雑種）は雄が不妊となる。生殖的隔離と呼ばれる現象である。新しい種はどのようにして誕生するのかという種分化(種形成)の研究では、生殖的隔離の原因遺伝子を探すことが中心的な課題の一つとなる。

雑種致死や不妊（不稔）にはいくつの遺伝子が関与するであろうか。まず、一つの座位（$A$）で決まる場合を考えよう。種1ではアレル（対立遺伝子）$A_1$ が、種2ではアレル（対立遺伝子）$A_2$ が固定している

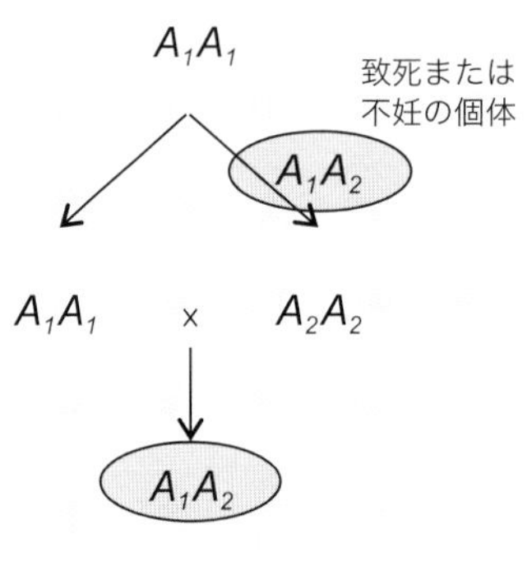


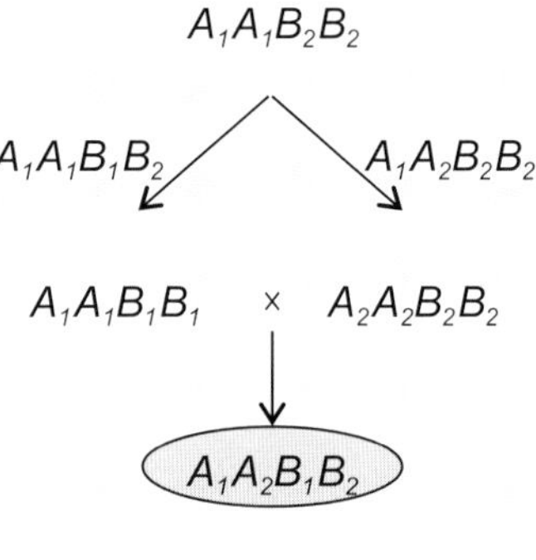


**図　致死に関する1座位モデルと2座位モデル**

ものとする。雑種は$A_1A_2$のヘテロ接合になり、これが不適合を引き起こす。それでは、種1と種2の共通祖先はどのような遺伝子型であったのだろうか。もちろん第3のアレル（対立遺伝子）を導入して$A_0A_0$を想定することもできるが、$A_1A_1$あるいは$A_2A_2$であったと考えるのが節約的である。ここでは共通祖先は$A_1A_1$であったとしよう。そうすると、共通祖先から種2が分岐する過程で$A_1$から$A_2$への変異があった、つまり種2の系譜をたどると$A_1A_2$の個体が存在したと考えざるを得ない。このことは$A_1A_2$が不適合を引き起こすことと矛盾する。つまり、一つの座位で生殖的隔離を引き起こすのは難しい。

次に、二つの座位（$A$と$B$）で決まる場合を考えよう。種1では$A_1A_1B_1B_1$が、種2では$A_2A_2B_2B_2$が固定しているものとする。雑種は$A_1A_2B_1B_2$の二重ヘテロ接合になり、これが不適合を引き起こす。種1と種2の共通祖先の遺伝子型にはいろいろ可能性があるが、ここでは$A_1A_1B_2B_2$であったとしよう。そうすると、共通祖先から種1が分岐する過程で$B_2$から$B_1$への変異が、また種2が分岐する過程で$A_1$から$A_2$への変異があったと考えればよい。このとき種1の系譜をたどると$A_1A_1B_2B_1$の個体が、また種2の系譜をたどると$A_1A_2B_2B_2$の個体が存在したことになる。不適合を引き起こすのは$A_1A_2B_1B_2$であって、この進化過程ではそのような遺伝子型を避けて通ることができる。つまり、最少で二つの座位が関与していれば、生殖的隔離は成立し得る。提唱者らの名前をとって、これをDobzhansky-Mullerモデルという。

遺伝学は交配して得られる子孫の遺伝子型や表現型を解析することによって進展する学問であるから、雑種が不適合を引き起こす実験系を研究するのは難しい。それでも地道な努力によって、これまでに生殖的隔離の原因遺伝子が十数個、分子レベルで特定されている。ここではキイロショウジョウバエ（*Drosophila melanogaster*）とオナジショウジョウバエ（*D. simulans*）の種間交配を紹介する。前者の雌と後者の雄を交配すると、不妊の雑種雌だけが生まれ、雑種雄が発生途上で致死となることは100年以上前から知られていた。この実験系に突破口を開いたのは日本人研究者であり、ふつうは致死となる雑種雄を成虫にまで生存させるオナジショウジョウバエの雑種致死救済遺伝子（*Lhr*）を発見した（渡辺隆夫、1979年）。その後、同様の遺伝子（*Hmr*）がキイロショウジョウバエにも見つかり、いずれ

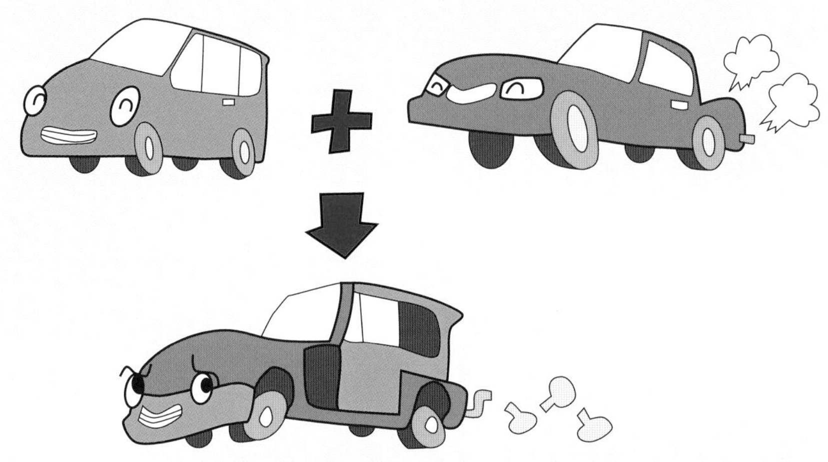

日本車とアメリカ車、部品の成り立ちはほぼ同じでも、互換性はないので、仮にランダムに部品を入れ替えたら、まったく動かなくなってしまうだろう。同じように、独自の進化を遂げた種の間では、各アレル（対立遺伝子）にコードされる遺伝的産物の組合わせの結果が、とくに生物個体としては機能しない(不適合)場合もあり、生殖的隔離もそのうちの一つと考えられる。逆に、一つの生物種に蓄積されている数多くの変異は、その組合わせが適合するように選択されることで進化してきたと考えられる。

も10年前までにクローニングされた。どちらの遺伝子もクロマチン結合タンパク質をコードしており、種間で発現量の大小関係が逆転していることが分かっている。雑種雄では両方の発現量が過剰になるため、染色体の凝縮に異常を起こして致死になるらしい。現在これらと相互作用する遺伝子の研究が進んでいる。また、交配親の雌雄を入れ替えたり（正逆交配）、ふつうは得られない戻し交配相当の遺伝子型を作製したりすると、別の生殖的隔離が見られ、これらの原因遺伝子についても分子レベルで特定されつつある。種分化の背後に、クロマチン結合タンパク質とサテライトDNAなどの反復配列の共進化というストーリーが見え始めてきた。


**澤村 京一** Kyoichi Sawamura

筑波大学　生命環境系　准教授


専門　進化遺伝学。ショウジョウバエを用いて、種分化の遺伝学的機構を研究。現在は、雑種致死や不妊に関わっている核膜孔複合体の相互作用および分子進化を解析している。モデル生物であるキイロショウジョウバエにこだわらず、これからは多様なショウジョウバエあるいは他の生物を材料として、種分化を研究したいと考えている。

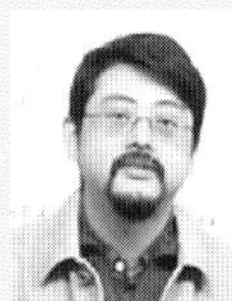

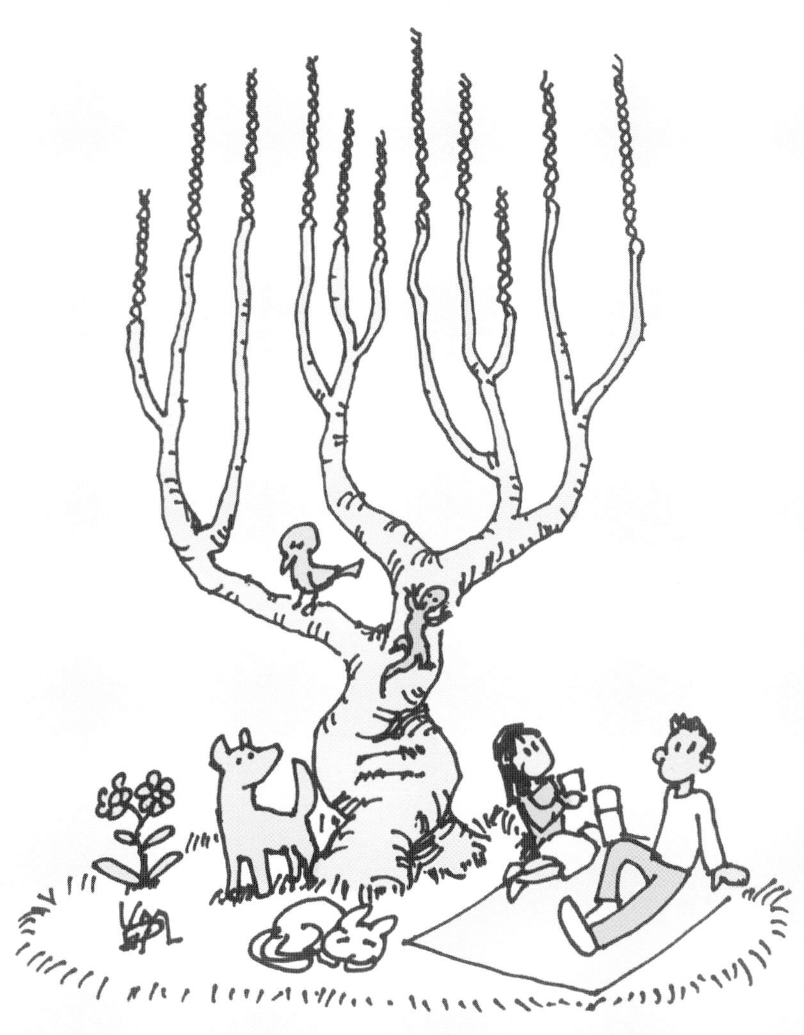

# 3 メンデルの法則

**メンデルの法則 Mendel's laws** 遺伝は、古くは液体のように数えられる単位がなく、どろどろと混じり合うものと考えられていた。メンデルの業績は、遺伝がいわばデジタル的な数えられる「粒子」のように振る舞うことを証明し、観察結果から「遺伝子」の概念を確立した。これは現代でも色あせない遺伝学において最も重要な発見の一つである。

**解説** 遺伝の法則はメンデル(G. Mendel)によって1865年に報告されたが、広く世に知られることはなかった。1900年にド・フリース(H. de Vries)、コレンス(C. Correns)、チェルマック(E. von Tschermak)の3人が独立に遺伝の法則を再発見し、「メンデルの法則」と呼ばれるようになった。

わが国では、メンデル(図1)の法則は「**分離の法則**」、「**顕性の法則***」、「**独立の法則**」の三点セットで教えられることが多いが、海外ではこのような扱いをすることは少ない。これらの中で、もっとも重要なのは分離の法則であり、「メンデルの第一法則」と呼ばれることが多い。「分離の法則」は時に3：1などの分離比の意味だと誤解されることもあるが、そうではなく、ある**座[位]**について**ヘテロ接合**の個体がもつ二種類の**アレル(対立遺伝子)**が、**減数分裂**の際に均等に配偶子に分離するという意味である。たとえば、ヘテロ接合の遺伝子型をAaとすると、Aをもつ配偶子とaをもつ配偶子が1：1の比率で生じることになる。この結果、ヘテロ接合体同士を交配するか自家受精させた場合、これらの配偶子はランダムに受精されるので、次世代では、AA：Aa：aaの**遺伝子型**をもつ個体が1：2：1の比率で出現することになる。アレル(対立遺伝子)Aがaに対して顕性の場合、AAとAaは**表現型**で区別がつかないので、先述の3：1の分離比が観察されることになる(図2)。

「顕性の法則」は、異なるアレル(対立

* 「優性の法則」と同意。本書の提案により基本的に今後は「優性の法則」は使用しないあるいは併記することとする。これについては、2019年7月8日の日本学術会議でも提言され、教科書もこれへの準拠が進んでいる。

遺伝子）について**ホモ接合**の個体を交配した場合、得られる雑種第一代の表現型は均一であり、通常顕性アレルの表現型を示すというものである。この結果は、親世代の雌雄を入れ替えた**正逆交配**（たとえば、AA×aa と aa×AA）の間でも異ならない。このことから、顕性の法則は遺伝現象における両親の均等な寄与を初めて示したものであると解釈できることから、「メンデルの第二法則」と呼ばれることもある。

「独立の法則」は二つ以上の座［位］に注目した場合、それぞれの座［位］のアレル（対立遺伝子）はまったく独立に伝達されるというものである（図3）。いうまでもなく、これは注目する遺伝子の座［位］が別の染色体上にあるか、あるいは同一染色体上に存在する場合でも、遠く離れている場合に限って成り立つことであり（p.74「**8 連鎖**」図1参照）、法則というような一般性はないともいえる。

**専門用語の対訳**

| | |
|---|---|
| アレル（対立遺伝子） | allele |
| 遺伝子型 | genotype |
| 減数分裂 | meiosis （複）meioses |
| 顕性の法則 | law of dominance |
| 座［位］ | locus （複）loci |
| 正逆交配 | reciprocal crossings |
| 独立の法則 | law of independent assortment |
| 表現型 | phenotype |
| 分離の法則 | law of segregation |
| ヘテロ接合 | （形）heterozygous |
| ホモ接合 | （形）homozygous |
| メンデル | Mendel, G. |

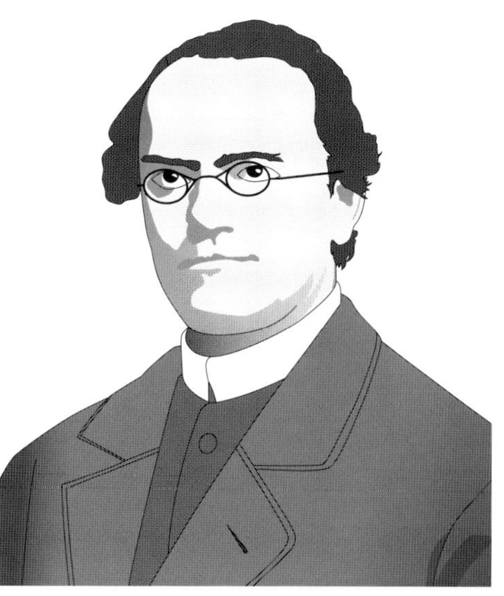

図1　グレゴール・ヨハン・メンデル（Gregor Johann Mendel, 1822 - 1884）

A→顕性遺伝子　a→潜性遺伝子

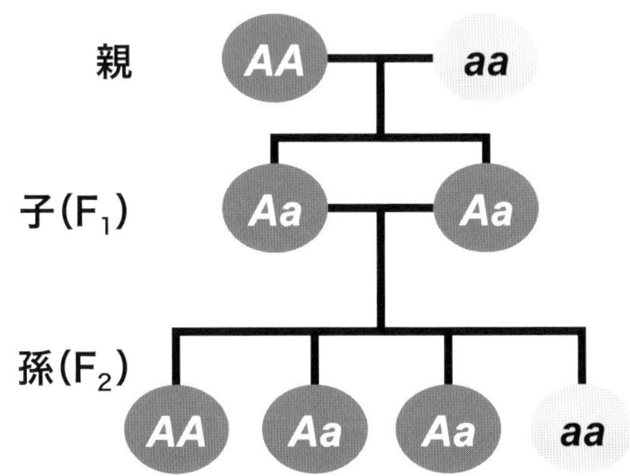


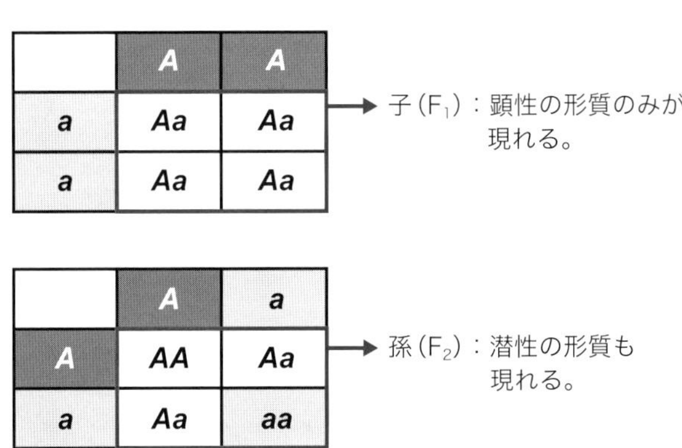

| | A | A |
|---|---|---|
| a | Aa | Aa |
| a | Aa | Aa |

→ 子($F_1$)：顕性の形質のみが現れる。

| | A | a |
|---|---|---|
| A | AA | Aa |
| a | Aa | aa |

→ 孫($F_2$)：潜性の形質も現れる。

図2　メンデルの法則　1遺伝子の場合

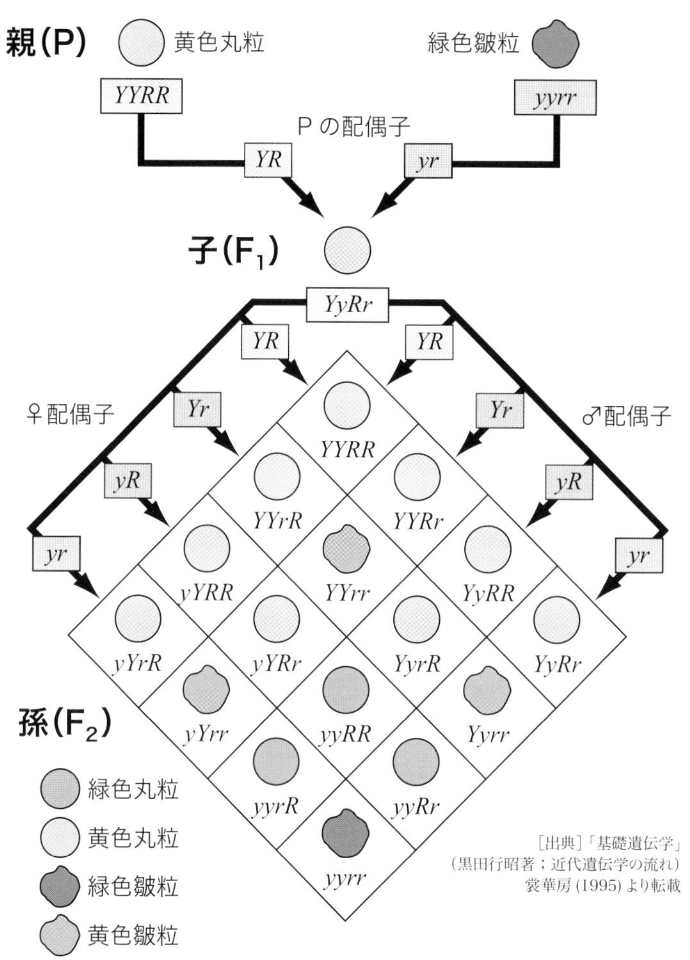


図3　メンデルの法則　2遺伝子の場合

# 4 遺伝子

**遺伝子 Gene** メンデルの実験により明らかになった遺伝因子は、後に「遺伝子」と呼ばれることになった。遺伝子の実体を突き止めるため、数多くの研究が積み上げられ、ついに1950年代にDNAが遺伝情報を担うことが明らかになった。長大なDNA分子の上に、遺伝情報を担う領域が並んでおり、それが遺伝子である。

**解説** **遺伝子**(gene)の概念は、1900年代の初頭に、生物の**形質**を支配する(仮想的な)因子として確立された。たとえばエンドウ種子の形状に着目して、しわ型・丸型という形質(あるいは**表現型**)の遺伝の様式を解析すると、その形質を支配する単位として"遺伝子"の存在を想定すれば上手く説明できることが分かった。つまり、種子の形状を支配する遺伝子A(大文字・小文字を区別しない)には、しわ型・丸型それぞれをもたらす"A"および"a"(大文字・小文字で区別)というバリエーション=アレル(対立遺伝子)が存在する、ということになる。減数分裂における染色体の観察や、複数の遺伝形質が子孫にどのように分配されるかを調べる**連鎖解析**から、遺伝子が**ゲノム**あるいは**染色体**のある特定の場所(**座[位]**)に存在することが明らかとなり、またアカパンカビの栄養要求株を用いた解析から遺伝子が支配する**遺伝情報**の単位が一つの酵素に相当することが示されるなど、それまで抽象的概念として説明されていた遺伝子の実体に関する手がかりが、一つ一つ蓄積していった。

20世紀中盤になると、一連の生化学的研究によって、遺伝子の実体が**核酸(DNA)**であることが示され、1953年にはワトソンとクリックが提唱した**二重らせんモデル**によって、単純な構造しかもたないDNA分子が遺伝情報を担い、継承する仕組みが明らかになった。さらに、以降の研究により、DNAがあたかも文字のように、タンパクの1次構造であるアミノ酸の配列を遺伝暗号としてコードしていることが示され(「**16 セントラルドグマ**」を参照)、「遺伝子とは、ゲノムDNA鎖あるいはRNA鎖上のタンパク、あるいは機能性のRNAをコードする領域である。」という見方が確立されていった。

遺伝子はゲノムのDNA鎖あるいはRNA鎖上の特定の「領域」として存在している(図)。遺伝子には様々な部分領域があり、それぞれが異なる役割を持っている。タンパクをコードする部分の周辺には、**調節領域**と呼ばれるタンパクをいつどのようなタイミングで発現するかのコントロールに関わる領域がある。原核生物では、コード領域はひとつながりの領域だが、真核生物ではコード領域が分断されており、エクソン(エクソン間の非コード領域はイントロンと呼ばれる(p.115「**16 遺伝子の構造**」参照)。

遺伝子は、その機能や役割などに応じて「○○遺伝子」といった呼ばれ方をするものがある。タンパクをコードする遺伝子は構造遺伝子と呼ばれる。その構造遺伝子の発現を調節する役割を持つタンパクをコードする遺伝子を調節遺伝子、構造遺伝子の遺伝子産物を補助的機能を担うタンパクをコードする遺伝子を補足遺伝子と呼ぶ(これらはどれも結局構造遺伝子なのでややこしい。現在となっては少々古めかしい言い方でもある)。他にも、がんを引き起こす原因の一部を担う遺伝子群はがん遺伝子、がん化を抑制する役割を担う遺伝子群(欠損するとがんを誘発する)はがん抑制遺伝子と呼ばれる。核ゲノムに存在する遺伝子に対してミトコンドリアDNAに内包される遺伝子群はミトコンドリア遺伝子と呼ばれる。

前述のように、遺伝子は、モノとして見つかったわけではなく、遺伝し、形質を支配する(抽象的な)因子として発見され、後の研究によってその実態が明らか

## 専門用語の対訳

| | |
|---|---|
| 遺伝情報 | genetic information |
| 核酸 | nucleic acid |
| 機能的 RNA | functional RNA |
| 形質 | character (trait) |
| ゲノム | genome |
| 座[位] | locus (複) loci |
| 染色体 | chromosome |
| セントラルドグマ | central dogma |
| 調節領域 | regulatory region |
| 転写 | transcription |
| 二重らせんモデル | double helix model |
| 発現 | expression |
| 表現型 | phenotype |
| 翻訳 | translation |
| 連鎖解析 | linkage analysis |
| DNA | deoxyribonucleic acid (略) DNA |
| mRNA | messenger RNA (略) mRNA |
| RNA 遺伝子 | RNA gene |

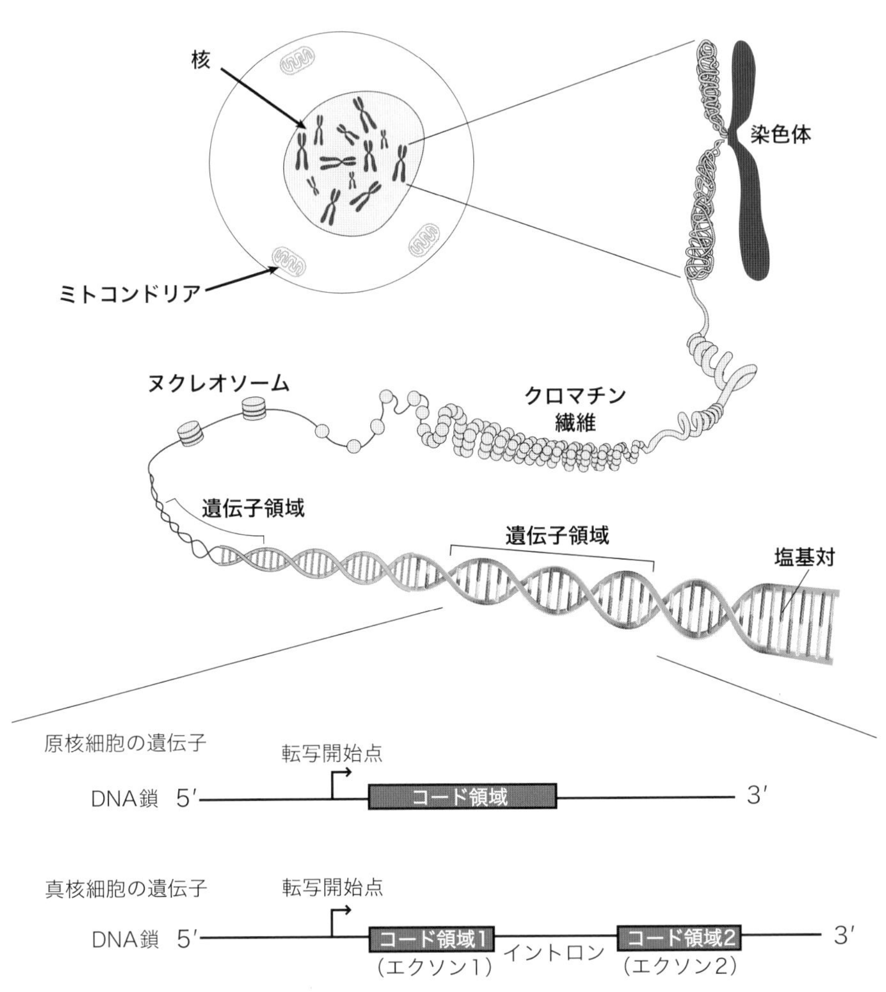


図　核の中の染色体、DNA、遺伝子領域の模式図
真核細胞の遺伝子は、コード領域が複数に分断されており、
ほぼエクソン–イントロン構造に対応するが、エクソンは非コード領域を含むことがある
(詳しくはp.115「16 遺伝子の構造」を参照)

になってきた経緯がある。その知見はまだまだ広がっており、その「あり方」はこれまでで考えられていたよりもずっと多様であることがわかってきた。**セントラルドグマ**の概念では、DNA 上の遺伝情報は **mRNA** に**転写**され、その後タンパク質に**翻訳**されるとされているが、転写された RNA の一部は必ずしもタンパク質をコードしておらず(noncoding RNA)、それ自体が機能をもつことが知られている。このような**機能的 RNA** を転写するゲノム領域は、明らかに1単位の生物機能を担っているため、**RNA 遺伝子**と呼ばれる。機能的 RNA の中には、古くから知られているリボソーム RNA などの他に、極めて短い small nuclear RNA (snRNA)、micro-RNA(miRNA) なども知られており、細胞内に大量に存在して、他の遺伝子の転写調節、転写後修飾などの調節作用を担うものもある。

ゲノム上には、それ自体はタンパク質や機能的 RNA のような遺伝子産物を**発現**せず、遺伝子の転写を制御するだけの領域(エンハンサー、リプレッサーなど)が存在する。このような領域を遺伝子と考えることもあるが、多くの場合一つの遺伝子ではなく、ある遺伝子の一部(その領域のみでは独立した遺伝子と呼ばない)と考えるのが妥当である。このようなゲノム領域は調節領域と呼ばれるが、タンパク質をコードしている部分のはるか遠く、別の遺伝子領域の中に食い込んで存在するものもある。また、あるゲノム領域の DNA 二重鎖(二本鎖)のそれぞれが、オーバーラップする形で別々の遺伝子をコードしている場合もあることが知られている。

また、複数の遺伝子を含む長大なゲノム領域が一つの mRNA として転写されそれぞれ別のタンパク質を産生する仕組みの存在など、従来の常識を覆すような遺伝子発現制御機構も発見されている。

数十年前までは、生物学の分野では遺伝子のほとんどが構造遺伝子であると考えられてきた。しかし例えば、ヒトのゲノムでは、コーディング領域は全体の1~2% に過ぎないのである。従って、ゲノムのほとんどはジャンク(ゴミ)であるという他なかった。しかしそれは、言ってみれば人間側の解析手法や発想の限界のためだったとも言えるのではないだろうか。今後の生命科学の発展によって、さらに多様な遺伝子の様式が明らかになっていくのではないかと期待される。

《遺伝学コラム》

# メダカのオスをつくる遺伝子

## 1. 江戸時代のヒメダカと「限雄性遺伝」

春の小川を泳ぐ野生メダカは茶色だが、ヒメダカ（橙）やシロメダカ（白）は色が違うだけで他に大きな違いはない。野生メダカに［突然］変異が生じて、皮膚の黒色素胞内の黒い色素顆粒がなくなったのがヒメダカ（*bb,RR*）、さらに黄色素胞内の色素顆粒までなくなったものがシロメダカ（*bb,rr*）である。岩松鷹司によると、ヒメダカの初めての記録は小野蘭山の「大和本草」(1780) にある「一種赤色のものあり」という記述であるという。また、ヒメダカやシロメダカの絵は毛利梅園の「梅園魚譜」(1826-43) に見られる。

シロメダカの雌とヒメダカの雄を交配するとその子ども ($F_1$) はヒメダカとなる。$F_1$ 雄をシロメダカ雌と交配すると子どもの雌はすべてシロメダカ、雄はすべてヒメダカとなる(図1a)。この結果から會田龍雄は「限雄性遺伝」(遺伝形質が父から息子に受け継がれること。Y連鎖遺伝)を報告した(1921)。

ここで、「メダカは雄ヘテロ型 (XX-XY型) の性決定様式をもち、ヒメダカとシロメダカを区別する遺伝子 *r* は潜性でX染色体に、遺伝子 *R* は顕性でY染色体上にある」とすると、シロメダカは常に雌にだけ出現し、この家系は世代を重ねても常に雌はシロメダカ、雄はヒメダカのままである(白赤メダカ系統)。これで「限雄性遺伝」の説明がつく。

こうして、メダカが雄ヘテロ型 (XX-XY型) の性決定様式をもつことが明らかになったが、それはヒトの性染色体がXX-XY型であると確定した1959より38年も前のことであった。

第二次世界大戦後、山本時雄は、白赤メダカ系統を用いて脊椎動物で初めて、性ホルモン投与による性転換を報告した。會田の報告のちょうど30年後 (1951)、メダカの生まれつきの性 (XXかXYか) が変更可能 (XXでも雄に、XYでも雌になれる) であることを実証したのである (図1b)。しかし、「限雄性遺伝」の担い手であるメダカの性染色体の詳細は未解明のままであった。

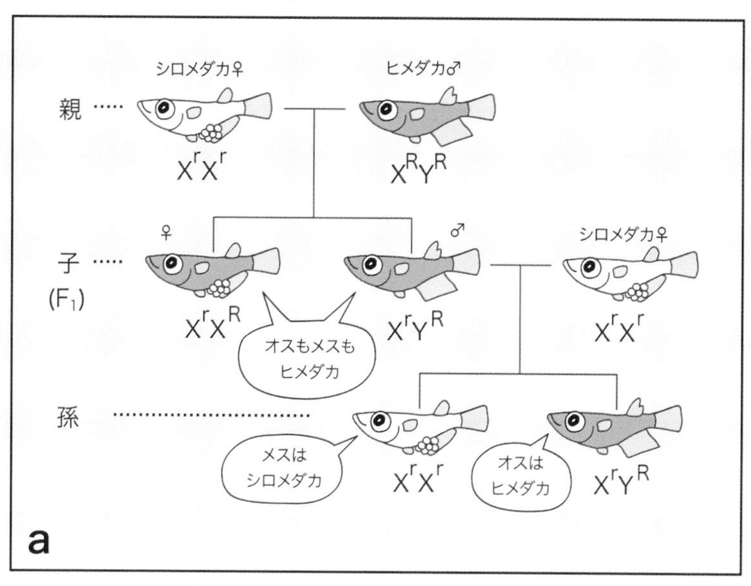


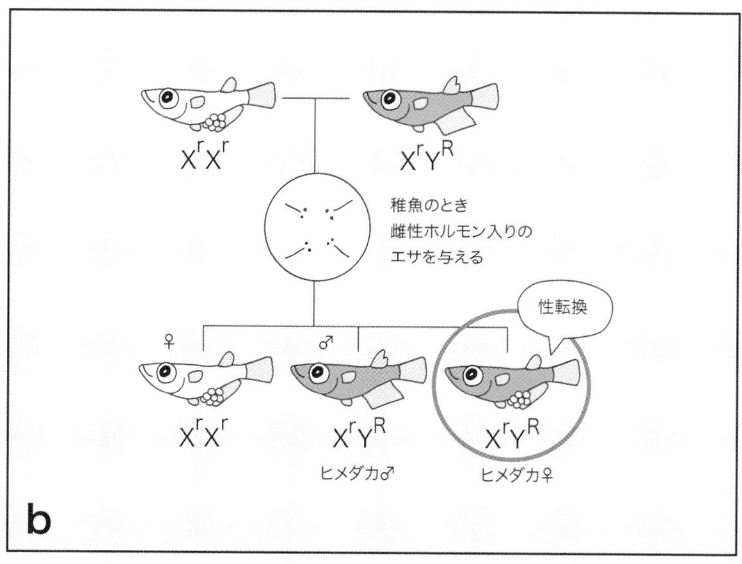


**図1　“限雄性遺伝”と性ホルモンによる性転換**

## 2. メダカ性決定遺伝子の発見

1990年にヒト（*SRY*[1]）とマウス（*Sry*）の性決定遺伝子が同定されたが、哺乳類以外の脊椎動物では、*Sry*に相当する遺伝子はみつからず、性決定遺伝子の実態はまったく不明であった。

上述したようにメダカ（*Oryzias latipes*、2n=48）は、雄ヘテロ型（XX-XY型）の性決定機構をもつことが分かっていた。また、X染色体とY染色体は、性決定以外の機能については違いが少ないことが予想されていた。さらに1970年代になって、生殖巣の性分化過程の形態学的解析が行われ、メダカの生殖巣は孵化時前後に性分化することなどが明らかにされた。1980年代には、メダカの近交系（ほぼすべての遺伝子座がホモ接合の系統）が作られた。近交系間の遺伝的差異を利用して、2002年にメダカ性決定遺伝子が同定された。それは、Y染色体に特有の「オスを作る遺伝子」で、X染色体にアレル（対立遺伝子）はなかった。こうして哺乳類以外の脊椎動物での性決定遺伝子研究は、メダカで始まったのである。

メダカ性決定遺伝子の全長は約5万6千塩基対（bp）もあるが、mRNAの長さは1320bp、コードされるアミノ酸数は267であった。興味深いことに、推定されたアミノ酸配列は、ショウジョウバエやセンチュウの性決定に関わるタンパク質であるDSX（double sex）およびMAB-3（male abnormal-3）に共通の配列であるDMドメインを含んでいた。そこで、この遺伝子は*Dmy*[2]と命名された。

脊椎動物は、DMドメインを含む*Dmrt*[3]遺伝子を複数もっている。その一つ*Dmrt1*は、精巣の発生に必須であり、メダカでは9番染色体の長腕末端にある。*Dmy*がコードするアミノ酸配列は*Dmrt1*と非常によく似ていること（相同性90%）、また、*Dmy*を含む約260kbのY染色体特異的領域は、メダカ9番染色体の*Dmrt1*およびその周辺領域と相同であることから、*Dmy*は*Dmrt1*のコピーであり、*Dmrt1*を含む9番染色体の一部のコピーが1番染色体に挿入された結果、1番染色体がY染色体に進化したと考えられた。X染色体は挿入がない1番染色体である。

## 3. メダカ近縁種の性決定機構

メダカにもっとも近縁な種はハイナンメダカとルソンメダカである。ハイナンメダ

1) Sex-determining region on Y chromosome
3) DM-related transcription factor
2) DM domain gene on Y chromosome

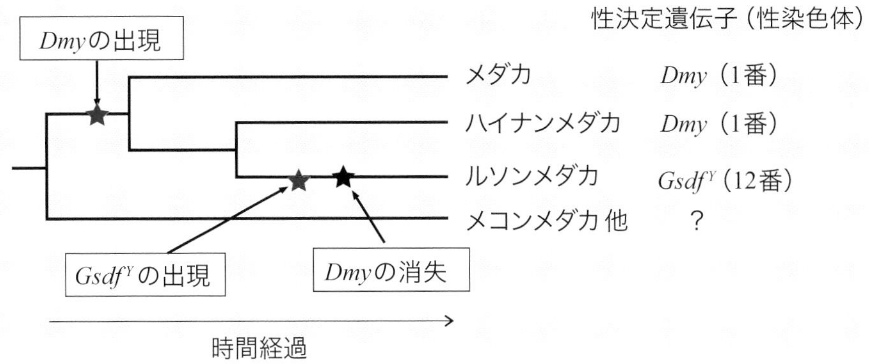


**図２　ミナミメダカグループにおける性決定遺伝子交代のシナリオ**

カは、メダカの性染色体と同様１番染色体上に *Dmy* がある。つまり、メダカと相同の Y 染色体をもつ。しかし、同じメダカ属（*Oryzias*）の魚種でもメダカとハイナンメダカ以外は *Dmy* をもっていない。そこで、メダカとハイナンメダカの *Dmy* や *Dmrt1* がコードするアミノ酸配列をいろいろな脊椎動物の *Dmrt1* と比較したところ、*Dmrt1* の重複による *Dmy* の出現はメダカ属内で起き、*Dmy* が極めて新しい性決定遺伝子であることが判明した。また、ハイナンメダカにもっとも近縁であるにもかかわらず *Dmy* をもたないルソンメダカの性染色体は、メダカやハイナンメダカの常染色体である 12 番染色体、性決定遺伝子は $Gsdf^{Y}$ [4] であることが分かった。*Gsdf* は、メダカにおいては *Dmy* の制御下にある常染色体（12 番）上の遺伝子である。メダカ、ハイナンメダカ、ルソンメダカの系統関係から、ルソンメダカの性決定遺伝子 $Gsdf^{Y}$ の起源は *Dmy* よりもさらに新しいことが分かる（図２）。

メダカ属は、ミナミメダカグループ、ジャワメダカグループ、セレベスメダカグループの３グループからなる。メダカを含むミナミメダカグループでは、全種が雄ヘテ

4) Gonadal soma-derived factor on Y chromosome

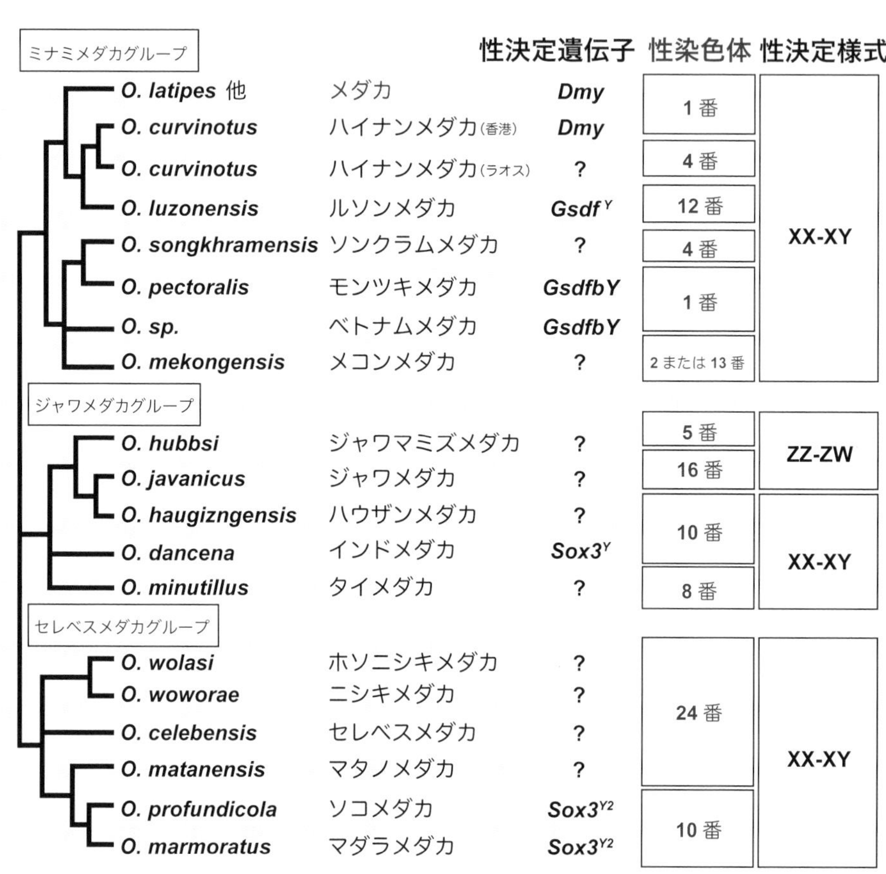


図 3　メダカ属における性決定機構の多様性

ロ型（XX-XY型）の性決定様式をもち、*Dmrt1*を起源とする*Dmy*（メダカ、ハイナンメダカ；1番染色体）、あるいは*Gsdf*起源の$Gsdf^{Y}$（ルソンメダカ;12番染色体）やモンツキメダカ（*O. pectoralis*）の*GsdfbY*（1番染色体に挿入された*Gsdf*のコピー）が雄への性分化を誘導する。ジャワメダカグループには雄ヘテロ型と雌ヘテロ型（ZZ-ZW型）が共存する。雄ヘテロ型のインドメダカでは10番染色体上の$Sox3^{Y}$[5)]が雄を誘導する。なお、ヒトやマウスの*Sox3*はX染色体上にあり、*SRY*、*Sry*の祖先遺伝子と考えられている。セレベスメダカグループでは、すべての種が雄ヘテロ型であるが、マダラメダカ（*O. marmoratus*）とソコメダカ（*O. profundicola*）の性染色体は10番で、性決定遺伝子は$Sox3^{Y2}$である。このように、メダカ属には少なくとも3種類の性決定遺伝子があり、種分化に伴って性決定遺伝子と性染色体が頻繁に変化していることがうかがわれる（図3）。

最後にヒトとメダカで性染色体の違いを見てみよう。メダカの仲間では、もともと常染色体に性決定遺伝子が加わって性染色体になった例（*Dmy*や*GsdfbY*）や、常染色体上の遺伝子に変異が起きて性染色体になった例（$Gsdf^{Y}$や$Sox3^{Y}$）があるように、X染色体とY染色体の違いは、一つの遺伝子（性決定遺伝子）だけである。一方、ヒトのY染色体では、性決定遺伝子以外の遺伝子は少なく、X染色体との違いが大きい。メダカは雄でもX染色体を二本もっているようなものであり、Xを一本しかもたないヒトの男子とはずいぶん違う。

5) Sry-related HMG box gene 3 on Y chromosome

**酒泉 満** Mitsuru Sakaizumi

新潟大学　自然科学系（理学部）教授

専門　遺伝学・動物学。
1982年、東京大学大学院理学系研究科修了。理学博士。
1984年、（財）東京都臨床医学総合研究所研究員。
1994年、新潟大学理学部助教授を経て1998年より現職。

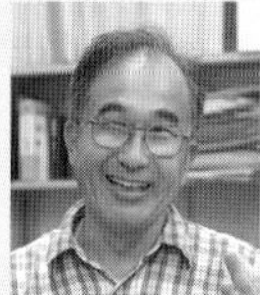

# 5 座[位]

**座[位] Locus** 長大な鎖状の分子であるDNA、あるいは染色体における特定の「住所」が「座[位]」である。別の人が同じ住所に入れ替り住むことができるように、DNAの同じ場所に異なる塩基があることが、遺伝情報の違い(バリエーション)を生む。つまり、遺伝学では、住所である「座[位]」と、そこに実際に存在する遺伝情報を区別して捉えることがとても重要である。

**解説** 染色体上の位置を**座**[位]と呼ぶ。従来は、**遺伝子**の染色体上の位置という意味で、「遺伝子座」という訳語が用いられてきたが、原語であるlocusの意味は、遺伝子に限定されておらず、ゲノム上の特定の部分(**遺伝[的]マーカー**や、配列、特定の塩基など)の位置を示している。遺伝子や遺伝マーカーが家や公園といった「実体」とすれば、座[位]はその「住所」に相当する概念である。

**遺伝学**において座[位]は極めて重要な概念である。生物の遺伝情報はDNAの長大な鎖の上に「つながって」存在しており、同じ生物では通常同じ位置に同じ**遺伝情報**がある。しかし遺伝情報を詳しく区別すれば、同じ場所にある遺伝情報にもバリエーションがある。このバリアントが「**[突然]変異**」であり、すなわち「**アレル(対立遺伝子)**」である(p.64「6 アレル(対立遺伝子)」を参照)。このように位置と遺伝情報は密接な関係があるので、座[位]の概念無くして生物の遺伝現象を説明することは困難である。とくに**連鎖解析**では、遺伝子(**表現型**に影響を与える遺伝因子)の座[位]のみを解析対象としているため、実体としての遺伝情報と区別して考えるためにも座[位]という概念の役割は極めて大きい。

また、座[位]は、種分化とともに進化的に分岐してきた相同な遺伝子であるオルソログと密接に関係している。オルソログが生じる際には、種分化した2つの生物に相同な座[位]が生じている。しかし、祖先の生物における遺伝子重複により、種内の相同遺伝子(パラログ)が生じた後に、その片方ずつが消失した場合もある。そのような場合は、種分化により分岐したものではないのでオルソログではない（p.248「**41 共通配列（コンセンサス配列）**」、対訳集 p.332、orthologの説明を参照）。この区別は難しいが、配列の類似性だけでなく、それぞれの座［位］が相同と言えるかどうかが判断の決め手となる場合がある。

さらに座［位］は分子遺伝学においても重要である。とくに遺伝子改変技術は本来の位置に別の遺伝情報を与えることに他ならないので、どこにどのような改変を行ったかを説明するには座［位］の概念がどうしても必要である。

従来、座［位］は遺伝子や遺伝マーカーの位置を示すために用いられてきたため、その位置の範囲がどの程度の広さなのかに関しては注意が必要である。分野やコミュニティに依存するところではあるが、通常は染色体領域のような広い範囲について座［位］の概念を適用することはない（座［位］を染色体上の「点」と表現している教科書もある）。逆に、DNAの数塩基の違いのような微小な領域におけるそれぞれの位置についても、それぞれが異なる座［位］と捉えるよりは、双方の位置が一つの座［位］に含まれる、とすることが多い。

また、近年は染色体上の位置を示すのに、物理位置（DNAの塩基数による位置）が使われることがあるが、その位置を座［位］とするかどうかは上記の広さの問題も考慮して文脈に沿って判断すべきであろう。

座［位］にはいくつかの種類があり、染色体の特定の位置に機能があるという意味で、○○座［位］と呼ばれる。**遺伝子座［位］**はその名の通り、その場所に遺

## 専門用語の対訳

| | |
|---|---|
| アレル（対立遺伝子） | allele |
| 遺伝学 | genetics |
| 遺伝子 | gene |
| 遺伝子座［位］ | gene locus（複）gene loci |
| 遺伝子発現量的形質座［位］ | expression quantitative trait locus（略）eQTL |
| 遺伝情報 | genetic information |
| 遺伝［的］マーカー（遺伝標識） | genetic marker |
| シス作用性遺伝子座［位］ | cis-acting locus |
| シス eQTL | cis-eQTL |
| 調節因子 | controlling element |
| トランス eQTL | trans-eQTL |
| 表現型 | phenotype |
| ［突然］変異 | mutation |
| ［発現］調節領域 | regulatory region |
| 量的形質座［位］ | quantitative trait locus（略）QTL |
| 連鎖解析 | linkage analysis |

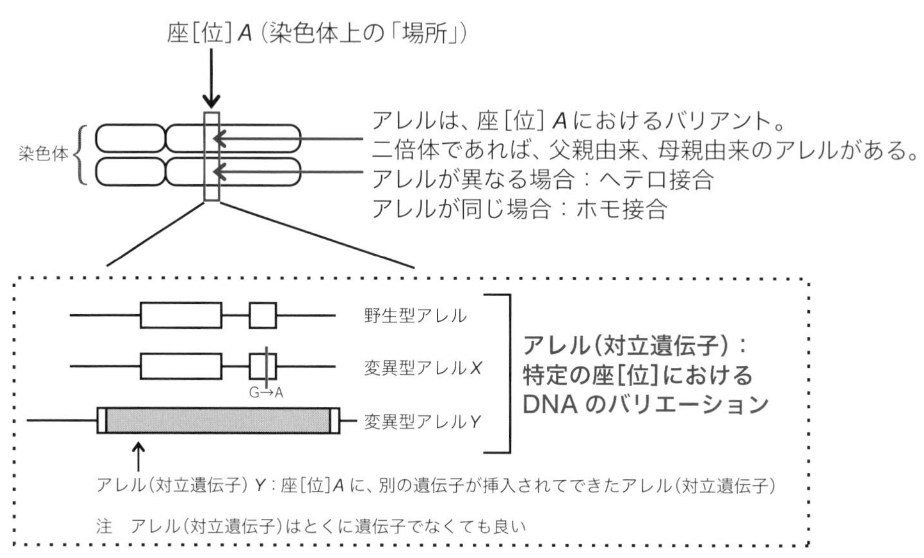


**図1　座[位]とアレル(対立遺伝子)**
**座[位]は染色体上の位置を表す。**

伝子があることを意味する。**量的形質座[位]**(QTL)は、連鎖解析によって検出される座[位]であり、その領域に、表現型の強度に影響を与える何らかの因子が存在し、かつそれが量的な効果をもっていることを示している。近年では、遺伝子発現を表現型と捉え、マイクロアレイなどの網羅的な遺伝子発現解析技術とゲノム情報を併用することによって、遺伝子の発現に影響する因子が染色体のどこに存在するかを網羅的に検出することが可能となっている。このような連鎖解析によって検出された座[位]を、**遺伝子発現量的形質座[位]**(eQTL)と呼ぶ。eQTLのうち対象である遺伝子の近傍あるいは、同じ染色体に存在するものを**シスeQTL**と呼ぶ。これは、**シス作用性遺伝子座[位]**の一つであり、対象としている遺伝子の**[発現]調節領域**がその位置に存在している場合が多い。一方、

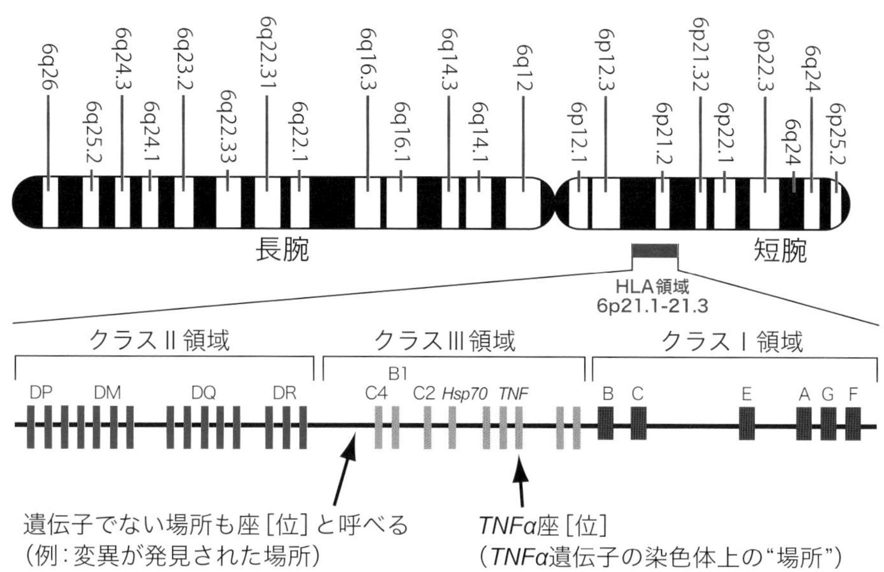


図2　ヒト第6染色体（Rバンド表示）

遺伝子の発現に影響する因子が別の染色体に存在する**トランス eQTL** の場合は、発現調節領域に結合する**調節因子**をコードする遺伝子の存在を示していると考えられる。

# 6 アレル(対立遺伝子)

**アレル(対立遺伝子) Allele** 同じ座[位]におけるDNA配列の違いが、種内の個体同士の多様性を生み出している。このようなDNA配列の多様性(バリエーション)において、1つ1つの異型(バリアント)が「アレル(対立遺伝子)」である。日本では「対立遺伝子」という訳語が長く使われてきたが、遺伝子以外の領域や、遺伝子内の小さな領域においても、配列の異型は「アレル」である。

**解説** **アレル(対立遺伝子)**とは、特定の遺伝子の**座[位]**に存在する個々のバリエーションをもつ遺伝子を指す言葉である。近年では特定座位のDNA分子のもつ配列の違いを表す用語として、遺伝子以外にも用いられる。

二倍体生物の場合、一つの座[位]に存在する二つのアレル(対立遺伝子)が同一である場合を**ホモ接合**、異なる場合を**ヘテロ接合**という。ヘテロ接合の**表現型**が、いずれか一つのアレル(対立遺伝子)のホモ接合の表現型に一致する場合そのアレル(対立遺伝子)は**顕性***であり、表現型として現れなかったもう一つのアレル(対立遺伝子)は**潜性***である。顕性や潜性は個々のアレル(対立遺伝子)に固有の性質ではなく、相手となるアレル(対立遺伝子)との組合わせしだいで替わり得る。さらに、表現型をどのように定義するかによっても異なる。たとえば、エンドウの種子のしわの有無は、子葉に含まれるデンプンの組成の違いによるものであるが、種子の形でみると、しわのあるものが潜性である。しかし、デンプン粒の形態でみると**共顕性**となる。

二種類の変異遺伝子が、同一の座位のアレル(対立遺伝子)か否かを調べることを**アレル性検定**という。これはアレル(対立遺伝子)間の**相補性**の有無や、同一座位のアレル(対立遺伝子)が**メンデルの法則**に従って分離することを利用して行われる。

* 優性・劣性と同意。遺伝学で長年にわたって使われてきたが、本書では、2019年7月8日の日本学術会議の提言を受けて、基本的に今後は使用しない、あるいは併記することとする。

しばしば、アレル（対立遺伝子）はその**形質**への影響（発現の効果）によってさまざまに分類される。以下、おもなものを挙げることにする。「**アモルフ**」もしくは**機能欠失（喪失/欠損）型［突然］変異**は、アレル（対立遺伝子）が欠損するか、あるいは形質発現機能を示さない場合であり、多くは、野生型アレルに対して潜性である。形質発現の効果が野生型に比べて低下するような変異アレルは「**ハイポモルフ**」と呼ばれ、潜性であることが多い。逆に、形質発現効果が異常に増進するものは「**ハイパーモルフ**」と呼び、多くは顕性である。変異アレルが野生型アレルとは異なる新たな形質発現効果を獲得したものは「**ネオモルフ**」あるいは**機能獲得型［突然］変異**と呼ばれ、多くの場合、顕性アレルとしてふるまう。

アレル（対立遺伝子）は、当初、アレロモルフ（allelomorph）と呼ばれ、メンデルが注目したエンドウの種子のしわの有無などのような形質の違いを支配する遺伝因子として定義された。このために、わが国では、「対立遺伝子」という訳語が長く用いられてきたが、初学者には「遺伝子」との違いが分かりにくく、混乱することが多いため、日本遺伝学会では訳語の改訂を提案している。なお、アレルという概念は二倍体生物にとどまらず、バクテリアなどの生物でもあてはまる。

**専門用語の対訳**

|  |  |
| --- | --- |
| アモルフ | amorph |
| アレル性検定 | allelism test |
| 機能獲得型［突然］変異 | gain-of-function mutation |
| 機能欠失（喪失 / 欠損）型［突然］変異 | loss-of-function mutation |
| 共顕性 | co[-]dominance（形）co[-]dominant |
| 形質 | character (trait) |
| 顕性 | dominance（形）dominant |
| 座［位］ | locus（複）loci |
| 潜性 | （形）recessive |
| 相補性 | complementation |
| ネオモルフ | neomorph |
| ハイパーモルフ | hypermorph |
| ハイポモルフ | hypomorph |
| 表現型 | phenotype |
| ヘテロ接合 | （形）heterozygous |
| ホモ接合 | （形）homozygous |
| メンデルの法則 | Mendel's laws |

# 6 アレル（対立遺伝子）

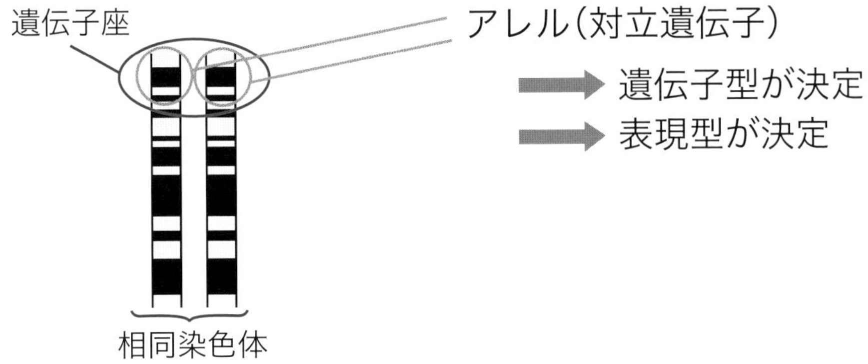


図　遺伝子座とアレル（対立遺伝子）の関係
アレル（対立遺伝子）：同遺伝子座に存在するバリアント
遺伝子型：二つのアレル（対立遺伝子）で表現される
マーカー遺伝子：検出が容易な遺伝子

《遺伝学コラム》

# 訳語改訂の大問題:「アレル」とは何だ！？

この本では、これまで「対立遺伝子」と訳されてきたalleleの訳語を「アレル」と英語の読みをカタカナ表記したものを新たに提案している(これまでの訳語である「対立遺伝子」も併記して「アレル（対立遺伝子)」としている)。「アレル」を訳語として提案しているのは日本人類遺伝学会も同じだ。一方で、とくに高校教育の現場の先生方から、カタカナ用語はやめてほしい、という強い要望があった。生物学を学ぶ多くの学生たちが困惑するとのことだった。本当にもっともな意見である。なぜ、意味のよく分からないカタカナ3文字なのか。

結論から言えば良い訳語が見つからなかったのだ。誠に情けない事情で申し訳ないが、多くの遺伝学者や生物学者からすれば「アレルはアレル」なのである。日本語の一言ではなかなか言い表しにくい概念だ。ここではアレルが日本語としてどれだけ言い表しにくいかについて解説し、この説明を通してアレルというものについて少しでも理解を進めていただければと思う。

Alleleという言葉（概念）は、生物の多様性を理解する上でとても重要な概念である。Alleleは当初allelomorphと呼ばれていたことは主要語解説のページでも述べられているが、最初の “allel” は

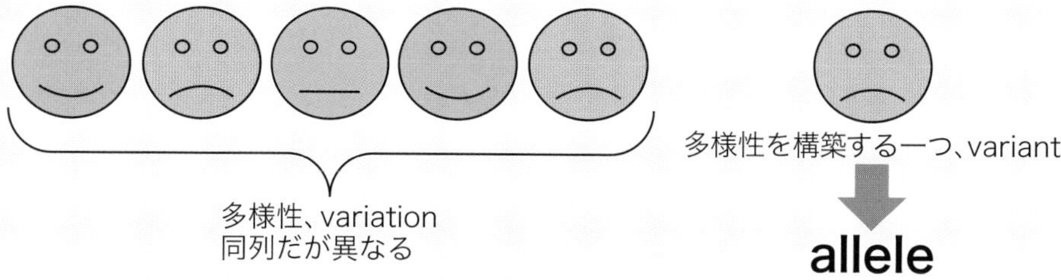


図1　alleleの語源

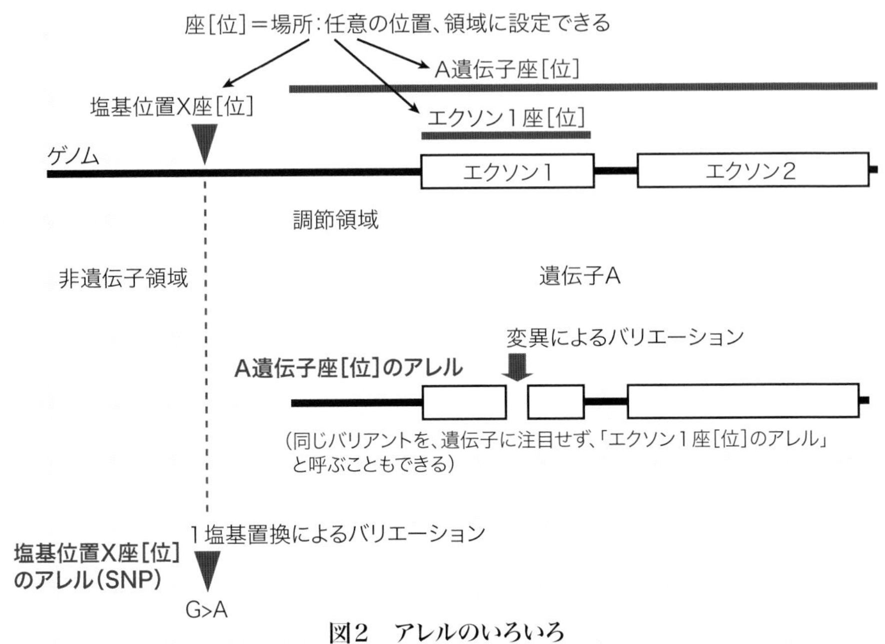


**図2　アレルのいろいろ**

ギリシャ語で「もう一つ別」「同列だが異なる」を示すἄλλοςに由来する。これにmorphがつくことで、同列だが異なる形態、多様なもののうち一つ、英語で言えば“variant”に近い意味になる（図1）。つまり、ゲノム上のある場所（座［位］）に注目すると、その領域や場合によってはDNAの1塩基の場所に「バリエーション」がある。配列にバリエーションをもつ同じ遺伝子の一つ、遺伝子よりもっと狭めて、一つのエクソン、あるいはプロモーター領域にもバリアントを見つけることができる。これらが「アレル」だ。1塩基だけに注目すると、Single Nucleotide Polymorphism（SNP）も「アレル」の一種である（図2）。

**訳語「対立遺伝子」の問題点その1：「アレル」は遺伝子に限らない。**

遺伝学用語集編集委員会における議論で指摘された「対立遺伝子」という訳語の問題点の一つは、「遺伝子」という言葉が入っていることだった。現代の生物学において遺伝子とは、一般的に遺伝子産物（タンパク質および機能性RNAを含む）をコードする領域と調節領域を含んだ1個の機能単位を指していて、遺伝子内の一部分であるエクソンのみ、特定の1塩基のみを指して遺伝子とは呼ばない。けれども、そこにあるバリエーションについては、そこに座［位］が設定できる限りバリアントをアレルと呼ぶのである。SNP などはその最たるものである。つまり、座［位］とアレルは場所とそこにおけるバリアントという意味でペアになる概念であり、場所や領域の設定に関しては「遺伝子」という縛りはないのである。

**訳語「対立遺伝子」の問題点その2：「対立」とは何だ??**

どうやら対立遺伝子という訳語は前述の allel の意味を「対立」と訳したようである。それには、メンデルの法則におけるアレルの役割（顕性および潜性）を考慮したという背景があったのではないか。つまり異なるアレルが「対立」することでアレルの組み合わせである「遺伝子型」*が「表現型」に反映される…というストーリーがあったと思われる。

しかしながら、人類遺伝学会で訳語の改訂を提案された鎌谷直之先生がご指摘される通り、遺伝学の黎明期には単なる2者の対立のような構図ではなく、もっと多様な生物の遺伝的背景を理解しようというコンセプトがあったようである。日本に遺伝学が輸入された際に、多様性の理解という部分が抜け落ちて単純な遺伝継承の図式だけがクローズアップされてしまったことは、高校教育において生物学が暗記科目とみなされるようになってしまった（統計学と結びつかなくなってしまった点で）一因ではないか、と鎌谷先生もご指摘されている。

“Allele” は座［位］で規定されるゲノムの一部分という、「同列」かつ「多様」なもののうちの一つ（要するにバリアント）であり、それが生物の多様性を（とくに遺伝的側面から）理解するもっとも基本的な要素なのである。

では、どんな訳語が良いのか？

1）アレルの説明において多くの人が同意するのは、「バリアント」と言い換えることである。では、この variant を訳せば良いのではないか。Variation は、（1）変異（2）多様性と訳される（ここでの変異は mutation の意味ではなく、一連の連続的な違いを指す言葉である。p.12「**この本で改訂された主な用語**」の variation を参照）。そのバリエーションを構成する一つ一つの個物であるバリアントに関して

* 実は genotype も座［位］に規定されるのみで遺伝子には限定されないので訳語である「遺伝子型」はふさわしくない。他の訳語でも、たとえば canonical sequence を標準配列と訳すと standard と誤解を受けるなど、いろいろ問題がある。

染色体領域X

A遺伝子座[位]　B遺伝子座[位]　C遺伝子座[位]　D遺伝子座[位]

**染色体領域Xのハプロタイプx1**

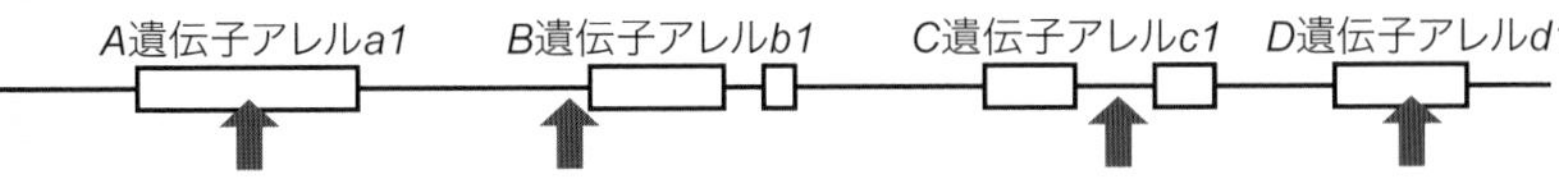


**図3　ハプロタイプ**
**本文には示していないが、ハプロタイプはアレルを拡張した概念ととらえることができる。**
**（ハプロタイプ *x1* は、アレル *a1*, *b1*, *c1*, *d1* を含む同じ染色体上の一つの繋がり）**

は良い訳語がない。たとえば「多様体」ではどうだろうか……。ほとんどしっくりこない訳である。そもそも多様体という言葉は数学において manifold の訳語に指定されており、多様な座標を設定可能な性質をもった特定の図形を指している。Allele や variant とは「多様」の意味が違う。

2）対立遺伝子の「遺伝子」部分の縛りを外してはどうだろうか。遺伝子はゲノム上の特定の領域部分であるので、縛りを外すと「ゲノム上の領域」あるいは「ゲノム上の部分」である。これと「対立」とを組み合わせて、「対立ゲノム領域」や「対立ゲノム部分」ではいかがだろうか。これもあまりしっくりこないのと、「領域」や「部分」が SNP の場合のように1塩基でも OK である、というところで誤解を招きそうである。そもそも「対立」という言葉もできるだけ使いたくない。

このような経緯で、日本遺伝学会では allele に関して比較的多くの人が合意できる日本語の訳語を提案できずにいるのが現状である。Allele に相当する語彙は日本語には無いようであり、妙な造語を当てはめるよりはカタカナ語の「アレル」を用いるべきでは、というのが（現在の）結論である。国内の生物学者の多くは、「対立遺伝子」よりは「アレル」あるいは「アリル」を使っていることも事実である。

訳語の問題は今後も議論を続けなければならない大きな問題であるが、この本の読者である皆さんにはそれを乗り越えて "allele" の意味を是非つかんでほしい。Allele とは生物の遺伝的な多様性を語る上での基本であり、ゲノム上の塩基配列のバリアント（多様なものの一つ）である。遺伝子の多様性も、調節領域の多様性も、

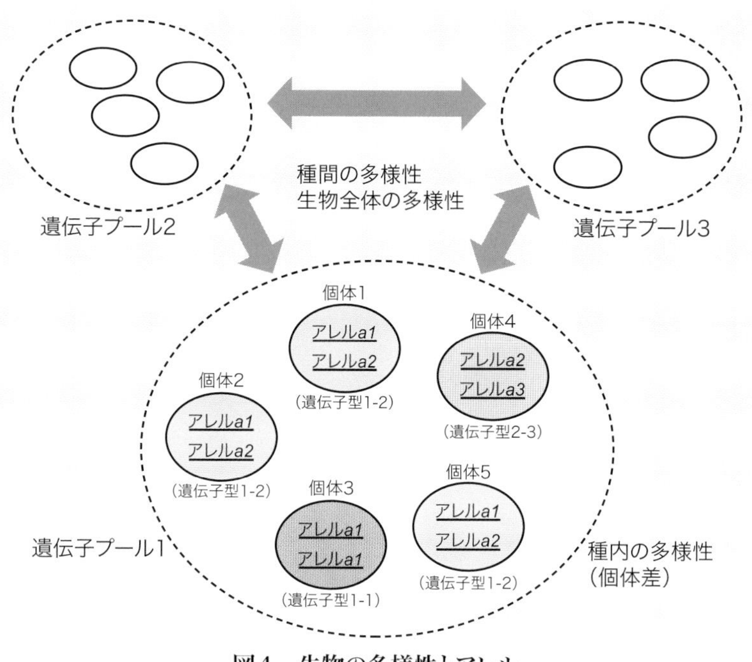


**図4　生物の多様性とアレル**

非遺伝子領域にある1塩基の多様性も、多様性を作っている一つ一つが、「アレル」なのだ。

アレルがそれぞれの生物種内での個体の多様性を生み出す。種（生物学種）とは何か、それはすなわち、"生殖によってアレル同士を交換可能な個体群の最大範囲"である。生殖隔離によってアレルを交換できない個体群は、それぞれが独自に進化していく、それが種間の多様性を生み出す（図4）。アレルが理解できれば、遺伝学の主要な部分は理解できたと言って良いだろう。本稿では遺伝学会の情けない一面を示すことになってしまったが、それを通じてでもアレルの意味に少しでも近づいていただけたらと思う。

**桝屋 啓志** Hiroshi Masuya

理化学研究所　バイオリソースセンター

専門　バイオインフォマティクス、マウス遺伝学。1996年、総合研究大学院大学生命科学研究科修了。理学博士。マウスの発生遺伝学研究を経て、バイオインフォマティクス研究に転向。データベースにおける"共通語彙"であるオントロジーを中心に、情報共有を推進するための技術研究を進めている。

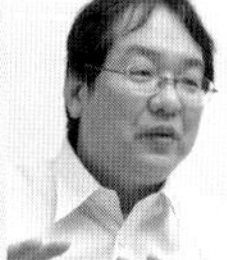

# 7 遺伝子型*

**遺伝子型 Genotype**　例えば、ヒトをはじめとする二倍体の生物では、父親由来、母親由来の2組のDNAを持っている。すなわち、2組のDNAそれぞれにある2つのアレルの組み合わせが、細胞あるいは個体における遺伝的なタイプを示している。これが「遺伝子型」である。遺伝子型は、ある特定の座[位]に注目して言う場合と、ゲノム全体の総和としての特徴をいう場合があるが、前者が一般的である。

**解説**　生物がもつ遺伝的な性質を示す概念である。個体、あるいは細胞の特定の**座[位]**にある**アレル(対立遺伝子)**の組合わせを用いて示される。たとえばある二倍体生物の*A***遺伝子座**の顕性アレル*A*と潜性アレル*a*を想定した時に、**遺伝子型**は顕性ホモの"*AA*"、ヘテロの"*Aa*"、潜性ホモの"*aa*"のように示す場合と、間に"/"(スラッシュ)を挟んで、*A*/*a*のように示す場合などがあり、さらに野生型であるか機能欠失(喪失／欠損)型であるかのみに焦点を絞った場合などは、"+/−"のように示すこともある。

この概念は、メンデルの法則の中核であり、**表現型**に影響を与える生物の遺伝的特徴を示している。現代の遺伝学でも、**遺伝子**発現制御に影響する調節領域の変異、アミノ酸置換を伴う塩基配列の違いに至るまで、アレル(対立遺伝子)さえ特定できれば、個体の遺伝的特徴を示すために広く用いることができる。塩基配列の検出技術が向上した現代では、表現型とは関係なく遺伝子型を調べることが可能であり、特定の遺伝子座[位]の塩基配列の違いを**遺伝[的]マーカー**(たとえば**一塩基多型**、**マイクロサテライトDNA**などの反復数多型など)として検出することで、遺伝子型を個体や生物**種**、**系統**などの分類に利用することも可能になっている(図)。

p.60「**座[位]**」、p.64「**アレル(対立遺伝子)**」も参照。

* 日本人類遺伝学会では、genotypeの訳語は「遺伝型」

## 専門用語の対訳

| | |
|---|---|
| アレル（対立遺伝子） | allele |
| 一塩基多型 | single nucleotide polymorphism（略）SNP |
| 遺伝子 | gene |
| 遺伝子座［位］ | gene locus（複）gene loci |
| 遺伝［的］マーカー（遺伝標識） | genetic marker |
| 系統 | strain (line) |
| 座［位］ | locus（複）loci |
| 種 | species（複）species |
| 表現型 | phenotype |
| マイクロサテライト DNA | microsatellite DNA |

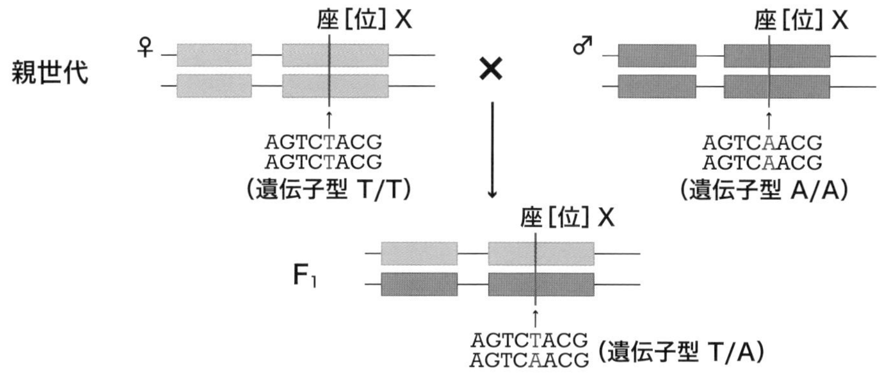


図　特定の遺伝子座［位］における遺伝子型
表現型とは関係なく SNP などのゲノム配列情報の違い（アレル（対立遺伝子））を検出することで、遺伝子型を知ることが可能である。例として、黒（♂）および赤（♀）で示された遺伝子の塩基配列の一部について、親（P）や $F_1$ 個体で塩基配列中に SNP（一塩基多型）がある場合、SNP の表現型に対する効果が不明でも、この塩基の違い（図中 T と A）により、遺伝子型（T/T、T/A、A/A）を知ることができる。

# 8 連鎖

**連鎖 Linkage** 多くの生物は、染色体を複数持っている。それぞれの染色体は1本の長いDNAでできているので、2つの遺伝子、AとBが同じ染色体にある場合(連鎖)と、別の染色体にある場合(独立)では、AとBが組みになって子孫に分配されるか、あるいはばらばらに分配されるかの違いが出てくる。逆に、AとBのアレルの分配を観測することで、それらが同じ染色体にあるか、別の染色体にあるか、さらにAとBの距離の推測が可能である。

**解説** メンデル(G. J. Mendel)の「**独立の法則**」は、問題とする二つの**遺伝子座[位]**がそれぞれ異なる染色体にある場合(または同一染色体上にあっても、十分に離れた位置に存在する場合)に適用される。図1の左側に、独立の法則が成り立つ場合を示す。2個の遺伝子座のアレル(対立遺伝子)を、それぞれ*A*と*a*、*B*と*b*としてある。図1右側に示すように、もしこの二つの遺伝子座が同一染色体上に近接している場合、特定のアレル(対立遺伝子)の組み合わせ(図では*AB*や*ab*)が分離しないままに(メンデルの独立の法則に従わずに)親から子に伝わりやすい。このような現象を**連鎖**という。

メンデルの独立の法則に合わない現象を初めて報告したのは、メンデルの法則が再発見されて間もなく、スイートピーの花の色(紫色と赤色)と花粉の形(長形と丸形)の遺伝を研究したベイトソン(W. Bateson)ら(1905)であった(図2)。彼らは、紫花・長花粉の純系(*PPLL*)と赤花・丸形花粉の純系(*ppll*)を交雑して得た雑種1代(紫花・長花粉*PpLl*)を自家受精して生じた雑種第2代での表現型の分離比が9:3:3:1にならなかったことを見出した。彼らは、$F_1$個体の配偶子での分離比が7:1:1:7である可能性を提示したり、親世代の形質の組合わせ(PL, pl)が期待値よりずっと多いことに対してcoupling(**相引**)という概念を提示したりしたが、相引の原理を思い至るまでにはならなかった。こうした知見はその後、1910年以後のモーガン(T. H.

Morgan）らのショウジョウバエを実験材料とした一連の実験で、連鎖と**組換え**という現象（図1）で理解されるようになった。

図1右で示すように、連鎖が完全であることは少なく、多くの場合、少数ながら連鎖が乱れ組換え型（*Ab*, *aB*）の配偶子が生じる。これらは**減数分裂**で*A*と*B*の両遺伝子座間で組換えが起こった結果である。図2のスイートピーの実験では、アレル（対立遺伝子）の組合わせが*Pl*と*pL*の配偶子が該当する。この**組換え頻度**は特定の遺伝子座間では特有なもので、二つの遺伝子座間の距離に依存する。遺伝子がごく近接していれば、組換えはめったに起こらず、遠くに離れていれば組換え頻度が高くなる。つまり組換え頻度によって遺伝子座間の距離を知ることができる。互いに隣り合った遺伝子間の距離を比較することによって、たくさんの遺伝子座の並びと順序を示す地図をつくることができる。こうした地図を**遺伝地図**という。1本の染色体上における遺伝子座の連鎖の様子を示すので、**連鎖地図**ともいう。組換えは、減数分裂の第一分裂前期で観察される相同染色体間の**交差**（顕微鏡下では**キアズマ**として観察される）を通して起こることが分かっている（p.193「**33 減数分裂**」、p.208「**35 組換え**」を参照）。小さい染色体でも普通はキアズマが1ヵ所観察され、大きな染色体では複数のキアズマとその位置を確認することができる。もし1本の

**専門用語の対訳**

| | |
|---|---|
| 遺伝子座［位］ | gene locus（複）gene loci |
| 遺伝地図 | genetic map |
| キアズマ | chiasma（複）chiasmata |
| キアズマ干渉 | chiasma interference |
| 組換え | recombination |
| 組換え頻度 | recombination frequency |
| 減数分裂 | meiosis（複）meioses |
| 交差（乗換え） | crossing-over |
| 三点交配 | three-point cross |
| センチモルガン【単位】 | centimorgan（略）cM |
| セントロメア | centromere |
| 相引 | coupling |
| 地図（遺伝［的］）距離 | map distance (genetic distance) |
| 地図単位 | map unit |
| テロメア | telomere |
| 独立の法則 | law of independent assortment |
| 二重交差（乗換え） | double crossing-over |
| ヒトゲノム計画 | Human Genome Project |
| 物理的地図 | physical map |
| ヘテロクロマチン（異質染色質） | heterochromatin |
| メガベース【単位】 | megabase（略）Mb |
| 連鎖解析 | linkage analysis |
| 連鎖群 | linkage group |
| 連鎖地図 | linkage map |
| 連鎖不平衡 | linkage disequilibrium |

# 8 連鎖

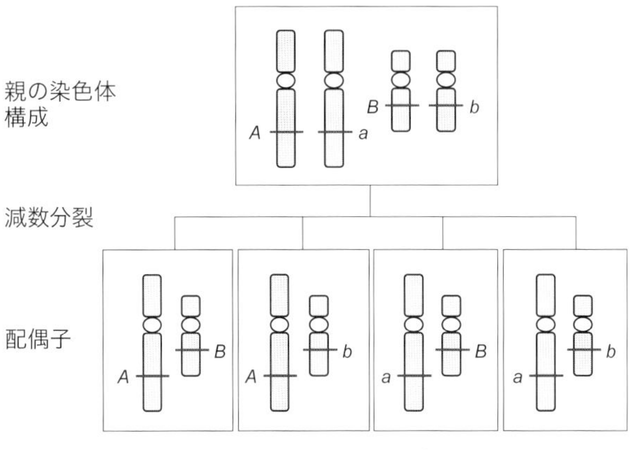


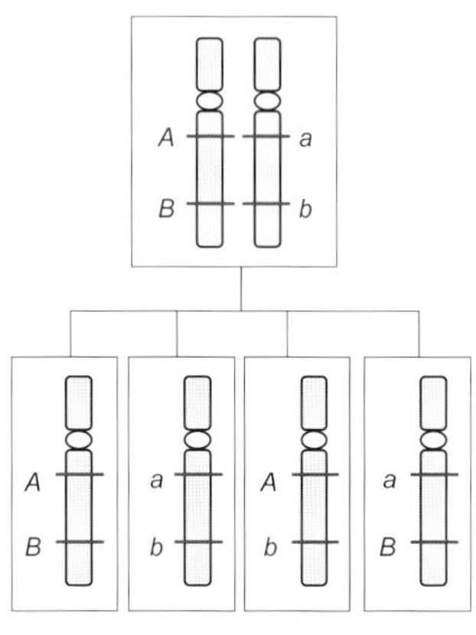


**図1　親が二重ヘテロ接合のときに生じる配偶子の遺伝子型**

染色体の二つの遺伝子座間で2回の交差（**二重交差**）が起こると、組換え体として認識されないことも予想できる。

連鎖地図を実際につくる際は、比較的近接した遺伝子も含めて、同時に三つ以上の遺伝子座を対象とした交配（**三点交配**、多点交配）を行うことによって、2遺伝子座間の二重交差の可能性も考慮しながら、多数の遺伝子座の順序と距離を効率的にかつ正確に知ることができる。こうした遺伝地図作成の概念は、当時 Morgan 研究室においてショウジョウバエのたくさんの変異形質を用いて交配実験を行ったスターティヴァント（A. H. Sturtevant）（1913）によって開発された。その後、20 世紀後半にはさまざまな生物種について、**連鎖解析**による遺伝地図が作成され、現在のヒトの遺伝地図、**物理的地図**づくりを伴う**ヒトゲノム計画**に繋がっている。

遺伝子座間の距離の単位は**地図単位**といい、1地図単位は組換え頻度1％に

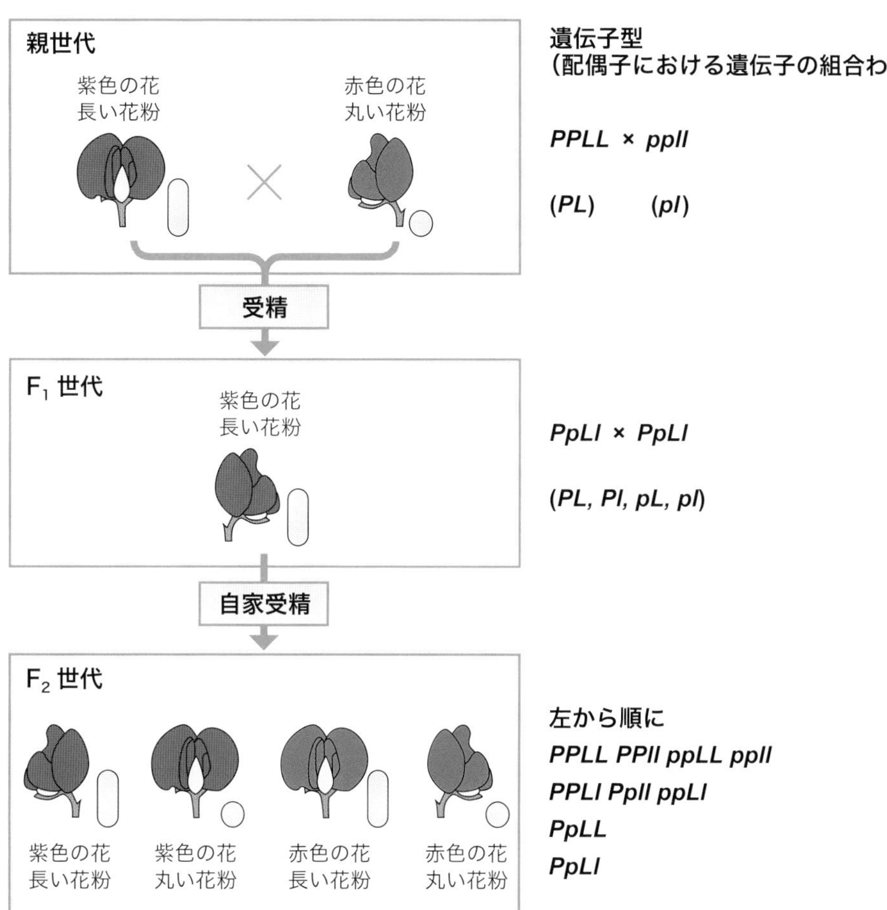


［出典］Lobo, I and Shaw, K. Nature Education 1: 139 (2008) より引用・改変

図2　Bateson ら（1905）によるスイートピーを使った実験。
花の色と花粉の形について二重ヘテロ接合体（$F_1$）の自家受精で得た $F_2$ では、
4種類の表現型の比（1528:106:117:381）が、期待通りの 9:3:3:1 とはならなかった。
つまり、この場合は、「独立の法則」を適用することができなかった。

# 8 連鎖

相当する。現在では1地図単位はモルガンにちなんで1**センチモルガン**と呼ばれcMの記号が使われる。こうした**地図距離**(map distance)は加算することができ、染色体上に遠く離れた遺伝子座間であっても、その距離を、交配実験をせずにcMで示すことができる。連鎖した沢山の遺伝子座のグループを**連鎖群**といい、連鎖群の数は、原則としてその生物種の単数性染色体数に相当する。

交差は二価染色体を構成する4本の染色分体のうち、2本の非姉妹染色分体間で起こり、残り2本では起こっていない。二つの遺伝子座間で2回の交差が起こる場合も、交差に関与する非姉妹染色分体はランダムに選択されるので、染色分体の半数は非組換えとなる。すなわち二つの遺伝子が遠く離れていても、組換え頻度の最大値は常に50%である。組換え頻度が50%近い場合は、メンデルの独立の法則に伴う分離が起こったことを意味するので、両遺伝子は別の染色体に存在するか、あるいは同一染色体上にあっても組換えが常に起こる程度に離れている(地図距離は50cM)と考えることができる。

地図距離は実際の物理的な距離(たとえば塩基対数を指標にした長さ)を反映しているが、両者の間には厳密な意味での相関はない。それは物理的な距離あたりの組換え頻度が常に一定しているわけではないからである。距離が長くなると上述したように二重交差が起こるので実測の組換え頻度は低くなるし、一つの組換えサイトの近くでは第2の組換えが抑制される**キアズマ干渉**という現象がある。そして、組換えの起こるサイトは染色体上の縦軸方向に沿って必ずしも均一ではなく、**ヘテロクロマチン**に富んだ**セントロメア**近傍では少なく、**テロメア**領域で多いという特徴がある。このことはヒトの減数分裂におけるキアズマの分布を観察することで確認されている。さらに、組換え頻度には雌雄差があり、雌性の減数分裂での組換えは雄性に比して1.5倍ほど高い。たとえばヒトの1番染色体の遺伝地図上でのサイズは、男性で220cM、女性で358cM、ゲノム全長では男性の2,700cMであるのに対して女性は4,400cMであるという。男女平均すれば3,550cM、ヒトの物理的なゲノムサイズは3,100Mb(**メガベース**)(31億塩基対)であるから、おおむね1cM≒1Mbとされている。

# 9 染色体地図

**染色体地図 Chromosome map**　染色体のどの場所に、どのような遺伝子があるのか？この問題は、生物の遺伝情報の全貌を知る上で極めて重要であり、ヒトゲノムの解読、さらには、ゲノムに基づくヒトの医療を進める上でも不可欠な情報である。染色体地図を作成する方法には、古くは連鎖を利用した遺伝的な方法がある。近年は、物理的な方法として、染色体を標識して光学的に観察する細胞学的地図、さらにゲノムDNAの塩基配列を解読し、塩基数単位で詳細な地図を作成する方法などがある。

**解説**　複数の**遺伝子**について**染色体**上の位置関係を表したものを**染色体地図**という。1913年、スターティヴァント（A. H. Sturtevant）はショウジョウバエの**三点交配**をもとにして、世界初の染色体地図を作成した。その原理は以下の通りである（図1）。二つの遺伝子 $x$ と $y$ の間の**地図距離** $L_{x\text{-}y}$ は、**交差**あるいは**組換え**の頻度に基づいて示すことができる。つまり、遺伝子間の地図距離に比例して交差が生じると考える。1%の頻度で**組換え体**が生じるとき、その地図距離を1**センチモルガン**と呼ぶ。$L_{a\text{-}c}=L_{a\text{-}b}+L_{b\text{-}c}$ が成り立つとき、$b$ は $a$ と $c$ の間をこの比率で分ける位置に存在することが分かる。このようにして求められた遺伝子の位置は相対的なものであり、**遺伝地図**あ

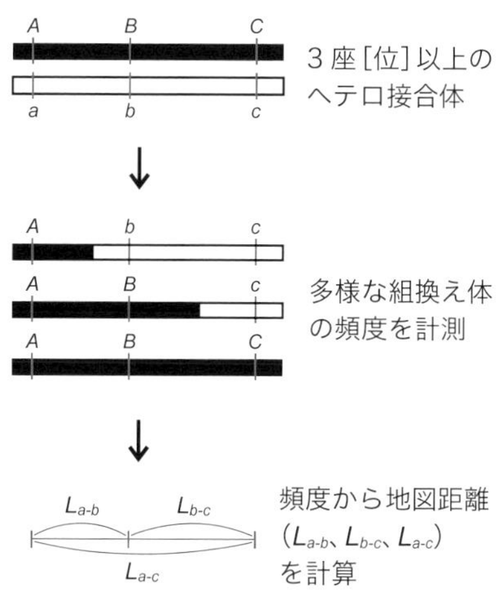


図1　三点交配による染色体地図作成の概略

るいは**連鎖地図**ともいう。これに対して、遺伝子の位置が染色体の特徴的な各部分に対応付けられている場合、**細胞学的地図**あるいは**物理的地図**という（図2）。たとえてみると、「Aさんの家とBさんの家は何メートル離れている」というのは前者の相対的な地図であり、「Aさんの家は何丁目何番地にある」というのは後者の物理的な地図である。これら2種類の地図の間には一般的に相関がみられるが、完全には一致しないことが多い。これは染色体の領域によって交差の頻度に大きな違いがあるためである。**四分子分析**は染色体地図の作成のために菌類でよく用いられる方法である。現在では、**DNA**の**多型**を**マーカー**とした詳細な染色体地図の作成が多くの生物で可能になっている。また、***in situ* ハイブリダイゼーション**や全**ゲノム**の**塩基配列**決定によって、直接的に染色体地図を完成させることもできる。

**専門用語の対訳**

| | |
|---|---|
| 遺伝子 | gene |
| 遺伝地図 | genetic map |
| 塩基配列 | base sequence |
| 組換え | recombination |
| 組換え体 | recombinant |
| ゲノム | genome |
| 交差（乗換え） | crossing-over |
| 細胞学的地図 | cytological map |
| 三点交配 | three-point cross |
| 染色体 | chromosome |
| センチモルガン | centimorgan （略）cM |
| 多型 | polymorphism |
| 地図（遺伝［的］）距離 | map distance (genetic distance) |
| 物理的地図 | physical map |
| マーカー | marker |
| 四分子分析 | tetrad analysis |
| 連鎖地図 | linkage map |
| DNA | deoxyribonucleic acid （略）DNA |
| *in situ* ハイブリダイゼーション | *in situ* hybridization |

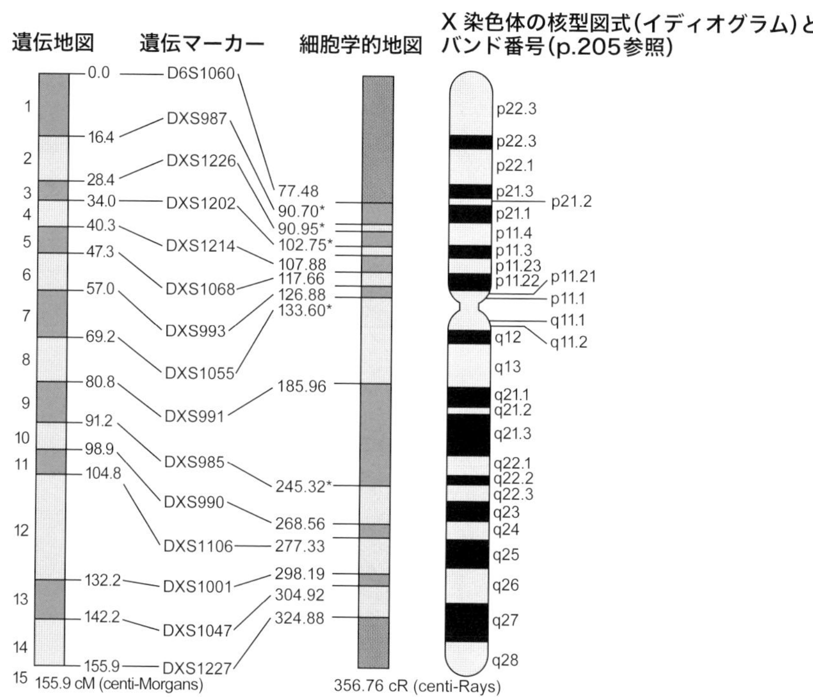


［出典］Beyer *et al*, *Nature Reviews Genetics* 8, 699-710 (2007) より改変

図2　ヒトX染色体の遺伝地図と物理地図

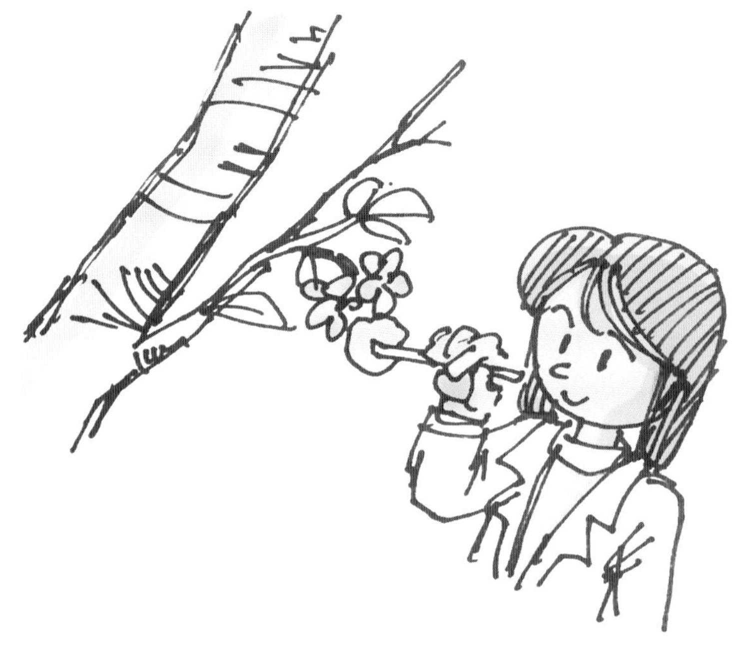

# 基本用語の解説
# セクション2

# 表現型から見た遺伝現象
# 遺伝子間相互作用の結果

# 10 形質転換

**形質転換 Transformation** 1928年、グリフィスは、生物の特徴（形質）を、DNAを人為的に導入することで変化、つまり「転換」することに成功し、DNAが遺伝情報を担うことを証明した。以来、形質転換は分子生物学、実験遺伝学的において、生体内に人為的に分子を導入し、仮説を証明する最も強力な手段の一つとして、様々な方法で行われている。

**解説** 外部からDNAを導入し細胞や個体の形質や表現型を変化させる現象や行為、あるいはその方法を指す。**遺伝子破壊**や**遺伝子組換え**に用いる遺伝子工学の基本的な技術も、**形質転換**の技術と位置付けられる。形質転換は、1928年グリフィス（F. Griffith）が肺炎双球菌により最初に観察し、1944年にアベリー（O. T. Avery）らはDNAが形質転換を引き起こす物質であることを突き止めた。ウイルスなどにより動物細胞を不死化（がん化）させる現象も形質転換と呼ばれる。

分子生物学実験でもっともよく使われ

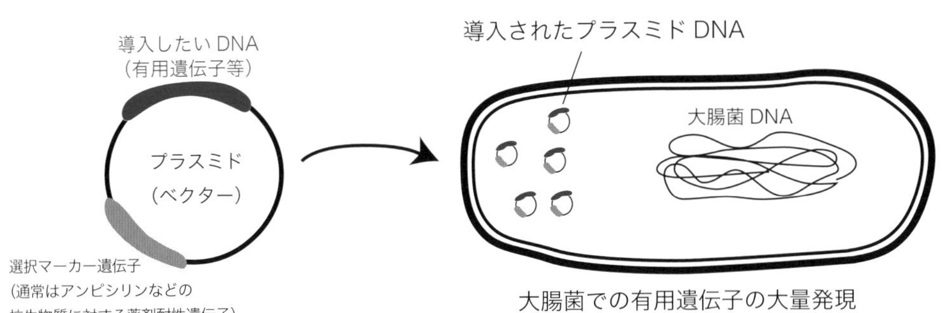


図1　形質転換の例
プラスミド（ベクター）に有用遺伝子などの導入したいDNA断片をクローニングし、
宿主（ホスト）細胞（この場合は大腸菌）を形質転換する。
宿主細胞では導入された遺伝子が発現し、有用タンパク質を大量に生産する。

る例としては、核外DNAである**プラスミド**などをベクター（運搬因子）として使った形質転換がある。プラスミドに、別途単離（クローニング）した遺伝子などを連結し細胞に導入することで、宿主である大腸菌などの遺伝的性質を変化させることができる。通常、形質転換に使われるプラスミドには、あらかじめ薬剤耐性遺伝子などの**マーカー遺伝子**が繋がれており、その発現の有無や、生存能力などの形質の変化（形質転換）でプラスミドが導入されたか否かを判定することができる。細胞へのDNAの導入方法として、塩化カルシウムなどにより、細胞膜のDNA透過性を増大させる方法や、電気パルスにより瞬間的に細胞に小さな穴を開ける**エレクトロポレーション（電気穿孔）法**、植物細胞に対してはアグロバクテリウムの感染を用いた方法や、金の微粒子にDNAを付着させ、高圧ガスで植物の組織に打ち込むパーティクルガン法などがある。

**専門用語の対訳**

| | |
|---|---|
| 遺伝子組換え | gene recombination |
| 遺伝子破壊 | gene disruption |
| エレクトロポレーション（電気穿孔）法 | electroporation |
| プラスミド | plasmid |
| マーカー遺伝子 | marker gene |

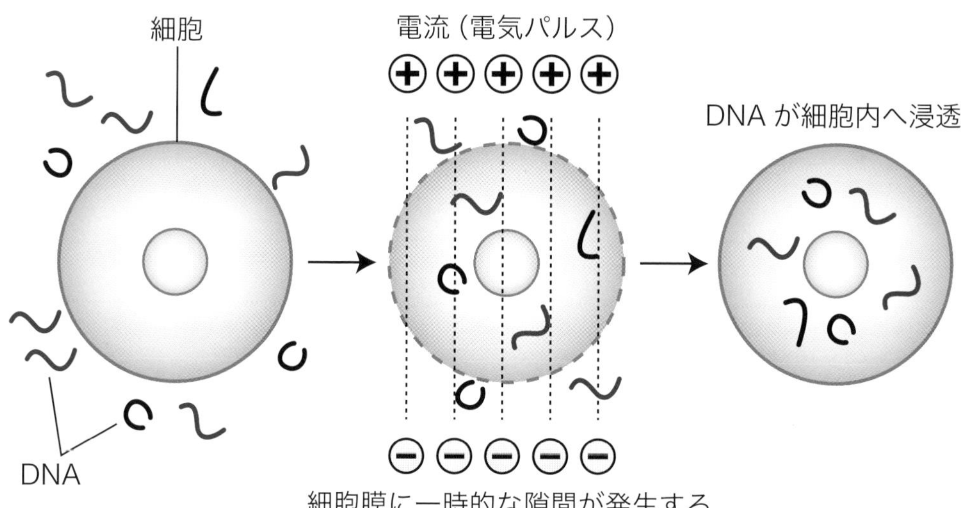


図2　エレクトロポレーション法の原理の概略

# 11 顕性/潜性

**顕性 / 潜性 Dominant / Recessive** 細胞や個体の表現型は、特定の座[位]におけるアレルの組み合わせ：遺伝子型によってもたらされる。その時、アレルとアレルとの間に、一定の様式化した関係が生じていることがある。「顕性・潜性」はその様式を指す言葉である。一方のアレルから他方に対する関係であるが、単純にどちらが表現型に反映されるかということであって、片方のアレルが優れている、劣っているという意味ではない。遺伝学会では、従来の「優性・劣性」という訳語に替えて、「顕性・潜性」を使用すべきだと提案した。この提案は、生物学、医学、教育の分野で受け入れられつつある。

**解説** Dominant, Recessive の訳語としてこれまで古くから使われてきた「優性」・「劣性」に代えて、今後は「**顕性**」・「**潜性**」を使用する。

本書の p.12「**この本で改訂された主な訳語**」および p.94「**《遺伝学コラム》用語変更：「優性、劣性」から「顕性、潜性」へ**」を参照されたい。「顕性」・「潜性」を使用する際は、これらが従来の「優性」・「劣性」に替わる用語であることを明示するのが望ましい。

特定遺伝子の**アレル（対立遺伝子）**（*A*, *a*）について異なった**表現型**を示す純系の両親を交配して（*AA*×*aa*）できた子（雑種第一代、$F_1$：**遺伝子型**は *Aa* の**ヘテロ接合**）が、両親のいずれか一方の形質を示すとき、$F_1$ で現れた片方の形質は他方の形質に対して顕性であるという。これに対して、$F_1$ で隠れた形質を潜性という。つまり遺伝子型がヘテロ接合（*Aa*）のときも**ホモ接合**（*AA*）のときも表現型として現れるものを**顕性形質**という。**潜性形質**は、遺伝子型がホモ接合（*aa*）の場合のみ表現型として現れる。それぞれの形質に対応する遺伝子やアレル（対立遺伝子）を**顕性遺伝子（アレル）**、**潜性遺伝子（アレル）**ということもある。この場合の顕性、潜性は、形質や遺伝子の固定的な性状を意味するものではなく、別のアレル（対立遺伝子）の形質や遺伝子に対する相対的な性質上の影響を示していることに注意すべきである。たとえば潜性の変異形質に対して野生型（健常な）形質は顕性であるが、同じ野生型の形質でも顕性の変異形質に対しては潜性である（例：ヒトの顕性遺伝疾患、潜性遺伝疾患などの場合）。ヒトの **ABO 血液型**の A 型は O 型に対して顕性であるが、A 型と B 型の間には顕性・潜性の関係はない。ABO 式血液型のように、ヘテロ接合体で二つのアレル（対立遺伝子）の形質がともに現れる場合は、この二つの形質は**共顕性**であるという。また、ヘテロ接合体の表現型が二つのアレル（対立遺伝子）のホモ接合体の中間になる場合は、**不完全顕性**または**半顕性**であるという。たとえば、キンギョソウの花の色では、赤色は顕性であるが、潜性のアイボリー色とのヘテロ接合ではピンク色になる。ヒトの遺伝性疾患でも、ヘテロ接合体でも何らかの症状がみられる場合がある。このように、一つの遺伝子座における遺伝子型と表現型との関係は、遺伝子産物が本来もつ機能がアレル（対立遺伝子）のもつ変異によってどのように変化するか、さらには異なるアレル（対立遺伝子）が組合わさった際に、最終的にどのように表現型に影響するのかの結果であり、実際には相対的かつ極めて多様である。

変異形質が顕性であるか潜性であるかは、変異遺伝子の機能上の差によるところが大きい。遺伝子の変異を機能に

**専門用語の対訳**

|  |  |
|---|---|
| アレル（対立遺伝子） | allele |
| 遺伝子型 | genotype |
| 機能獲得型［突然］変異 | gain-of-function mutation |
| 機能欠失（喪失 / 欠損）型［突然］変異 | loss-of-function mutation |
| 共顕性 | co[-]dominance （形）co[-]dominant |
| 顕性遺伝子（アレル） | dominant gene (allele) |
| 顕性形質 | dominant character (trait) |
| 顕性阻害［突然］変異 | dominant negative mutation |
| 顕性致死 | dominant lethal |
| 顕性の法則 | law of dominance |
| 常染色体顕性遺伝病 | autosomal dominant disease |
| 常染色体潜性遺伝病 | autosomal recessive disease |
| 潜性遺伝子（アレル） | recessive gene (allele) |
| 潜性形質 | recessive character (trait) |
| 半顕性 | （形）semidominant |
| 表現型 | phenotype |
| 不完全顕性 | incomplete dominance |
| ヘテロ接合 | （形）heterozygous |
| ホモ接合 | （形）homozygous |
| ABO 血液型 | ABO blood group |
| X 連鎖潜性遺伝病 | X-linked recessive disorder (disease) |

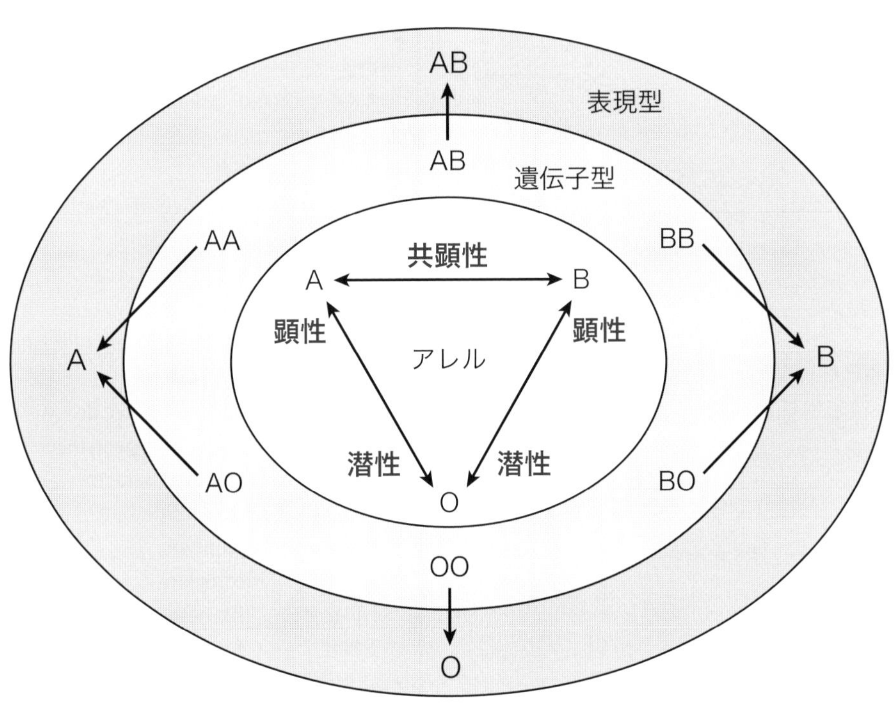


図　ヒト ABO 式血液型の 3 アレル（対立遺伝子）を例にした
顕性／潜性および遺伝子型／表現型の説明

対する影響によって分類すると、**機能獲得型[突然]変異**と**機能欠失(喪失/欠損)型[突然]変異**とがある。機能獲得型[突然]変異は通常、顕性形質をもたらすことが多い。これは正常なアレル(対立遺伝子)があっても、変異アレルの異常な機能を抑制することができないからである。一方機能欠失(喪失/欠損)型[突然]変異では正常なアレル(対立遺伝子)があれば変異アレルがあっても機能は影響されないことが多い。たとえばタンパク質が酵素であれば、変異アレルとのヘテロ接合体で酵素の生産量が正常の半量であっても、生理機能的に必要な酵素の反応が起こる。

機能欠失(喪失/欠損)型の変異で生じたアレル(対立遺伝子)が顕性になることもある。これは変異アレルから生じた遺伝子産物が、その分子の機能不全を起こすだけでなく、野生型の遺伝子産物の機能を阻害するもので、この現象を**顕性阻害**という。多くのタンパク質は複合体を形成して機能するが、複合体に機能不全をもつ遺伝子産物が一つ含まれることで、複合体全体の機能が低下したり失われる例も多い。そのような場合、一つの変異アレルが、正常な野生型アレルの機能を顕性的に阻害することになる。

優性/劣性から顕性/潜性への用語変更に伴って、関連する用語も次のように変更される。たとえば：**常染色体顕性遺伝病**、**常染色体潜性遺伝病**、**X連鎖潜性遺伝病**、**顕性の法則**、**顕性致死**など。

《遺伝学コラム》

# 用語変更：「優性、劣性」から「顕性、潜性」へ

Dominant, Recessive の訳語として従来使われてきた「優性、劣性」に代えて、今後は「顕性、潜性」を当てることにした背景と経緯を述べる。

メンデルの遺伝法則で説明される “dominant, recessive” に対してわが国では、学術用語としても教育用語としても「優性・劣性」の訳語が当てられてきた。しかし、「優性」・「劣性」は「優れている」・「劣っている」といった語感がつよく、誤解されやすい用語であることが以前から指摘されていた。学校の授業で「“優性”、“劣性”は“優れている”、“劣っている”という意味ではない」ことが強調され、生徒側もそれを理解したつもりでいるが、実際には無意識的に「優・劣」という価値観を含んだ強い語感に惑わされていることが、大学生に対して講義の感想やコメント、質問などを求めるとよく分かる。

いくつかの例をあげよう：

1）血液型のO型は、A型やB型に対して劣性だから、将来O型の人はだんだん少なくなるのでしょうか。

2）メンデルの使ったエンドウの系統で、花弁が白い形質は紫色に対して劣性だから、白い花の系統は背丈が低かったり、マメの生産量が少なかったりするのかと感じていた。

3）劣性遺伝病は何となく分かる。しかし優性遺伝病とはなぜだろう。／病気になりやすい遺伝子が優性遺伝することがあるでしょうか。

4）ヘテロ接合で対立している遺伝子があれば、どちらか強い方の形質が子供に受け継がれる、と考えていいですか。

これらの疑問はすべて「劣性」という語に対するマイナスイメージに起因している。3）では、遺伝病なのになぜ「優性（優れている？）」なのだろうか、という戸惑いである。こうした誤解例をあげながら、「優性、劣性」の本来の意味を改めて説明した上で、学生たち自身のこれまでの理解の仕方について自己採点してもらった結果が図の円グラフ（女子大学・一般教養レベル、看護大学の場合）である。「優・劣」の語感にとらわれた価値観を伴う意味で理解をしている人の方が、正確に理解している

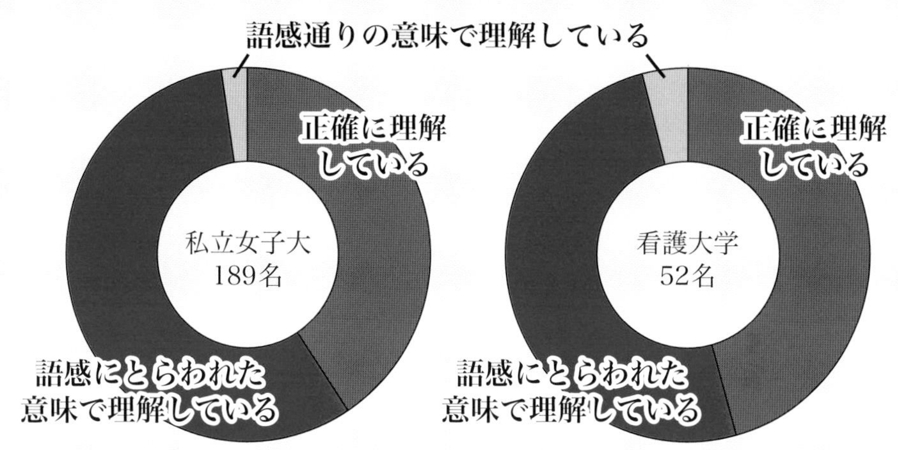


図　「優性・劣性」の意味を正確に理解しているか？

人よりもずっと多いことが分かる。

世間一般の認識はもっと深刻である。たとえば、臨床の場で「劣性遺伝疾患」の診断名を告知された当事者や家族には、強い戸惑いや嘆き、忌避感を伴うことが多く、臨床遺伝学に携わる専門家にとっては、「劣性」に代わる別の用語に改めることが長い間の念願でさえあった。ゲノム時代といわれる21世紀に入り、遺伝情報を網羅的に解析する手法が効率化され、その遺伝情報に基づいた医療が実現しつつある。疾患をはじめとする多様な遺伝形質についての一般社会における無用な誤解や不安、偏見を避けるために、用語の見直しが急務となった、というのが現状である。

そこで、「優性・劣性」に代わる用語を選定することになった。実は、20世紀初頭にメンデルの法則がわが国に紹介された際は、“dominant, recessive” に対して、「優性・劣性」の他にさまざまな訳語候補が共に添えられていた。「主宰性・退守性」、「発現性・潜伏性」などである（田中義麿 , 1934[1]）。1950 年代には、「優性・劣性」の同義語として「顕性・潜性」が記載されている（田中義麿, 1957[2]）。しかし一貫して、「優性・劣性」の用語が第一義的に採用され普及してきた。言葉の明解さが優先されてきた結果だといえる。

こうした中から「顕性・潜性」を選定した理由は、価値観を伴わずに遺伝形質の発現強度を短い音節で明確に表していること、現在でもさまざまな辞典*では「優性・劣性」の同義語として記載されていること、などである。

日本と同じく漢字文化圏にある中国では「顕性・隠性」という訳語が使われている。しかし日本語の感覚では、「隠性」にはマイナスイメージがあり、「潜性」がより中立的な語感であるとされた。また、本書「遺伝単：遺伝学用語集」の編集過程では途中経過が公開され、一般からのコメントも募った。その中でいくつかの代替用語が寄せられたが**、いずれも「顕性・潜性」を越えるものはないと判断された。学会員からは「劣性」の代替語として「不顕性」も提案されたが、「不顕性感染」という微生物学用語が存在すること、実際にはホモ接合であれば発現するのであるから、言葉面からは発現しないような響きのある「不顕性」は好ましくはない、という評価であった。

「顕性・潜性」の問題点としては、記載上での判別は容易であるが、発音上は [ken-sei] と [sen-sei] となり、音節構造が似ているので聴き誤る可能性があることがあげられる。しかし上記のように、“dominant, recessive” の適正な和訳語として「顕性・潜性」以外には見出すことができなかった。

今回の用語変更にあたっては、「優性・劣性」の用語が長きにわたって余りにも広く普及してきたので、しばらくの間は “「顕性・潜性」はこれまで使われてきた「優性・劣性」の代替語である” ことを注釈することが望ましい。

*「岩波・生物学辞典,第4版」（岩波書店, 2005）をはじめ、一部の医学辞典（「最新医学大辞典,第3版」（医歯薬出版, 2005）、「医学大辞典」（南山堂, 1981）など）や国語辞典（「大辞林, 第3版」（三省堂, 2006）など）。
**「顕在型・潜在型」、「強顕性・弱顕性」、「現性・陰性」、「顕性・陰性」、など。

### [追記]用語変更の反響と現状

2017年9月に、本書『遺伝単』初版が「優性、劣性」から「顕性、潜性」への用語変更を提示したことは、当時のTVや新聞などメディアに大きく報道され、専門用語とはいえ人々にも馴染み深い言葉なので、教育界を含む一般社会でもその反響は大きかった。大方は好意的に受け止められたが、一方では「十分なコンセンサスなしに提示された」といったネガティブな反応も少なくなかった。しかし一般社会人の「優性、劣性」への理解度は上述の学生たちからのコメント1)～5)で想定できる。こうした誤解例は他にもたくさんあり、「優れた、劣った」という語感に影響されている人が意外なほど多いことに驚く。「優勢、劣勢」や「優生」といった言葉との混用も目立つ。

さて2019年、日本学術会議・生物科学分科会で選定された"「生物」教科書に掲載の重要語500個"の中で、「顕性、潜性」の用語が採用されたことは大きな転機となった[3)]。ここでは従来使われてきた「優性、劣性」は別語扱いとなっている。この報告資料は高校生物教育における用語使用についての指針となるべきものである。高校の生物教科書より一足早くに、中学の理科教科書が注目された。近年はメンデルの法則が中学校の理科で扱われるようになったからである。2021年度から使用される中学の理科教科書が2020年6月に公表され、そこで「顕性、潜性」の用語が採用されているのが確認できた。いずれ高校「生物」の教科書でも「顕性、潜性」が記載され、これが社会的にも普及することになると期待している。


[参考文献]

1) 田中義麿(著):「遺伝学, 創刊」, 裳華房, 1934.

2) 田中義麿(著):「基礎遺伝学, 訂正第8版」, 裳華房, 1957.

3) 日本学術会議・生物科学分科会:「報告　高等学校の生物教育における重要用語の選定について(改訂)」, 2019年7月.



**池内 達郎** Tatsuro Ikeuchi

元・東京医科歯科大学難治疾患研究所助教授、
元・財団法人染色体学会理事長


専門　細胞遺伝学・人類遺伝学・腫瘍遺伝学・染色体異常の生成機構。最近の10数年は、一般社会での遺伝リテラシーにも関心を寄せ、中等教育課程での遺伝教育のありかたについて、誌上解説記事や研究会などで提言する機会が多い。

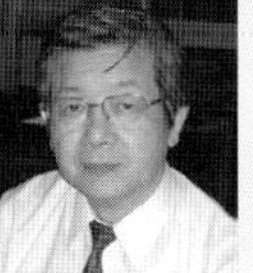

# 12 浸透度、表現度と遺伝率

**浸透度、表現度と遺伝率 Penetrance, expressivity and heritability** 遺伝の仕組みは単純ではない。遺伝型に従って発現する形質(表現型)は、環境や他の遺伝子との相互作用で様々に変化し、時には完全に抑制されて発現しない。このような現象の一端が、表現型の観察される頻度や変化として観察され、「浸透度」、「表現度」、「遺伝率」等の指標で数値化される。

**解説** 特定の遺伝形質に関わる**遺伝子型**をもちながら、その形質(**表現型**)が個体によって出現したりしなかったりすることがある。さらに詳細に観察すると、表現型の強度や出現率が量的に変化している場合もある。こうした場合、当該の遺伝子型をもつ個体にその形質が現れる割合を**浸透度(浸透率)**という。遺伝子型による形質が常に発現されれば浸透度は100%(完全浸透)であり、100%以下のときは浸透度の低下(不完全浸透 reduced penetrance)を示す、という。不完全浸透は**顕性**の**遺伝形質**にみられる場合が多い。顕性疾患の変異遺伝子がヘテロ接合であっても疾患形質が現れないことがあるので、家系内で基本的には顕性遺伝様式を示しながら、疾患形質が世代を飛び越えて遺伝している状態が示される(図1)。浸透度の低下はさまざまな要因による。**修飾遺伝子**の存在や**遺伝的背景**、個体を取り巻く環境条件や性別の違い、さらには胎生致死やエピジェネティクス等の現象が絡む場合もある。マウス等の交配実験では、同じ遺伝子型でも交配相手の系統によって浸透度の違いがしばしば観察される(図2)。また、表現型の発現が年齢に依存する場合もある。遺伝子型は受精時に決まるが、遺伝疾患の症状は成人に達するまで現れないことがある。これを晩発性疾患といい、浸透率は年齢に相関することになる。**ハンチントン病**(進行性の神経疾患)や**家族性腺腫性ポリポーシス**(大腸での腺腫が15歳以降、がんの発生は成人期以降)などが良く知られた例である。

浸透度は悉無律(all-or-none)概念で、

遺伝形質についての何らかの兆候が表れている個体が一律に対象となる。これに対して、形質が表現される程度や表現型の多様さを考慮する場合は、**表現度**という語が用いられる。同じ疾患の遺伝子型をもっていても、予想される表現型の特徴が完全に発現される場合から、ほとんど症状がない場合まで連続的であることがある。また同じ家系内であっても、同じ遺伝子型をもつ人が共通の症状を示すとは限らず、症状が表れる組織や臓器が異なる場合もあったりする。表現度も浸透度と同様に、常染色体顕性遺伝の場合により多く見られ、その原因も、修飾遺伝子の存在や環境条件、性別、年齢の違いなどが考えられるが、不明な点も多い。同じ家系の中で、顕性遺伝病の症状が世代を経る過程で重症化する（あるいは発症時期が早まる）傾向のあることがある。表現度における違いの特殊型ともいえるが、この現象はとくに**表現促進**と呼ばれる。その分子メカニズムは、不安定なDNA反復配列（多くは反復単位が3塩基）の伸長が病因となっている疾患で、世代を越えることにより反復回数がさらに増すためと説明されている。ハンチントン病などもそうした例の一つである。

**専門用語の対訳**

| | |
|---|---|
| 遺伝カウンセリング | genetic counseling |
| 遺伝形質 | inherited character |
| 遺伝子型 | genotype |
| 遺伝的背景 | genetic background |
| 遺伝率 | heritability |
| 家族性腺腫性ポリポーシス | familial adenomatous polyposis |
| 顕性 | dominance（形）dominant |
| 修飾遺伝子 | modifier |
| ハンチントン病 | Huntington disease |
| 表現型 | phenotype |
| 表現促進 | anticipation |
| 表現度 | expressivity |
| 発端者 | proband (propositus) |

浸透度の問題も表現度の違いも疾患を対象とした**遺伝カウンセリング**では十分に考慮しなければならない情報である。以前は、疾患発症の有無や症状の程度などが、家系図の情報から類推することしかできなかったが、今では多くの疾患が遺伝子解析の結果に基づいて、より正確な浸透率や表現度の類推が可能になっている。

多因子性の遺伝形質を遺伝カウンセリングの対象とした場合、メンデル遺伝の形質で浸透度が低下したように見えることがあるので注意が必要である。同じ家系内での遺伝様式が不規則であるし（メンデル遺伝を示さない)、形質の表れ方もまちまちであるからである。不完全浸透のメンデル遺伝形質と多因子性の形質とを区別することは元々難しい、ということを常に念頭におかねばならない。

最後に、集団遺伝学の分野で用いられる遺伝率について説明する。遺伝率は、集団が示すある形質に対して、遺伝的要因の効果がどれくらいあるかを示す数値として用いられる。特定の集団が特定の環境に置かれた時に、大きさや重量のような量的な形質(表現型)を測定すると、その値の分布のばらつき(分散)には、遺伝要因と環境要因が影響している。全表現型値Pを、遺伝の効果Gと環境の効果Eの和($P = G + E$)とモデル化した上で、全表現型の分散$V_P$のうち、遺伝分散$V_G$が占める割合(遺伝要因で説

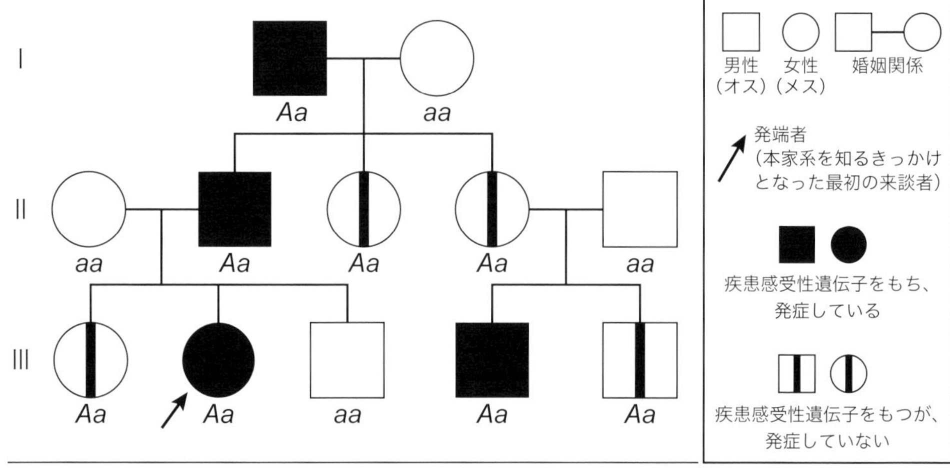


**図1　浸透度を説明する家系図**

**この家系では、疾患感受性遺伝子をもっている人(遺伝子型*Aa*)は8名、うち疾患を発症している人(黒塗り)は4名。したがって、この場合の浸透度は50%である。**

**軸前側多指症**

［出典］http://ja.brc.riken.jp/lab/jmc/shirpa/en/q_hp_en/q43-46_en.html#q_st より改変

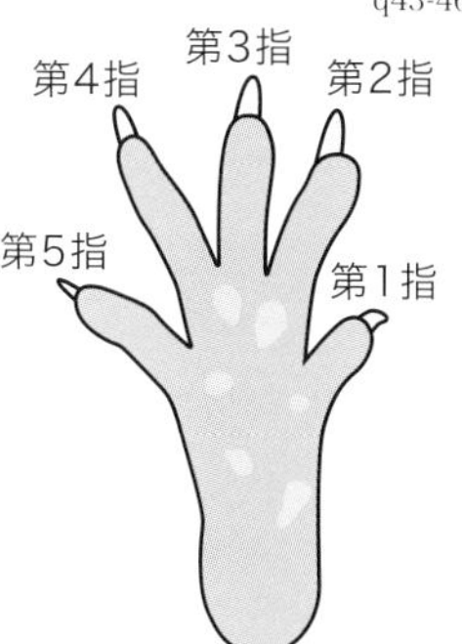


正常なマウス後肢

**軸前側**
**（第1指：親指側）**
**多指症の変異体**

×

**C57BL/10 系統**

［写真］理研バイオリソースセンターホームページより

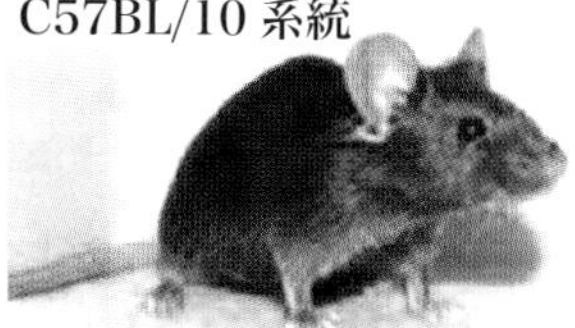

実験用として標準的な C57BL の亜系統

×

**MSM/Ms 系統**

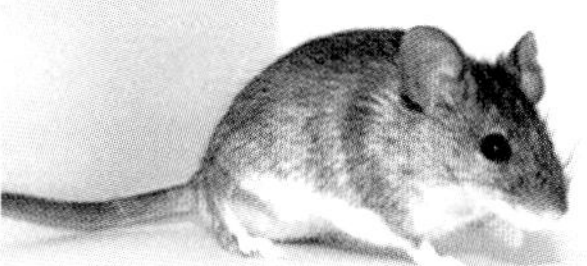

日本産野生マウス由来系統。がんをはじめ、さまざまな表現型の浸透度を低めることが知られている。

**マウスでは、軸前側多指症の［突然］変異体を示す変異が異なる染色体上に複数知られている。つまり、複数の遺伝子がこの表現型に関係している。（ヒトでもほぼ同様である）**

変異体ヘテロ × 野生型の交配の子孫における軸前側多指表現型の割合
（期待値 50%：浸透度 100% の場合）

| 変異体 | 遺伝形式 | 原因遺伝子（変異のタイプ） | 染色体 | 交配相手：C57BL/10 系統 | 交配相手：MSM/Ms 系統 |
|---|---|---|---|---|---|
| *luxate*(*lx*) | 不完全顕性 | 不明 | 5* | 28.9% | 0% |
| *Recombination induced mutant 4* (*Rim4*) | 不完全顕性 | *Hand2*（重複） | 6 | 35.2% | 0% |
| *Strong's luxoid* (*lst*) | 不完全顕性 | *Alx4*（機能欠失） | 2 | 35.6% | 0% |
| *Extra toe* (*Xt*) | 不完全顕性 | *Gli3*（機能欠失） | 13 | 42.3% | 0% |
| *X-linked extra toe* (*Xpl*) | 顕性 | 不明 | X | 48.4% | 30.6% |

* マウス第5染色体には、同じく軸前側多指症をもたらす、*Sonic hedgehog* 遺伝子の調節領域変異である *Hemmimelic extra toe* (*Hx*) が存在することが知られているが、*lx* は *Hx* と離れていて、別の遺伝子と考えられる。

［出典］Masuya et. al. Dev. Biol. 182, 42-51(1997) より改変

**MSM 系統との交配により、三つの変異遺伝子による多指症が抑制された（浸透度が 0 となった）。しかし、抑制されない遺伝子変異もある。MSM 系統のゲノムには、多指症を抑制する多型が多数含まれていると考えられる。**

**図2　浸透率は、遺伝的背景に影響される～マウス多指症の場合～**
**異なる系統への戻し交配で、表現型はどうなるか？**

明できる割合）を計算したものが（広義の）遺伝率*である。育種では、ある集団から、値の偏った一部の集団を選別して交配し、交配に用いた親個体の表現型値と子孫の表現型値を測定することで、遺伝の効果が算定でき、品種改良等に役立てることができる。また、近年では、ゲノム解読技術の発展にあいまって、ヒト集団における疾患表現型の大規模追跡調査（コホート研究）が行われるようになっており、ここでも遺伝率が重要となっている。（コラム「**ゲノム解読時代におけるメンデル遺伝と量的遺伝**」を参照）

遺伝の効果が表現型として現れる過程には、生物の内的および外的な要因が複雑に絡み合って作用している。浸透度が100%でないということは、我々が表現型と遺伝子型についての十分な知識を得ていないということの現れでもあるとも言える。表現型として捉えることのできる生命の形態や機能は、個体（場合によっては集団も含めた）におけるパーツの一つに過ぎず、それらが出来上がるには生物体の全体や、無数の遺伝子が関係している可能性がある。個体のゲノム配列を全て解読できる時代には、単一、あるいは少数の遺伝子座だけでなく、ゲノムの様々な領域の関与が検出されることが期待される。また、その全貌の解明のためには、エピジェネティクス、ゲノムのダイナミックな振る舞いの解明をはじめ、遺伝学の課題が数多く残されている。

* 狭義の遺伝率は、顕性の効果を考慮し、$V_G$ をさらに相加的分散 $V_A$ と顕性の効果による分散 $V_D$ に分割し、$V_P$ のうち、$V_A$ の占める割合で算出する。

# 13 相補

**相補 Complementarity** 生命の世界には互いに不足を補い合う「相補」の関係が多くある。遺伝学においても、1) 同じ表現型を示す別の遺伝子が、交配によって互いに補い合うように見える関係と、2) 対をなし互いに結合する2つのDNA鎖の関係について、「相補」という言葉が用いられる。

**解説** 遺伝学用語としての「**相補**」は、おもに以下に示す二つの用法で用いられる。

①同様の**表現型**を示す二つの**変異体**の**交配**より得られた**雑種**において、いずれの変異も保持していながら**野生型**の表現型に復帰する場合、「これらの変異体は**相補的**である」という。白花のアサガオのように、表現型が似た二つの変異体があり、いずれも**潜性**変異であるとする。これらは同じ**遺伝子**の**アレル（対立遺伝子）**である場合と、そうではない場合、両者の可能性が存在する。これらの可能性を区別するために二つの変異体を交配し、**相補性検定**を行う（図）。これらがアレル（対立遺伝子）である場合、$x_1x_1$ と $x_2x_2$ の交配によって生まれる雑種第一代 $x_1x_2$ は、両親と同じように変異体の表現型を示す。アレル（対立遺伝子）でない場合、$x_1x_1$++ と ++$x_2x_2$ の交配によって生まれる雑種第一代 $x_1$+$x_2$+ では互いに遺伝子の機能を相補して、野生型の表現型を示す。このとき、$x_1$ と $x_2$ は異なった**相補群**に属するといい、これらは互いに**補足遺伝子**とも呼ばれる。相補性検定における交配相手に**欠失**を伴った個体を用いた場合、**染色体**の欠失部位が既知の場合には、表現型の原因となる遺伝子の位置が特定できる。これを**欠失マッピング**という。**ウイルス**では二重感染させた細菌細胞の表現型を用いて相補性検定を行う。ベンザー（S. Benzer）は**ファージ**を用いた相補性検定によって、**シストロン**という遺伝子内の機能単位を見いだした。

②**核酸**が対合する際には、特定の**塩基**同士が水素結合を形成するため、二重鎖（二本鎖）を形成している**DNA**ある

いはRNAの片側鎖の配列が決まれば、おのずともう一方の鎖の配列も決まる。このように、核酸における塩基間の対合は相補的であり、片側の鎖に着目した場合にもう一方の鎖を「相補鎖」と呼ぶ。**アデニン**と**チミン**(あるいは**ウラシル**)、**グアニン**と**シトシン**が対をなす。DNAの**複製**やRNAへの**転写**もこの原理に基づいて行われ、正確な情報の伝達を可能にしている。

**専門用語の対訳**

| | |
|---|---|
| アデニン | adenine (略) A |
| アレル(対立遺伝子) | allele |
| 遺伝子 | gene |
| ウイルス | virus |
| ウラシル | uracil (略) U |
| 塩基 | base |
| 核酸 | nucleic acid |
| グアニン | guanine (略) G |
| 欠失 | deletion |
| 欠失マッピング | deletion mapping |
| 交配 | cross |
| 雑種 | hybrid |
| シストロン | cistron |
| シトシン | cytosine (略) C |
| 染色体 | chromosome |
| 潜性 | (形) recessive |
| 相補群 | complementation group |
| 相補性検定 | complementation test |
| 相補的 | (形) complementary |
| チミン | thymine (略) T |
| 転写 | transcription |
| 表現型 | phenotype |
| ファージ | phage |
| 複製 | replication |
| 変異体 | mutant |
| 補足遺伝子 | complementary gene |
| 野生型 | wild type |
| DNA | deoxyribonucleic acid (略) DNA |
| RNA | ribonucleic acid (略) RNA |

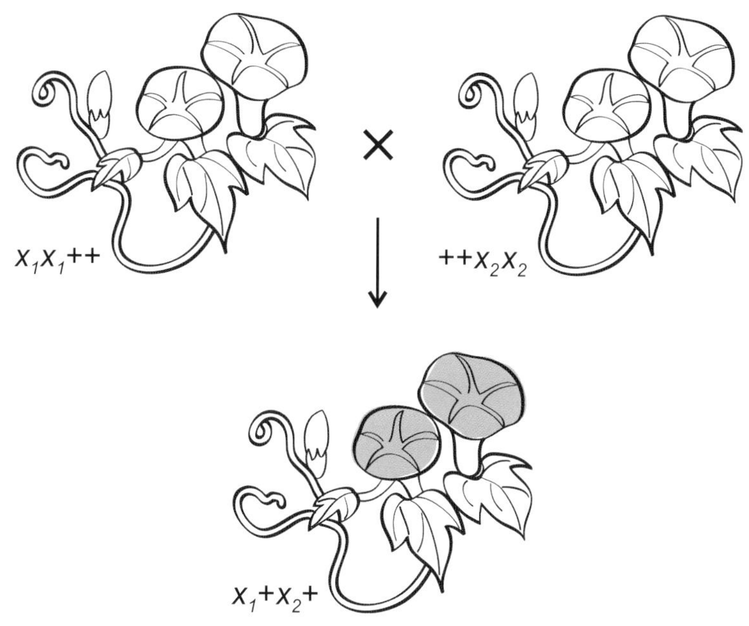


図　相補性検定
二つの系統の白花アサガオが相補的である場合、雑種第一代のアサガオの花色は野生型になる。

# 14 ゲノムインプリンティング

**ゲノムインプリンティング Genome imprinting** メンデルの法則のみでは説明できない遺伝現象は数多くある。「ゲノムインプリンティング」もその一つで、同じアレルでも、父親から由来したのか、母親から由来したのかによって、遺伝子発現、さらには表現型への影響が異なる。その仕組みはDNAメチル化等のゲノム修飾によるもので、DNA配列によらない遺伝現象「エピジェネティクス」の一つである。

**解説** 父親と母親から一組ずつゲノムを受け継ぐ哺乳類の遺伝子の中には、父親由来**アレル（対立遺伝子）**からのみ、あるいは母親由来アレルからのみ発現する遺伝子（インプリント遺伝子）が存在する。このように父親から受け継ぐか母親から受け継ぐかによって**遺伝子発現**に違いが現れる現象を**ゲノムインプリンティング**と呼ぶ。ゲノムインプリンティングは、**エピジェネティクス**（ゲノムDNA配列の変化を伴わない遺伝現象や、**DNAのメチル化**や**ヒストン修飾**などを介して遺伝子発現制御がなされる現象を取り扱う研究分野）の代表的なテーマの一つである。哺乳類ではゲノムインプリンティングがあるために単為生殖による個体が生じないと考えられている。

哺乳類におけるX連鎖遺伝子量の雌雄差を補正する機構である**X染色体不活性化**も、マウスやラットなど一部の生物種ではゲノムインプリンティングを受けており、胎盤では父親由来X染色体が選択的に不活性化することが知られている（インプリント型不活性化）。また、カンガルーやオポッサムなどの有袋類の雌では全身の細胞でインプリント型不活性化が起こり、父親由来X染色体が不活性化している。一方、上記齧歯類の胚体組織（胎児期の体を構成する組織）やヒトの体細胞では父親由来あるいは母親由来のX染色体のどちらか一方が細胞ごとにランダムに選択されて不活性化する（ランダム型不活性化）。このように、ゲノムインプリンティングは組織特異的、生物種特異的に起こる場合もある。

ゲノムインプリンティングの制御には

DNAのメチル化が重要な役割を果たしていることが知られている。DNAメチル基転移酵素により遺伝子の**プロモーター領域**の**CpG配列**（シトシンの次にグアニンが続く2塩基配列）のシトシンが**メチル化**されるとその遺伝子の発現は抑制される。インプリント遺伝子の場合、発現が抑制されているアレル（対立遺伝子）のプロモーター領域は高度にメチル化を受けているのに対し、発現しているアレル（対立遺伝子）では脱メチル化状態にある。このように同一細胞内のアレル（対立遺伝子）間でDNAのメチル化に差がある領域はDifferentially Methylated

**専門用語の対訳**

| | |
|---|---|
| アレル（対立遺伝子） | allele |
| 遺伝子発現 | gene expression |
| エピジェネティクス | epigenetics |
| ヒストン修飾 | histon modification |
| プロモーター領域 | promoter region |
| メチル化 | methylation |
| CpG配列 | CpG sequence |
| DNAのメチル化 | DNA methylation |
| X染色体不活性化 | X-chromosome inactivation |

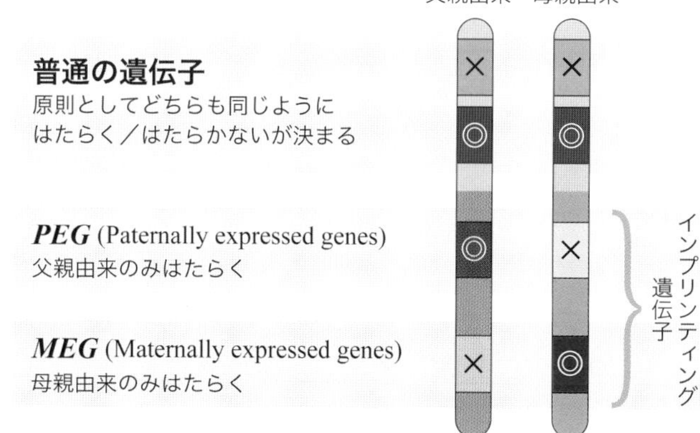


［出典］http://www.brh.co.jp/seimeishi/journal/038/research_11.html

図1　2タイプのアレル（対立遺伝子）

体細胞は、父親由来と母親由来の遺伝子を一つずつもつ。そのセットをアレル（対立遺伝子）と呼び、分化の目印がつく普通のアレル（対立遺伝子）と、ゲノムインプリンティングの目印がつくアレル（対立遺伝子）がある。ゲノムインプリンティングのアレル（対立遺伝子）にはPEGとMEGの二つのタイプがあり、どちらか一方のみはたらく。

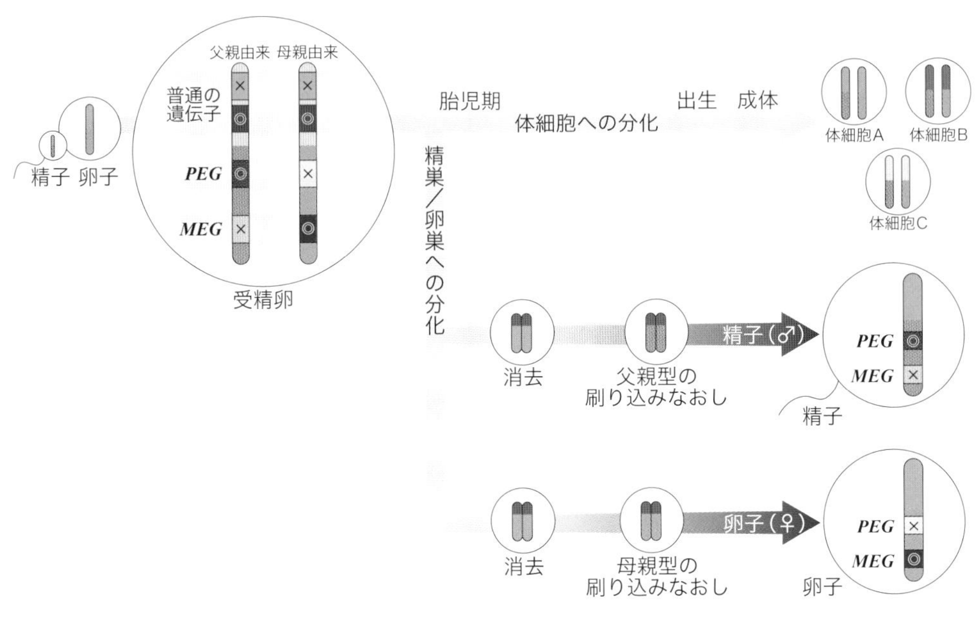


［出典］http://www.brh.co.jp/seimeishi/journal/038/research_11.html

**図2　哺乳類の一生に刻まれた2系列のエピジェネティックな目印**
**体細胞では目印は維持され、生殖細胞では刷り込みなおしが行われる**

Region（DMR）と呼ばれている。また、インプリント遺伝子はゲノム中に単独で散在しているわけではなく、多くは染色体上で複数のクラスターを形成しており、クラスターごとにゲノムインプリンティングの制御が行われている。その制御に重要な役割を果たしている領域はImprinting Control Region（ICR）と呼ばれている。

ゲノムインプリンティングは生殖細胞の発生過程で一旦消去された後、精子形成／卵形成の過程でそれぞれ精子型（父親型）／卵型（母親型）の“しるし”が付加される。この“しるし”としてDNAのメチル化やヒストン修飾が関わっていることが報告されている。このようにゲノムインプリンティングは哺乳類の生活環の

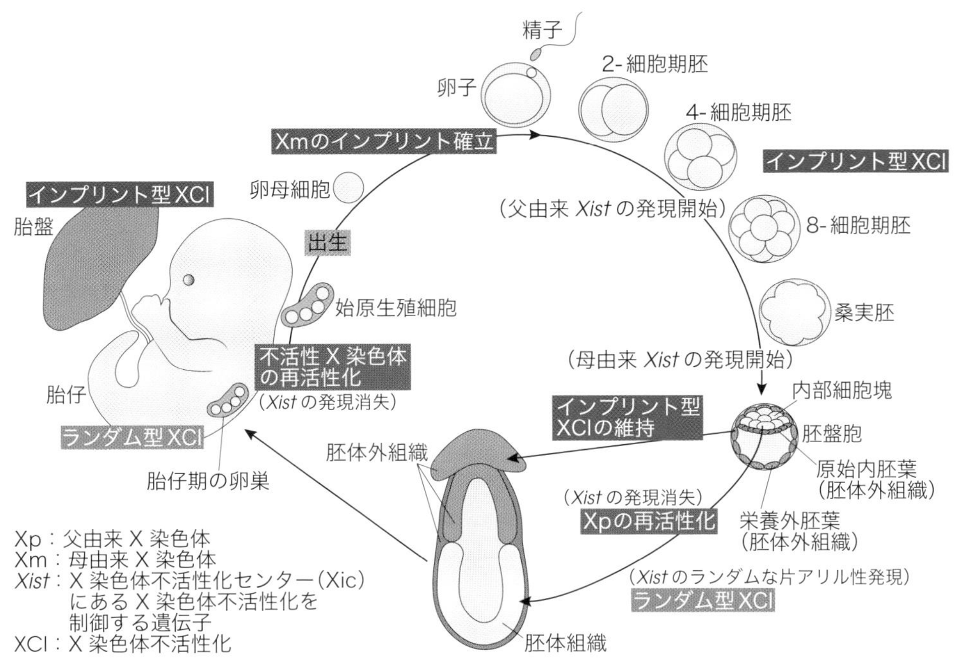


［出典］https://sites.google.com/site/epigeneticskindai/research

**図3　マウス生活環を通してのX染色体の活性変化**
**胎盤などの胚体外組織ではインプリント型不活性化が起こるのに対し**
**胚体組織ではランダム型不活性化が起こる**

繰り返しに伴い消去と付加のサイクルを繰り返す。

近年、植物にもゲノムインプリンティングが存在することが報告されており、モデル植物のシロイヌナズナを用いた研究から種子の胚乳発生や種間での生殖隔離に関係していることが分かってきた。

インプリンティングはヒトの遺伝病にも関与している。インプリンティングの関与が強く示唆される代表例に「片親性ダイソミー(uniparental disomy: UPD)」がある。これは、父母から1本ずつもらう染色体が片方の親から2本もらった状態の染色体異常を指す。一部の片親性ダイソミーはその2本の染色体が父由来か母由来かによって表現型が異なる場合がある。たとえば、ヒト第15染色体長腕15q11-q13は、ダイソミーが母親由来（父親は欠損）の場合は、筋緊張低下・性腺発育不全・知的障害・肥満を特徴とするPrader-Willi症候群となり、逆にダイソミーが父親由来（母親は欠損）の場合は、重度の精神遅滞・てんかん・失調歩行など、表現型が大きく異なるAngelman症候群となる。

また、X染色体以外でもインプリンティングを受ける遺伝子が多く存在する染色体領域があり、ヒトでは11p15、15q11および7番染色体に多くのインプリント遺伝子が存在している。このことは、親の性に由来して染色体の長い領域にわたって遺伝子発現の活性をコントロールする仕組みが存在することを示唆している。

《遺伝学コラム》

# 意外と身近なエピジェネティクス

## オスの三毛猫が教えてくれること

「エピジェネティクス」とは、DNA 塩基配列に変化を伴わない遺伝子発現制御ならびにその継承(遺伝)機構を扱う研究・学問分野のことである。DNA やヒストンの化学的な修飾 (DNA のメチル化、ヒストンのメチル化・アセチル化・リン酸化・ユビキチン化など) や、そのような修飾によって起こる細胞記憶、染色体の不活性化、ゲノムインプリンティング、リプログラミングなど、さまざまな現象がエピジェネティクスの対象である。高度な遺伝現象の研究、といっても良いのかもしれない。このように書くと難しく感じるかもしれないが、実は身近なところでもエピジェネティックな現象を目にすることができる。

三毛猫のオスの出生は極めて稀で、読者の皆さまが目にしたことのある三毛猫は“全てメス”だと言い切ってもいいくらいに、まずお目にかかれない存在である。そのため、幸運をもたらす縁起物として古来より珍重されてきた。ではなぜオスの三毛猫はめったに生まれてこないのだろうか? その謎は、三毛猫の毛色が「三毛」になるメカニズムにある。

三毛猫の三つの毛色は、濃淡などのバリエーションはあるものの白・オレンジ・黒の3色が基本となる。白い部分が現れるには常染色体上に存在する *S* 遺伝子が関与している。*S* 遺伝子には不完全顕性の *S* アレルと潜性の *s* アレルが存在し、遺伝子型が *SS* もしくは *Ss* の場合、色素細胞の移動が制限されることにより体毛に白斑が生じるが、*ss* の場合は白斑が生じない。*SS* は *Ss* に比べると白毛の面積が広くなることから“不完全”顕性ということになる。白斑が生じていない部分には色素細胞が分布しているため、“地色”が現れることになる。三毛猫ではオレン

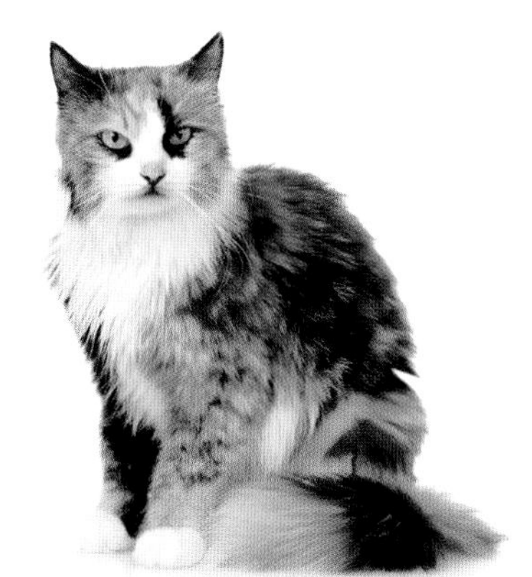

三毛猫が三毛なのには
X 染色体不活性化が関係している

ジ色と黒色が地色になるのだが、その現れ方にはエピジェネティクスの代表的な現象の一つであるX染色体不活性化が関わってくる。

哺乳類はXX-XY型の性染色体構成をとる。つまり、性染色体としてX染色体を二本もつとメスに、X染色体とY染色体を一本ずつもつとオスになる。Y染色体はX染色体に比べると小さく、遺伝子数ではX染色体の1/10以下と考えられている。そのため、メスはオスに対してX連鎖遺伝子を二倍量もつことになる。この遺伝子量の差を補正するために、哺乳類のメスでは二本あるX染色体のうち一方からの転写が染色体単位で抑制される。この現象はX染色体不活性化と呼ばれており、真獣類（カンガルーやコアラなどが属する有袋類・カモノハシなどが属する単孔類以外の哺乳類のこと）の体細胞では発生の初期に、父親から受け継いだX染色体と母親から受け継いだX染色体のどちらか一方がランダムに選ばれて不活性化することが知られている。つまり、メスの体には母親由来X染色体あるいは父親由来X染色体のどちらか一方が活性をもっている細胞がモザイク

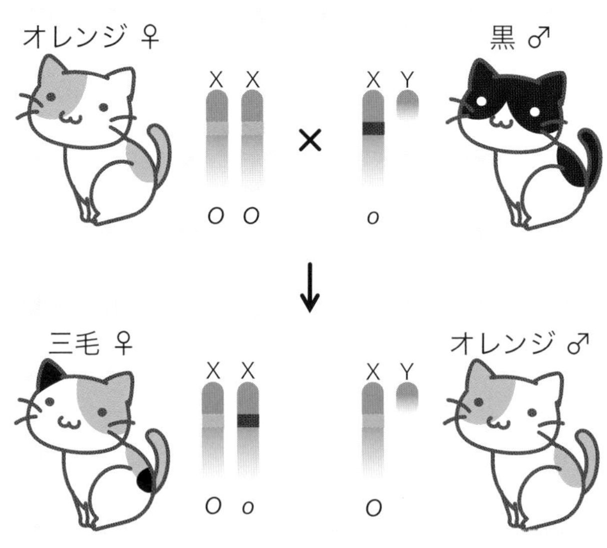


**図1　オレンジのメスと黒のオスの交配からは、三毛のメスとオレンジのオスが生まれる**

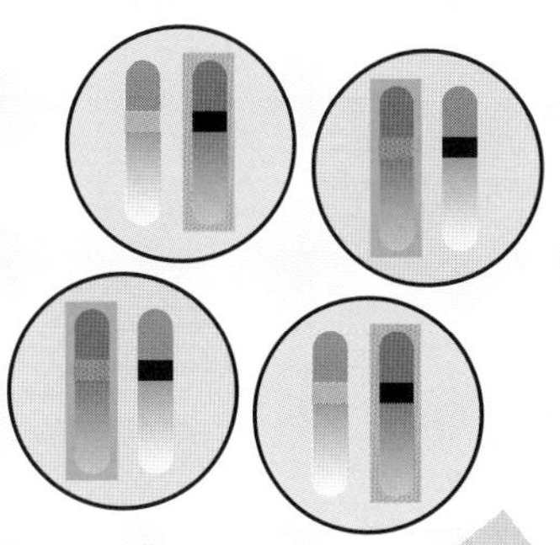


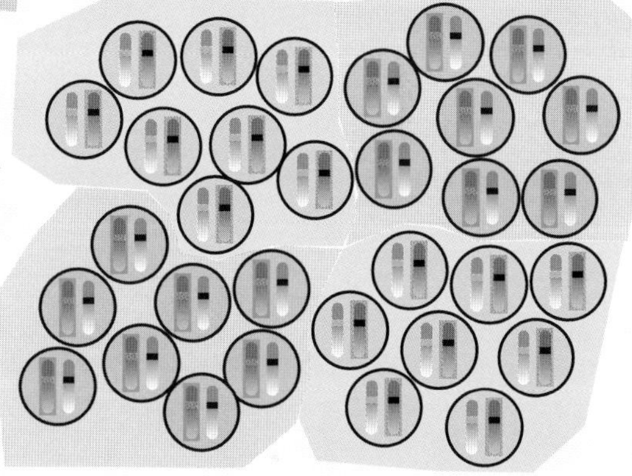


**図2　三毛のメスの体細胞**

状に分布することになるわけである。三毛猫において、毛色をオレンジ色にするか黒色にするかを決める $O$ 遺伝子は X 染色体上にあり、顕性の $O$ アレルが機能している場合はオレンジ色に、機能していない場合（潜性の $o$ アレル）は黒色になる。メスの三毛猫の遺伝子型は $Oo$ で、$O$ を含む X 染色体が不活性化した細胞と $o$ を含む X 染色体が不活性化した（つまり $O$ を含む X 染色体が活性をもっている）細胞がモザイク状に分布するため、オレンジ毛の部分と黒毛の部分が生じることになる。これに加えて上述の $S$ 遺伝子の影響で白・オレンジ・黒の三毛になるというわけである。

そうすると、極めて稀とはいえどうしてオ

スの三毛猫が生まれてくるのだろうか?そこには哺乳類の性決定機構が関係してくる。哺乳類の性はY染色体をもつかどうかで決定される。つまり、X染色体を何本もっていようが、Y染色体をもつとオスに、もたないとメスになる。実はオスの三毛猫はX染色体を二本とY染色体を一本もっているのである。XXYのオスではXXのメスと同様にX染色体が二本なのでX染色体不活性化が起こる。このような染色体の異数性は稀にしか生じないため、三毛猫のオスにはめったにお目にかかれないのである。さらにXXYのオスは不妊であることから、万が一オスの三毛猫を手に入れることができたとしても交配によってオスの三毛猫を産ませることはできない。オスの三毛猫と同じように性染色体がXXYであるクラインフェルター症候群の男性も多くの場合不妊であることが知られており、不妊治療の過程で判明することも多い。しかし、不妊といってもわずかながら精子あるいは精子細胞(精子になる直前の細胞)が形成されることもあり、顕微授精などの生殖補助医療技術によってクラインフェルター症候群の男性でも子供を授かる例があるようだ。これをオスの三毛猫に適用すれば仔猫を得ることができるかもしれないが、クラインフェルター症候群男性の精子はほとんどが正常な染色体構成であるそうなので、顕微授精を行っても人為的にオスの三毛猫を産ませることはできそうにない。やはりオスの三毛猫は希少なままが良いのだろう。余談だが、幸運をもたらすということで、航海の安全を祈念して第一次南極観測隊にはタケシと名付けられたオスの三毛猫が同行し隊員たちを癒やしていたそうだ。

もしどこかで三毛猫を見かけたら遺伝学の不思議を少し思い出してもらえたら嬉しく思う。

**杉本 道彦** Michihiko Sugimoto

理化学研究所　バイオリソース研究センター
開発研究員

専門　エピジェネティクス・発生遺伝学。哺乳類の生活環を通してX染色体の活性がどのように変化するのか、X染色体不活性化がどのように制御されているのかをマウスをモデルに研究している。また、発生初期に致死となる変異マウスの解析から同定した新たな発生制御遺伝子の機能解明を目指して研究を進めている。

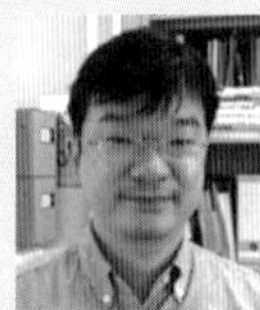

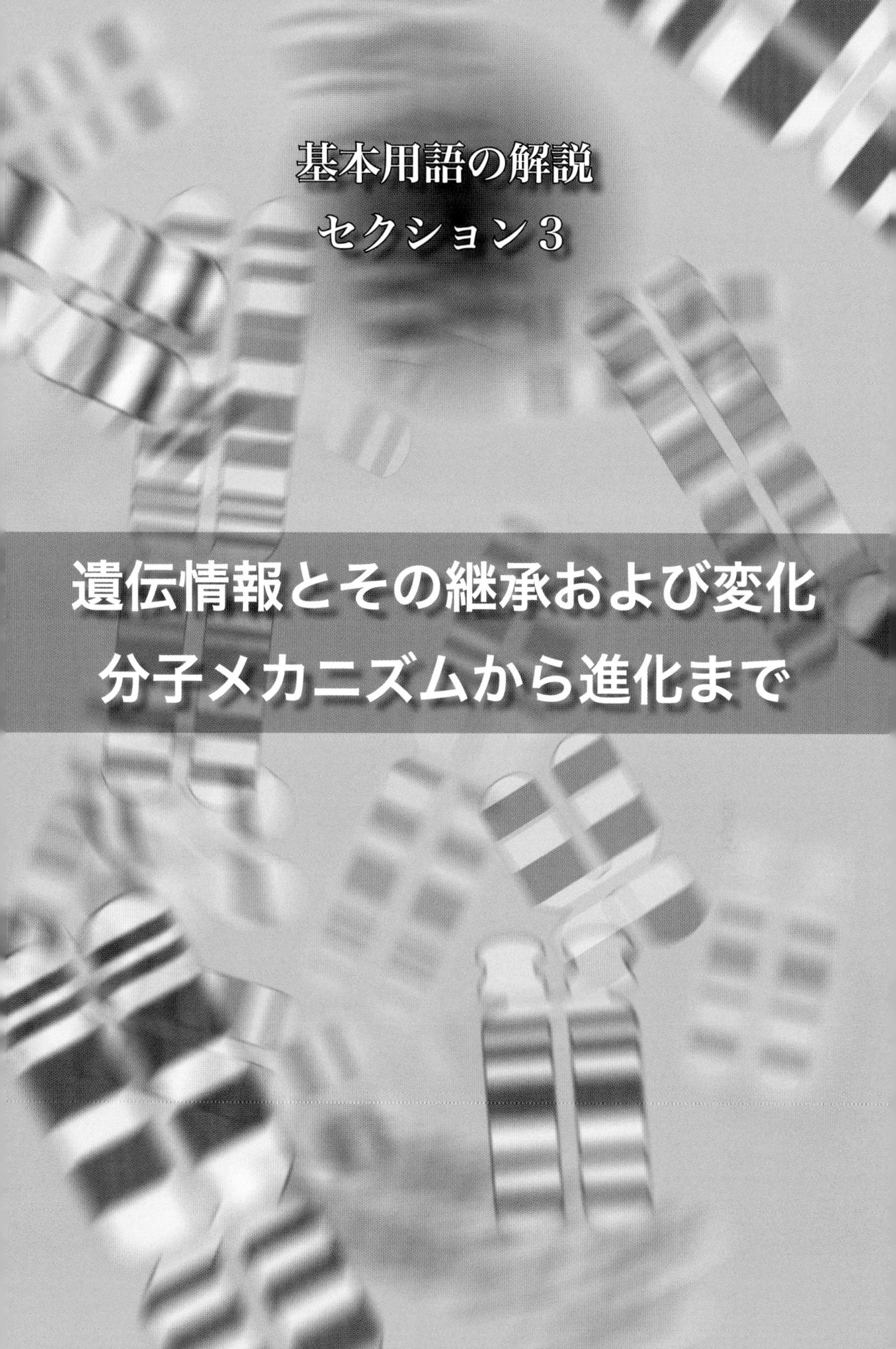
基本用語の解説
セクション3
遺伝情報とその継承および変化
分子メカニズムから進化まで

# 15 DNAの構造と修復

## DNAの構造と修復 DNA structure and repair

DNAの立体構造を見ると、この分子がいかに遺伝情報を担うのに適しているかが理解できるだろう。生命が存続するために、遺伝情報は子孫へと正しく継承されていく必要があり、長大なDNA分子が、その配列を保ったまま、世代を超えて維持されねばならない。しかし、比較的安定な分子であるDNAも様々な原因で損傷することがある。このような損傷に対応するため、生物はDNAを修復する機能を備えている。

**解説** **DNA（デオキシリボ核酸）**はデオキシリボース（五つの炭素をもつ糖（五炭糖）の一種）とリン酸、**塩基**からなる**ヌクレオチド**が連結してできている。デオキシリボースの五つの炭素（1′から5′）のうち、塩基は1′、リン酸は5′の炭素に結合している。さらに塩基には**アデニン（A）**、**チミン（T）**、**グアニン（G）**、**シトシン(C)**の4種類がある。このため、ヌクレオチドも含まれる塩基に応じて4種類存在する。DNAのなかでのヌクレオチド同士の結合は一方の3′炭素に結合した水酸基と、もう一方の5′炭素に結合したリン酸基との間に形成される。このため、DNAには方向性が生じる。**DNA複製・修復**などでDNAが合成される際は、5′→3′の向きに行われる。DNAの2本の鎖は互いに逆向きの方向に並んでおり、これがねじれて幅約2nm（ナノメートル）の**二重らせん**を形成する。**らせん**の中では各ヌクレオチドを構成する塩基AとT、GとCが**相補的**に水素結合し、はしご状につながっている（**塩基対**）。

DNAは安定な物質であることが知られているが、自然界の紫外線、放射線、化学物質などの影響によって常に変化や損傷を受けている。またDNA複製時、まれに相補的でない塩基対（不正対合）ができることもある。これらの変化・損傷のほとんどはDNA修復と呼ばれる仕組みによって修復される。

細胞にはDNA修復の仕組みが複数存在する。変化や損傷を受けたヌクレオチドや不正対合の場合、修復酵素が該当するヌクレオチドを認識し、損傷部位を含む領域が取り除かれる。次に**DNAポリメラーゼ**の働きによって相補的な塩基をもったヌクレオチドが5′→3′の向きに連結されていき、**DNAリガーゼ**によって、鎖の切れ目が連結され修復される(**ヌクレオチド除去修復**)。

一方、放射線はDNAを直接切断したり、DNAの周囲の水に作用して他の物質と反応しやすいラジカル状態を生じさせ、それらによって間接的にDNAを切断したりする。このような損傷は**DNA二重鎖(二本鎖)切断**と呼ばれ、生物にとって致命的になりやすい。**二重鎖(二本鎖)切断**は、2本の相同なDNA分子の間で片方を鋳型にし、**相同組換え**によって修復が行われたり(**組換え修復**)、切断されたDNAを単に連結し修復されたりする(**非相同末端結合**)。

## 専門用語の対訳

| | |
|---|---|
| アデニン | adenine　(略) A |
| 塩基 | base |
| 塩基対 | base pair　(略) bp |
| 核酸 | nucleic acid |
| グアニン | guanine　(略) G |
| 組換え修復 | recombinational repair |
| シトシン | cytosine　(略) C |
| 修復 | repair |
| 除去修復 | excision repair |
| 相同組換え | homologous recombination |
| 相補的 | (形) complementary |
| チミン | thymine　(略) T |
| デオキシリボ核酸 | deoxyribonucleic acid (略) DNA |
| 二重らせん | double helix |
| 二重鎖(二本鎖) | double strand |
| ヌクレオチド | nucleotide |
| ヌクレオチド除去修復 | nucleotide excision repair |
| 非相同末端結合 | non-homologous end-joining |
| ミスマッチ(不正対合)修復 | mismatch repair |
| らせん | helix　(複) helices |
| DNA二重鎖(二本鎖)切断 | DNA double strand break |
| DNA複製 | DNA replication |
| DNAポリメラーゼ | DNA polymerase |
| DNAリガーゼ | DNA ligase |

# 15 DNAの構造と修復

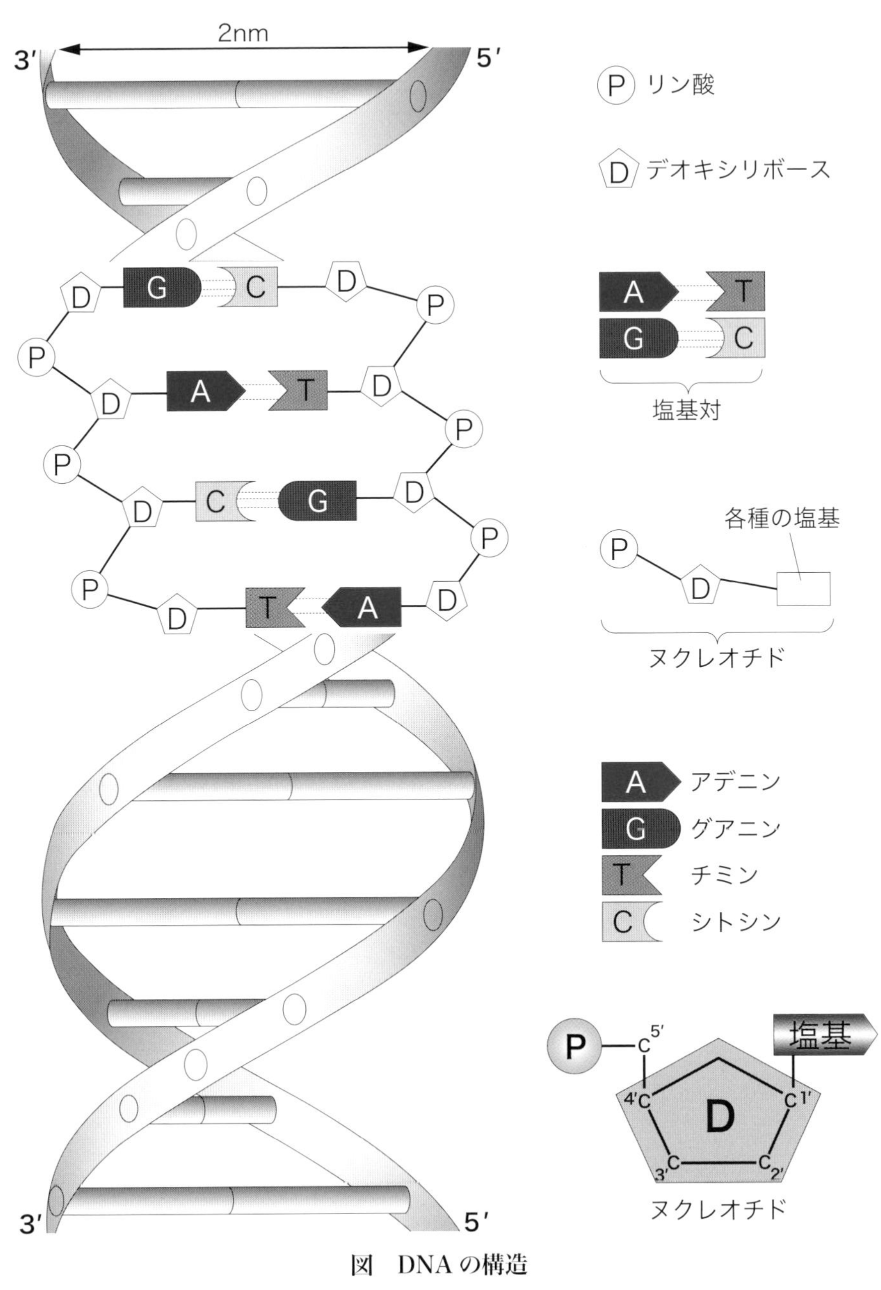


図　DNAの構造

# 16 遺伝子の構造

**遺伝子の構造 Gene structure** 長大なDNA鎖の上で、遺伝子は特定の「領域」として存在している。既知の遺伝子の多くは、タンパク質、あるいはRNA等の遺伝子産物の設計図をコードする領域、さらには、これらの産物がいつ、生物の体のどの部分で、どれくらいの量作られるかをコントロールする領域などを持っており、一次元座標の上で多様な構造をなしている。この構造を知ることで、遺伝情報の読み出し、継承、そして進化がいかにダイナミックであるかが見て取れるだろう。

**解説** 真核生物における典型的な**構造遺伝子**の構造を図に示す。遺伝子は、大きく分けて**転写領域**、**5′隣接領域**、**3′隣接領域**の領域からなる。

「転写領域」は**DNA**からRNA（**前駆体mRNA**）に**転写**される領域である。真核生物の場合、遺伝子の多くは「**エクソン**」–「**イントロン**」構造をもつ。イントロンは**mRNA**成熟過程で除去（スプライシング）される部分であり、エクソンはmRNAとして残る部分である。一部のエクソンが細胞種や発生段階などによって使われたり使われなかったりする現象も知られ、「**選択的（オルタナティブ）スプライシング**」と呼ぶ。

エクソンの一部が**タンパク質**の**アミノ酸配列**情報を含む部分を**翻訳領域**（coding region, coding sequence: CDS）、翻訳領域以外の部分を非翻訳領域（Untranslated region: UTR）と呼ぶ。

歴史的理由で、タンパク質をコードする遺伝子の遺伝的機能単位を「**シストロン**」とも呼ぶ。原義的には、単一タンパク質のアミノ酸配列情報に対応する遺伝単位が「シストロン」だが、その後、定義が拡張され、転写シグナルを含む部分をシストロンと呼ぶようになった。さらにその後、多様な例が見つかり、一つのmRNA上に単一のタンパク質アミノ酸配列情報がある場合を「モノシストロン的（monocistronic）」、複数タンパク質のアミノ酸配列情報が乗っている場合を「ポリシストロン的（polycistronic）」と呼ぶようになった。後者は、バクテリアなどで同一代謝経路の酵素群によく見られる。

通常、遺伝子の5′末端側（転写・翻訳開始点側）にもっとも近く、かつ翻訳開始点を含むエクソンをエクソン1とし、これに続くイントロンをイントロン1とする。エクソン1の5′側に、翻訳領域を含まないエクソンが存在する場合、エクソン0と呼ぶ。さらに5′末端側のエクソンが存在する場合はまれだが、エクソン -1, -2･･･と呼ぶことがある。

「5′隣接領域」は、「**プロモーター**」、「**エンハンサー**」「サイレンサー」と呼ばれる転写調節領域を含む。プロモーターは、RNAポリメラーゼと、複数の転写基本因子が結合する領域である。RNAポリメラーゼと基本転写因子は相互に結合して、転写開始複合体を形成し、正確な位置から転写を開始させる役割を担っている。ただ、近年の研究では転写開始点自体が厳密に決まっていない遺伝子領域も見つかっており、厳密なプロモーターの存在は、高発現遺伝子に限られるのかもしれない。

「エンハンサー」は、転写効率を向上させる機能をもった領域で、転写開始点付近のDNAやヌクレオソームの空間構造を変化させる役割を果たすと考えられている。実験的証拠から、厳密な物理的位置は決まっていないとされている。「サイレンサー」は、転写を強く抑制する機能をもった領域という以外はエンハンサーと同様の性質をもつ。

転写制御に関わる配列は、5′隣接領域だけでなく、3′隣接領域や転写領域

**専門用語の対訳**

| | |
|---|---|
| アミノ酸配列 | amino acid sequence |
| イントロン | intron |
| エクソン | exon |
| エンハンサー | enhancer |
| 構造遺伝子 | structural gene |
| シスエレメント | cis-element |
| シストロン | cistron |
| 前駆体 mRNA | pre-mRNA |
| 選択的（オルタナティブ）スプライシング | alternative splicing |
| タンパク質 | protein |
| 転写 | transcription |
| 転写因子（トランスクリプションファクター） | transcription factor |
| 転写領域 | transcriptional region |
| プロモーター | promoter |
| 翻訳領域 | coding region |
| 3′隣接領域 | 3 prime flanking region（略）3′ FL |
| 5′隣接領域 | 5 prime flanking region（略）5′ FL |
| DNA | deoxyribonucleic acid（略）DNA |
| mRNA | messenger RNA（略）mRNA |

内にも存在する例が知られている。また、イントロン内部にスプライシング効率に影響を与える領域配列も存在するといわれ、促進するものをスプライシングエンハンサー、抑制するものをスプライシングサイレンサーと呼ぶ。

なお、転写制御に関わるDNA上の配列のことを「**シスエレメント**(同側因子)」、そこに結合するタンパク質を「**転写因子(トランスクリプションファクター)**」と呼ぶ。シス(同側)−トランス(対側)の関係を意識したものであるらしい。

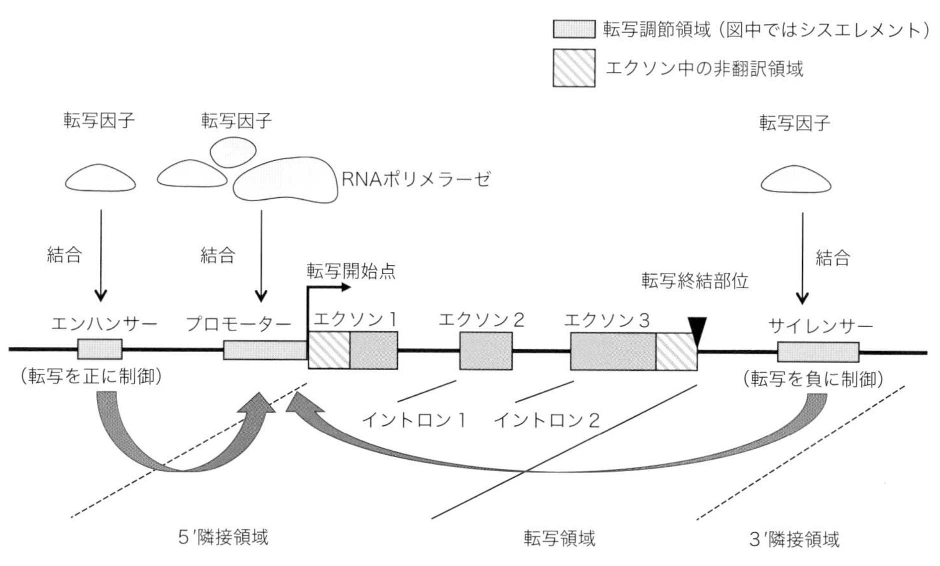


**図　遺伝子の構造の模式図**
**実際には、エクソン／イントロン／非翻訳領域の構成や、エンハンサー、サイレンサー等の転写調節領域の配置や機能は、極めて多様であることに注意して欲しい。**

《遺伝学コラム》

## 遺伝子の発現制御はどこから？

生物の体は、細胞核の有するゲノムDNAの情報を読み出すことによって作り出されている。A・C・G・Tの塩基が数十億も羅列するゲノムDNAの中でどのように生命の情報が記述されているのか、その解読のための試みがまさに世界中でなされている。2000年にヒトゲノムのドラフト配列が発表されたことを端緒にして、我々はゲノム配列情報の全貌に触れることが可能になった。ゲノムの一次配列情報を用いることで、新たな遺伝子の発見やその機能の推測が容易になり、学術的かつ医学的に多くの知見がもたらされている。その一方でタンパク質のコーディング領域は、全ゲノムのわずか1～2%に過ぎず、機能が未知の莫大な領域が残されている。

現在、次世代シーケンサーによる大規模配列解析の隆盛もあり、予想されていたよりも何倍ものスピードで、種々の生物ゲノムが解析・公開されている。このおかげで生物間の比較ゲノム学的アプローチが可能になり、タンパク質のコーディング領域以外の残された広大なゲノム領域の機能解明に新たな局面をもたらした。複数の動物種の対応するゲノム領域を比較することで、進化的に保存された領域を重要な機能ドメインとして推測することが可能になる。コーディング領域の配列は、その機能性から動物種間で高度に保存されていることが多い。一方で、コーディング領域以外のゲノム上にも進化的に保存された配列が多く見つけられ、保存された非コード配列（conserved non-coding elements: CNEs）と呼ばれている。

ゼブラフィッシュやマウスなどのモデル生物を用いたレポーター遺伝子の導入実験などにより、多くのCNEsが、遺伝子の発現をコントロールする制御配列（エンハンサー）として機能することが分かってきた。発生過程で重要な機能を有する遺伝子の周辺には、多くのCNEsが見つかっており、発生関連遺伝子の発現調節メカニズムが進化的な普遍性を有することを推測させる。これは、実際に脊椎動物の相同器官の形態形成においては、同様の遺伝子セット（ツールキット遺伝子）が発現してそのプロセスに寄与していることにも矛盾しない。

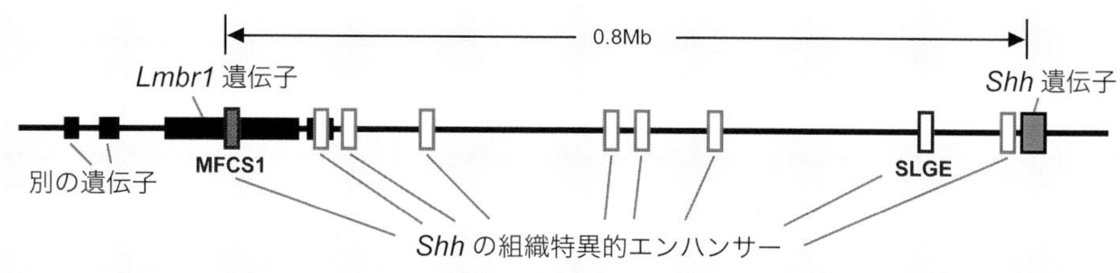


**図1　マウスゲノム中の*Shh*遺伝子座の模式図**
***Shh*タンパク質のコーディング領域の上流には、多数の組織特異的エンハンサーが存在する。**

*Shh* 遺伝子は、脊椎動物の発生過程に働くシグナル分子をコードしており、脳、顔面、手足、肺、消化管などさまざまな組織の形態形成に必須である。その重要性から、とくに組織特異的エンハンサーの解析が進んでおり、CNEs の遺伝子発現調節機構を解明するための優れたモデルとなっている。*Shh* 遺伝子座では、今までに 10 以上の組織特異的エンハンサーが同定されており、そのいずれの配列も脊椎動物種間における進化的な保存性を示している（図 1）。手足のエンハンサーの MFCS1（別名 ZRS）は、ヒトからサカナまで *Shh* の上流領域にその相同配列を見つけることができる。一方で、肺と消化管のエンハンサーの一つとして同定された SLGE は、マウスやラットなど齧歯目のゲノムにしか認められない。進化的保存性の異なる複数のエンハンサーが対象遺伝子を制御している事実は、動物種間でみられる遺伝子発現メカニズムの普遍性と多様性の両側面を非常によく説明できる。

生物は、進化の長い歴史の中でエンハンサーやコーディング配列を変化させることで、それぞれの遺伝形質を変化させてきた。それでは、同様のゲノムを有する一生物個体のさまざまな組織や器官では、どのように異なる遺伝子発現を制御しているのだろうか。どの細胞も基本的に同じゲノムの一次配列情報をもつ以上、その実際の運用状態を知るには、各組織で一次情報を超えた情報を得る必要がある。細胞核中のゲノム DNA は、多くのタンパク質の干渉を受けて始めて機能することが可能になる。たとえば、エンハンサー配列には転写活性化因子が結合し、転写開始点近傍には RNA 合成酵素などの基本転写因子が結合している。組織特異的発現には、実際に機能する遺伝子とそのエンハンサーが転写因子を受け入れられるように

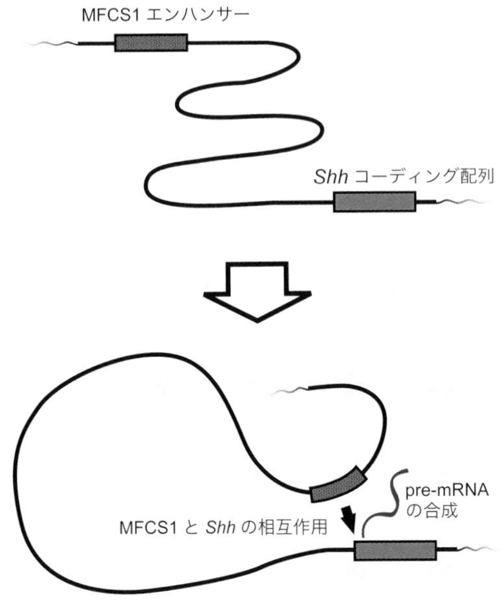


**図2　MFCS1 エンハンサーと *Shh* コーディング配列の相互作用動態**
**MFCS1 が近接することで *Shh* の pre-mRNA の転写が活性化される。**

“オープン” になっていなければならず、ヒストンをはじめ多くの因子が、ゲノム DNA 上の転写因子の受け入れ状態をコントロールしている。このような制御因子の動態とそれによるゲノムの状態を、一次元の DNA 配列情報を超えた情報という意味でエピゲノム情報と呼んでいる。それぞれの組織で適切にエピゲノム情報が利用されることにより、組織特異的な遺伝子発現パターンが作り出されていくのである。

手足のエンハンサーである MFCS1 は、*Shh* のコーディング配列から非常に離れた遠距離のシス制御配列であり、マウスでは 0.8 Mb も上流に位置する *Lmbr1* という別の遺伝子のイントロン配列に含まれている（図 1）。手足の形成過程において、*Shh* は肢芽（手足の原基）の後ろ側に存在する一部の細胞だけで発現している。興味深いことに、この *Shh* 発現細胞では MFCS1 エンハンサーと *Shh* のコーディング配列が長い距離を超えて接触する（図 2）。つまり、*Shh* 遺伝子がオンになる細胞では、ゲノムの立体構造が変化して MFCS1 が近づくことが可能になっているわけである。さらに、この両者の位置関係は動的に変化しており、*Shh* 発現細胞の核内でもくっついたり、離れたりを繰り返していることが分かった。MFCS1 が相互作用した *Shh* のコーディング配列から pre-mRNA の合成が起きているため、近接した MFCS1 がまさに転写開始のスイッチになっていると思われる。このような長距離エンハンサーによるダイナミックな作用によって遺伝子発現のオン・オフがコントロールされ、細胞内の mRNA の合成量すなわち遺伝子発現量が適切に保たれる様子は非常に興味深い。

ゲノム上には多数の遺伝子とエンハンサーが混在しているにもかかわらず、おのおののエンハンサーは、自身のターゲット遺伝子を正しく見つけ出して、発現調節を行っている。このような複雑な制御を可能にするメカニズムについては、まだよく分かっていない。近年、ゲノムがエンハンサーと遺伝子の転写開始領域の相互作用が許容される多数の転写制御領域（Topologically associating domains; TAD）に区画され、その中で遺伝子発現制御が組織化されるという新しいパラダイムが提示されている。*Shh* とそのエンハンサーも一つの TAD に属することが分かっており、*Shh* のエンハンサーが周辺の他の遺伝子を無秩序に活性化しないように、また TAD 外のエンハンサーの影響を *Shh* 遺伝子が受けないように区画分けされているようである。ゲノム上に並ぶ遺伝子とその制御因子の作用が混線することなく、組織ごとに適切な遺伝子の組合わせを発現させているのも TAD による区画分けが大きな役割を果たしているのかもしれない。実際に、ヒトの指の形態に異常がみられる遺伝疾患では、*WNT6/IHH* 遺伝子座で TAD の境界が崩れるようなゲノムの変異が認められ、*IHH* や *WNT6* の発現パターンが正常とは異なっている。ゲノムの有する情報を真に読み解くためには、直線的に並んだ一次元の遺伝情報を順に眺めるよりも、立体的に構築される遺伝子同士のコミュニケーションに耳を傾ける必要があるのではないだろうか。

**天野 孝紀** Takanori Amano

理化学研究所　バイオリソース研究センター
次世代ヒト研究開発チーム　疾患モデルチーム

専門　発生生物学・発生遺伝学。マウスを用いた順遺伝学的・逆遺伝学的アプローチで発生過程の遺伝子発現の制御機構を研究している。遺伝子転写の際の染色体ダイナミズムに興味をもち、その仕組みを解明したいと考えている。

# 17 セントラルドグマ

**セントラルドグマ Central dogma** タンパク質をコードする遺伝子において、DNAの配列が読み出されて、タンパク質、その基本的な過程を示したのが、クリックの提唱した「セントラルドグマ」すなわち、遺伝の「中心的教義」である。この過程は、多少のバリエーションはあれども、すべての生物に共通している。

**解説** 1958年にFrancis Crickが提唱した遺伝情報の経路に関する概念で、分子生物学の中心的教義として知られる。遺伝情報を蓄えたDNAの**塩基配列**は、**転写**によりRNAに伝達され、さらにRNAの配列情報が**翻訳**によりタンパク質へと一方的に伝達される。**セントラルドグマ**は、DNAの塩基配列が、転写・翻訳を経てタンパク質の**アミノ酸配列**に変換される**遺伝子発現**の枠組みを示す。後に例外的な情報伝達経路も発見されたことから、セントラルドグマは一部修正されたものの、タンパク質を起点とした情報伝達は見出されていない。

①セントラルドグマにおける遺伝子発現の第一段階は、DNAの塩基配列をRNAに写し取る転写である。RNAポリメラーゼは、4種類のデオキシリボヌクレオチド三リン酸（dATP, dCTP, dGTP, dTTP）からなるDNAを鋳型として、4種類のリボヌクレオチド三リン酸（ATP, CTP, GTP, UTP）からなるRNAを相補的に連結し、DNAの塩基配列情報を一本鎖RNAに転写する。原核生物では、転写産物がタンパク質のアミノ酸配列を規定する**メッセンジャー（伝令）RNA**（以下、メッセンジャーRNA）として機能する。一方、真核生物のタンパク質コード遺伝子の多くでは、転写産物は、**アミノ酸**をコードしない領域であるイントロンを含む前駆体である。メッセンジャーRNA前駆体は、**スプライシング**によりイントロンが除去され、5′末端へのキャップ構造付加、3′末端へのポリA付加などの修飾を経て、成熟メッセンジャーRNAとなる。

②メッセンジャーRNAの配列が、アミノ酸の重合体であるポリペプチド（タンパク質）の配列に変換される過程が翻訳

である。メッセンジャー RNA の連続した3塩基が、アミノアシルトランスファー RNA と水素結合し、一つのアミノ酸を規定するコドンとして機能することで、RNA の塩基配列がタンパク質のアミノ酸配列に正確に変換される。翻訳は、リボソーム RNA や多数のタンパク質サブユニットからなる**リボソーム**内で、メッセンジャー RNA の5′ 末端側に位置する開始コドンから始まる。おのおののコドンに対応するアミノ酸が一つずつ重合され終止コドンまで進むと、メッセンジャー RNA とリボソームを含む翻訳複合体は解離し翻訳は終了する。合成されたポリペプチドは適切な立体構造をとり、一部のタンパク質はさらなる翻訳後修飾を受けた後、活性をもったタンパク質として機能する。

③ DNA の遺伝情報は、転写・翻訳により発現すると共に、子孫へ正確に伝達されなければならない。二重らせん構造をとる染色体 DNA は、細胞分裂に先立って、DNA ポリメラーゼを含む複合体により複製される。その際、二重らせんの1本の鎖を鋳型として相補鎖を合成する半保存的複製を行うことで、極めて高い精度で正確なコピーを合成し、親から子へ遺伝情報が伝達される。

**専門用語の対訳**

| | |
|---|---|
| アミノ酸 | amino acid |
| アミノ酸配列 | amino acid sequence |
| 遺伝子発現 | gene expression |
| 塩基配列 | base sequence |
| スプライシング | splicing |
| 転写 | transcription |
| 翻訳 | translation |
| メッセンジャー（伝令）RNA | messenger RNA （略）mRNA |
| リボソーム | ribosome |

転写・翻訳による遺伝子発現や DNA 複製は、あらゆる生物種に共通した遺伝情報の伝達経路である。一方、ウイルスや実験室でのみ見られる経路が発見されたことで、セントラルドグマの修正がはかられた。RNA をゲノムとする多くのウイルスでは、RNA ポリメラーゼによりゲノム RNA を鋳型として RNA 複製を行い増殖する。また、一部のレトロウイルスでは、ゲノム RNA を鋳型として逆転写により DNA が合成された後、DNA からセントラルドグマに従った情報伝達がなされる。さらに細胞抽出液を用いた *in vitro* の系では、DNA から直接タンパク質が合成される現象が観察された。

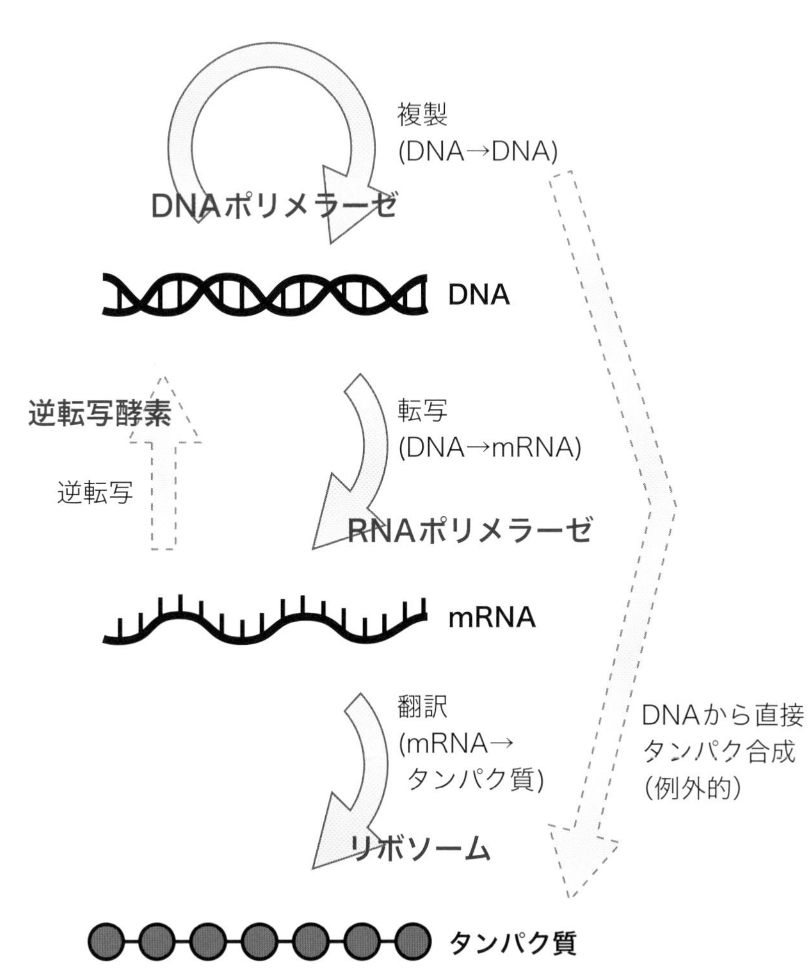


図　セントラルドグマの概念図

# 18 コドン

**コドン Codon** タンパク質をコードする遺伝情報は、紙に書かれた文字のように、DNAそのものが“記号”となって書かれている。「遺伝暗号」(遺伝コード)は、DNAから転写されたRNAの3つ塩基が1つのアミノ酸を記述しており、「コドン」と呼ばれる。コドンが連続する配列は、リボソーム上で、アミノ酸の配列へと「翻訳」される。

**解説** 「**コドン**」はタンパク質中のアミノ酸配列を規定する塩基配列の最小単位であり、3文字の塩基によって一つのアミノ酸を表す**遺伝暗号(遺伝コード)**である。「トリプレット」または「**トリプレットコード**(3つ組符号)」と呼ぶこともある。塩基4種類の3文字の組合わせで4の3乗=64通りの符号が存在する(表)が、このなかには翻訳開始を表す「**開始コドン**」と翻訳停止を表す「**終止(停止)コドン**」を含む。大部分の生物は、共通の標準遺伝暗号(符号)を核DNAの翻訳に用いている。開始コドンはメチオニンに対応するAUGで、終止コドンはUAA, UAG, UGAの3種類となっている。終止コドンはアミノ酸に翻訳されず、**ナンセンスコドン**とも呼ばれる。開始コドンにはAUG以外の3文字の塩基が使われる例も報告されているが、その場合でもメチオニンに翻訳される。

遺伝暗号表は1962年にニレンバーグ(M. W. Nirenberg)らによって明らかにされた。生物種によって一部が異なる場合があり、これまでに18種類の遺伝暗号表がまとめられている。しかし、すべての生物において暗号の基本配置は共通であり、全生物が共通祖先をもつことを示唆している。(http://www.ncbi.nlm.nih.gov/Taxonomy/Utils/wprintgc.cgi)

コドンの種類は、終止コドンを除いても61種だが、アミノ酸の種類は20種類しかない。このため複数のコドンが同一のアミノ酸を表すことになる(表)。この現象を遺伝暗号の縮重と呼び、同じアミノ酸を表すコドンを「**縮重コドン**」あるいは「**同義コドン**」と呼ぶ。遺伝子の主要な情報は、タンパク質のアミノ酸配列をコドンの並びによって指定する暗号(コード)

といえる。この情報は次のようにして、タンパク質として翻訳（実体化）される。

原核生物では、細胞核と細胞質を隔てる膜がなく、メッセンジャーRNA（mRNA）の成熟過程もわずかなため、DNAから転写されたRNAは、転写が完了しないうちにmRNAとしてタンパク質翻訳に用いられる。このことは実験的にも示されている。

真核生物は、ゲノムDNAの存在する細胞核が細胞質と隔てられているため、まず細胞核内でゲノムDNAの情報がRNAに転写され、成熟化過程（p.115

**専門用語の対訳**

| | |
|---|---|
| アンチコドン | anticodon |
| 遺伝暗号 | genetic code |
| 開始コドン | initiation codon |
| 終止（停止）コドン | stop (termination) codon |
| 縮重コドン | degenerate codon |
| 転移RNA | transfer RNA （略）tRNA |
| 同義コドン | synonymous codon |
| トリプレットコード | triplet code |
| ナンセンスコドン | nonsense codon |

| 1 | 2: U | 2: C | 2: A | 2: G | 3 |
|---|---|---|---|---|---|
| U | フェニルアラニン | セリン | チロシン | システイン | U |
| U | フェニルアラニン | セリン | チロシン | システイン | C |
| U | ロイシン | セリン | 終止 | 終止 | A |
| U | ロイシン | セリン | 終止 | トリプトファン | G |
| C | ロイシン | プロリン | ヒスチジン | アルギニン | U |
| C | ロイシン | プロリン | ヒスチジン | アルギニン | C |
| C | ロイシン | プロリン | グルタミン | アルギニン | A |
| C | ロイシン | プロリン | グルタミン | アルギニン | G |
| A | イソロイシン | スレオニン | アスパラギン | セリン | U |
| A | イソロイシン | スレオニン | アスパラギン | セリン | C |
| A | イソロイシン | スレオニン | リシン | アルギニン | A |
| A | メチオニン(開始) | スレオニン | リシン | アルギニン | G |
| G | バリン | アラニン | アスパラギン酸 | グリシン | U |
| G | バリン | アラニン | アスパラギン酸 | グリシン | C |
| G | バリン | アラニン | グルタミン酸 | グリシン | A |
| G | バリン | アラニン | グルタミン酸 | グリシン | G |

表　標準遺伝暗号表

「**16 遺伝子の構造**」を参照)を経て、タンパク質を構成するためのコドン列をもったmRNAが作られ、核外へ輸送される。細胞質に移動した後、mRNAはリボソームに結合する。リボソームがmRNAに結合する際には、キャップ構造と呼ばれる特殊な末端構造が必要とされる。一部のウイルスは、この構造を模した別の構造(内部リボソーム結合部位;IRES)によって、リボソーム結合を促進し得ることが知られている。

次にリボソームは翻訳開始点へ移動する。翻訳開始点認識の仕組みは複数の説があり、端からたどっていく(スキャン)方法と、とびとびに探していく(ジャンプ)方法が提唱されたが、現在はその両方の組合わせが使われていると考えられている。

翻訳開始点にたどり着いたリボソームは、**転移RNA(tRNA)**の助けを借りて、mRNAの情報を順次重合アミノ酸、つまりタンパク質の元になるペプチドを構成していく。なお、ペプチドが機能的な立体構造をとった状態がタンパク質となる。

tRNAは、mRNA上の特定コドンを認識し結合する部分を備え、この部分を「**アンチコドン**」と呼ぶ。このほか、アミノ酸を結合する部分、アミノ酸を結合するための補助タンパク質が結合するための部分が存在し、典型的な立体構造はL字型で、これを平面的に展開するとクローバーリーフ構造と呼ばれる形となる。

tRNAは特定のアミノ酸と特定のコドンを結びつける働きを担うので、論理的にはアミノ酸に対応するコドンの種類と同数が必要だが、一方で遺伝暗号は縮重しており、すべてのコドンに対応するtRNAをそれぞれ用意するのは無駄ともいえる。実際、アンチコドンは物理的にはRNAの塩基3文字分で構成されるが、このうちの1文字に標準外の修飾塩基であるイノシン酸などを用いることで、A, C, G, Uのいずれとも結合できるような文字を構成し、1種類のtRNAが複数種のコドンに結合できるようになっているため、実際のtRNAの種類は30種類程度となっている。

コドンは3文字の塩基列から成るため、なんらかの理由で読み枠(フレーム)がずれると、本来のアミノ酸列とは異なった並びのタンパク質が生じてしまう。これを「フレームシフト」と呼ぶ。AIDSウイルス(HIV)の例では、フレームシフトを積極的に利用し、単一のmRNAから、量の異なる2種類のタンパク質を産生することが知られている。

# 19 コード / 非コード

**コード / 非コード Code / Non-code**　ゲノムDNAにおいて、タンパク質が「暗号化(コード)」されているのは一部の領域であり、しかもDNA二重鎖(二本鎖)の片方だけである。タンパク生産から見れば意味のなさそうな「非コード」な領域は、ダークゲノムとも呼ばれ、配列がなぜ保存されているのか未解明な部分が多くある。このような非コード領域において、機能的RNAに転写される領域、遺伝子発現をコントロールする領域をはじめ、様々な重要な機能を担う領域が次々と発見されている。

**解説**　「コード」は**暗号化**を示す言葉であり､生物学における**コード／非コード**という言葉はもともと、ゲノム上の配列情報の**タンパク質**への**翻訳**の有無を指している。たとえば**非コードDNA配列**といえば、タンパク質へ翻訳されない配列であり、一般には遺伝子間領域を指すことが多い。一方、**非コードRNA**は、基本的に**メッセンジャーRNA**(mRNA)と対になる言葉で、転写はされるがタンパク質への翻訳はされないRNAの総称であり、機能が不明なものが多い。最近ではこれらの大半に大きな生物学的意味があるのではないかといわれている。ところで、タンパク質への翻訳に重要な**転移RNA**や**リボソームRNA**も、一種の非コードRNAということもできるが、一般的に使われる「非コードRNA」という言葉とは意味合いが多少異なる。普通非コードRNAといえば、**核内低分子RNA**、核小体低分子RNA、**マイクロRNA**などを指すことが多い。

コード／非コードは、上記のようなゲノム領域や転写物だけではなく、DNAの片側鎖の機能を説明する場合にも用いられる。**非コード鎖**とは、遺伝子領域における**鋳型鎖**のことであって、**アンチセンス鎖**、もしくは**マイナス鎖**のことである。通常の転写とは逆に**コード鎖**を鋳型として転写が起こると非コードRNAが産生される。このようなRNAが発現制御に関わっているという報告もある。

通常、コード領域は、アミノ酸をコードするコドンが複数並んでいるが、コドンが三つの塩基で成り立つため、読み取り枠（Reading frame）が1塩基ずれるとアミノ酸配列に翻訳できない。**オープンリーディングフレーム**（Open reading frame: ORF）とは、アミノ酸に翻訳可能な読み取り枠を指す。ゲノム配列から遺伝子を探索する場合、オープンリーディングフレーム（ORF）を調べることで、コード（翻訳）領域の候補を捜すことができる。もしランダムな配列でORFを見つけようとすると、その長さは小さなものになることが期待できる。逆にいえば、長いORFが見つかった場合、それが遺伝子である可能性は高い。これは計算論的に遺伝子の候補領域を見つけるための指標の一つとしてよく用いられる。

同じような意味で、生物種間で保存されている非コード配列が見つかった場合、その非コード配列は「**保存的非コード配列**」と呼ばれ、近傍の遺伝子の発現制御などの機能に関わると予想されている。

**専門用語の対訳**

| | |
|---|---|
| 暗号化（コーディング） | coding |
| 暗号化鎖（コード鎖） | coding strand |
| アンチセンス鎖 | antisense strand |
| 鋳型鎖 | template strand |
| オープンリーディングフレーム | open reading frame （略）ORF |
| 核内低分子 RNA | small nuclear RNA （略）snRNA |
| タンパク質 | protein |
| 転移 RNA | transfer RNA （略）tRNA |
| 非コード鎖 | non-coding strand |
| 非コード DNA 配列 | non-coding DNA sequence |
| 非コード RNA | non-coding RNA |
| 保存的非コード配列 | conserved noncoding sequence |
| 翻訳 | translation |
| マイクロ RNA | microRNA （略）miRNA |
| マイナス鎖 | minus strand |
| メッセンジャー RNA | messenger RNA （略）mRNA |
| リボソーム RNA | ribosomal RNA （略）rRNA |
| RNA | ribonucleic acid （略）RNA |

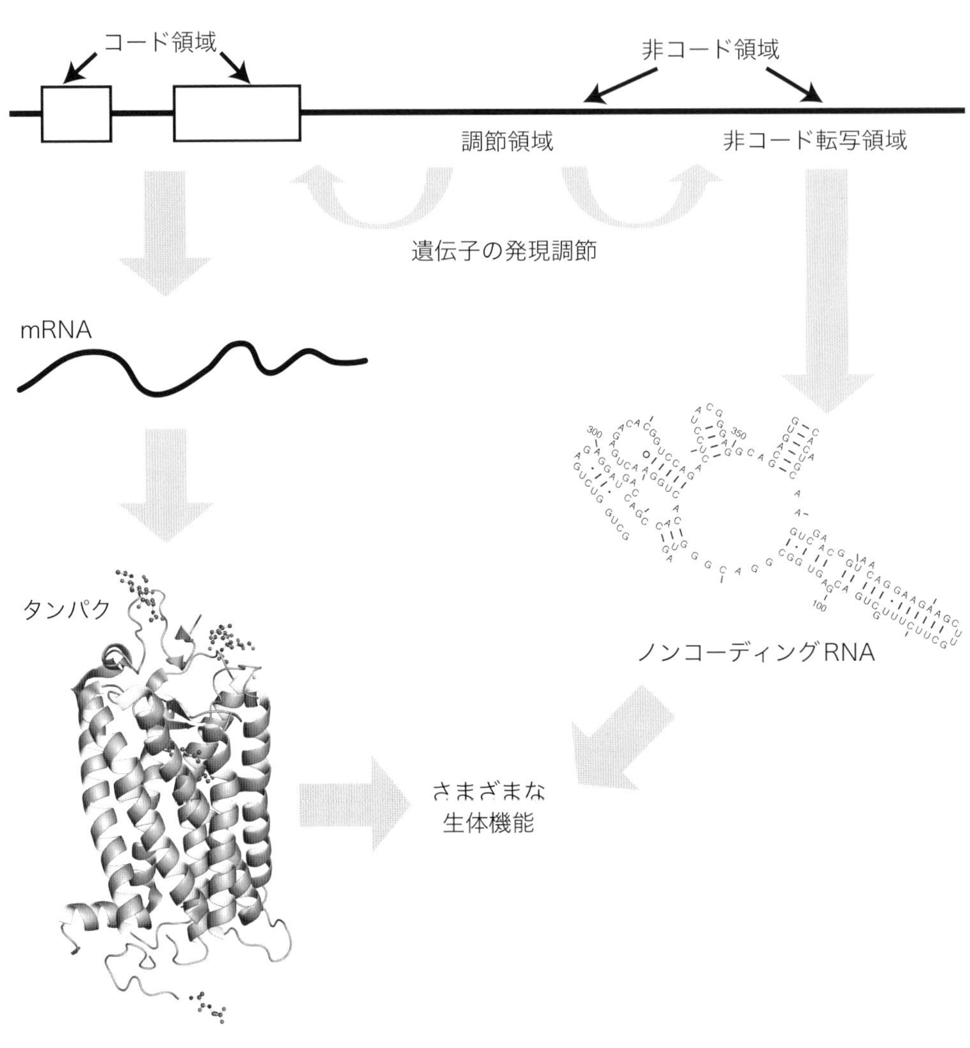


図　コード領域は、タンパクを“暗号化”している。
非コード領域の一部には、機能的RNAを発現するものや
周辺遺伝子の発現調節に関わるものがある。

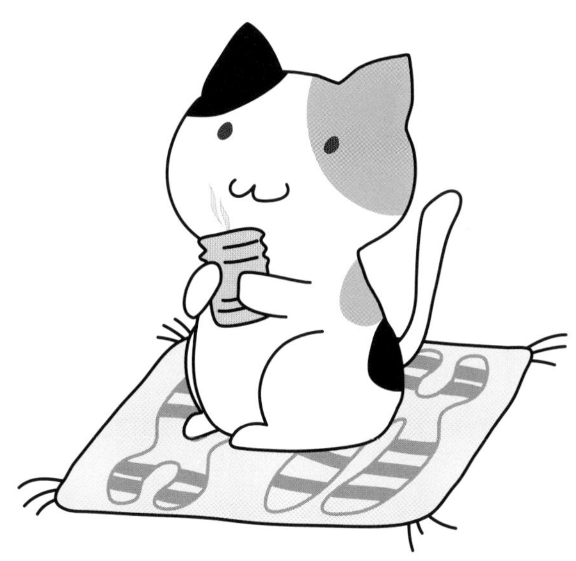

# 20 ゲノム

**ゲノム Genome** 生物が持つ1セットの遺伝情報の総和、それがゲノムである。受精卵が持つゲノムによって、様々な器官や組織で構成される身体が形作られることからも分かるように、ゲノムは、その生物すべてを構成する「設計図」であり、多くの遺伝子や機能領域から成っている。ゲノムの大きさ(1つの細胞が持つDNA量に相当)は、不思議と言うべきか当然と言うべきか、生物によってまちまちである。

**解説** 「**ゲノム**」は、生物が生命活動を維持するための設計図であり、同時に次世代へ伝える遺伝情報、あるいはその媒体も含めた総体である。「総体」とは、通常は細胞、あるいは個体のもつ総体を指し、個体差を含まないが、個体差を含めて種全体としての総体を指す場合もある。遺伝的個体差は、たとえば眼の色や血液型の違いを生み出す部分で、同じ座[位]を占めるDNA配列の異なる遺伝子(**アレル(対立遺伝子)**)および、DNAのメチル化などDNA配列変化を伴わない(エピジェネティックな)遺伝現象によっても影響を受けることが明らかにされつつある。多くの生物のゲノムはDNAを媒体とするが、一部のウイルス(RNAウイルス、レトロウイルス)はRNAをゲノムとしてもつ。また、ヘパドナウイルスと呼ばれる分類のウイルスはDNAとRNAのハイブリッドを媒体とするゲノムをもつ。

古典的には、2倍体生物では生殖細胞における遺伝子の総体、1倍体生物では全遺伝子の総体とされる。「ゲノム」という用語は、1920年にドイツハンブルグ大学教授(植物学)のウインクラー(H. Winkler)による造語で、geneとchromosomeを合わせたものとされている。すなわち当初の「ゲノム」は染色体を強く意識した概念であった。翌年、木原均がパンコムギの祖先種を明らかにする研究の中で、そのゲノムが複数の祖先種から由来する6組の染色体を包含することを発見し、細胞中に含まれる最小染色体セットを「ゲノム」、これを同定し倍数性を明らかにすることを「ゲノム分析」と呼んだ。なお、当時 -ome という(～の総体といった意味の）語尾を含む言葉が複数存在していたので、遺伝子の総体という意味も重ねられている。古典的には遺伝子の総体に等しいと考えられていたゲノムだが、遺伝子の物質的側面が明らかになった現在では、「遺伝子以外のゲノム領域」といった表現も使われるようになっている（下記参照）。

遺伝情報を含むDNAを「**ゲノムDNA**」と呼ぶ。「ゲノムDNA」は真核生物の細胞に存在する細胞小器官（ミトコンドリアと葉緑体）が含むDNAと区別し、核に存在するDNAを指す場合もある（**核DNA**と同義）が、ゲノムを、核ゲノム、ミトコンドリアゲノムと分けて考える場合も多い。実験技術的には、mRNAを逆転写して作る人工的なcDNAと対比し、細胞核の中に存在する天然のDNAを指すこともある。

ゲノムDNA上で、タンパク質を構成する情報を含む部分を「**コーディングDNA**」または「**コード領域**」と呼び、それ以外を「**非コードDNA**」または「**非コード領域**」と呼ぶ。コーディング領域は、直接タンパク質に翻訳される領域の他、イントロン（介在配列）やリーダー領域（非翻訳領域）を含む。非コードDNAの中には、遺伝子にも含まれず（非遺伝子領域）機能がほとんど知られていなかったために、「**ジャンクDNA**」と呼ばれた領域もある。しかしながら、現在では、機能性RNA、遺伝子発現時期、発現細胞種、複製などを規定する重要な配列、反復配列、内在性レトロウイルスなどの外来配列などさまざまな遺伝的機能情報を含む場合や、セントロメアや末端配列などの染色体を形作る構造体としての重要な機能を担う領域の存在が明らかになっている。このように、ゲノムには機能は未知であっても、情報として子孫に受け継がれるすべての遺伝情報（とその媒体）が含まれている。

ゲノムの大きさ（**ゲノムサイズ**）は配偶

**専門用語の対訳**

| | |
|---|---|
| アレル（対立遺伝子） | allele |
| 核DNA | nuclear DNA |
| ゲノムサイズ | genome size |
| ゲノムDNA | genomic DNA |
| コード領域 | coding region |
| コーディングDNA | coding DNA |
| ジャンクDNA | junk DNA |
| トランスポゾン | transposon |
| 非コード領域 | non-coding region |
| 非コードDNA | non-coding DNA |
| C値 | C value |

# 20 ゲノム

子あたりのDNAの量を塩基対 (bp = base pair) で示したものである。また、細胞1つあたりのDNA質量 (pg) で示した値を**C値**という。ゲノムの大きさは、生物種によって大きな幅がある。一般に単細胞生物と多細胞生物の間、および独立栄養生物と寄生生物の間では隔たりがあるものの、それぞれの分類の中では、特定の傾向は見られない。これまでに知られる最大ゲノムサイズをもつ生物は、単細胞真核生物のアメーバ *Amoeba dubia* でおよそ6,700億塩基対とヒト(30億塩基対) の200倍以上の大きさをもつといわれている。ただし、この基本となるDNA量を測定したのが1960年代であるといわれ、信憑性には疑問が呈されている。このほかには、動物ではハイギョ *Protopterus aethiopicus* が1,300億塩基対、植物では日本固有種の高山植物キヌガサソウ *Paris japonica* が1,500億塩基対ほどの大きさをもつといわれており、それぞれの分類群で最大のゲノムサイズとされている。ゲノムサイズが大きいと、細胞分裂時のDNA複製に時間がかかるため、進化的には有利とはいいにくい。有害変異蓄積によって生じる遺伝的荷重の観点から、遺伝子数自体には、ゲノムのサイズほどの大きな違いはないとされている。

右図の注釈

* キヌガサソウはユリ科の高山植物で、ゲノムサイズが確実に分かっている生物の中で最大である (Pellicier *et al* 2010)。また、日本の固有種でもある。

** 最大のゲノムサイズは、アメーバの一種が $6.7 \times 10^{11}$ との報告があるが、1960年代の生化学的手法により計測されたもので、現在では疑わしいとされている。

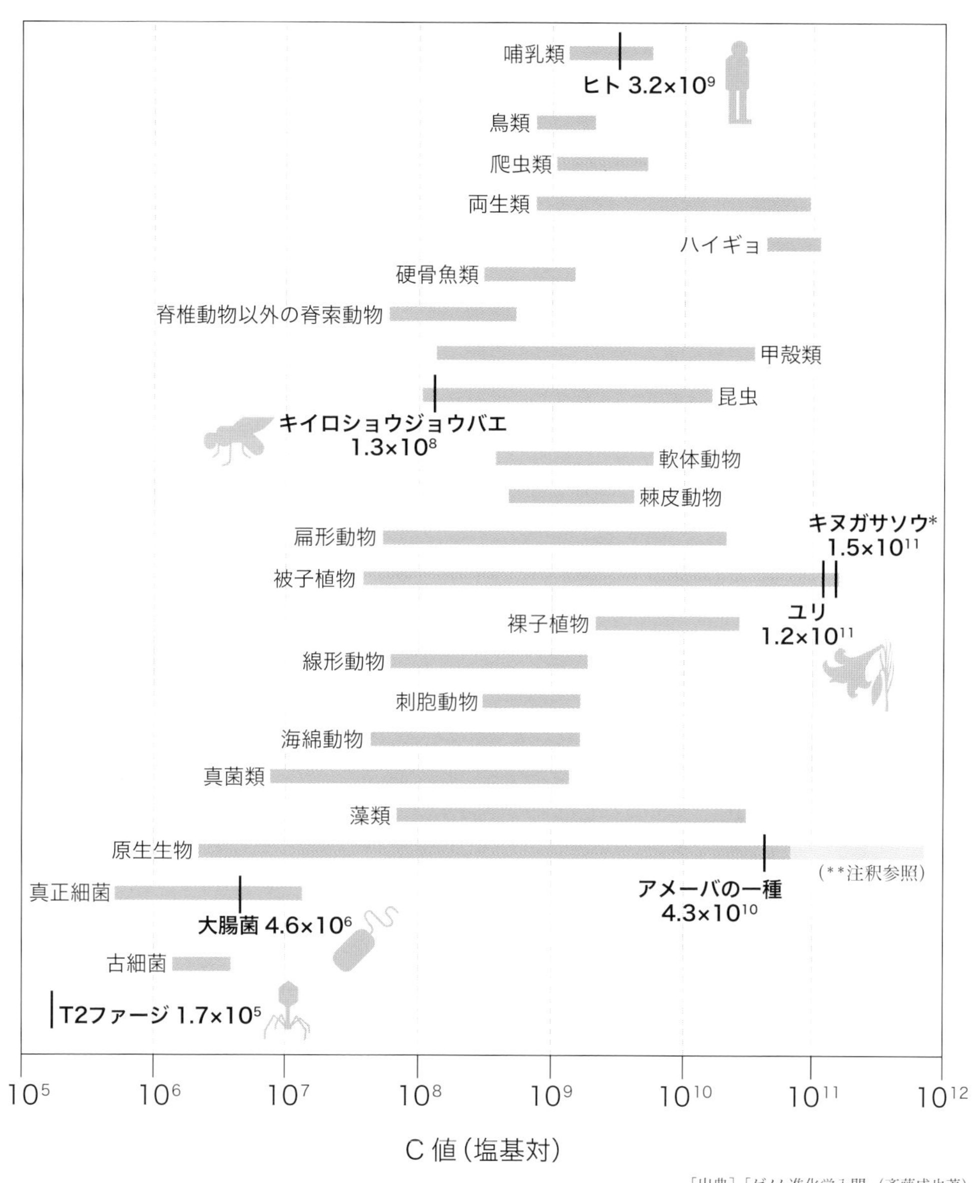


［出典］「ゲノム進化学入門」(斎藤成也著)
共立出版(2007)より改変

図　さまざまな生物のゲノムサイズ(C 値)

# 21 [突然]変異

**[突然]変異 Mutation** 生物はゲノムのDNA配列をなるべく正確に複製しようとするが、一方では様々なイベントによってエラーが起こり、親とは異なる配列が子孫に受け継がれる、これは進化の原動力でもある。DNAの配列の変化=「[突然]変異」は、生物の一生において様々な時と場所で起こっており、全てが子孫に継承されるわけではない。また、配列の変化の仕方や、生物に与えるインパクトによって、様々に分類される。

**解説** 現代の遺伝学では、生物の遺伝情報に変化が起こることを **[突然]変異** (Mutation) と呼ぶ。Mutationの語は、ダーウィンの時代には、生命の多様性のうち、「大きさ」等のように連続的なもの (variation) ではなく、不連続な違いを示す語として用いられたようである。(ただし、ダーウィンはこの語を積極的には用いなかった。) この語を遺伝的な変化を示す語として用い始めたのは、ド・フリース (1900年頃) であり、マラーらの研究によって1920–30年代に定着した。**遺伝子**の分子基盤が明らかになる以前は、生物の**形質**が遺伝的に変化することを指していたが、現代では、遺伝情報の実体であるDNAの**塩基配列**に変化が起こること、あるいは変化が起こった結果としてのDNA (の配列) を指す。「ゲノム上の変異」という場合には、その時起こった変異に加えて、はるか前の世代で起こり、遺伝的に継承されてきた変異を指す場合も多く、文脈によって判断することになる。また、[突然] 変異という時には「**野生型**から変異した」(=他の多くの個体とは異なる) という意味が含まれる場合もある。変異をもつ個体は「体」をつけて「**[突然] 変異体**」と呼ぶ。

変異には多くの分類があるが、その分類基準は生物体にもたらす影響に応じてさまざまであり一貫した分類ではないので、単に「呼び名」と考えた方が良いかもしれないが、それぞれを知ることで生命機構の解明に変異が大きく貢献していることが分かるであろう。生物の形質/**表現型**への影響による分類には、「**致死 [突然] 変異**」、「毛色 [突然] 変異」などがあ

## 専門用語の対訳

| | |
|---|---|
| アレル（対立遺伝子） allele | 挿入変異 insertion mutation |
| アンバーサプレッサー amber suppressor | ターゲッティング targeting |
| アンバー変異 amber mutation | 多型 polymorphism |
| 一塩基多型 single nucleotide polymorphism （略）SNP | 致死［突然］変異 lethal mutation |
| 遺伝暗号（コドン） genetic code (codon) | 中立進化説 neutral evolution theory |
| 遺伝子 gene | 中立［突然］変異 neutral mutation |
| インバージョン（逆位） inversion | 同義置換 synonymous substitution |
| 塩基置換 base substitution | ［突然］変異体 mutant |
| 塩基配列 base sequence | トランジション（塩基転位型）変異 transition mutation |
| 機能獲得型［突然］変異 gain-of-function mutation | トランスバージョン（塩基転換型）変異 transversion mutation |
| 機能欠失（喪失 / 欠損）型［突然］変異 loss-of-function mutation | ナンセンスコドン nonsense codon |
| 組換え DNA 技術 recombinant DNA technology | ナンセンス変異 nonsence mutation |
| 形質 character (trait) | 胚性幹細胞 embryonic stem cell |
| 欠失変異 deletion mutation | 非同義置換 nonsynonymous substitution |
| ゲノム編集技術 gene editing technology | 表現型 phenotype |
| コード領域 coding region | ミスセンス変異 missense mutation |
| サプレッサー（抑圧因子） suppressor | 野生型 wild type |
| 終止コドン termination codon | ランダムミュータジェネシス random mutagenesis |

る。これらは変異の起こった遺伝子の機能を示す呼び名ともいえる。しかし、表現型は一つの遺伝子だけで決まるものではなく、ゲノム上の多くの遺伝子機能の関係性によって決まる場合も多いので注意が必要である（たとえば、致死変異をもつ個体が生存することはよくある現象である）。また、［突然］変異が起こった遺伝子がコードする遺伝子産物の機能変化に注目した分類には、「**機能欠失（喪失／欠損）型［突然］変異**」「**機能獲得型［突然］変異**」などがある。

DNA の塩基配列にどのように変化を起こしたかに着目した分類には、「**欠失変異**」（DNA 塩基対の欠失）、「**挿入変異**」（ある部位に別の DNA が挿入される)、「**塩基置換**」(塩基配列の置換が起こる)、「**インバージョン(逆位)**」(特定の部分配列が反転する)などがある。これらはさらに細かく分類可能で、たとえば塩基置換の場合、プリン塩基が別のプリン塩基に変化する「**トランジション変異**」とプリン塩基がピリミジン塩基に変化する「**トランスバージョン変異**」がある。トランジション変異はピリミジン塩基が別のピリミジン塩基に変化したものも含み、トランスバージョン変異はピリミジン塩基がプリン塩基に変化したものも含む。

遺伝子の**コード領域**での塩基置換には、DNAの配列が**遺伝暗号**(コドン)にもたらす変化に着目して、別の分類もなされる。コドンに変化をもたらさない変異は「**同義置換**」、コドンに変化をもたらす変異は「**非同義置換**」と呼ばれ、非同義置換には単に別のコドンに変化する「**ミスセンス変異**」、コドンが**ナンセンスコドン**(あるいは**終止コドン**)に変化する「**ナンセンス変異**」などがある。ナンセンス変異は、終止コドンの名称(UAG=アンバー、UGA =オパール、UAA=オーカー)を取って「**アンバー変異**」などに分類され、それぞれ終止コドンの塩基配列の解明に大きな役割を果たしたことで有名である。それぞれの終止コドンに結合し、かつアミノ酸を運搬してしまう変異型のtRNAをもつ変異体は、ナンセンス変異をもっていてもそこで翻訳が終了しない。これらのtRNA変異体は、終止コドンに選択的に抑制効果をもつ。このように他の変異の効果を抑制するような変異を「**サプレッサー**」と呼ぶ。たとえば、アンバー変異体の効果を抑制する一連の変異体は「**アンバーサプレッサー**」と呼ばれる。上記のような塩基単位の変異に加え、広い領域が丸ごと重複、欠失、逆位になるような変異も起こる。遺伝子のような比較的小規模な領域単位では、遺伝子重複や、それに伴う遺伝子のコピー数の多様性(copy number variation : CNV)が起こる。また、さらに大きな染色体領域でも、重複、欠失、逆位が起こる。

変異は生命の多様性の原動力である。ゲノム領域あるいは遺伝子のバリアントである**アレル(対立遺伝子)**は、元を辿れば変異によって生み出されたものである。種内のアレル(対立遺伝子)のバリエーションは**多型**と呼ばれるが、ヒトの遺伝バリエーション検出に多く用いられる**一塩基多型**の実体は塩基置換変異である。

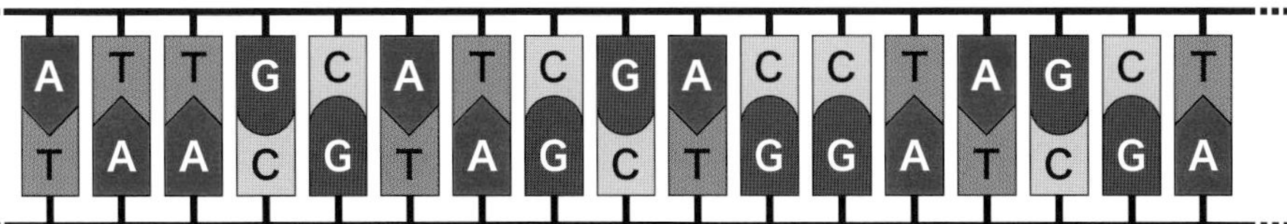


野生型遺伝子（正常）

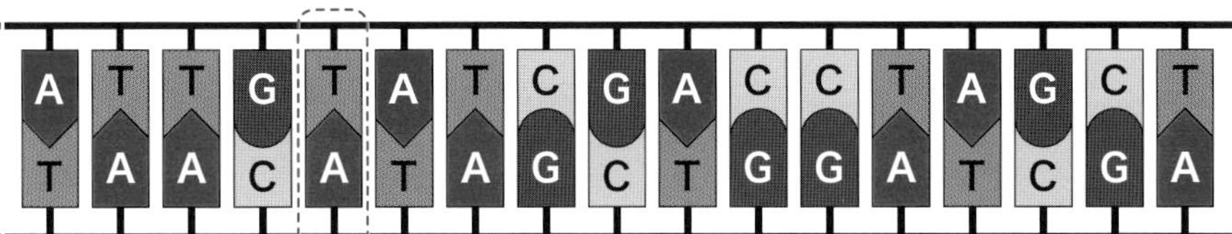


塩基対の変化（置換）

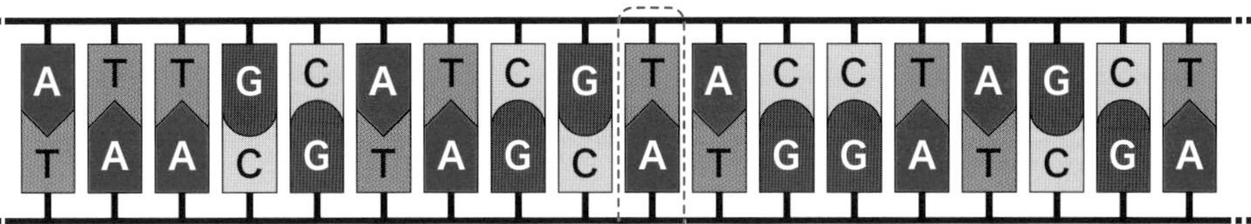


一つの塩基対の付加
（塩基枠移動）

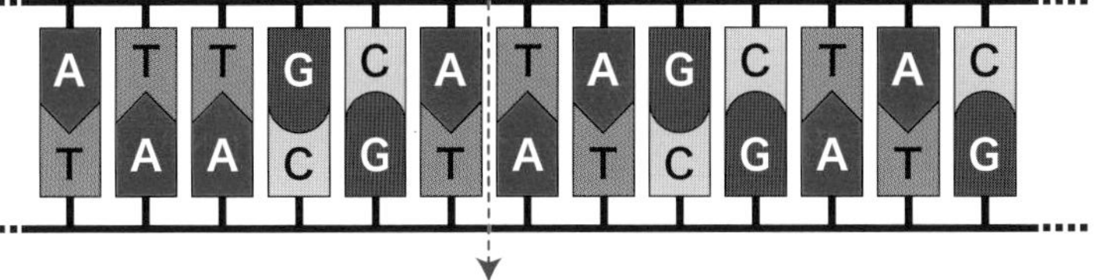


６組の塩基対群の
欠失（欠失）

［出典］「基礎遺伝学」（黒田行昭著：近代遺伝学の流れ）裳華房（1995）より改変

**図　遺伝子［突然］変異におけるDNA塩基の変化（J. D. Watson 1974）**

進化において、変異の結果として生物が示す形質／表現型が自然淘汰に対して有利であるか不利であるかは極めて重要な問題であるが、**中立進化説**では、生存に対して有利でも不利でもなく、中立的であることが進化の主因であるとされる。そのような変異は、**中立［突然］変異**と呼ばれる。

# 21 [突然]変異

変異を用いた遺伝学的解析は、生命メカニズムの解明において極めて有効な手段である。人工的な変異作製(遺伝子改変)にはさまざまな作製方法が用いられており、新たな方法も次々と開発されている。以降は人工的に作製される変異について述べる。変異作製技術は、ゲノム上にランダムに変異をもたらす**ランダムミュータジェネシス**と、標的を定めて行う**ターゲッティング**に分けられる。ランダムミュータジェネシスは未知の遺伝子機能を探索するために、目的に応じた変異の誘発／作製と変異体の選別(スクリーニング)との組合わせで行われる。未知の遺伝子機能探索においては、ゲノム上のすべての遺伝子に変異を起こしたことが計算上保証されるかどうかが重要であり、そのような変異誘発を飽和的[突然]変異誘発という。たとえば、化学変異原であるエチルニトロソウレア(ENU)を用いると、ゲノム上に一塩基置換の変異をランダムかつ高効率で生じさせることができ、理論上すべての遺伝子に1個以上変異の起こるような飽和的[突然]変異誘発を計画することが可能である。一方で、遺伝子の機能をどのように不活性化するか、といった個々のコントロールは不可能である。これに対してゲノム上の特定の配列を標的とするターゲッティングは、特定の遺伝子の機能を解明することを目的として、おもに**組換えDNA技術**を用いて行われる。たとえばモデル生物であるマウスでは、多能性をもつ**胚性幹細胞**(ES細胞)を用いることで、培養条件下で遺伝子改変を行った細胞を個体化することができる。ターゲッティングによる遺伝子改変では変異導入の効率が低いため、多能性をもつ培養細胞の樹立が不可欠でありこれまではマウスでしか実現されていなかった。最近になってDNA切断酵素を用いた新たなターゲッティング法である「ゲノム編集」が急速に発展しつつある。細菌などの単細胞生物には、外部から侵入してきたDNAを破壊するため特定の配列に結合するようなDNA切断酵素をもっているものもいるが、こういったDNA切断酵素の配列特異性や酵素活性を改変することで、目的の配列を高効率に切断し変異を導入することができるようになる。たとえば、Cas9 DNA切断酵素は、ガイド鎖RNA(Cas9を標的のDNA配列まで導くRNA)と共同して標的DNAを特異的に切断する。そして、切断されたDNAが修復される際に起こる塩基の欠損や挿入により標的遺伝子に変異が導入される。この方法は極めて効率が良く、培養細胞を用いなくても生物の初期胚への操作で変異体を得ることが可能なため、ES 細胞が樹立されていない多くの生物で用いることができるほか、一度に複数の遺伝子を破壊することも可能である。**ゲノム編集技術**は今後さらに発展すると考えられ、さまざまな生物種において遺伝学的解析を可能にすると期待されている。

# 22 ハイブリダイゼーション(ハイブリッド形成)

**ハイブリダイゼーション(ハイブリッド形成) Hybridization** 核酸の分子は、2つの相補的な配列を持つ鎖が結合する性質を持っている。これは、相補的な塩基同士の水素結合によるもので、温度が高いと乖離し、低いと結合しやすくなる。分子生物学では、目的のDNA、あるいはRNAの配列を標識し、遺伝子の発現している細胞や組織を検出するなど、この性質を様々に応用する手法が用いられている。

**解説** 元来「hybridization」という言葉は、交配、雑種形成、混成のことを指すが、現代においては核酸分子が相補的に複合体を形成するという意味で用いられることも多い。二本鎖DNAは加熱することにより変性して一本鎖DNAになる(図1A)。この変性は可逆的であり、温度を低下させることで再度、相補的な塩基対が結合(**アニーリング**)して二本鎖DNAを形成する。また、一本鎖DNAとRNAの間でも同様の相補的塩基対の対合が起こる(図1B)。この二本鎖形成のプロセスをDNA-DNA間のものに関しては**DNA-DNAハイブリダイゼーション**、DNA-RNA間のものに関しては**DNA-RNAハイブリダイゼーション**(図1C)と呼ぶ。

特定のDNAやRNAを検出する目的でこの原理を利用したさまざまな実験手技が開発され活用されている。サザンブロッティング(サザンハイブリダイゼーションともいう)は、電気泳動によりサイズに応じて分離させたDNAの中から特定の配列を検出する手法で、対象となるDNAと相補的な配列(**ハイブリダイゼーションプローブ**)にあらかじめ標識を付けておき、**ハイブリダイゼーション**させることで目的のDNA塩基配列のみを検出できる。標識として放射性同位体、ジゴキシゲニン(digoxigenin, DIG)などが用いられる。ノーザンブロッティング(ノーザンハイブリダイゼーションともいう)は電気泳動で分離したRNAを検出対象とした手法である。また、組織・細胞・染色体の形態を保持した状態で特定のRNAやDNAを検出する「***in situ* ハイブリダ**

**イゼーション**」は、組織特異的遺伝子発現や染色体異常の解析などに広く用いられている。単に *in situ* ハイブリダイゼーションという時はRNAを検出する場合（図2）を指すことが多く、ゲノムDNAを検出する場合はゲノム原位置ハイブリダイゼーション法と呼称することもある。蛍光物質をシグナルに用いた *in situ* ハイブリダイゼーションのことを蛍光 *in situ* ハイブリダイゼーション法（FISH）と呼ぶ。蛍光プローブを用いることで高い分解能が得られるようになるため、染色体上の遺伝子のマッピングや遺伝子増幅、欠失、転座の検出などにはFISHが用いられることが多い（図3）。

さらに、プラスミドやλファージベクターを用いて作製されたcDNAライブラリから目的の配列を含むベクターをピックアップする方法として、**フィルターハイブリダイゼーション**がある。これは、培養プレート上の菌体コロニーやファージのプラークをフィルター上に移し、プラスミドDNAやファージベクターをそのままフィルター上に固定化したものから目的の配列をハイブリダイゼーション法で検出する方法であり、それぞれ**コロニーハイブリッド法**、**プラークハイブリッド法**と呼ぶ。多種類の既知DNA配列をプラスチックもしくはガラス上にそれぞれスポット状に固定化したものがマイクロアレイである。蛍光標識した検体DNAをハイブリダイゼーションさせた後、専用のスキャナーでシグナルを検出し、検体と標準試料のシグナルの強さをスポットごとに比較することで、検体に含まれるそれぞ

**専門用語の対訳**

| | |
|---|---|
| アニーリング | annealing |
| コロニーハイブリッド法 | colony hybridization |
| ハイブリダイゼーションプローブ（ハイブリッド形成プローブ） | hybridization probe |
| 比較ゲノムハイブリダイゼーション（比較ゲノムハイブリッド形成） | comparative genomic hybridization |
| フィルターハイブリダイゼーション（フィルターハイブリッド形成） | filter hybridization |
| プラークハイブリッド法 | plaque hybridization |
| cDNA | complementary DNA （略）cDNA |
| DNA-DNA ハイブリダイゼーション（DNA-DNA ハイブリッド形成） | DNA-DNA hybridization |
| DNA-RNA ハイブリダイゼーション（DNA-RNA ハイブリッド形成） | DNA-RNA hybridization |
| FISH法 | fluorescence *in situ* hybridization （略）FISH |
| *in situ* ハイブリダイゼーション（*in situ* ハイブリッド形成） | *in situ* hybridization |

れのDNA配列の量を相対的に定量できる。検体としてcDNAを用いることで、ゲノムワイドな遺伝子発現解析を行うことができる。また、比較したい二つの検体の全ゲノムDNAをそれぞれ異なる蛍光色素で標識し、混ぜあわせたものを染色体標本やマイクロアレイに対してハイブリダイゼーションさせることで、2検体間でコピー数に差のある染色体領域もしくは配列を特定する手法を**比較ゲノムハイブリダイゼーション**と呼ぶ。未知の染色体異常やコピー数多型の発見に大きく貢献している。

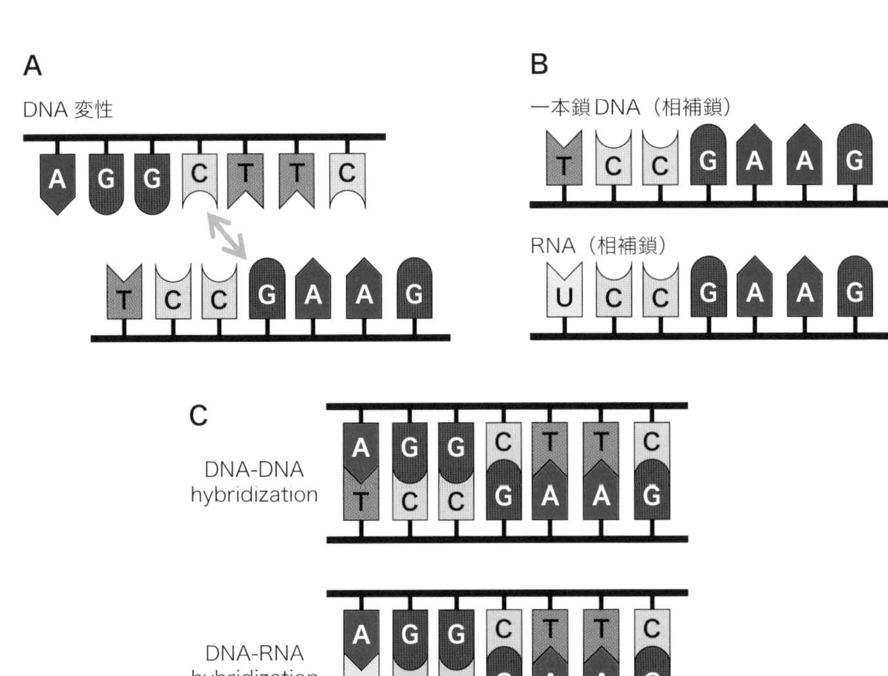


図1　核酸のハイブリダイゼーション

(A) 二本鎖DNAは加熱することにより変性して一本鎖DNAになる。
(B) 一本鎖DNAとRNA
(C) DNA-DNAハイブリダイゼーションとDNA-RNAハイブリダイゼーション

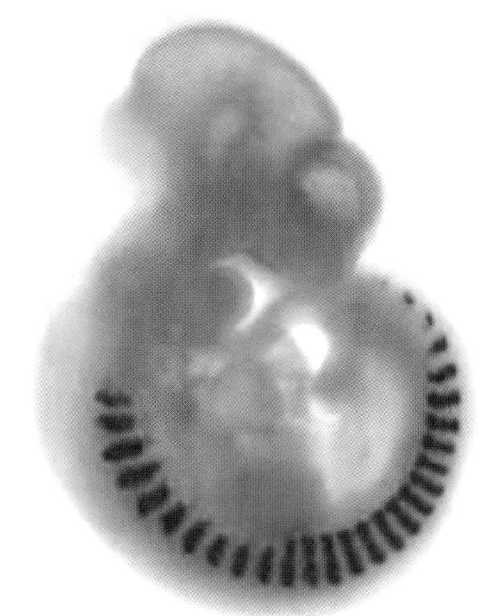

［出典］Phillip H *et al.* Development 130, 1681-1690 (2003) より抜粋

図2　***in situ*** ハイブリダイゼーションによる、マウス胚における ***Myog*** 遺伝子の発現部位

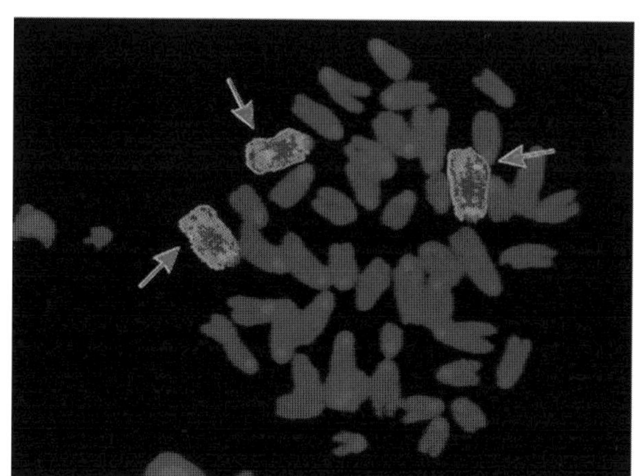

［出典］Essers *et al.* DNA Repair 1:779-793 (2002) より改変

図3　FISH ペインティング法を用いた染色体の標識

《遺伝学コラム》

# DNAの修復と細胞老化

ゲノムは生物の形質を決める遺伝情報、つまり設計図である。壊れたり、内容が変わってしまったら一大事だ。しかし残念なことにゲノムの本体、つまり設計図の「紙」に相当する「DNA」は、紫外線や放射線、化学物質などに対して極めて弱い性質をもっている。また細胞の内部で発生する活性酸素によっても酸化され傷つく。たとえば、晴れた日に1日中屋外にいて紫外線を浴びたとすると皮膚の細胞を中心に数十万個の傷がDNAに入る。このような傷が放置されるとDNA複製の障害となり、DNAの二重鎖（二本鎖）切断やその後に欠失・転座を引き起こす原因となり、さらにDNAが破壊される。それでも我々生物が生き延びてこられたのは、進化の過程で傷ついたDNAを修復するメカニズムを獲得したからである。DNA修復機構はDNAの傷を修復し、修飾された塩基を取り除き正常にもどす。この作用によりほとんどの傷は元通りになるが、それでも100%というわけではない。直し損ないが必ずある。直し損ないは細胞分裂の度に蓄積していき、やがて生存に必須な遺伝子が壊れるとその細胞は死んでしまう。細胞はたくさんあるので黙って死んでくれれば痛くも痒くもないが、実はもっと恐ろしいことが起こる可能性がある。そ

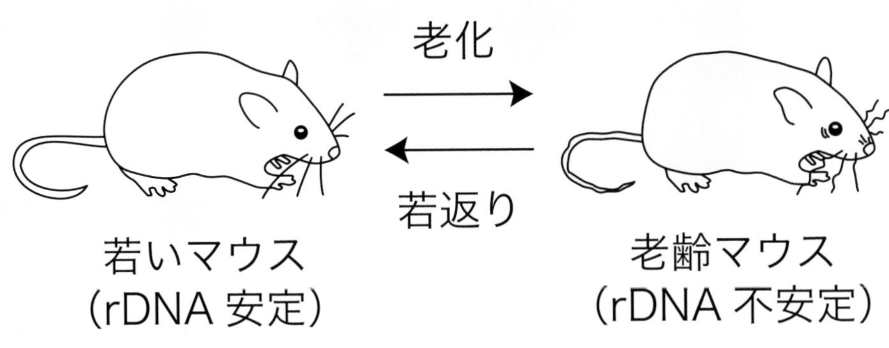

れは「がん」である。がん抑制遺伝子が壊れた場合、その細胞ががん化する恐れがある。ご存知のようにたった一つのがん細胞でもそれが増殖して、その個体を死に追いやることもある。ヒトの成人には約40兆個の細胞があり、そのどれか一つでもがん化したらと考えると非常に怖い話だ。

しかし実際にはそう簡単にがんにはならない仕組みが備わっている。生物には傷ついたDNAをもつ細胞を積極的に老化（不可逆的な増殖抑制）させ、がん化する前に個体から排除する細胞老化機構がある。ヒトの細胞老化には2種類の誘導経路がある。一つ目は皮膚細胞など分化した細胞では、染色体の末端のテロメアという繰り返し配列が細胞分裂の度に短くなり、数十回の分裂後に自動的に細胞の老化スイッチをオンにする経路である。もう一つは実際のDNAの傷の程度をモニターして壊れた具合が許容範囲、つまり修復できる範囲を超えた時に老化を誘導する経路である。幹細胞や生殖細胞などテロメア合成酵素が働きテロメアが短くならない細胞がこの経路によって老化する。そのため幹細胞は、傷が少なければ分化した細胞に比べるとずっと長生きになる。これらの細胞ではテロメアの代わりにゲノムの壊れやすい領域が「センサー」として機能し、老化スイッチをオンにする。たとえばリボソームRNA遺伝子（rDNA）のような反復遺伝子がその役目を担っている。酵母菌はテロメアが短くならない細胞で幹細胞や生殖細胞の老化モデルとして使われている。酵母リボソームRNA遺伝子（rDNA）の安定性を維持している*SIR2*という遺伝子の発現を減らすと寿命は短縮し、逆に大量に発現すると寿命が延びる。*SIR2*のホモログ（相同性の高い遺伝子）はヒトに至るまで存在しており、たとえばマウスで*SIR2*ホモログ（サーチュイン）を多量に発現させると、マウスの寿命も延長することが知られている。このマウスでは細胞の老化のみならず個体の老化も抑制されているのである。老化研究の進歩によりヒトの平均寿命が100歳を超える日も案外近いかもしれない。

**小林 武彦** Takehiko Kobayashi

東京大学定量生命科学研究所・教授

専門　分子遺伝学。研究テーマは細胞の老化と若返りの分子機構。38億年前に地球上に生命が誕生して以来、その連続性はゲノムの再生による細胞の「リセット（若返り）」によって支えられている。その仕組みを解き明かすべく日夜研究に励んでいる。趣味は浜辺の観察と演劇鑑賞。

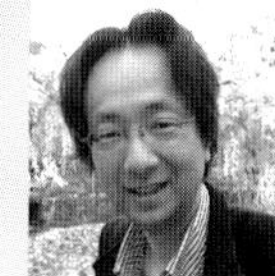

# 23 複製

**複製 Replication** 生命の自己複製能力の根本となるのが、遺伝情報を担うDNAの「複製」である。複製は、まさに生命の本質を担う機能の1つと言える。様々な酵素の働きにより、DNAの二重鎖が解離させられて、片方の鎖を「鋳型」として半保存的に合成が行われる。

**解説** 細胞分裂と共役して染色体のDNAは倍加する。この生命の根幹となる現象をDNA**複製**と呼ぶ。詳細な分子機構は生物種により異なるが、基本的な機構は種を越えて保存されている。関与する因子の類似性から、アーキアと真核生物の複製機構が良く似ていることが分かるが、原核生物はこれらとは異なる進化の道筋をたどり複製機構にも異なる部分がある。また、ウイルスやプラスミドのDNA複製機構も独自の進化をしたもので、とくに複製の開始において細胞とは異なる機構によるものがある。

親DNAを鋳型として半保存的に合成が進むが（**半保存的複製**）、その機構はDNAの合成を担う**DNAポリメラーゼ**の特徴に依存している。すべてのDNAポリメラーゼは、5′→3′の方向にDNA鎖を合成するため、一方の鎖は不連続的に合成される。不連続に合成される鎖を**ラギング鎖**、反対の鎖を**リーディング鎖**と呼び、不連続に合成された一本鎖断片を発見者の名前に因んで**岡崎フラグメント**と呼ぶ。また、DNAポリメラーゼは一本鎖のDNAを鋳型として合成を行うため、二重鎖（二本鎖）DNAは**DNAヘリカーゼ**により一本鎖にほどかれたあと**鋳型**となる。さらにDNAポリメラーゼの合成開始には**プライマー**による3′-OHの供給が必要である。細胞では**プライマーゼ**により一本鎖鋳型DNA上に合成されたRNAがプライマーとして働き、その3′-OH端からDNAが引き続き合成される。RNAプライマーは使用後ヌクレアーゼにより除かれ、その部分がDNAポリメラーゼによりDNA鎖に置き換えられた後連続する合成DNAをDNAリガーゼが結合する。

DNAの複製は特定の場所から開始される。それは複製開始部位に結合するイニシエータータンパク質（大腸菌ではDnaAタンパク質、真核生物やアーキアではOrc[Origin recognition complex]タンパク質）の特異性に由来する。DnaAや出芽酵母のOrcはDNAへの結合特異性が高いため、塩基配列から複製開始部位を推測しうるが、多細胞生物のOrcの特異性は低く、クロマチン構造が複製開始部位の決定に大きな役割を果たすと考えられている。DnaAはその結合により複製開始部位の二重鎖（二本鎖）DNAを一本鎖にほどき、そこにヘリカーゼがロードされ、DNAポリメラーゼによるDNA合成が開始される。一方Orcでは、その結合部位にDNAヘリカーゼがロードされ活性化されると、初めて複製開始部位の二重鎖（二本鎖）DNAが一本鎖にほどかれ、DNAポリメラーゼがDNAの合成を開始する。ウイルスやプラスミドには、タンパク質にヌクレオチドが結合して3′-OHを供給したり、tRNAやRNAポリメラーゼにより合成されたRNAがプライマーとして使われたりすることにより、複製を開始するものもある。

**専門用語の対訳**

| | |
|---|---|
| 鋳型 | template |
| 岡崎フラグメント | Okazaki fragment |
| 半保存的複製 | semiconservative replication |
| プライマー | primer |
| プライマーゼ | primase |
| ラギング鎖 | lagging strand |
| リーディング鎖 | leading strand |
| DNA ヘリカーゼ | DNA helicase |
| DNA ポリメラーゼ | DNA polymerase |

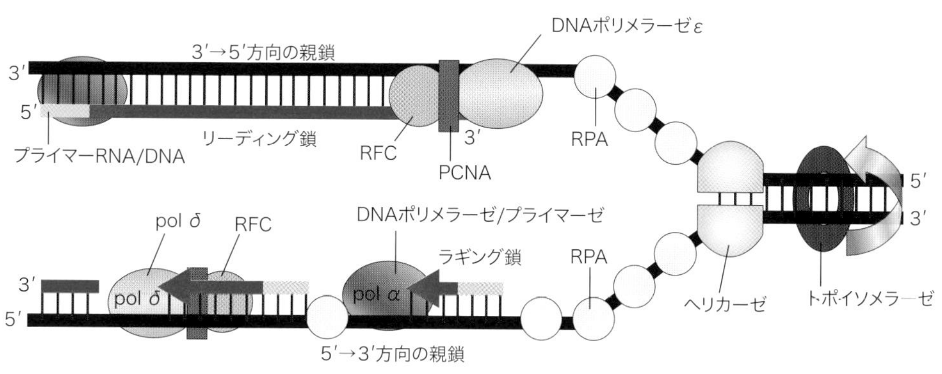


図　DNA 複製

# 24 遺伝子プール

**遺伝子プール Gene pool** 有性生殖を行う生物の集団では、交配を通じて遺伝情報がいわば共有される状態となっている。その結果、共通の特徴を持つ集団である「種」が形成される。すなわち、種は、全体として遺伝情報のプールと捉えることができる。このプールの中で、各遺伝子のアレルの総数は増減しており、その変動（遺伝的浮動）を通じて、種内に特定のアレルが固定、あるいは消失していく。実際の自然集団では正確に観測することは難しいが、生物の進化を考える上で、遺伝子プールの考え方は極めて重要である。

**解説** **遺伝子プール**とは、一つの種（繁殖可能な**個体群**）もしくは**メンデル集団**が共有できる**遺伝子**の総体のことである。ただし、ここでいう「遺伝子」は、古典的な意味での遺伝子だけではなくすべての**遺伝情報**を含む。もし**[突然]変異**が起こらず、**自然選択**がなく、他の個体群との交流がなく、なおかつ有効な**集団**サイズが十分に大きい（理想的には無限大の）メンデル集団の遺伝子プールの場合、**アレル頻度**は世代が変わっても変化しない。これを**ハーディー・ワインベルグの法則**という。しかし、現実には有効な集団のサイズは有限であるため、アレル頻度は**遺伝的浮動**によって変動する。木村の**中立説**においては、この遺伝的浮動こそが進化の主要な「原動力」であると主張する。

ところで、現時点における種の定義は必ずしも明確ではない。古典的な種の定義は分類学的なものであったが、進化的な観点から生物をとらえ直したものの一つに、1942 年にエルンスト・マイヤー（Ernst Mayr）が唱えた「**生物学的種**概念」がある。すなわち種とは遺伝子プールそのものであるというものである。したがってマイヤーの種の定義とは、その中では交配可能であるが、他の集団とは交配できない個体群の集まりということになる。この一見自明とも思える種の定義は、興味深い問題をはらんでいる。たとえば、集団内の分集団を考えたとき、地理的な理由などにより互いに交流をもたない個体群は存在し得る。この場合、それぞれの分集団は独立に[突然]変異を蓄積し、ある時点で交配不可能な別種となる可能性がある。このような種分岐の過程を考えるとき、人間の恣意的な判断の入る余地のある分類学的な視点よりも、遺伝子プールとしての種の概念の方が、進化的な意味においてより合理的である。しかしながら、実際の自然集団において生物学的種を正確に観測することは極めて困難であることもまた事実である。分類学上の種は、生命を記載する基盤でもあり、生物学的種の確定を待つことは（名

**専門用語の対訳**

| | |
|---|---|
| アレル頻度 | allele frequency |
| 遺伝子 | gene |
| 遺伝情報 | genetic information |
| 遺伝的浮動 | genetic drift |
| 個体群 | population |
| 自然選択 | natural selection |
| 集団 | population |
| 生物学的種 | biological species |
| 中立説 | neutral theory |
| [突然]変異 | mutation |
| ハーディー・ワインベルグの法則 | Hardy-Weinberg's law |
| 浮動 | drift |
| メンデル集団 | Mendelian population |

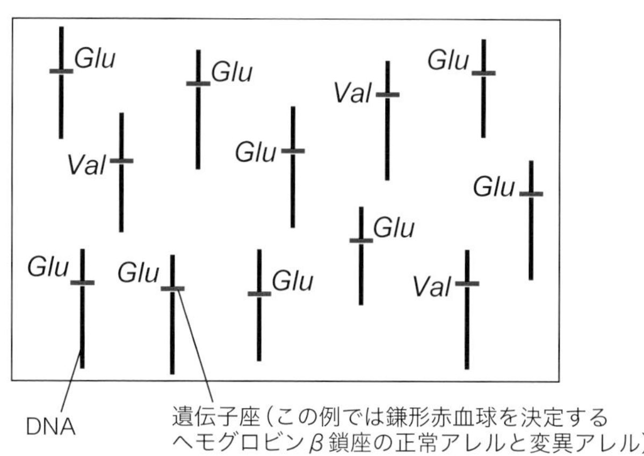


図1　ヒト・アフリカ地域の遺伝子プール

前がなければ記載ができないので）原理上不可能ともいえる。一方で、一度学名を記載した上で、実際に自然界に存在する生物学的種を特定していくことは、生命の変遷を推測するうえで、極めて重要な研究の一つといえるだろう。

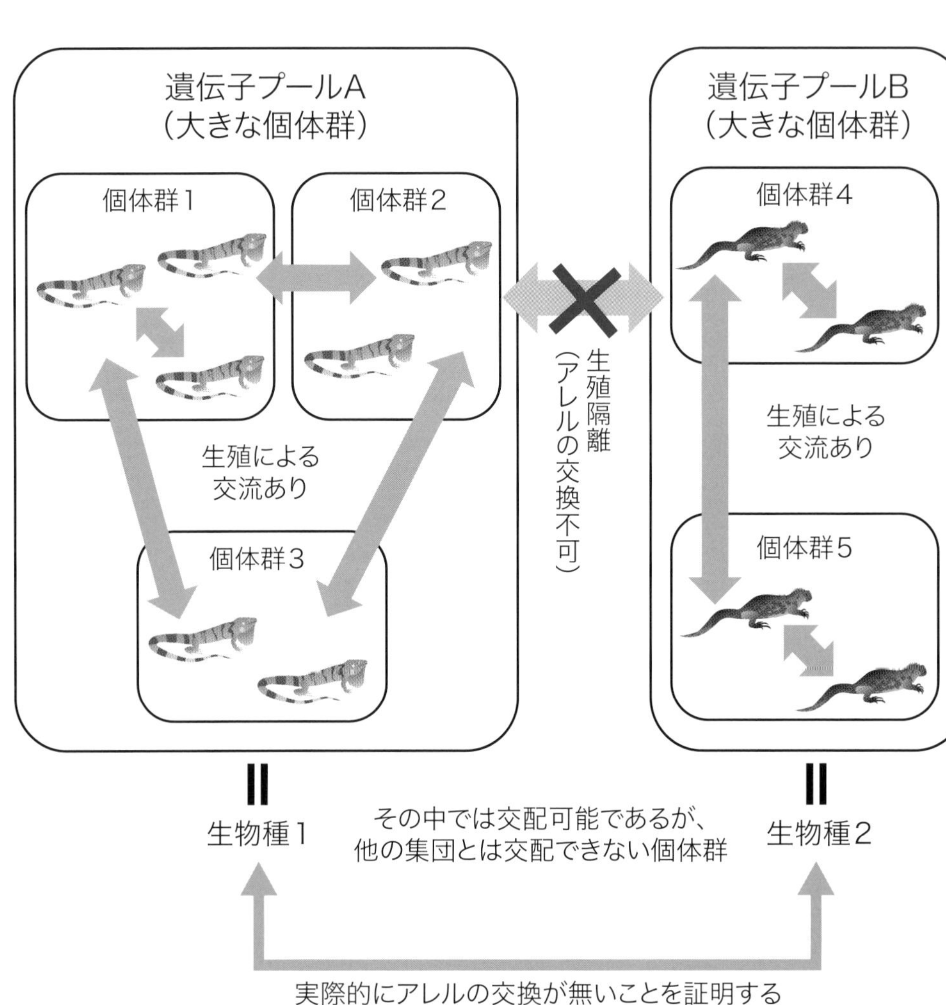


図2　生物学的種の概念

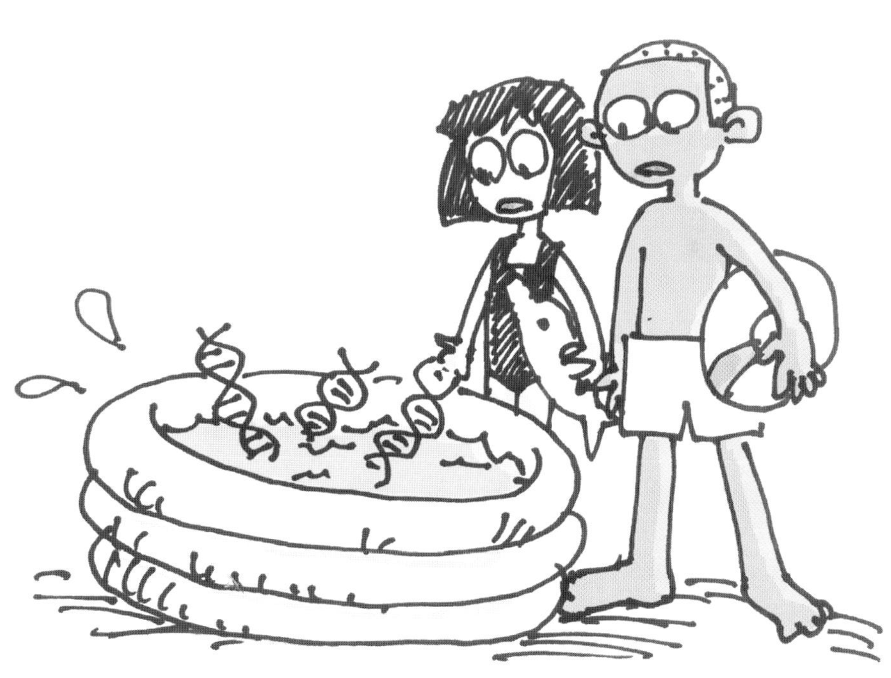

# 25 進化の仕組み

**進化の仕組み Mechanisms of evolution** 現存する生物は、原始の生物が生殖を繰り返すことで多様に進化し、それぞれ環境に適応した特徴や機能を持つに至ったと考えられている。しかし、厳しい環境にされされた時、その生物が環境に適応する能力をすでに持っていなければ、死滅するのみで進化は起こらないはずである。生存にとって有利でも不利でもない変異による生物の形質の変化や、ゲノム重複によって不可欠なはずの遺伝子が不可欠でなくなることなど、進化にはそれを可能にする様々な仕組みがあると考えられている。

**解説** **系統発生**、**系統樹**につながるような**進化**の素朴な考えは古くからあったが、今日的な意味で進化学を提唱したのはダーウィン(1859年)だといわれている。彼は、形質による有利不利という考えを体系化し、クジャクの羽毛色が生殖に有利に働き、さらに個体群の**地理的隔離**によって種が生じるという、**自然選択**の考え方を提唱した。ただし、この時代、**遺伝学**はまだ生まれておらず、**ダーウィン説**ではもっぱら形態進化について言及していた。

その後1940年代になって、遺伝学の興隆とともに、[突然]変異によって生じた**アレル(対立遺伝子)**が適者生存により個体群に固定するという、自然選択説をはっきりと取り入れた**総合進化説**が登場した。これが**新ダーウィン説(ネオダーウィニズム)**である。新ダーウィン説は一時期圧倒的な影響力を示し、行動学、生理学、神経科学、社会科学にも多大な影響を与えた。

ところが、1960年代に日本の**木村資生**が**分子進化**の**中立説(中立論)**を発表し、自然選択説を核としていた新ダーウィン説に大きな修正を迫った。中立説は、[突然]変異(アレル)が個体群に固定する主因は、自然選択ではなく、むしろ有利でも不利でもない中立的な変異(**中立[突然]変異**)が無作為に起こるアレル頻度の変化(遺伝的浮動)によって個体群に固定するためと説明した(**中立進化**)。

中立説の発表当時には、さまざまなDNA配列データが入手できるようになっており、進化は遺伝情報レベルの変化、つまりDNA配列の変化によって生じる**分子系統**と捉えられていた。たとえば**偽遺伝子**の進化速度が速いことや、プロインスリンの領域ごとのアミノ酸置換速度の違いなど、多くのデータが木村の中立論と整合性のあるものであった。また、**分子時計**（進化速度の一定性）は中立論を論拠としている。

現代では、いくつかの変異のタイプが、進化において大きな役割を担っていると考えられている。たとえば、**遺伝子重複**は、重複した**相同遺伝子**（**重複遺伝子**）において、片方の機能が［突然］変異によって損なわれても、生物の生存に致命的な影響を与えないため、重複した遺伝子の進化速度が、重複していない遺伝子よりも速いことが知られている。大野乾（1970年）は、進化におけるゲノム倍加を含む大規模遺伝子重複の重要性を主張した研究者の1人である。

## 専門用語の対訳

| | |
|---|---|
| アレル（対立遺伝子） | allele |
| 遺伝学 | genetics |
| 遺伝子重複 | gene duplication |
| 偽遺伝子 | pseudogene |
| 木村資生 | Kimura, M. |
| 系統樹 | phylogenetic tree |
| 系統発生 | phylogenesis |
| 自然選択 | natural selection |
| 進化 | evolution |
| 新ダーウィン説（ネオダーウィニズム） | neo-Darwinism |
| 相同遺伝子 | homologous gene |
| 総合進化説 | Modern evolutionary synthesis |
| ダーウィン説 | Darwinism |
| 中立進化 | neutral evolution |
| 中立説（中立論） | neutral theory |
| 中立［突然］変異 | neutral mutation |
| 重複 | duplication |
| 重複遺伝子 | duplicate gene |
| 地理的隔離 | geographical isolation |
| 分子系統 | molecular phylogeny |
| 分子進化 | molecular evolution |
| 分子時計 | molecular clock |

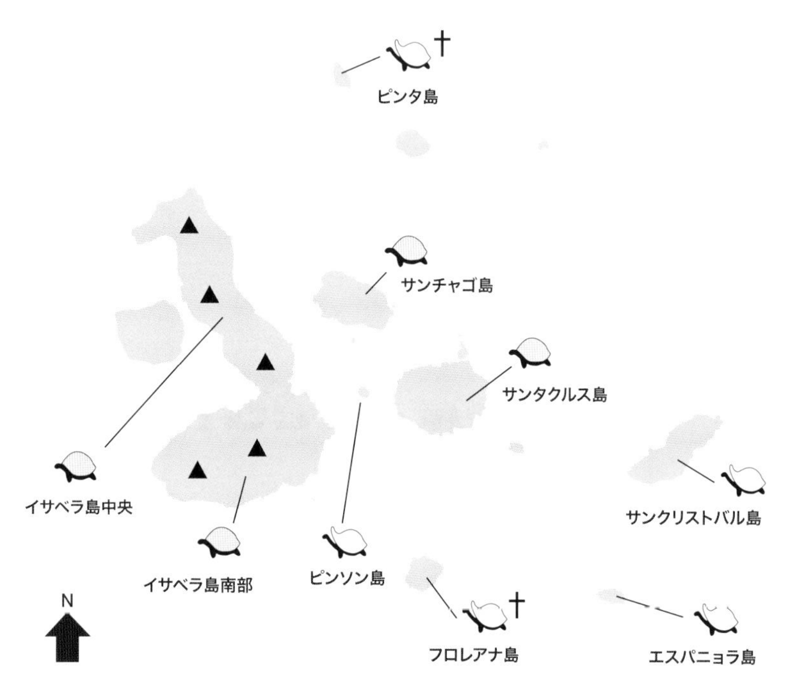


［出典］Joshua, M. M. *et al. Scientific Reports.* 7, 11471 (2017) を改変

図　ガラパゴス諸島では、くら型とドーム型のゾウガメが各島でバラバラに分布している。グレーがドーム型、白がくら型。＋印は絶滅したことを示す。

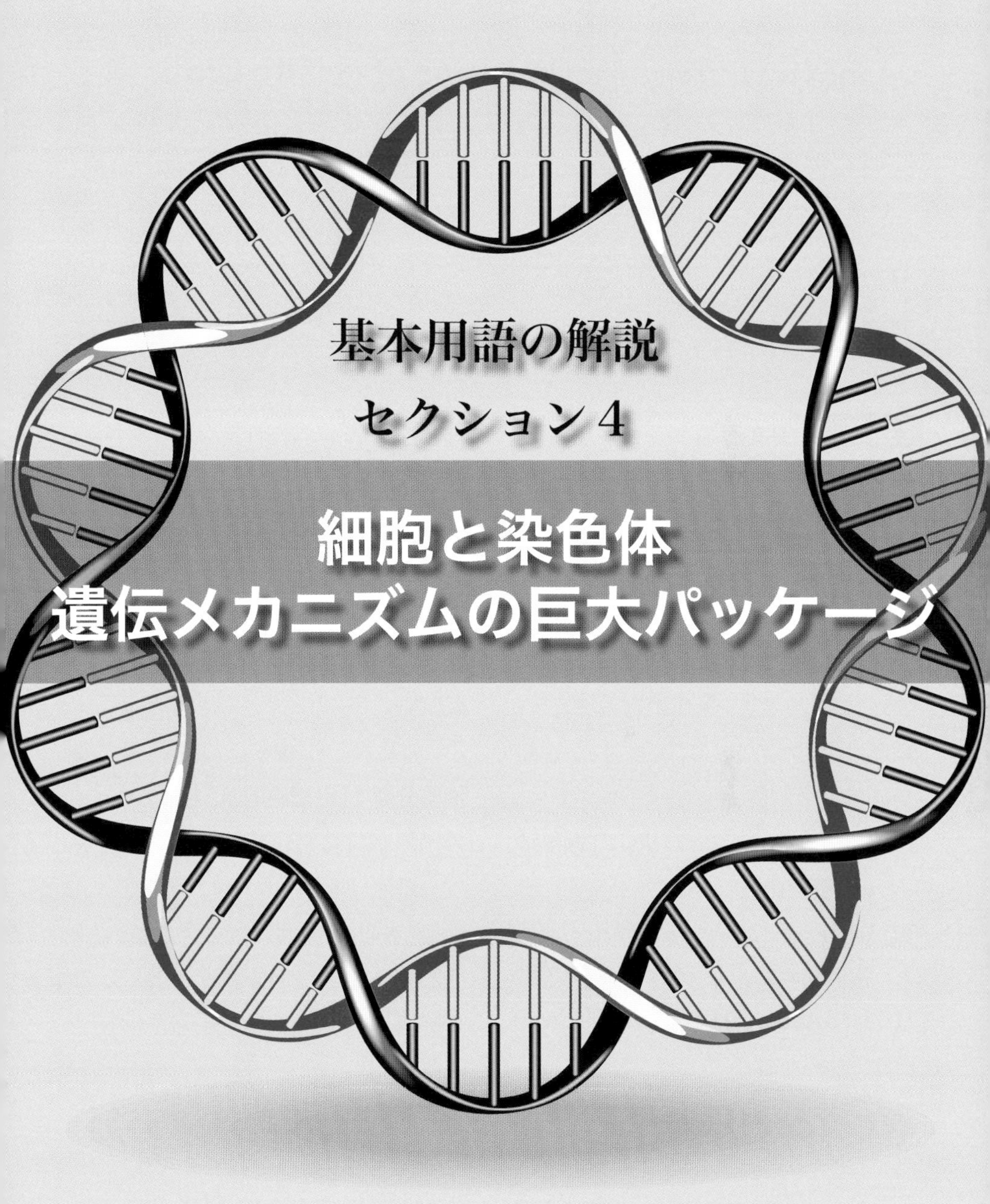

## 基本用語の解説

## セクション4

# 細胞と染色体
# 遺伝メカニズムの巨大パッケージ

# 26 細胞分裂の機構

**細胞分裂の機構 Mechanisms of cell division** 細胞は生命の基本単位であり、細胞の複製過程である「細胞分裂」は、生物の自己複製の基本単位と考えることができる。細胞分裂のプロセスは順序立っており、それぞれのプロセスを構成する機構は極めてダイナミックかつ精巧である。さらに、有性生殖を行う生物は、配偶子を形成するための特別な機構、減数分裂を備えている。

**解説** **細胞分裂**は、一つの細胞が分裂して二つの娘細胞になる現象で、生命の根本的なプロセスの一つであり、遺伝情報の複製、組換え、遺伝現象などの基本的な生物学的イベントの多くが関わる。

**原核生物**と**真核生物**の細胞分裂の様式は大きく異なる。原核生物の場合は、細胞の成長がある段階に達すると、複製(p.148「23 複製」を参照)が開始される。原核生物のゲノムは一つの環状DNAであり、**複製開始点**(Ori)から2方向に複製が進み、その反対側が終点(ter)となる。複製開始により二つになった開始点は、細胞の両極に移動するが、それと同時に、複製のチェック、および修復が行われる。DNAの複製が終了すると、細胞の中央部にくびれが生じ、細胞の分裂が完了する。原核生物には、プラスミドと呼ばれるゲノムから遊離している環状DNAが存在するが、それらも分裂の際に分配される。原核生物では真核生物とは異なり、複製–分配の過程が同時並行的に進行するという特徴がある。細胞の分裂が完了する前に次の複製が開始されることもある。

これに対して、**核**をもつ真核生物の**体細胞分裂**では、**細胞周期**と呼ばれる一連の過程が段階的に起こる。各段階から次の段階へ進むための制御機構が存在し、基本的に各段階が終了するまでは次の段階のプロセスは抑制されている。この機構では、DNAの損傷、次の段階へ進むための代謝物の量や細胞内構造の合成などがチェックされる“**チェックポイント**制御”と呼ばれる機構があり、サイクリンやCDKキナーゼ、CDK阻害因子などのタンパク質が関与している。とくに多細胞真核生物では、細胞が周期から抜け出て分化し、特殊な役割を果たすための、遺伝子発現制御などさまざまな仕組みが核に備わっており、細胞分裂の機構もそれとリンクして複雑化しているようである。また、チェックポイントの制御が正常に働かないと、遺伝情報にエラーをもつ細胞や、増殖の制御がきかない異常な細胞の形成につながるため、がんの発生原因となる。

細胞周期は**間期**（interphase）と分裂期（**M 期**、M phase）とに分けられる。これは顕微鏡による観察に基づくもので、核および細胞自体の分裂（核分裂（karyokinesis）と**細胞質分裂**（cytokinesis））がダイナミックに観察されるのがM 期（Mitotic phase の略）である。M 期とM 期の間で、静止しているように見えるのが間期である。また、細胞が分裂を停止し、休止している時期は**$G_0$ 期**と呼ばれる（図1）。顕微鏡観察では静的に見える間期では、実は細胞分裂に必須な多くのイベントが起こっている。間期はさらに、**$G_1$ 期**、**S 期**、**$G_2$ 期**の三つの段階に分けられる。$G_1$ 期では、次のS 期に必要なDNA 複製酵素や、

## 専門用語の対訳

| | |
|---|---|
| 遺伝的多様性 | genetic variability |
| 核 | nucleus （複）nuclei |
| 間期 | interphase |
| 原核生物 | prokaryote |
| 減数第一分裂 | first division (meiosis I) |
| 減数第二分裂 | second division (meiosis II) |
| 減数分裂 | meiosis （複）meioses |
| 後期 | anaphase |
| 細胞質分裂 | cytokinesis |
| 細胞周期 | cell cycle |
| 細胞分裂 | cell division |
| 終期 | telophase |
| 真核生物 | eukaryote |
| 前期 | prophase |
| 染色分体 | chromatid |
| 前中期 | prometaphase |
| 相同染色体 | homologous chromosome |
| 体細胞分裂 | somatic cell division |
| チェックポイント | check point |
| 中期 | metaphase |
| 対合 | pairing (synapsis （複）synapses) |
| 二価染色体 | bivalent |
| 配偶子 | gamete |
| 配偶子形成 | gametogenesis |
| 複製開始点（複製起点） | replication origin |
| 無糸分裂 | amitosis |
| 有糸分裂 | mitosis （複）mitoses |
| DNA 損傷 | DNA damage |
| DNA 複製 | DNA replication |
| G0 期 | G0 phase |
| G1 期 | G1 phase |
| G2 期 | G2 phase |
| M 期 | M phase |
| S 期 | S phase |

# 26 細胞分裂の機構

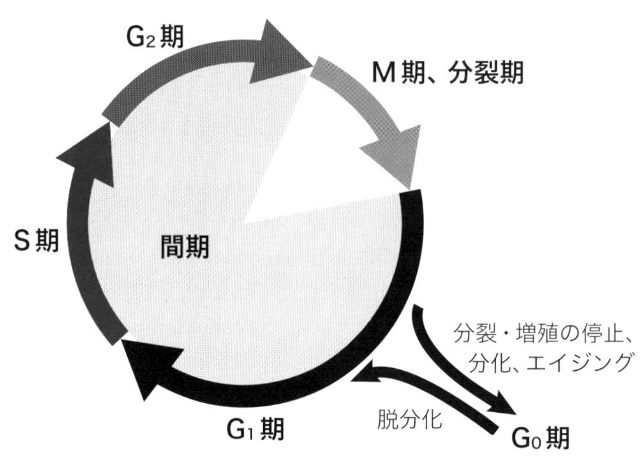


図1　細胞周期の模式図

細胞内小器官などを作っている。$G_1$ 期のチェックポイントでは、複製前の **DNA 損傷**、核酸の量、細胞の大きさ、発生段階に従って細胞増殖を続けるかどうかなどがチェックされる。S 期は Synthesis phase の略であり、染色体および染色体に含まれる DNA の複製が起こる。すべての染色体が複製されたところで S 期は終了する。S 期には DNA 複製チェックポイントがあり、DNA 障害を検知する。続く $G_2$ 期では体細胞分裂に必要な微小管の合成を含め、盛んにタンパク質が合成される。$G_2$ 期には $G_2$/M チェックポイントがあり、DNA の損傷や複製の終了などがチェックされる。

M 期では、染色体の分配である核分裂と細胞質分裂が起こる。染色体が凝縮して顕微鏡観察が可能になり、核膜の消失、染色体の赤道面への配置、紡錘体の完成、姉妹染色分体の分離、極方向への移動などが起こる。分離を終えた染色体は脱凝縮し、核膜が形成され、細胞質が分裂して細胞分裂が完了する。M 期においても紡錘糸がすべての染色体の動原体に結合したかどうかをチェックする M 期チェックポイントが存在する。また、体細胞分裂は、上記のような染色体のダイナミックな動態に基づいて、**前期・前中期・中期・後期・終期**に分けられる（図2）。

| | | 顕微鏡観察でのイベント |
|---|---|---|
| 前期（prophase） | 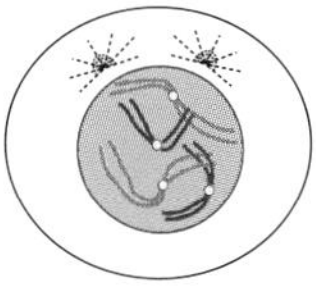 | 核膜消失の開始<br>染色体凝縮の開始<br>中心体の分離と移動 |
| 前中期（prometaphase） | 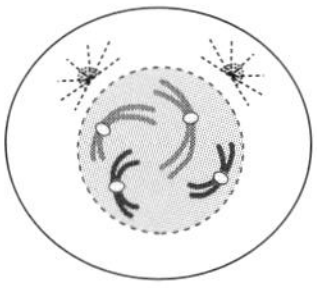 | 染色体凝縮の進行<br>核小体の消失開始<br>核膜の消失<br>紡錘糸の染色体への結合 |
| 中期（metaphase） | 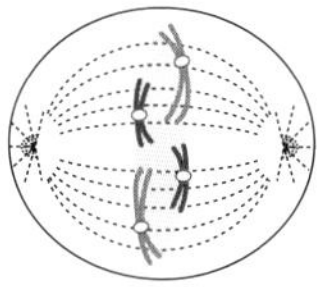 | 染色体が赤道面に配列 |
| 後期（anaphase） | 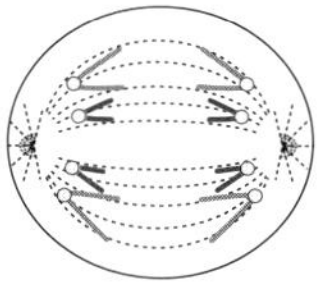 | 染色分体の分離、移動 |
| 終期（telophase） | 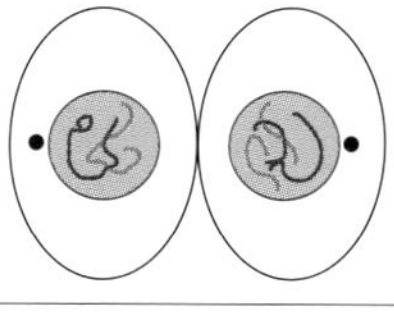 | 核膜出現<br>染色体の脱凝縮<br>細胞質の分裂 |

**図2　体細胞分裂の各段階**

真核生物の細胞分裂様式はバリエーションに富んでおり、生物種や細胞種によりさまざまな違いがある。とくに、有性生殖における**配偶子形成**のための**減数分裂**（詳しくはp.193「33 減数分裂」を参照）では、子孫に遺伝的な多様性を生み出すための特有の仕組みがある。減数分裂は2回の細胞分裂が連続して起こり、**減数第一分裂**と、**減数第二分裂**と呼ばれる（図3）。

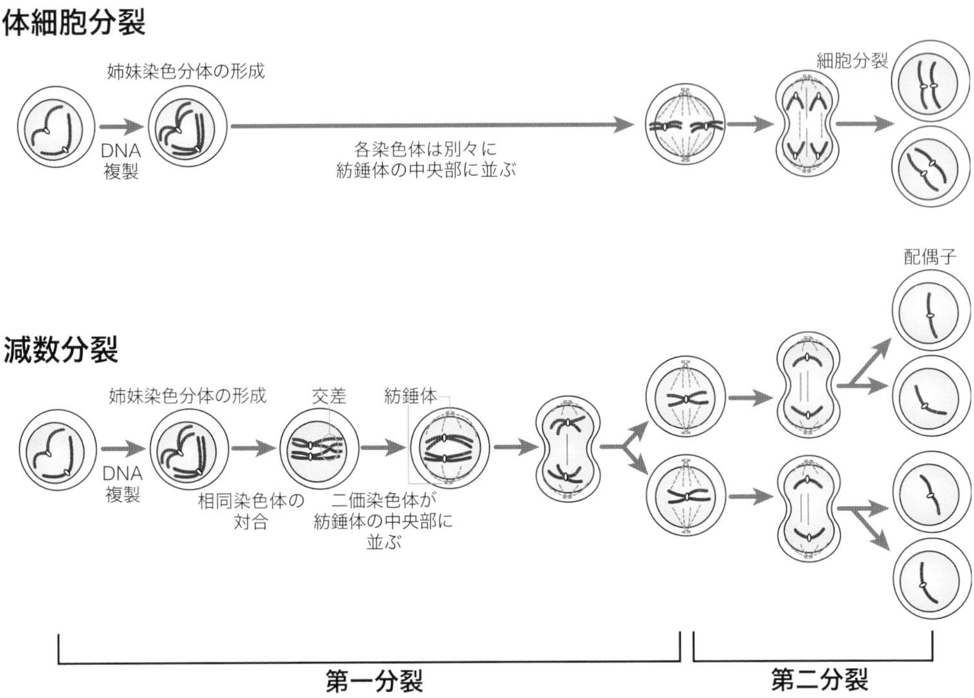

# 26 細胞分裂の機構



［出典］http://csls-db.c.u-tokyo.ac.jp/search/detail?image_repository_id=831

**図3　体細胞分裂と減数分裂（一対の相同染色体だけで示してある）**

減数第一分裂では、前期で**相同染色体**が**対合**して**二価染色体**が形成され（図3）、相同染色体それぞれの1本ずつが2個の娘細胞に分配される。この際、両親由来の相同染色体がどちらの娘細胞に分配されるかはアトランダムであるため、分裂後の細胞に含まれる両親由来の染色体の組合わせは多大（ヒトでは $2^{23}$ 通り）なものとなる。そして二価染色体を構成する相同染色体の非姉妹染色分体間で交差（乗換え）（p.211「**36 相同組換えの分子機構**」を参照）が起こる。第一分裂終了後は **DNA 複製**（S 期）がスキップされて第二分裂に入り、各染色体の**染色分体**が分離して二つの娘細胞に入る。このようにして減数第一分裂では、相同染色体の分離の仕方と交差により両親由来の遺伝子がシャッフルされることによって、**配偶子**の**遺伝的多様性**はほとんど無限大となる。無限大の中から選ばれた二つの配偶子（精子と卵子）が接合（受精）することによって次世代の個体が生じ、ひいては生物集団の遺伝的多様性が保たれるようになっているのである。

# 27 交配

**交配 Cross** 接合によって子孫を得る行為が交配である。交配を通じて、異なる個体からもたらされたアレルが1つの個体の中で新たに共存する。個体の中に様々なアレルが共存することは、特定の座[位]において、両方のアレルが変異型になるリスクを軽減することにつながる。また、遺伝学的解析や育種では、戻し交配をはじめとした様々な交配技法が用いられる。

**解説** 生物2個体間で**受精**を行って次世代を作出することを“**交配**”という。広義には動物、植物の**有性生殖**で**子孫**を得ることを指す。すなわち、2個の生殖細胞が融合することにより次世代個体を作出する（あるいは生まれる）ことに特徴がある。以前は、単に交配という時は親の遺伝子型を問題としない場合を指し、とくに遺伝子型の異なった個体間での交配を“**交雑**”と呼んだが、日本遺伝学会では「交配」を訳語とすることを提案する（英語では動物の交配にmatingを使うこともある）。交配により作製された雑種と、最初の親系統のどちらか一方を交配することを**戻し交配**という。これは、遺伝学的解析や育種学において変異や特性を別の系統に移行させる時に一般的に用いられる手法であり、多くの場合、何世代にもわたって連続的に行われ

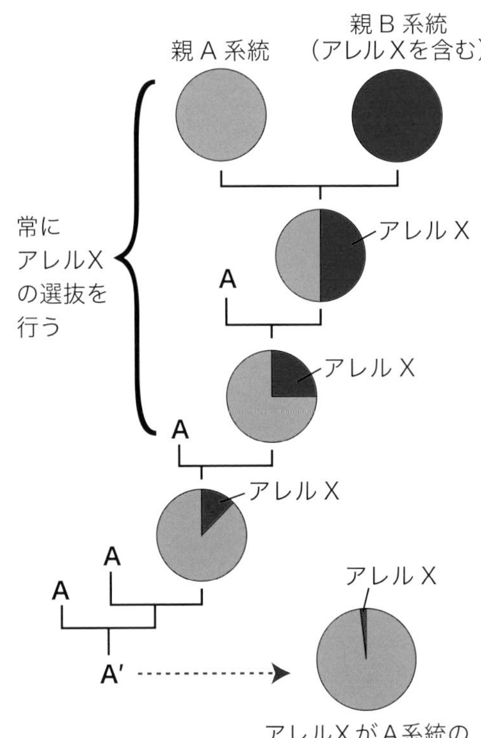


図 戻し交配

る（**反復戻し交配**）。この方法を手段として、**系統育種**が行われることも多い。また、変異体などにおいて遺伝子型が不明な個体を潜性形質個体と交配させることにより、その遺伝子型を決定することを**検定交配**といい、これも遺伝学的に基本的な解析方法の一つである。

交配は、原則として同じ**種**、**亜種**間など極めて近縁の生物間でのみ可能である。これは有性生殖、受精の特性・システムに起因する。また、交配一世代目で生殖能力を欠く現象が見られることがあり、**雑種不稔性**と呼ばれる。一方、両親の遺伝子型の組合わせにより、両親のどちらよりも"強い"（生存に適したり、物質の生産性の向上など、さまざまな尺度が考えられる）と考えられる形質を示す個体が第一世代のみ得られることがある。これを**雑種強勢**(heterosis）という。今日では、これらの特性を利用した農産物、ハイブリッド作物、$F_1$ 作物が販売・栽培され、また養鶏、養蚕などにも利用されている。

## 専門用語の対訳

| | |
|---|---|
| 亜種 | subspecies |
| 系統育種 | line breeding |
| 検定交配 | test cross |
| (1)交配 (2)交雑 | cross |
| 雑種強勢 | heterosis |
| 雑種第一代 | first filial generation (略) F1 |
| 雑種不稔性 | hybrid sterility |
| 子孫 | descendant |
| 種 | species (複) species |
| 受精 | fertilization |
| 反復戻し交配 | recurrent (repeated) backcrosses |
| 戻し交配 | backcross |
| 有性生殖 | sexual reproduction |

《遺伝学コラム》

# 植物における生殖の不思議と自家不和合性

「遺伝学」の始祖をメンデルというのは、正しいのであろう。しかし、彼の論文以前にも遺伝法則は経験的に知られていたと考えられる。たとえば、江戸時代の日本には「変化アサガオ」があり、自然交雑などによる多重潜性形質の出現を経験的に理解していなければ変化アサガオは作出できないものだった。それはさておき、メンデルが遺伝法則検証のため研究材料に用いたのは「エンドウ」、マメ科植物なので基本、自殖性の植物である。植物の多くは両性花であることから、植物の生殖様式はすべからく「自殖性」と思われがちであるが、植物もその遺伝的多様性を確保するために、さまざまな生殖システムを工夫している。その一つが、同一個体の雌しべと花粉が熟するタイミングをずらすことによって、自家花粉（花をつけている個体由来の花粉）で受粉・受精しないようにする「雌雄異熟」というシステムである。これを利用する植物種として身近なところでは、「ネギ」、「トウモロコシ」などがある。この場合、結実するためには、～10程度の個体数が必要だといわれている。この雌雄異熟よりも進化したシステムが「自家不和合性」だといわれている。自家不和合性とは、雌雄の両生殖器官、つまり雌しべ・雄しべが形態的・機能的に正常であるにもかかわらず、自家花粉では受精に至らない現象のことをいう。受精に至らない、という表現は曖昧であるが、受粉から受精に至る、どこかの段階で阻害される、ということである。実際には、花粉が発芽しない、発芽をしても花粉管が雌しべ先端の乳頭細胞に侵入できない、雌しべに侵入した後いずれかのステージで花粉管が停止する、という現象が見られる。自家不和合性という形質は、被子植物全体の半数程度の植物種が有しているといわれており、実はメンデルが実験に使った「エンドウ」のような「自殖性（自家和合性）植物」の方があまり多くない。植物も一つのDNAを介して生きている「生命体」であり、環境変動などに対して適応力があることを考慮すれば、遺伝的多様性を産み出すことができる「他殖性植物」の方が有利であることは明白である。

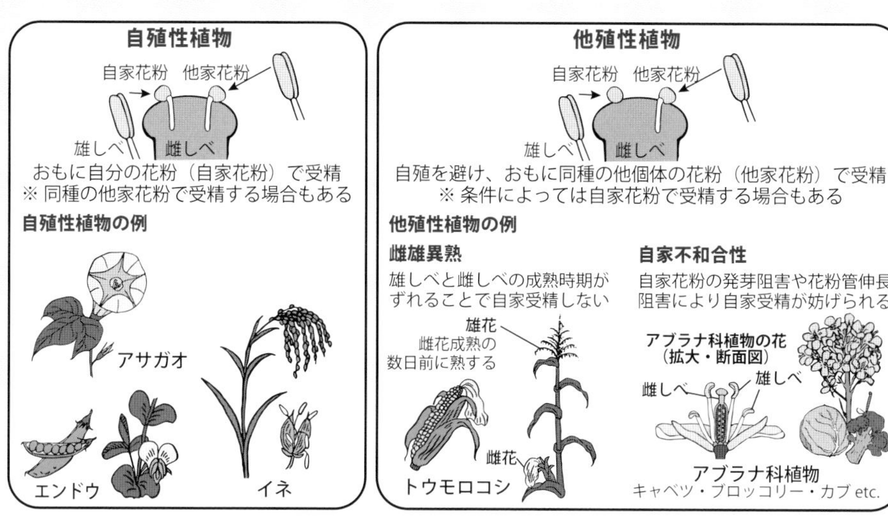


**図1　自殖性植物と他殖性植物の違い**

［原図］増子（鈴木）潤美提供

この自家不和合性を遺伝学的側面から見ると、多くの場合、1遺伝子座*S*複対立遺伝子系で説明することができる。「複対立遺伝子系」とは、通常の顕性・潜性という二つのアレル（対立遺伝子）でなく、ABOの血液型のようにアレル（対立遺伝子）が三つ以上あるものをいう。自家受粉で不和合性となるのは、花粉と雌しべの*S*アレル型が一致しているからである。言い換えれば、異個体であっても、*S*アレル型が同一であれば、その花粉は不和合性を示し、受精には至らない。異なるアレル（対立遺伝子）型と受精できるということから、アレル（対立遺伝子）の数は多い方が有利であり、キャベツの類いである*Brassica oleracea*では100近いアレル（対立遺伝子）が実際に同定されている。自家不和合性のことを英語で、self-incompatibilityと表記するが、この現象が解析され始めた当時、self-sterilityという言葉も同程度に使われていた。自己花粉を交雑して、その花粉が不和合性を示しているのか、不稔（雌雄のいずれかの生殖器官が形態的・機能的異常なために、

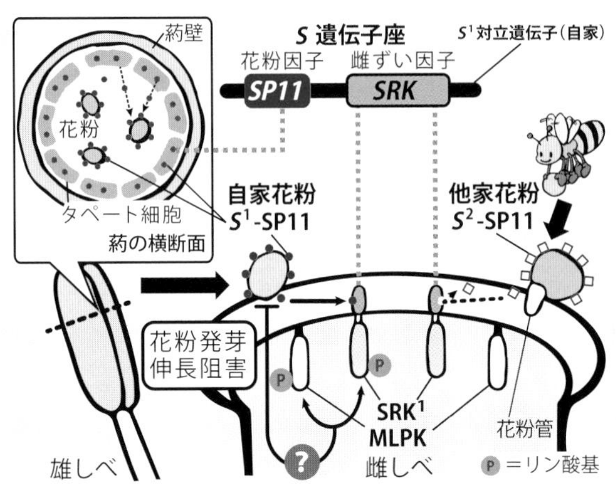


**図2　アブラナ科植物の自家不和合性の分子機構**

［原図］増子（鈴木）潤美提供

種子形成がなされない）現象をもたらしているのか、この研究が行われ始めた1900年代初めには厳密に区別する手法がなかった。そのため、結果としては種子形成がなされないので、不稔のようにも見えることから、*S*遺伝子は「Sterility」の「S」に由来しているといわれている。もちろん現在では、不和合性、不稔性という概念は、厳密に区別されて研究がなされている。また、アレル（対立遺伝子）の番号表記は上付け文字で記すことが遺伝学的には一般的であるが、自家不和合性のアレル（対立遺伝子）の番号は多くの場合、下付け文字として記されるという慣習がある。

では、自家不和合性の植物種は、どのような仕掛けで自己花粉と非自己花粉を識別しているのであろうか。研究当初からさまざまなモデルが提唱され、酵素と基質のような仕掛け、鍵と鍵穴のような仕掛けなどが考えられてきた。近年の分子遺伝学、分子生物学的解析から、アブラナ科・ナス科・バラ科、オオバコ科・ケシ科植物で、*S*遺伝子座上に雌雄の自家不和合性

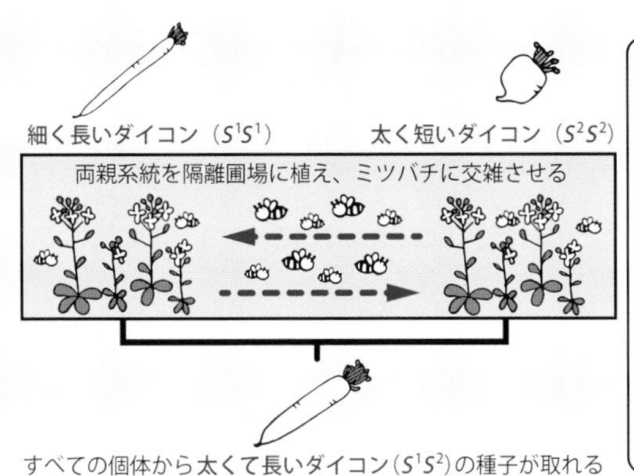


隔離圃場に $S$ 対立遺伝子の異なる純系の両親系統のみを植え、ミツバチによって交雑させる。両親とも自家不和合性をもつ場合、自家受粉せず、すべて他家受粉となり、効率的に均一な雑種の子孫を得ることができる。
両親系統には、栽培上有利な形質をもち、かつ雑種強勢によって優秀な子孫を得ることができる組合わせが考慮され用いられている。
優秀でばらつきのない形質は一代限りで、後代の形質はばらつくため、農家は毎年新しい種子を種苗会社から購入する必要がある。

**図3　自家不和合性を利用した一代雑種育種**

［原図］増子（鈴木）潤美提供

決定因子が存在していることが解明されている。アブラナ科植物は、花粉由来の低分子タンパク質（SP11）が、同一アレル（対立遺伝子）由来の受容体キナーゼ（SRK）である雌しべ因子と結合すると自家不和合性が誘導される。ナス科・オオバコ科植物とバラ科植物は分類群的には、合弁花と離弁花という離れた植物種であるが、いずれも雌しべ因子が「RNA 分解酵素である RNase（S-RNase）」であることが分かっている。この S-RNase が伸長している花粉管に取り込まれたとき、花粉側因子である「自己由来のタンパク質分解に関わる因子（SLF）」とは結合できず、花粉管の RNA を分解することにより花粉管伸長が停止すると考えられている。分類学的に離れているにも関わらず自家不和合性の自他識別機構が同じ、ということは、植物の進化過程において植物種の受粉・花粉伸長に「ある意味、都合のよい雌雄の因子」を選択した結果であると考えてよい。

自家不和合性は植物種の遺伝的多様性を保つのに有利だが、植物の栽培化という側面から見るとどうだろうか。自家不和合性があることによって植物種内の遺伝的多様性は確保されるが、花粉を運んでくれる「訪花昆虫」の活動依存的に種子・果実形成がなされることになる。つまり、栽培化・農耕を行う上で作物が自家不和合性であるということは、必ずしも有利であるとはいえない。ただ、栽培化・農耕とは「人が植物を管理する」ということであるので、遺伝的多様性がある程度低くても許容される。極端な話、自家和合性であっても問題ない。ただし、一般的に自家不和合性種で自殖を繰り返したとき、植物体が小さくなるなどの「自殖弱勢」が表れる。このことについては、ダーウィンの著書である「The effects of cross and self fertilisation in the vegetable kingdom」に、多様な植物種を用いた実験がなされている。一方で、その著書の中にある自家不和合性植物であるマルバアサガオを用いた実験では、「自殖7世代（$F_7$）当たりで自殖弱勢がなくなり、$F_0$の親植物よりも大きな植物になり、以降どれだけ自殖を繰り返しても植物体の大きさに変化がなかった」ことが記され、この植物体を「ヒーロー」と呼んだ。自家不和合性形質を有していた植物が、何らかの原因により自家和合性形質に変化した瞬間をとらえた実験ともいえる。実際、ナス科の野生種は自家不和合性で、その決定因子であるS-RNaseに活性があるが、トマトなどの栽培種は自家和合性であり、RNase活性を不活化する重要なアミノ酸に置換が生じている。このように、栽培化の過程においてゲノム内での何らかの変化により、自家和合性になっても「自殖弱勢」が生じない機構が働き、自殖に適応した植物種が作物として成立してきたと考えられる。

自家不和合性形質を積極的に利用して、農産物生産を向上させようとした手法も構築されている。隔離された圃場内に$S$アレル型が異なる2系統（たとえば、$S^1$系統と$S^2$系統）を栽植し、訪花昆虫で花粉を運ばせると、自家不和合性の性質により、それぞれの系統に形成される種子はすべて$S^1S^2$という雑種（$F_1$）となる。この時、両親系統に栽培上有利となる形質（たとえば、耐病性が高い、栄養価が高い）を別々にもたせておけば、$F_1$種子は両方の優良形質を保持したものとなり、両親系統が遺伝的に離れている場合は「雑種強勢」という形質発現も期待できる。この採取方法はアブラナ科野菜（ハクサイ、カブ、キャベツ、ブロッコリー、ダイコンなど）で実用化されている。このような雑種当代が有する「そろいの良さ」、「雑種強勢」が栽培上非常に有利であることから、このような方法は「一代雑種育種法」として広く利用されている。もちろん、自家不和合性を打破する方法を用い $F_1$ の自殖種子を得ることはできるが、優良形質などが分離する世代（$F_2$）となることから、農家は、品質のそろった作物を栽培するためには、この $F_1$ 雑種種子を買い続けて栽培することが求められる。

このように、植物の「自家不和合性」という受粉・生殖システムは、身近な植物や農作物でも観察できる現象であり、その背景には「遺伝学」に裏付けられた巧妙な仕掛けが潜んでいる。それぞれのシーズンに花を咲かせ、実をつける植物・作物を観察して、栽培化・農耕の歴史とあわせて考えてみるのはいかがだろうか。

**渡辺 正夫** Masao Watanabe

東北大学大学院生命科学研究科
植物分子育種分野　教授

専門　植物分子育種学。アブラナ科植物の自家不和合性における自他識別機構を中心として、植物の受粉反応に関わる因子を分子遺伝学的に解析。現在は、ゲノミクス、低分子 RNA、メチル化などの遺伝学分野を超えて、可能な限りの関連分野との共同研究を展開中。研究活動と並行して、小中高へのアウトリーチ活動も展開し、最近 1,000 回を超えた。

# 28 配偶子

**配偶子 Gamete** 接合によって新たな個体を作るための細胞が「配偶子」である。1セット（体細胞の半分）のゲノムを持ち、減数分裂によって作られる。配偶子その形態やふるまいは、生物によって様々であり、生活環の主な部分を配偶子として過ごす生物もいる。

**解説** **有性生殖**を行う生物において、**減数分裂**によって染色体数が半数となった、**単数体***の**生殖細胞**を**配偶子**、またそれができる過程を**配偶子形成**という。配偶子の形態や運動性が一律であれば**同型配偶子**、2種類あれば**異型配偶子**である。後者の場合、大きい方を**大配偶子**あるいは**雌性配偶子**、小さい方を**小配偶子**あるいは**雄性配偶子**と呼ぶ。これらの例として、それぞれ**卵[子]**と**精子**があげられる。配偶子は図2のようにして、**生殖母細胞**からつくられる。したがって、**卵[子]形成**では1個の**卵母細胞**から1個の卵[子]が、**精子形成**では1個の**精母細胞**から4個の精子が生じる。卵[子]と精子が**受精**することによって、次の世代である**二倍体**（全数）の**接合子**が誕生する。植物でも基本的には同様であるが、単数体の細胞は何回かの分裂を行い、**配偶体**を形成する。**花粉管**を伸ばした**花粉**や、コケ植物の植物体（栄養体）はその例である。植物では、配偶子は配偶体の細胞から形成され、接合を経て、全数性である胞子体を形成する。胞子体から減数分裂を経て胞子が生じ、胞子が発芽・成長して配偶体ができる。

植物の種類によって、生活環のおもな部分を配偶体で過ごすか、胞子体で過ごすかが異なっている。

* 半数である「単数体」と「一倍体」を区別していることに注意（詳しくは、「**32 倍数体**」の脚注（p.188）と解説（p.188）を参照のこと）

## 専門用語の対訳

| | | | |
|---|---|---|---|
| 異型配偶子 | anisogamete | 接合子 | zygote |
| 花粉 | pollen | 大配偶子 | macrogamete |
| 花粉管 | pollen tube | 単数体 | haploid |
| 減数分裂 | meiosis （複）meioses | 同型配偶子 | homogamete |
| 雌性配偶子 | female gamete | 二倍体 | diploid |
| 受精 | fertilization | 配偶子形成 | gametogenesis |
| 小配偶子 | microgamete | 配偶体 | gametophyte |
| 精子 | spermatozoon （複）spermatozoa | 有性生殖 | sexual reproduction |
| 精子形成 | spermatogenesis | 雄性配偶子 | male gamete |
| 生殖細胞 | germ cell | 卵［子］ | ovum （複）ova |
| 生殖母細胞 | gametocyte | 卵［子］形成 | oogenesis |
| 精母細胞 | spermatocyte | 卵母細胞 | oocyte |

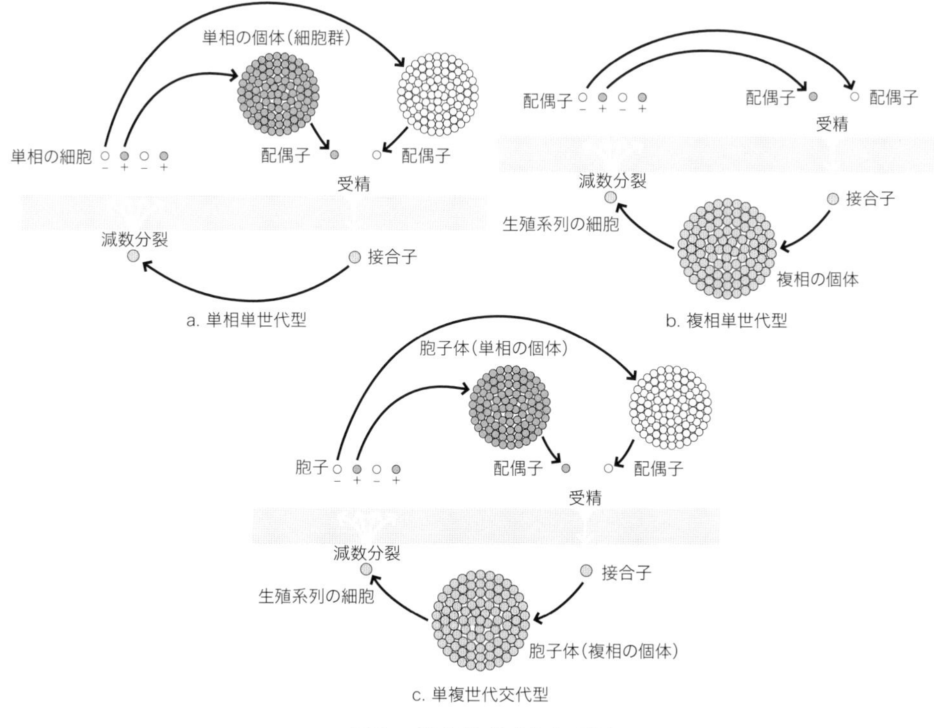


図1　染色体サイクルの図

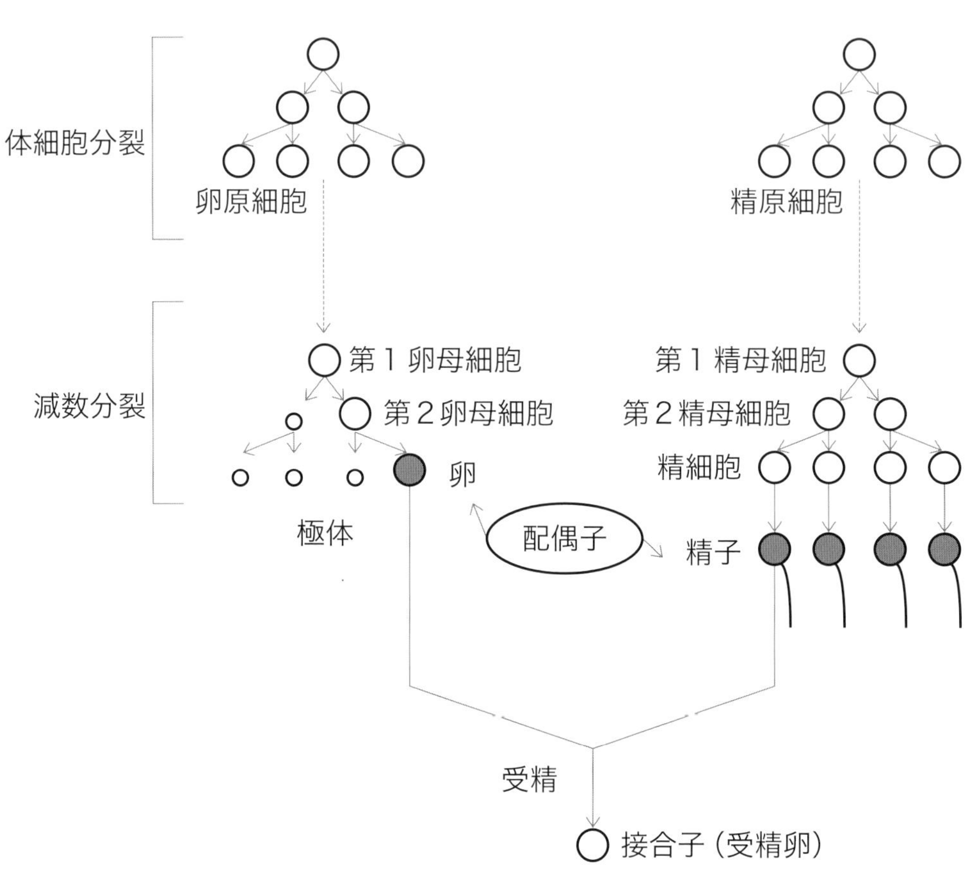


図2　動物における配偶子形成と受精の模式図
複相の親から単相の配偶子（生殖細胞）が作られる。
また、受精によって複相の接合子（二倍体）である受精卵が生まれる。

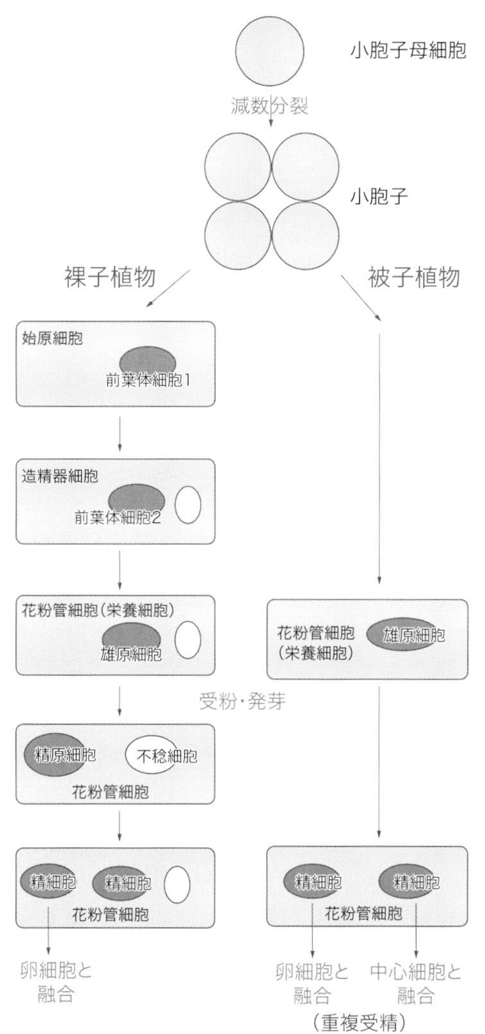


**図3　種子植物における雄性配偶子の形成**

# 29 ホモ / ヘテロ接合

## ホモ / ヘテロ接合 Homozygous / Heterozygous

配偶子の接合は、両親から由来する 2 つのゲノムの融合を伴う。その際、ある座［位］に注目して、両親から由来するアレルが同じ（同じ DNA 配列）であれば、ホモ（同じ）、異なればヘテロ（異なる）接合となる。ヘテロであることは、片方のアレルが異常である場合に、それをカバーする作用として働くことも多く、このことが崩れることは「ヘテロ接合性の消失」と呼ばれ、がんの原因の 1 つとして知られている。

**解説** 「homo」とは「同じ」、「hetero」とは「異なる」ことを意味するギリシア語の接頭辞であり、homozygous は**同型接合**（の）、heterozygous は**異型接合**（の）、あるいはカタカナ語を用いて**ホモ接合**（の）、**ヘテロ接合**（の）とも訳される。生命科学における「**接合**」という現象は**有性生殖**において**配偶子**が融合することであり、英語では bacterial conjugation（微生物の接合）と fertilization（**受精**）の両方を指す。状態としての「接合（の）」は、接合したのちに両親由来の**アレル（対立遺伝子）**あるいは**染色体**が一つの細胞の中に共存している（対になっている）状態を指しており、同型接合（以後、ホモ接合）とは両親由来の染色体あるいはアレル（対立遺伝子）が同型であること、異型接合（以後、ヘテロ接合）とは異型であることを示している。たとえば、メンデルの実験における花色を決定する**座［位］**において、白い花になる**潜性**のアレル（対立遺伝子）“*r*”と赤い花となる**顕性**のアレル（対立遺伝子）“*R*”の両方をもつ場合（**遺伝子型**が“*R*/*r*”）、この座［位］においてヘテロ接合であるという。また、このような個体を**ヘテロ接合体**という（ちなみにこの場合の花の色（**表現型**）は赤である）。同様に、白い花をつける個体は遺伝子型が“*r*/*r*”であるので、**ホモ接合体**である。遺伝子型“*R*/*R*”の赤花の個体も、二つのアレル（対立遺伝子）が同型であるので、同じくホモ接合体である。

性染色体によって性決定がなされる生物では、性染色体の一方が極端に矮小化している場合がある。たとえば、雄ヘテロXY型の哺乳類ではX染色体に比べY染色体は非常に小さく、機能的遺伝子の数も極めて少ない。そのため末端の偽常染色体領域を除くX染色体のほとんどの領域の遺伝子は、雄では1コピーしか存在しない。このように、二倍体の生物において遺伝子が1コピーしかない状態を**ヘミ接合**と呼ぶ。性染色体の例以外にも、異数体や染色体の部分欠損などで、**対合**相手が無くなる状態もヘミ接合と呼ぶ。**体細胞変異**によって、もともとヘテロ接合であったものが、ヘミ接合、あるいはホモ接合になることを、**ヘテロ接合性の消失**（loss of heterozygosity: LOH）と呼ぶ。LOHはがん発症のおもな原因の一つであることが知られている。**がん抑制遺伝子**の**野生型**アレルと**変異型アレル**の**ヘテロ接合性**が、野生型アレルの体細胞変異によって失われ、変異型のホモ接合、あるいはヘミ接合になってしまうと、がんを抑制できなくなってしまう。一度がん化してしまうと、たとえそれが1個の細胞であってもその一つの細胞は無限増殖し、さらには転移してその個体を死に至らしめる危険性がある。がん抑制遺伝子の変異を先天的にヘテロにもつだけで、がん発症のリスクが高まるのは、このようなLOHが体細胞のどこかで偶発的に起こる確率が高まるためである。

## 専門用語の対訳

| | |
|---|---|
| アレル（対立遺伝子） | allele |
| 遺伝子型 | genotype |
| がん抑制遺伝子 | tumor suppressor gene |
| 顕性 | （形）dominant |
| 座［位］ | locus （複）loci |
| 受精 | fertilization |
| 接合 | conjugation |
| 染色体 | chromosome |
| 潜性 | （形）recessive |
| 体細胞変異 | somatic mutation |
| 対合 | pairing (synapsis （複）synapses) |
| 配偶子 | gamete |
| 表現型 | phenotype |
| ヘテロ接合（異型接合） | （形）heterozygous |
| ヘテロ接合性 | heterozygosity |
| ヘテロ接合性の消失 | loss of heterozygosity （略）LOH |
| ヘテロ接合体（異型接合体） | heterozygote |
| ヘミ接合（半接合） | （形）hemizygous |
| 変異型アレル | mutant allele |
| ホモ接合（同型接合） | （形）homozygous |
| ホモ接合性（同型接合性） | homozygosity |
| ホモ接合体（同型接合体） | homozygote |
| 野生型 | wild type |
| 有性生殖 | sexual reproduction |

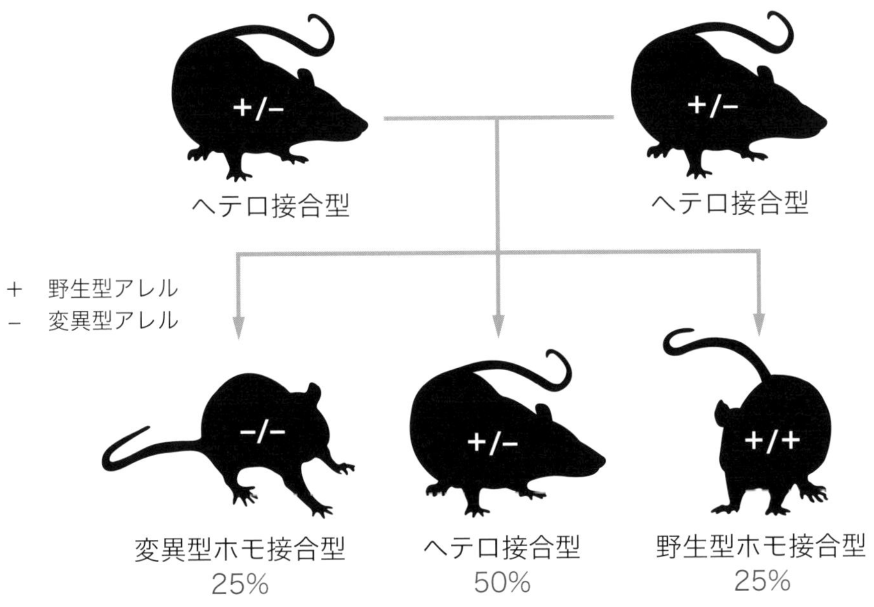


図　一つの座［位］におけるヘテロ接合体同士の交配では、
2タイプのホモ接合体と、ヘテロ接合体が生まれる

# 30 染色体

**染色体 Chromosome** 染色体は、1本のDNAが、様々なタンパクと結合することで、高度な立体構造をとって凝縮した線状の構造体である。染色によって光学顕微鏡でも観察可能であり、核内に存在し細胞分裂の際に娘細胞に等しく分配されることが古くから知られていた。特殊な形態や機能を持つ染色体もあり、性をはじめとする形質に関係する。染色体上の位置は、ゲノムDNA上の位置、すなわち座[位]と相関する。

**解説** **染色体**という用語は、元来は**細胞遺伝学**上の言葉として用いられ、動物や植物の細胞が**有糸分裂**する際に出現し、塩基性色素で濃染される棒状の構造を指す(p.158「**26 細胞分裂の機構**」を参照)。細胞周期の過程では、核内に存在する**DNA**がS期において複製された後、**細胞分裂**の開始に伴い核膜が消失し、同時に核内に存在する**クロマチン(染色質**:DNAとタンパク質との複合体**)**が巧妙に折りたたまれ、凝縮して全**ゲノム**DNAをパックした染色体構造をとる(p.200「**34 染色体の構造**」を参照)。しかし近年では、間期核内に存在する棒状の構造をとらないクロマチンも含めて染色体と呼んでいる。細胞分裂期での凝縮した染色体は光学顕微鏡下で観察できるが、間期の染色体は長く伸展したクロマチン繊維として核内にあるので、その存在を顕微鏡で観察することはできない。

生物の設計図である全ゲノム情報はDNAに書き込まれているが、染色体はそれらの情報を正確に複製し、分配して次世代の細胞へ伝えるためのゲノム情報の収納の場といえる。染色体への収納のあり方は生物種ごとに異なる。すなわち、染色体の数や大きさ、および形は生物種に固有のもので、ふつうは大きさの順に番号が付けられている(図1)。染色体を形態的に分類するには通常、**染色体分染法**が適用される。つまり、さまざまな前処理をして染色したり、特殊な蛍光染色を行うことによって染色体上に現れる横縞模様(バンド)が用いられる(図1)(p.200「**34 染色体の構造**」を参照)。

# 30 染色体

ヒトや類人猿、実験動植物、家畜などでは、分染法による標準核型が国際的に定められている(図2)。図1は、**G分染法**で作製されたヒトの核型である。ヒト染色体は22対の**常染色体**と**性染色体**のペア(女性ではXX、男性ではXY)の46本からなる(図1)。さまざまな生物種における染色体数を表1に示す。

雌雄間で数や形が異なる染色体を性染色体と呼ぶが、必ずしも性を決定する遺伝子がこの染色体上に座位することを意味しない。性染色体以外の染色体は常染色体である。多くの場合、形態的に異なる二つの染色体がある。雄が異型、雌が同型の染色体をもつとき、雄に特有の染色体を**Y染色体**、両性に共通する染色体を**X染色体**という(雌の性染色体構成はXX、雄はXY)。逆に雌が異型である場合は、雌特有の染色体を**W染色体**、両性に共通する染色体を**Z染色体**と呼ぶ(雌はZW、雄はZZ)。XとYあるいはZとWが形態的に識別できなくとも、遺伝学的にXとYあるいはWとZの存在が確認できている場合もある。またY染色体あるいはW染色体が存在しない様式も知られている：雌XX／雄XOおよび雌ZO／雄ZZ。この場合のOは染色体がないことを意味する。

一組の基本的な染色体に加えて、

**専門用語の対訳**

| | |
|---|---|
| 核様体 | nucleoid |
| 過剰染色体 | supernumerary chromosome |
| クロマチン(染色質) | chromatin |
| ゲノム | genome |
| 減数分裂 | meiosis (複) meioses |
| 細胞遺伝学 | cytogenetics |
| 細胞分裂 | cell division |
| 常染色体 | autosome (形) autosomal |
| 性染色体 | sex chromosome |
| 染色体分染法 | chromosome banding technique |
| 相同染色体 | homologous chromosome |
| 体細胞分裂 | somatic cell division |
| 単数体 | haploid |
| 二倍体 | diploid |
| ミトコンドリア | mitochondrion (複) mitochondria |
| 有糸分裂 | mitosis (複) mitoses |
| 有性生殖 | sexual reproduction |
| 葉緑体 | chloroplast |
| B染色体 | B-chromosome |
| DNA | deoxyribonucleic acid (略) DNA |
| G分染法(Gバンド法) | G-banding |
| W染色体 | W-chromosome |
| X染色体 | X-chromosome |
| Y染色体 | Y-chromosome |
| Z染色体 | Z-chromosome |

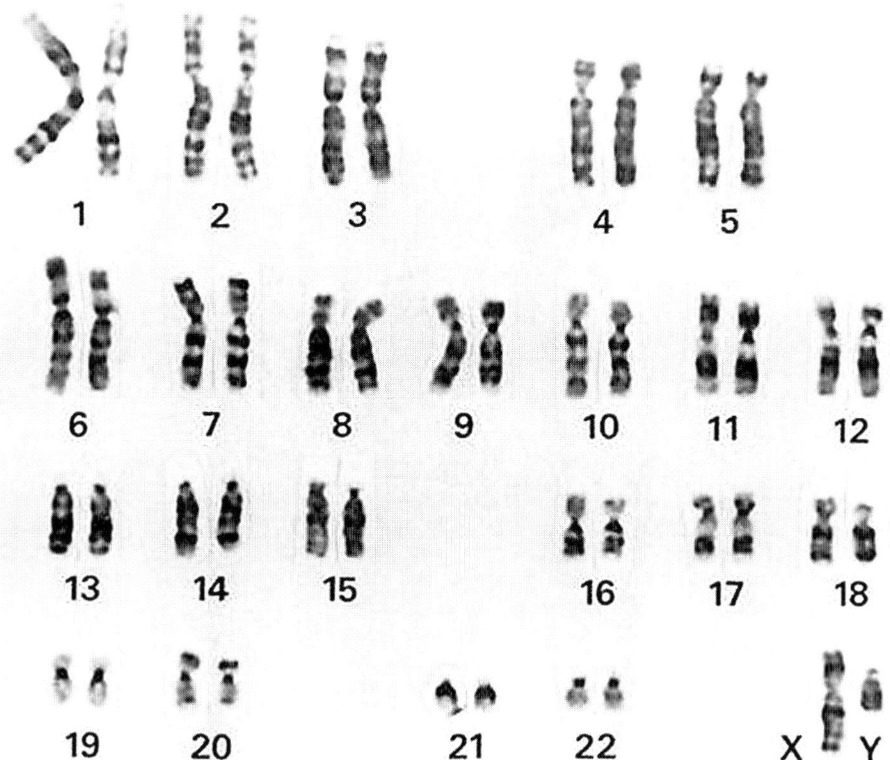


［出典］池内（医歯薬出版，2015）より引用

**図1　G 分染法（G バンド法）によるヒト健常男性の核型分析**

**B 染色体**という余分な染色体が存在することがある（この場合の B は、通常の基本的な染色体を A 染色体となぞらえた呼称）。**過剰染色体**とも呼ばれる。小型でヘテロクロマチンから成り、**減数分裂**では対合に関与せず単独行動し、その由来は多くの場合、不明である。個体間であるいは個体内でもその数が異なることがある。そしてその存在は動物では外形の表現型に影響を与えないが、植物では成長の遅れや稔性の低下につながることがある。動物ではネズミなどの齧歯類やモグラ目、キツネ、タヌキなどの食肉目など、植物ではトウモロコシ、ライムギ、スイ

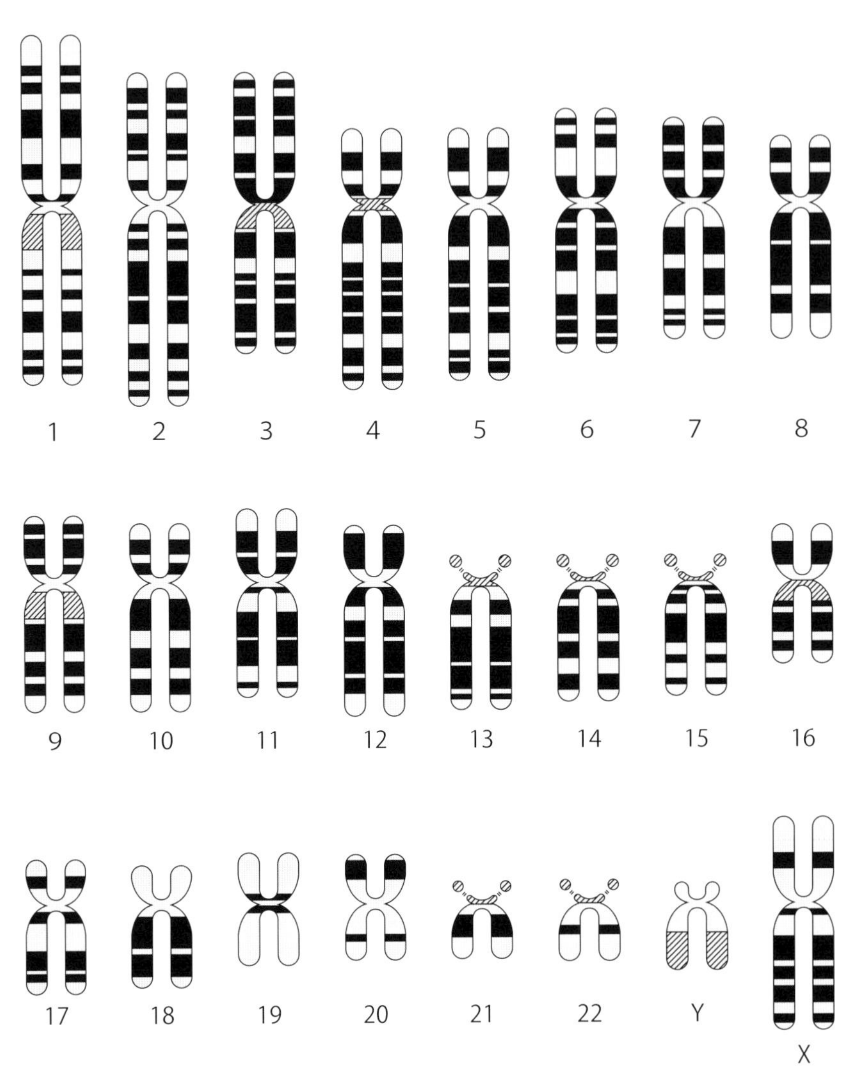


**図2　ヒト染色体分染像の標準模式図（320- バンド*期相当）の場合。**
**Paris 会議（1971）に基づく。**

*ゲノム（染色体 23 本）当たりに検出される白黒のバンド数。分裂前中期以前の凝縮途上の長い染色体には沢山の小さなバンドが検出され、染色体の長さに応じて、400-, 550-, 700-, 850- バンド期の模式図が設定されている。

| 動物 | $2n$ | 植物 | $2n$ |
|---|---|---|---|
| ウマノカイチュウ | 2 | 分裂酵母 | 6 |
| キイロショウジョウバエ | 8 | スギナ | 216 |
| カイコガ | 56 | オオハナヤスリ（羊歯植物） | 約1262 |
| オホーツクヤドカリ | 254 | | |
| コイ | 100 | イチョウ | 24 |
| ニホンアカガエル | 26 | アサ | 20 |
| ニワトリ | 78 | イネ | 24 |
| マウス | 40 | オオムギ | 14 |
| イヌ | 78 | パンコムギ | 42 |
| ゴリラ | 48 | エンドウ | 14 |
| ヒト | 46 | シロイヌナズナ | 10 |

**表1　さまざまな生物種の体細胞染色体数（$2n$）**

バなどで知られている。

**有性生殖**を行う動・植物の体細胞では一般に、ゲノムを2組持ち、**相同染色体**と呼ばれる同一の染色体が1対ずつ（それぞれは両親由来）存在している。減数分裂の過程を経て生じる生殖細胞では**単数体**（$n$）となり、受精を経て再び**二倍体**（$2n$）となる。受精後は**体細胞分裂**が繰り返されて（間期S期でのDNAの複製と分裂期での染色体分配）、細胞が増殖し発生が進行する。体細胞分裂と減数分裂では、染色体分配の機構が巧妙に使い分けられている（p.158「**26 細胞分裂の機構**」およびp.193「**33 減数分裂**」を参照）。

以上、真核細胞における染色体について概説した。しかし最近は、原核生物の**核様体**、**葉緑体**や**ミトコンドリア**などの一つの独立した遺伝子連鎖群、あるいはウイルスのDNAやRNAも、広義の染色体と呼ばれることがある。たとえば、大腸菌は1本の染色体をもち、大部分の遺伝子が約4Mbから成る1個の環状DNAの上に並んでいる。

# 31 核型

**核型 Karyotype** 多くの生物は複数の染色体を持つ。その構成を「核型」と呼び、記号や数値で表記することができる。核型は、生物の進化の過程で辿ったゲノムの重複、欠損、転座による繋ぎ換え等の結果であり、生物によって様々である。染色体レベルで観察できる[突然]変異は、核型の異常を伴うこともあり、ヒトをはじめとしたいくつかの種では、既知の核型異常の表記法が確立されている。

**解説** 特定の生物種、個体、あるいは細胞の全**染色体**構成を、染色体のサイズや形態で特徴づけて図示または式で表したものを**核型**という。染色体の形態は**セントロメア**の位置、**付随体**や**二次狭窄**の有無、染色体分染法による**分染パターン**などに基づいて分類される。**イディオグラム**とも呼ばれるが、この語は染色体構成を描画して図式化したものに用いられることが多い。実験動植物や家畜、ヒトなどでは国際的に定められた標準核型がある。実際には、細胞分裂中期の染色体標本を写真撮影し、印画紙に焼き付けられた個々の染色体を鋏で切り離して分類し、標準核型にならって台紙上に整列させる（糊付ける）ことによって作成する。核型を作成して染色体構成を調べることを**核型分析**という。図1にラットの標準核型（**Q分染法(Qバンド法)**による）を示す（ヒトの核型はp.179「**30染色体**」を参照）。臨床検査として普及しているヒトの染色体分析の場合は、コンピュータを搭載した染色体自動解析装置が実用化されている。ただし操作をすべてマシンまかせにはできず、核型分析用の画像処理には専門的な知識と技能を必要とする。

全染色体構成を示す核型を、記号や数値で表記し記録することができる。基本的には、最初に染色体数を記し、コンマをおいて**性染色体**の構成を記す。ヒトの健常男性の核型は46,XY、健常女性は46,XX である。ニワトリの核型は78,ZZ（雄）、78,ZW（雌）である。ヒトにはたくさんの種類の**染色体異常**が知られ、その多くは臨床症状を伴う疾患の原因となっている。こうした染色体異常をもつ核型を表記するための国際的な統一方式がある。**ヒト細胞遺伝学の国際命名規約**（ISCNと略）といい、先天性や後天性の染色体異常や減数分裂での染色体異常などがそれぞれの方式によって数字と記号、略号で記載することができる。こうした標準方式は、技術革新による解析精度の進展に伴って4～10年おきに改訂されてきた。現在はISCN (2016) としてまとめられ、分染法に基づく染色体分析だけでなく、通常の**FISH法**や間期核FISH、そして**マイクロアレイ**解析によるDNAレベルでの異常所見も数字と記号、略号で記載できるようになっている。いくつかの例を表1にあげる。

植物では、主要作物の染色体番号や分染パターンが統一化され標準核型が提示されているが、染色体異常については広くは知られていない。しかしパンコムギにはさまざまな染色体異常を示す系統が育成されており、それらの表記はISCNの方式に準じて（一部変更して）行われている。

**専門用語の対訳**

| | |
|---|---|
| イディオグラム | idiogram |
| 核型分析 | karyotype analysis |
| 欠失 | deletion |
| 性染色体 | sex chromosome |
| 染色体 | chromosome |
| 染色体異常 | chromosome aberration |
| セントロメア | centromere |
| 相互転座 | reciprocal translocation |
| トリソミー | trisomy （形）trisomic |
| 二次狭さく(窄) | secondary constriction |
| ヒト細胞遺伝学の国際命名規約 | International System for Human Cytogenetic Nomenclature （略）ISCN |
| 付随体 | satellite |
| 分染パターン | banding pattern |
| マイクロアレイ | microarray |
| モザイク | mosaic |
| ロバートソン型転座 | Robertsonian translocation |
| FISH法 | fluorescence *in situ* hybridization （略）FISH |
| Q分染法(Qバンド法) | Q-banding |

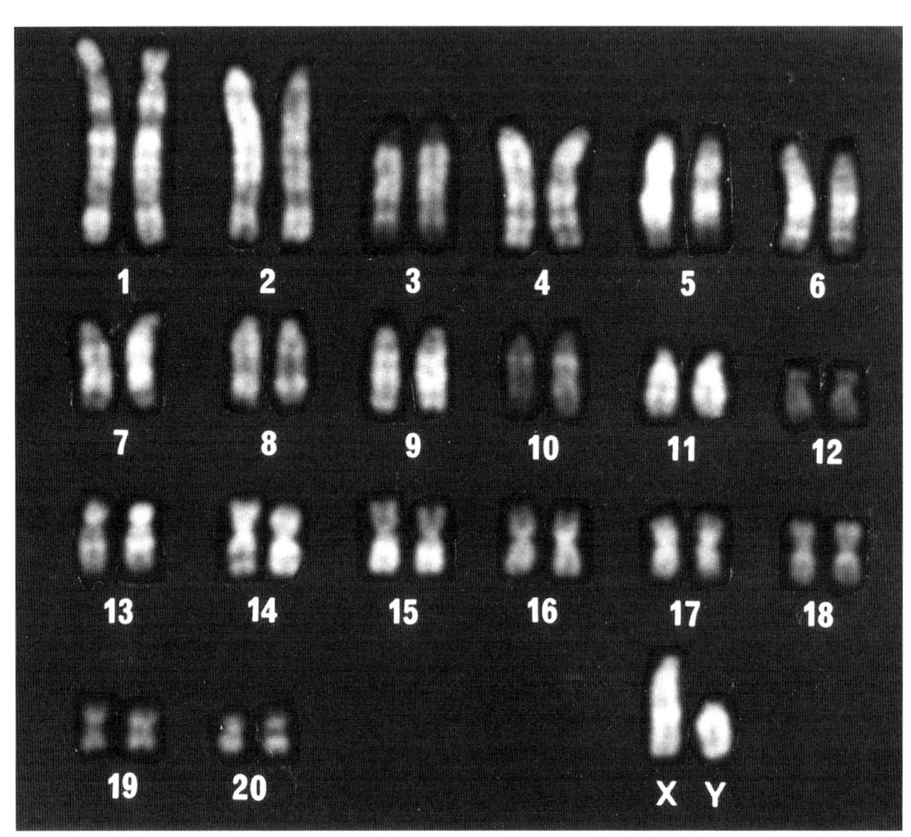


［原図］池内達郎

図1　ラット（*Rattus norvegicus*）の標準核型
Q分染法による

| 異常の種類 | 核型記載 | 染色体異常所見 |
|---|---|---|
| トリソミー | 47,XX,+21 | 21 番染色体のトリソミー |
| X 染色体数の異常 | 47,XXY | 性染色体構成が XXY の男性 |
| モザイク | mos 45,X[10]/46,XX[15] | 観察した 25 細胞のうち,<br>10 細胞が X モノソミー、<br>15 細胞が正常核型 |
| 欠失 | 46,XY,del(5)(p13.1p14.2) | 5 番染色体短腕の p13.1 と<br>p14.2 の間が欠失 |
| 相互転座 | 46,XX,t(2;15)(p21;q26.3) | 2 番と 15 番染色体間の<br>相互転座, 切断点がそれぞれ<br>2p21 と 15q26.3 |
| 不均衡転座 | 46,XX,der(15),t(2;15)(p21;q26.3)mat | 上記相互転座の保因者(母)に<br>由来した不均衡転座(2番短腕<br>p21- 末端の部分トリソミー,<br>15 番長腕 q26.3- 末端の部分<br>モノソミー), der は派生染色体 |
| ロバートソン型転座 | 45,XY,rob(14;21)(q10;q10) | 14 番と 21 番染色体間の<br>ロバートソン型転座 |
| 欠失<br>(FISH による同定) | 46,XX,ish del(22)(q11.2q11.2)(D22S75-) | 22 番染色体の q11.2 領域内<br>の部分欠失 (DNA マーカー<br>D21S75 をプローブとした<br>染色体 FISH 法により同定) |
| コピー数の増加<br>(間期核 FISH<br>による) | nuc ish 21q22(D21S65×3) | 21q22 領域内の DNA マー<br>カー D21S65 が 3 コピー存在<br>(間期核 FISH で同定) |
| 欠失<br>(マイクロアレイ<br>による同定) | arr 4q32.2q35.1(163,146,681-183,022,312)×1 | マイクロアレイ法を実施。<br>4 番染色体長腕における<br>163,146,681〜183,022,312<br>の塩基間領域 (q32.2 〜<br>q35.1 領域に相当, 19.8Mb)<br>が欠失 (×1, 1 コピー,<br>部分モノソミー) |

**表 1　核型異常の記載例。ISCN(2016) より**

# 32 倍数体

**倍数体 Polyploid** 生物はゲノムを「セット」として管理している。生物によっては、特定の細胞に多くのセットのゲノムを持たせる能力があるものもいる。また、細胞分裂における染色体の分配等に異常をきたすことで、1つの細胞に異常なセット数のゲノムを持つような染色体異常が起こる場合もある。進化の過程では、ゲノムがセットとして増加するゲノムの重複が何度も起こっていると考えられており、「倍数性」と生物の進化は深い関係がある。

**解説** **有性生殖**をする動植物の正常体細胞は、通常、配偶子である**単数体***の染色体組が2セットからなる**二倍体**である。**染色体数**が3セット以上の状態を**倍数性**という。染色体異常としての倍数性には**三倍性**と**四倍性**がよく知られ、このような細胞または個体をそれぞれ**三倍体**、**四倍体**という。ヒトではいずれも胎生期に発生が停止し流産に至る（図1）。三倍体が生じる原因としては、染色体の2セットが卵子由来である場合（**二卵核受精**）と精子由来（**二精核受精**）の場合とがある。ヒトの三倍体（染色体数69本）の大部分は**二精子受精**であることが知られている。ヒトの四倍体（染色体数92本）は、卵割期に核分裂に伴う細胞質分裂が抑制されたことによって生じる、とされる。四倍体細胞は実験的に作出することができる。人為的な**細胞融合**（センダイウイルスやポリエチレングリコールを媒介として）をはじめとして、コルヒチンなどの細胞分裂阻害剤処理、魚類受精卵の加圧や温度処理などによって作製できる。

* 「単数体」は、これまで用いられてきた「半数体（haploid）」に替わる訳語である。haploidの染色体セットは、ある生物種の配偶子に含まれる染色体の1セットを意味する。半数性の配偶子が融合（受精）して二倍性の個体（二倍体）が生じるが、「半数」と「半数」を足して二倍体（1/2 + 1/2 = 2 ?）というのでは誤解のもとであるし、"haploid" の "haplo-" にはもともと「半分、半数」という意味はなく、これは「単、単一」を意味する。そこで本書では、haploidの訳語として語義的に原語により忠実と考えられる「単数体」をあてることにした。旧来の半数体は一倍体monoploidとよく混同されてきた。この両者の違いについては、本解説の末尾を参照されたい。

複製後の染色体が核膜の解離や紡錘体形成を伴わずに凝縮し、かつ染色分体の分離を示す現象があり、これを**核内分裂**という。核内分裂の結果、四倍性あるいはそれ以上の倍数性細胞になる。肝臓や胎生期の絨毛組織などに分化した特定の細胞によく見られる。染色体複製が細胞分裂期のいかなる過程も経ずに再度行われることもあり、この場合、次の分裂期では四個の染色分体を有する染色体が観察される。核内分裂の一つのタイプであるが、とくにこの現象を**核内再倍加**という。核内再倍加が繰り返されると、多数の染色分体が並列したままの**多糸染色体**が生じる。その著しい例が双翅目昆虫などにみられる**だ(唾)腺染色体**である。

植物の場合は、自然状態での倍数体が広く知られており、農作物として育種されたものも多い。多くの場合、異種として成立しているので、これらを**倍数種**という。植物の倍数体には**同質倍数体**と**異質倍数体**とがある。同質倍数体とは、同じ種類のゲノムを複数もつ倍数体で、ジャガイモは**同質四倍体**、サツマイモは**同質六倍体**である。同質倍数体は、器官や植物体が大きくなる傾向があり、農作物の育種に応用されている。二倍体と同質四倍

**専門用語の対訳**

| | |
|---|---|
| 異質倍数体 | allopolyploid |
| 一倍体 | monoploid |
| 核内再倍加 | endoreduplication |
| 核内分裂 | endomitosis<br>(形) endomitoses |
| 減数分裂 | meiosis (複) meioses |
| 細胞融合 | cell fusion |
| 三倍性 | triploidy |
| 三倍体 | triploid |
| 全奇胎 | complete mole |
| 染色体基本数 | basic number of chromosomes (x) |
| 染色体数 | chromosome number |
| 多糸染色体 | polytene chromosome |
| だ(唾)腺染色体 | salivary gland chromosome |
| 単数体 | haploid |
| 同質倍数体 | autopolyploid |
| 同質四倍体 | autotetraploid |
| 同質六倍体 | autohexaploid |
| 二価染色体 | bivalent |
| 二精核受精 | diandry |
| 二精子受精 | dispermy |
| 二倍体 | diploid |
| 二卵核受精 | digyny |
| 倍数種 | polyploid species |
| 倍数性 | polyploidy |
| 半数性 → 単数性 | |
| 半数体 → 単数体 | |
| 複二倍体 | amphidiploid |
| 部分奇胎 | partial mole |
| 胞状奇胎 | hydatidiform mole |
| 有性生殖 | sexual reproduction |
| 四倍性 | tetraploidy |
| 四倍体 | tetraploid |

体を交配すると三倍体になる。三倍体は正常な**減数分裂**を行うことができず、不稔になるが、これを利用してたとえば三倍体のたねなし品種をつくることにも利用されている。異質倍数体は、2種以上のゲノムで構成されている倍数体で、ゲノムを異にする種間の雑種に由来する。異種ゲノムが1セットずつの雑種植物は、減数分裂に支障があって不稔となるが、染色体が倍加して異種ゲノムが2セットずつになると、減数分裂での相同染色体が正規に対合して**二価染色体**がつくられ、各ゲノムの染色体が均等に娘細胞に分配されるため、不稔にはならない(図2)。このような倍数体をとくに**複二倍体**と呼ぶ。

一連の倍数種の中で最小の染色体数をもつ種の単数性染色体数を**染色体基本数**といい、$x$ で表す。二倍体種では基本数($x$)と配偶子に含まれる染色体数($n$)が同じであるが、たとえばパンコムギのように、$x=7$ で六倍性種の場合は、染色体数と倍数性の関係は $2n=6x=42$ と表記され、配偶子の染色体数は $n=21$ である。ここで $2n$ は体細胞の染色体数、$n$ は配偶子での染色体数を意味する。倍数種の多い植物ではこのように $n$ と $x$ が使い分けられているが、動物では $x$ の概念がなく、三倍体 $3n$、四倍体 $4n$ などという表記が一般的に行われている。

冒頭に記載した単数体は旧来の“半数体”に替わる用語である*。半数体は、**一倍体**(monoploid)という用語とこれまでよく混同されてきた。一倍体の染色体セットは、一連の倍数体で倍加する染色体の基本的な一組を意味する。しかし教育の世界では“半数体”と一倍体の両者を区別せず、教育用語としては一倍体に統一されてきた(例:「生物教育用語集」、東大出版会　1998)。通常の二倍体生物種の場合は、“半数体”と一倍体とでは、染色体数が同じであるので問題にはならないが、植物でよくみられる倍数種では配偶子は一倍体ではない。たとえば、六倍体種の植物では一倍体の染色体が6セットあるが、“半数体”の配偶子は三倍体である、と考えればわかりやすい。このように、単数体(“半数体”からの変更用語、haploid)と一倍体(monoploid)とは区別して使い分けることが望ましい。

* p.12 および p.188 の脚注を参照。

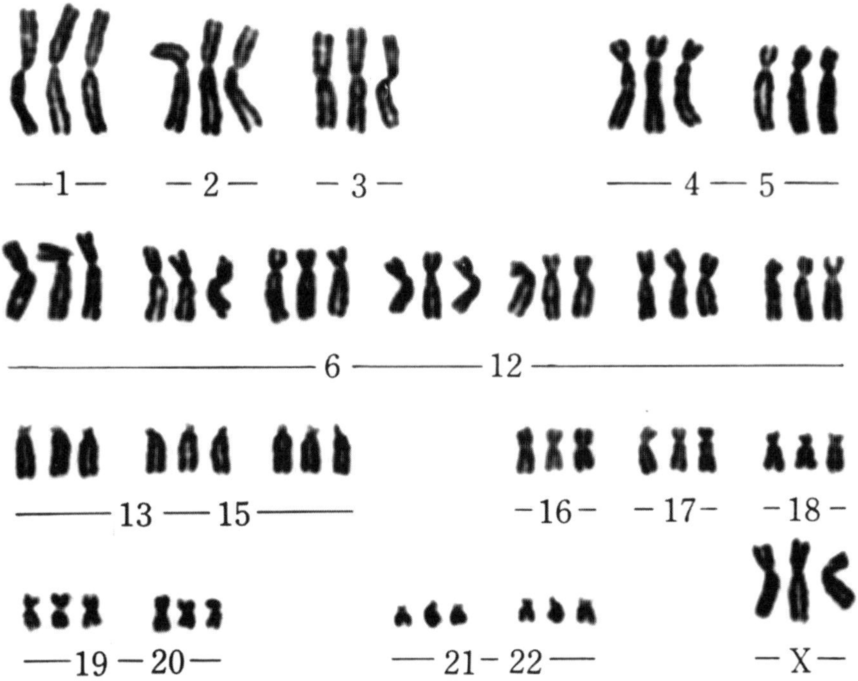

—1— —2— —3— —4—5—

—6—12—

—13—15— —16— —17— —18—

—19—20— —21—22— —X—

図1a

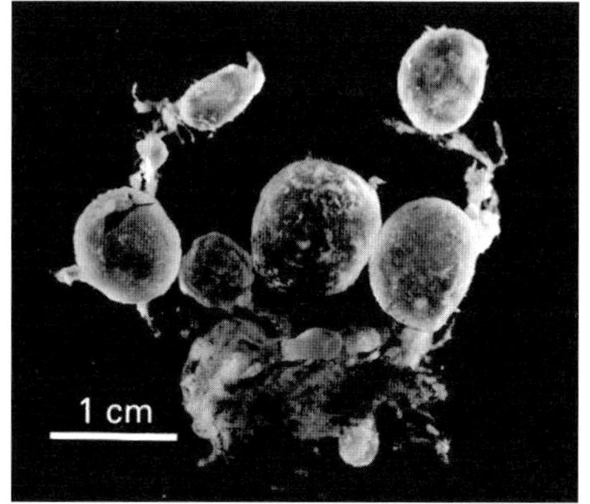


図1b

図1　ヒトの三倍体
a：核型 69,XXX。
b：胎齢9週の自然流産例、
胞状奇胎（部分奇胎*）を示す。
T. Ikeuchi, ***et al.*** (1971) より。

* 部分奇胎：胎盤絨毛の一部が膨張している。絨毛のすべてが膨張化したものは全奇胎といい、多くの核型は46,XXである。

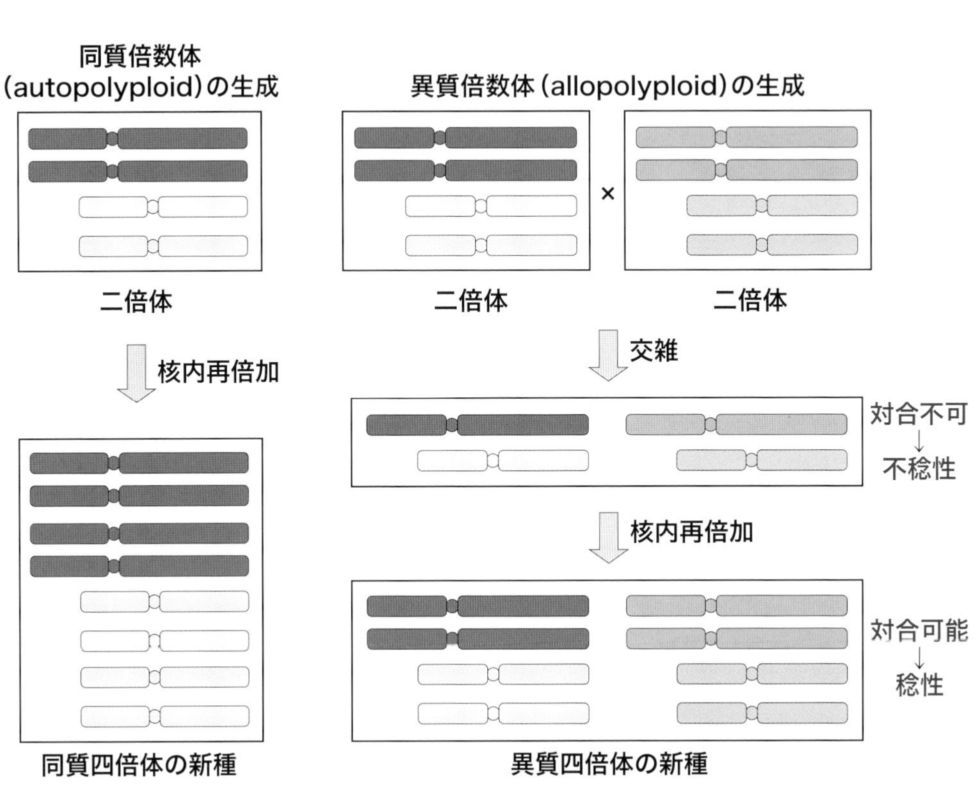


図2　同質倍数体と異質倍数体：新しい異質四倍体種の形成
* 四倍体が「新種」として認識されるかどうかは分類学者の判断による。

# 33 減数分裂

**減数分裂 Meiosis** 配偶子をつくるための特別な細胞分裂が「減数分裂」である。減数分裂を通じて、二倍体の体細胞から、単数体の配偶子が形成され、接合によって、次の世代の個体が生まれる。減数分裂の過程には、メンデルの法則が観測されるメカニズム、すなわち、DNAの相同な部分が座[位]として振る舞うこと、両親由来のゲノムが組み替えによって混合され、種内の多様性を生み出す仕組みが凝縮されている。

**解説** **還元分裂**、**成熟分裂**ともいう。有性生殖を行う動物では**配偶子**形成期に、有性生殖を行う植物では胞子形成期に行われる。1回の染色体DNA複製の後、2回の連続した分裂(**減数第一分裂**と**減数第二分裂**)を経て染色体数が半減する。**体細胞分裂**ではDNA複製により生じた1対の姉妹染色分体が娘細胞に分配されるが、**減数分裂**では2回の分裂の一方で**相同染色体**が分配されるのが特徴である。相同染色体の分配が第一分裂で起きることを**前還元**、第二分裂で起きることを**後還元**と呼ぶ。以下では、モデル生物の大半が行う前還元型減数分裂について記述する。

減数第一分裂の前期における染色体の形態と動態には、体細胞分裂とは違った特徴があり、一般に五つのステージに分けられる。①**細糸期**：クロマチン繊維が凝縮を開始し、減数分裂特有の染色体軸、すなわち**シナプトネマ複合体**の軸要素が形成される。②**接合糸期(合糸期)**：両親に由来する相同染色体の軸の間にシナプトネマ複合体の中央要素が形成され、相同染色体の**対合**が進行する。③**太糸期(厚糸期)**：染色体の対合が完成し、この時期までに相同染色体間の**交差**が起こる。④**複糸期**：染色体の凝縮が進む。シナプトネマ複合体の中央要素が分解するが、対合により生じた**二価染色体**(4本の染色分体から成る)は、交差の結果としての**キアズマ**によって第一分裂中期まで維持される。⑤**移動期**：二価染色体が細胞の赤道面に移動し、核

## 専門用語の対訳

| | | | |
|---|---|---|---|
| 遺伝的多様性 | genetic variability | 前還元 | pre-reduction |
| 移動期 | diakinesis | 相同染色体 | homologous chromosome |
| 還元分裂 | reduction division | 体細胞分裂 | somatic cell division |
| キアズマ | chiasma（複）chiasmata | 単数性 | haploidy |
| 極体 | polar body | 対合 | pairing (synapsis（複）synapses) |
| 組換え | recombination | 独立の法則 | law of independent assortment |
| 減数第一分裂 | first division (meiosis I) | 二価染色体 | bivalent |
| 減数第二分裂 | second division (meiosis II) | 二倍性 | diploidy |
| 顕性の法則 | law of dominance | 配偶子 | gamete |
| 交差（乗換え） | crossing-over | 複糸期 | diplotene |
| コヒーシン | cohesin | 太糸期（厚糸期、パキテン期） | pachytene |
| 後還元 | post-reduction | 分離の法則 | law of segregation |
| 細糸期 | leptotene | メンデルの法則 | Mendel's laws |
| シナプトネマ複合体 | synaptonemal complex | 網糸期 | dictyotene |
| 成熟分裂 | maturation division | C値 | C value |
| 接合糸期（合糸期） | zygotene | | |

膜と核小体が消失する。第一分裂中期に赤道面に並列した染色体は、それぞれの対合面で分離し、相同染色体の片方ずつが別々の極に移動して終期に入る。キアズマのあった部位では相同染色体間での交差型**組換え**が起きている（図1）。多くの生物では、第一分裂後には明瞭な間期はなく、DNA（染色体）複製もないまま第二分裂に入り、体細胞分裂と同様に、各染色体を構成する2本の染色分体が別々の極に分かれる。

このようにして**二倍性**の染色体数は減数第一分裂で実質的に半減して**単数性**となり（$2n \rightarrow n$）、配偶子には染色分体の1本ずつが入る。また配偶子当たりのDNA量は**C値**で表され、分裂前に複製され倍化したDNA量（4C）は、2回の分裂を経て4分の1（1C）となる。

減数分裂での染色体の動態は、**メンデルの法則**で説かれる「遺伝の単位」の動態とまったく一致し、遺伝子が染色体上に存在すること（“遺伝の染色体説”）を当然の帰結としてよく理解できる。すなわち、まず「**顕性の法則***」で想定される一対の遺伝の単位(遺伝子)が、減数第一分裂で観察される一対の相同染色体を反映しているし、第一分裂で対合した相同染色体が別々の極に分かれる過程は、一対の遺伝子が分離するという「**分離の法則**」に合致する。そして母方および父方由来の相同染色体が独立に分離する状況は、両親に由来する複数対の遺伝子が自由な組合わせで配偶子に入る、とする「**独立の法則**」をよく理解できるものである。

減数分裂は、配偶子の**遺伝的多様性**を産生する場であることも強く認識したい(図2、図3)。第一分裂で両親由来の相同染色体が分離するときは、各染色体対でそれぞれ独立に行われるから、両親の染色体が1本ずつさまざまな組合わせで入った配偶子ができる。その組合わせの種類は染色体がn対あれば$2^n$、ヒトでは23対だから$2^{23}$種類(約840万)もの遺伝学的背景の異なる配偶子が形成される(図2)。さらに第一分裂では相同染色体間の交差を介した組換えが起こる。交差した部位(キアズマ)から末端は別の親に由来した染色体の部位と置き換わる(図1、図3)。ヒトの減数第一分裂でのキアズマの数は、細胞当たり平均54ヶ所、そしてその箇所は不特定なので、組換えによる配偶子の遺伝的多様性はほとんど無限である。遺伝学的背景が無限に存在しうる精子の集団と卵の集団の中からたった一つずつが選ばれて受精して一つの生命体が生じることを考えれば、一人ひとりの誕生には必然性はなく、まったくの偶然によるものであることがよく分かるであろう。そして一人ひとりのそれぞれのゲノムが、時間的そして空間的に広大なこの宇宙の中で、唯一のものであるということも良く理解できるだろう。

減数第一分裂でのキアズマは、組換えを通して多様な配偶子の産生に寄与するのみでなく、**コヒーシン**による姉妹染色分体腕部の接着と協調して、第一分裂後期まで相同染色体の対合を保持することによって両極への均等な配分を保証している、という機能があることも忘れてはならない。小さな二価染色体でも少なくとも1ヶ所のキアズマがあり、キアズマの

* 従来の用語：優性の法則。p.12「この本で改訂されたおもな訳語」および、p.90「用語変更：「優性、劣性」から「顕性、潜性」へ」を参照のこと。

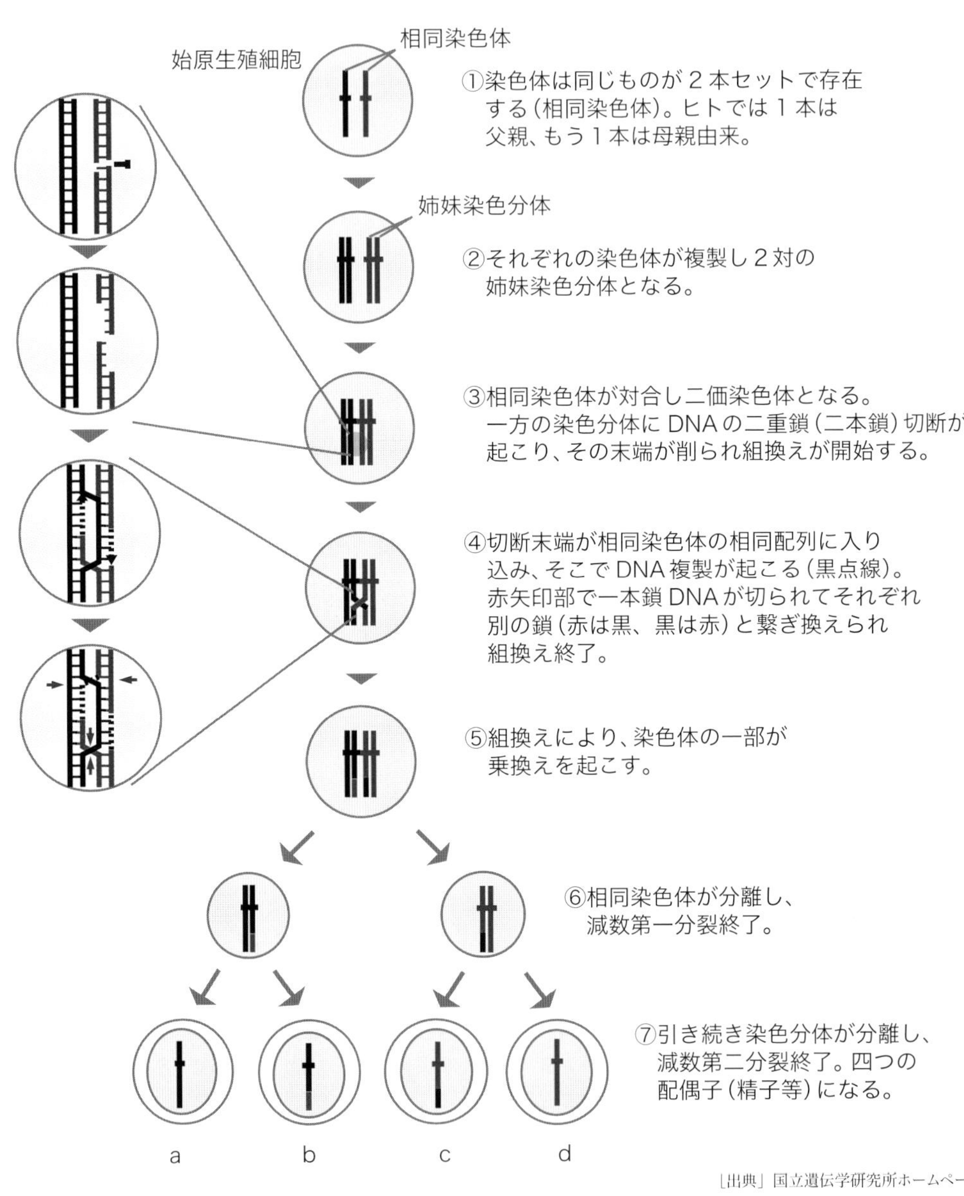


［出典］国立遺伝学研究所ホームページ

**図1　減数分裂における遺伝的組換えの分子機構**

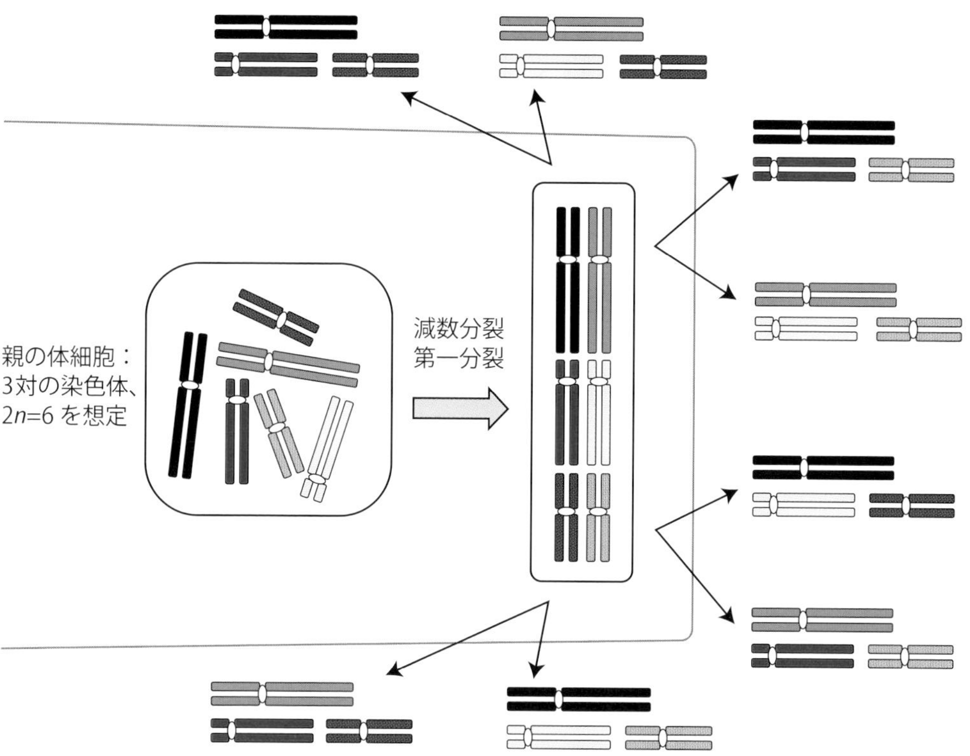


図２　減数分裂の第一分裂における相同染色体の分離とその組合わせ
３対の相同染色体（$2n=6$）を想定。第一分裂で対合した相同染色体が両極に分かれる際は、母方由来と父方由来の染色体がどちらの細胞に分離するかは、他の染色体の分離の仕方とはまったく独立しているので、分裂後の細胞に含まれる染色体の組合わせは8通り（$2^3$）である。ヒトでは 23 対あるので $2^{23}$（約 840 万）。

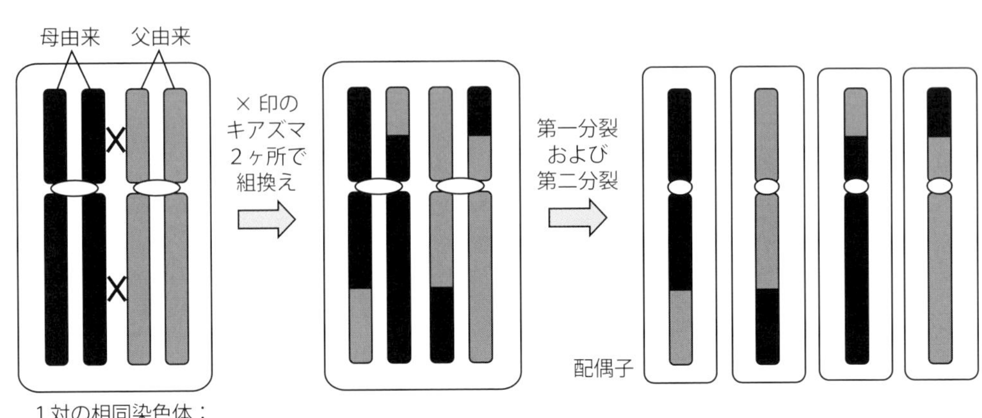


**図3　減数分裂での組換え後に生じた配偶子における染色体構成**

ない(少ない)二価染色体では染色体不分離が起こりやすいとされている。

ヒトを含む哺乳類では、減数分裂の態様に雌雄差があることも重要である。雌性の減数分裂は胎生期にはじまり、第一分裂の前期で停止状態に入る(図4)。この時期をとくに**網糸期**という。この停止状況は出生後も持続する。第一分裂が再開するのは排卵時で、輸卵管内を移動中に第二分裂中期で再度の停止期に入る。もし精子と受精すれば減数第二分裂が終了する(図4)。これに対して雄性の減数分裂は個体が生殖年齢(ヒトでは思春期)に達してから始まり、以後持続する。また雌性での第一および第二分裂はいずれも不均等分裂で、小さくくびれた形の細胞は**極体**となる。したがって1個の卵母細胞からは2度の分裂を経て1個の成熟卵が生じる。雄性での減数分裂は第一、第二分裂ともに均等分裂で、1個の精母細胞からは4個の精子ができる。

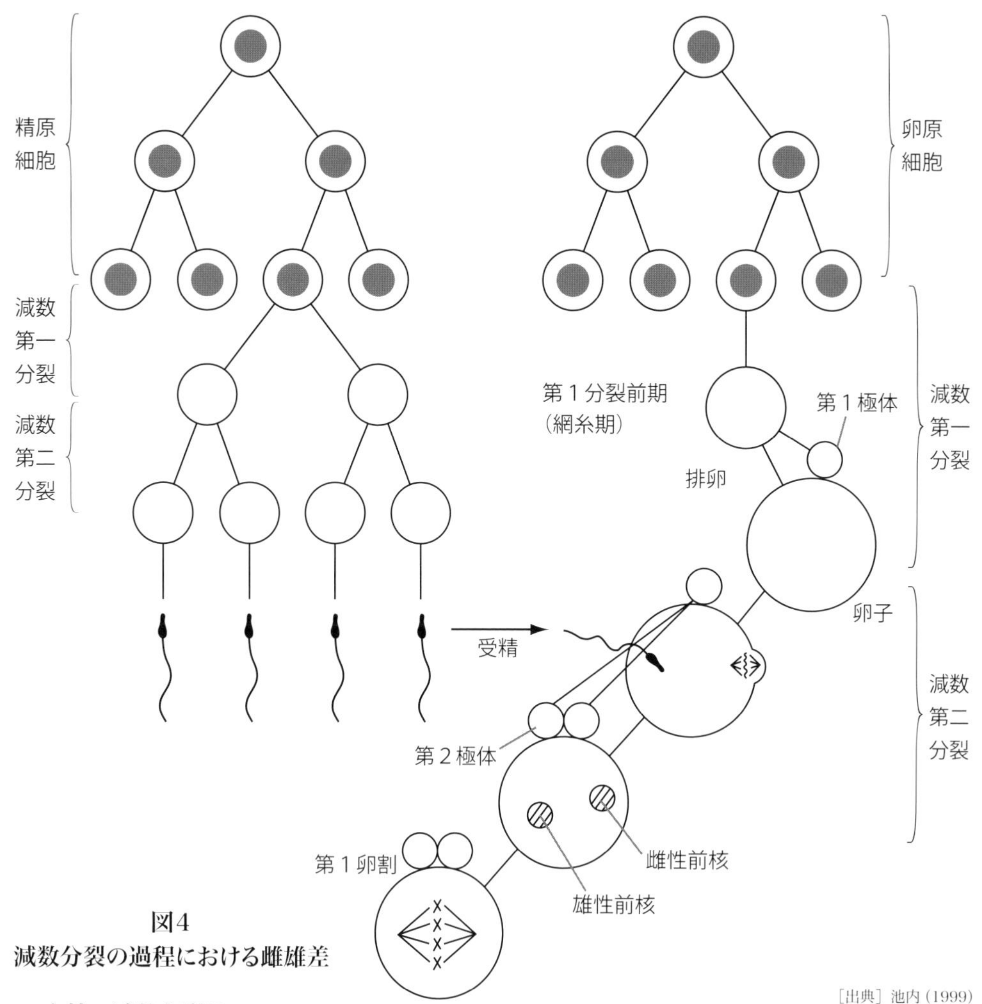


**図4**
**減数分裂の過程における雌雄差**

［出典］池内（1999）

女性の減数分裂は：

・第1分裂、第2分裂ともに、不等分裂（極体を放出）。

・第1分裂（MI）は胎生期に始まり、出生時には第1分裂前期（網糸期）で停止している。

・排卵時に第1分裂が再開され（第1極体を放出）、第2分裂（MII）の中期で再停止する。

・輸卵管内で精子が受精すると、卵子の第2分裂が終了する（第2極体を放出）。

男性の減数分裂は：

・第1分裂、第2分裂ともに、等分裂。

・精原細胞の増殖も、第一分裂も、思春期に始まり、以後持続する。

# 34 染色体の構造

**染色体の構造 Chromosome structure** 染色体の形態を詳細に観察すると、それは単なる線状の構造体というだけでなく、その中に様々な部分構造がある。細胞分裂を観察すると、染色体はそれぞれ定まった挙動を示し、特化した機能を持つことが示唆される。さらに、「染色体分染法」によって、染色体は縞状の「バンド」に染め分けることができる。バンドは、染色体上の位置のマーカーになるだけでなく、染色体の機能と密接に関係していることが分かってきている。

**解説**

### 染色体の構造を維持する3大要素

真核生物の**染色体**がその形態と機能を維持するために必要な要素が三つある。**セントロメア**領域、**テロメア**領域、そしてDNAの**複製起点**である（図1）。出芽酵母ではこの3要素が全て同定されており、試験管内でこれらの要素を組みあわせることにより**酵母人工染色体**が作製されている。

セントロメアは一対の**染色分体**を結合した部位であり**細胞分裂**時に**紡錘糸（微小管）**が付着し、その脱重合によってセントロメアが先導する形で2個の染色分体が両極に引っ張れるように移動する。つまりセントロメアは、複製されたDNAを規則正しく均等に2分させる役目をしている。減数分裂でのセントロメアは、染色分体の分離が第一分裂ではなく第二分裂で行われるように制御されている。電子顕微鏡ではセントロメアの領域に**動原体**の3層構造が観察され、その最外層に紡錘体の微小管が付着する。動原体の構成成分や動原体の働きを制御するタンパク質などが多数知られ、紡錘体と動原体の正確な結合が制御される分子機構の解析が進んでいる。

テロメアは、染色体の末端にある構造で、特徴的な反復配列と、そこに結合するタンパク質で構成される。テロメアを失った染色体は不安定で、その切断端が他の切断端と融合しやすいことが古くから知られており、テロメアは染色体を維持するために必要な機能的単位と考えられ

## 専門用語の対訳

| | |
|---|---|
| 遺伝情報 | genetic information |
| (細胞)核 | nucleus （複）nuclei |
| 核小体形成部位 | nucleolus organizing region （略）NOR |
| クロマチン(染色質) | chromatin |
| 酵母人工染色体 | yeast artificial chromosome （略）YAC |
| 細胞分裂 | cell division |
| 次中部動原体(次中部着糸型)染色体 | submetacentric chromosome |
| 姉妹染色分体 | sister chromatid |
| 染色体 | chromosome |
| 染色体短腕 | short arm （記号）p |
| 染色体長腕 | long arm （記号）q |
| 染色体分染法 | chromosome banding technique |
| 染色体腕 | chromosome arm |
| 染色分体 | chromatid |
| セントロメア | centromere |
| 端部動原体(端部着糸型)染色体 | acrocentric chromosome |
| 中部動原体(中部着糸型)染色体 | metacentric chromosome |
| テロメア | telomere |

| | |
|---|---|
| 動原体 | kinetochore |
| ヌクレオソーム | nucleosome |
| 非コード RNA | non-coding RNA |
| ヒストン | histone |
| ヒストンコード | histone code |
| ヒト染色体の国際命名規約 | International System for human chromosome nomenclature （略）ISCN |
| 複製起点(複製開始点) | replication origin |
| ヘテロクロマチン(異質染色質) | heterochromatin |
| 紡錘糸(微小管) | spindle fiber (microtubule) |
| ユークロマチン(真正染色質) | euchromatin |
| C バンド | C-band |
| C 分染法(C バンド法) | C-banding |
| G バンド | G-band |
| G 分染法(G バンド法) | G-banding |
| NOR 染色法 | NOR-staining method |
| Q バンド | Q-band |
| Q 分染法(Q バンド法) | Q-banding |
| R バンド | R-band |
| R 分染法(R バンド法) | R-banding |

てきた。テロメア末端には、DNA の複製ごとに短縮するという問題がある。DNA 複製の際、新しい娘鎖は3′末端のテロメア反復の内側から始まるので新しい鎖の5′末端のテロメアは親鎖より短くなる。しかしこのテロメア短縮を防ぐテロメラーゼと呼ばれる酵素がある。この酵素はテロメア配列の鋳型となる RNA と逆転写酵素を含む複合体であり、テロメアの DNA 末端に対して反復配列を繰り返し伸長させる機能がある。普通の細胞はテロメラーゼ活性が低いので、分裂回数に

上限があり細胞の老化につながる。しかし生殖細胞や幹細胞、そして無限増殖するがん細胞や不死化した細胞株では、高いテロメラーゼ活性が認められる。

DNA の複製起点は特別な塩基配列で示され、染色体 DNA 上の多数箇所に点在する。

複製起点間の距離は 30 ～ 300kb、平均的サイズのヒト染色体では約 2,600 の複製起点がある。細胞周期の S 期にはこの起点から同時に2方向に半保存的な複製が始まり、DNA 複製が終わることによって同じ二重らせん DNA が2本、すなわち同じ染色分体が2本つくられる。1つの複製起点から DNA が複製される領域をレプリコン（replicon、複製単位）と言い、20 ～ 80 のレプリコンが一つの単位（レプリコン群）として行動する。同じレプリコン群の中では各レプリコンは同時期に DNA 複製をおこなうが、レプリコン群の間では DNA 複製の時期がずれており、これが染色体上での S 期前半や後半に複製される領域などの違いに反映される。

**分裂期の染色体**

細胞分裂期に入った染色体は、間期の S 期で染色体（DNA）の複製を終えているので、2本の染色分体から構成され、それらがセントロメア領域で結合した形をしている。この2本を互いに**姉妹染色分体**という。セントロメアには電子顕微鏡で観察できる動原体という3層構造が形成され、細胞分裂期には中心体から伸長した紡錘糸（微小管）がこの最外層に結合する。分裂期の後期には微小管の脱重合によって2本の姉妹染色分体が分かれ、それぞれ別の娘細胞に分配される。

染色体のセントロメアをはさんだ両側を**染色体腕**（アーム）と呼び、長さに応じて**短腕**（p）、**長腕**（q）としている（図1）。セントロメアの位置は各染色体で異なっており、その位置によって固有の呼び方をする。たとえば、中央部にセントロメアがある染色体は、**中部動原体（中部着糸型）染色体**、セントロメアの位置が中央部より少しずれている場合は、**次中部動原体（次中部着糸型）染色体**、末端領域にセントロメアがあれば**端部動原体（端部着糸型）染色体**と呼ぶ。

染色体を特定の色素で染めたり、染色前に標本の前処理などをすることによって、染色体上に濃淡のある横縞（バンド）（G

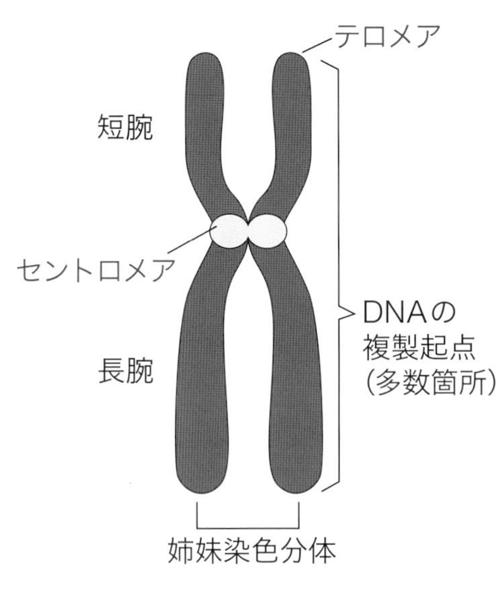


図1　細胞分裂期の染色体

**バンド、Rバンド、Qバンド**）や特定領域（**Cバンド、核小体形成部位**［NOR］）を検出することができる（図2）。これらの方法を総称して**染色体分染法**といい、検出されるバンドの種類に応じて、**G分染法（Gバンド法）、R分染法（Rバンド法）、Q分染法（Qバンド法）、C分染法（Cバンド法）、NOR染色法**などと呼んでいる（図2）。NORは、nucleolus organizer region（核小体形成部位）の略である。バンド模様は特定の染色体に固有なものなので、それぞれのバンドはさまざまな記号や数字で表記できるようになっている（図3）。こうしたバンドの命名法は、染色体のさまざまな構造異常を正確に表記するのに役立ち、また遺伝子の染色体上の位置を示す番地としても利用されている。ヒト染色体のバンド命名規約は1970年代以降、染色体解析精度の向上に伴って修正が繰り返され、さまざまな染色体異常の表記法も含めて、その最新版はISCN（2016）に公表されている。ISCNは、International System for Human Chromosome Nomenclature（**ヒト染色体の国際命名規約**）の略である。

## 染色体の分子組成と遺伝子発現

染色体の化学組成はDNAと塩基性のタンパク質である**ヒストン**が主体であり、これに非ヒストンタンパク質が加わっている。染色体DNAの基本的構成単位は**ヌクレオソーム**構造である。これはDNA分子が直径11nmの球形ヒストン（H2A, H2B, H3, H4の各2分子の8量体）に約2回転巻き付いて数珠上に繋がった構造である。ヌクレオソームは何段階かの階層的な折り畳みを経て、分裂

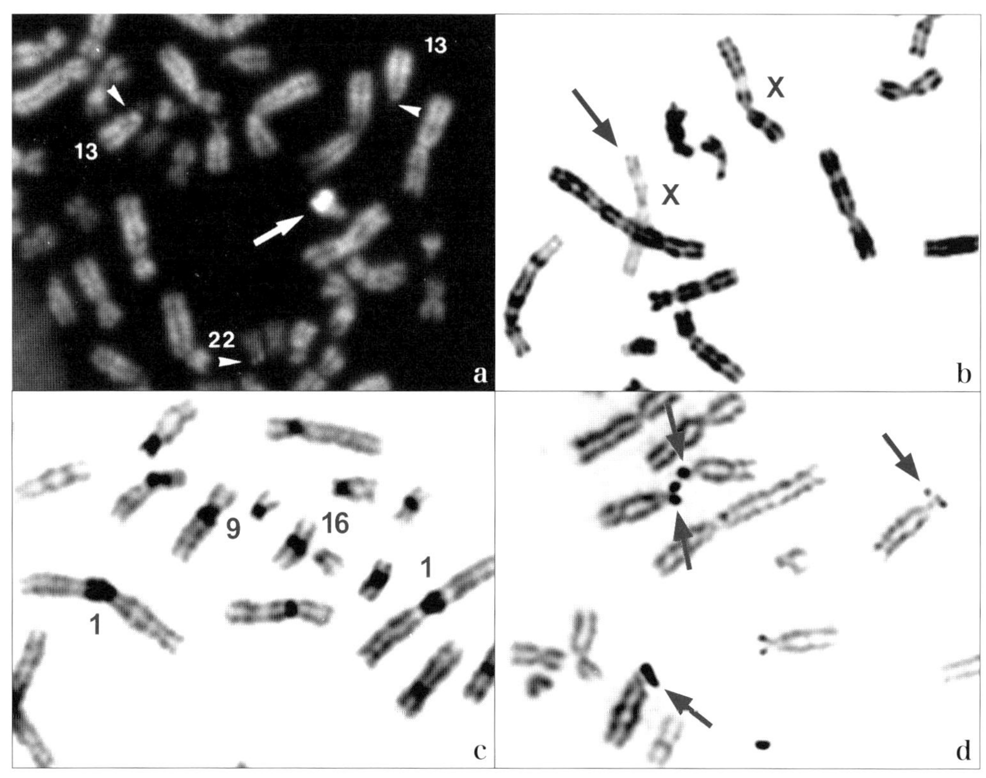


［原図］池内達郎

図2　分染法によるヒトの染色体像

a：Q 分染法（Q バンド法）。矢印はY染色体。小さい矢頭は、染色性（蛍光度の強さ）に個体差が見られる部位。

b：R 分染法（R バンド法）。矢印は後期複製型の（不活性化された）X染色体。

c：C 分染法（C バンド法）。1番、9番、16 番染色体のCバンドは他に比べて大きい。

d：NOR 染色法。端部着糸型の染色体（13 ～ 15 番、21 ～ 22 番）の短腕部（矢印）が濃染される。

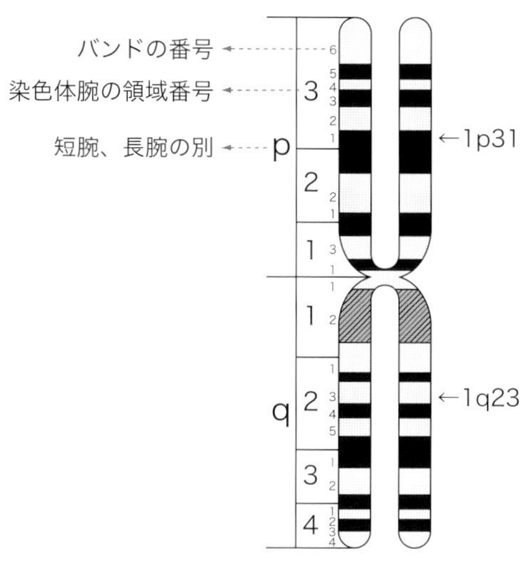


**図3　染色体のバンド命名法の基本（ヒトの1番染色体）**

**染色体腕には、領域番号とバンド番号がセントロメアに近い側から順に定められている。各バンドは、染色体番号、短腕・長腕の別、領域およびバンド番号の4文字で記載することができる（二つの矢印を参照）。この場合の31や23は数値ではなく記号として用いられているので、1p31，1q23はそれぞれ「イチ・ピー・サン・イチ」、「イチ・キュー・ニ・サン」と呼称する。斜線の部分は、そのサイズに個体差のあるバンド（C-バンド）領域。**

期の染色分体を構成している。この間にDNAは長さにして約1万分の1にまで圧縮される（p.50「**4 遺伝子**」の図を参照）。

染色体上に検出される各種バンドが染め分けられる理由についてはまだ不明な点が多い。しかし、それぞれのバンドの濃淡が、それを構成するDNAの構造的および機能的な差異を反映したものであることが、表1のように理解されている。

DNAの高次構造体から**遺伝情報**が読み出されたり、抑制されたりするためにはDNAの修飾だけでなく、ヒストンの修飾も重要な働きを担うと予想される。ヒストンの修飾には、メチル化やアセチル化などがあり、各残基の修飾状態により機能が分けられていることから、ヒストンの修飾を**ヒストンコード**と呼んでいる。

間期の細胞**核**内で凝縮塊として検出できる**クロマチン（染色質）**領域は、一般に**ヘテロクロマチン（異色染色質）**と呼ばれ、周囲の**ユークロマチン（真正染色質）**と区別される。分裂中期の染色体ではセントロメアの周辺領域（Cバンド領域）などに存在している。ヘテロクロマチンは遺伝子発現の不活性な領域であり、DNAの複製もS期の後半に起こることが知られている。ヘテロクロマチンの構造維持に関する分子機構について近年急速に研究が進み、ヒストンのメチル化が関与していることが分かってきた。ヘテロクロマチン領域に存在することが知られているヘテロクロマチンタンパク質1

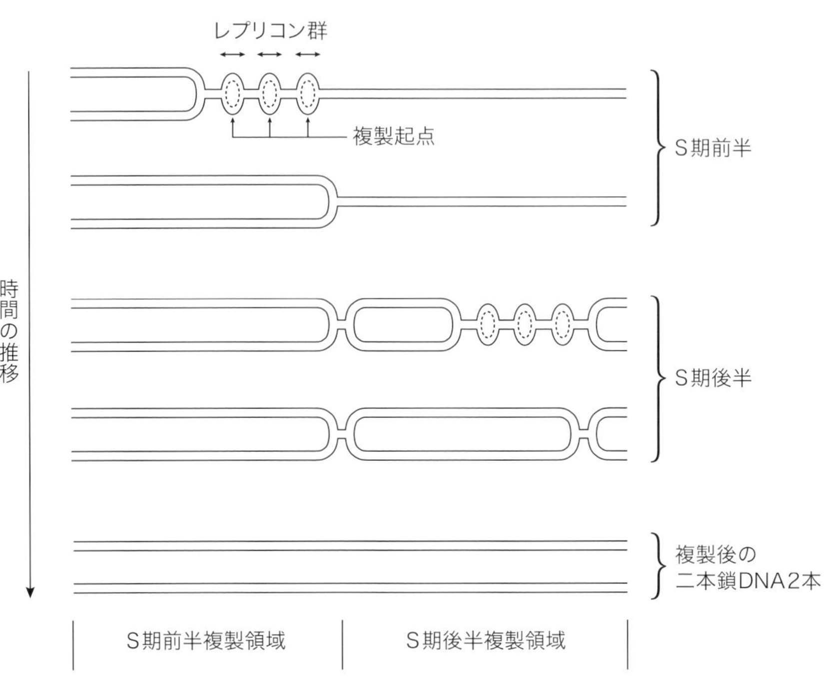


図4　染色体 DNA の複製起点と S 期における段階的複製

| | R バンド | Q/G バンド | C バンド |
|---|---|---|---|
| 染色体上の位置 | 染色体腕全域 | 染色体腕全域 | セントロメア領域 |
| 間期核の高次構造 | 粗 | 密 | 密 |
| DNA の複製時期 | 早期 | 後期 | 後期 |
| A・T/G・C 塩基対の偏り | G・C 対が多い | A・T 対が多い | サテライトDNAの分画により異なる |
| 反復配列の偏り | *Alu* 配列が多い | L1 配列が多い | サテライトDNA |
| 遺伝子密度 | 高い | 低い | なし |

表1　哺乳類染色体の分染バンドに対応するクロマチン DNA の性状

(HP1) と相互作用するヒストンメチル化酵素がヒストンH3の9番目のリジン残基(H3-K9) に特異的にメチル化を導入することが、ヘテロクロマチン化の引き金になっている。この他に、ヘテロクロマチン構造の形成・維持には複数の修飾酵素、**非コードRNA**の協調的な作用が必須であることも明らかになってきている。古くから光学顕微鏡で観察される染色体の特異的構造の実体や役割について近年、分子レベルでの知見が多く得られてきている。そのなかには、従来予想もされなかった、新しい分子機構も存在している。染色体研究の醍醐味は、古典的な材料を用いて古くから残る課題を解析することによって新しい概念が生み出されることにあるといえる。

# 35 組換え

**組換え Recombination** DNAをつなぎ変える現象が「組換え」である。組換えには、2つの大きな役割があると考えられている。一方は、「体細胞組換え」によるDNA修復の役割であり、相同組換えによるものと、非相同組換えによるものがある。もう一つは、減数分裂期の相同組換えで、種内の遺伝的多様性を保持する役割があると考えられている。現代では、人為的に組換えを行うことで、遺伝子の改変を行うことも可能となっている。

**解説** **組換え**とは、DNA鎖が交換され、再構成が起こることである。とくに、生体内で起こる組換えを**遺伝的組換え**と呼ぶ。組換えは、**相同組換え**と**非相同組換え**（非相同末端結合）に分類される。前者は配列の相同性に依存してDNAの交換が進行するのに対し、後者は相同性に依存しない。

体細胞分裂期に起こる**有糸分裂組換え**（体細胞組換え）は、おもに二重鎖（二本鎖）DNAの両鎖がともに損傷を受けた場合、二重鎖（二本鎖）DNA損傷の修復過程で、損傷を受けた塩基配列と相同な配列をもつ無傷の姉妹染色分体を鋳型とした相同組換えによって起こる。

一方、**減数分裂**期の組換えは、体細胞組換えとは多くの点で異なっている。①減数分裂期では、体細胞分裂期と比べて極めて高い頻度（100～1,000倍）で組換えが起こる。②二重鎖（二本鎖）DNAの切断・損傷を積極的に起こす仕組みが存在する。③DNA損傷の修復には、体細胞分裂期で利用される姉妹染色分体よりも、相同染色体が高頻度で利用される。④組換え経路に、交差型と非交差型（遺伝子変換型組換え）の二つが存在する。⑤交差型組換えは同一染色体上で数と配置の制御を受ける。交差型組換えの結果、**相同染色体**間の物理的な結合である**キアズマ**が形成され、これが減数分裂期における相同染色体の安定的な分配を保証している（詳しくはp.193「**33 減数分裂**」の項を参照）（図1）。減数分裂期の相同組換えでは、両親にはなかった遺伝子組合わせが創出され、生物の遺伝的多様性を生み出す原動力となっている。図2はバッタの減数第一分裂複糸期の**二価染色体**を示す。

生体内での現象である遺伝的組換えに対して、生物のもつ遺伝的性質（DNAの配列）を人為的に改変する技術を、遺伝子組換え技術と呼ぶ。この技術を用いて遺伝的性質を改変した生物を遺伝子組換え生物（Genetically Modified Organism:GMO）と呼ぶ。相同組換えを利用した遺伝子組換え技術の場合、狙った特定の遺伝子を改変（遺伝子ターゲッティング）することが可能である。

**専門用語の対訳**

| | |
|---|---|
| 遺伝的組換え | genetic recombination |
| キアズマ | chiasma（複）chiasmata |
| 減数分裂 | meiosis（複）meioses |
| 相同組換え | homologous recombination |
| 相同染色体 | homologous chromosome |
| 二価染色体 | bivalent |
| 非相同組換え | non-homologous recombination |
| 有糸分裂組換え | mitotic recombination |

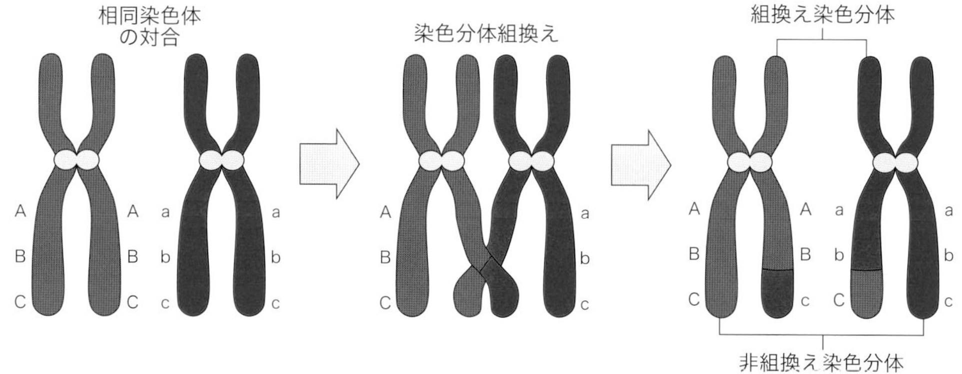


図1　減数分裂における交差型組換え

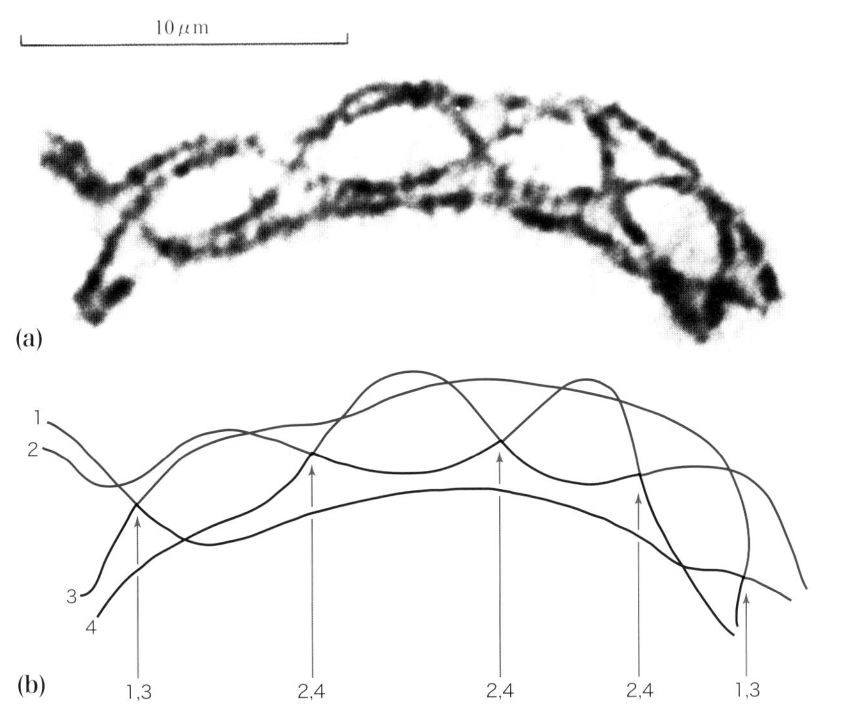


［出典］John, B. & Lewis, K.R. The Meiotic Mechanism (Oxford University Press, 1973) より引用

**図2　バッタ（♂ *Chorthippus paralleus*）の減数第一分裂、複糸期の二価染色体（a）とその描画（b）**

**b では対合した 2 本の相同染色体が色分け（オレンジ色と黒）されている。1 と 2 は一対の姉妹染色分体、3 と 4 は別の相同染色体の姉妹染色分体を示す。非姉妹染色分体の様々な組み合わせで交差しキアズマを形成している様子がよくわかる。図では、1 と 3 および 2 と 4 の染色分体間で交差している（矢印）。この染色体は大型（サイズが 20 μ m もある）なので、キアズマが 5 ヶ所にも観察される。**

# 36 相同組換えの分子機構

**相同組換えの分子機構 Molecular mechanism of homologous recombination** 相同組換えは、DNA 配列の相同性に依存して、DNA 鎖の交換が起こる現象である。その分子機構には、DNA 二本鎖切断、鎖の交換、再度の切断、DNA の修復等を含む、複数の反応様式が知られている。いずれも、相同な二本鎖を引き寄せ、特徴的なDNAの立体構造を形成してつなぎ変えるダイナミックな過程である。

**解説** **相同組換え**の反応機構として、R. Holliday（1964）によって最初の分子反応モデルが提唱された（**ホリデイモデル**）（図1）。相同な2分子のDNAが対合し（図1a）、同じ極性をもつヌクレオチド鎖の対応した位置にニックが入る（図1b）。そこから一方向にDNA鎖がほどけ、生じた一本鎖DNAが互いに相手対合鎖を交換することによってヘテロ二重鎖（二本鎖）が形成される（図1c）。ニックは連結され、**交差**した構造をもつ組換え中間体が形成される（**ホリデイ構造**の形成、図1d）。図1eのh-hまたはv-vの方向で対称に切断されると、それぞれ異なった1対の組換え分子2本に分離する（図1f）。ホリデイ構造中の遺伝的マーカーのヘテロ二重鎖（二本鎖）部分がどちらのDNAを鋳型として修復（**ミスマッチ（不正対合）修復**）されるかによって**遺伝子変換**が起こる。このようにして遺伝子変換が説明されるとともに、図1f右の組換え分子ではヘテロ二重鎖（二本鎖）部分の左右両外側の遺伝子に関しても組換えが起こることになり、交差型相同組換えの機構も同時に説明できるモデルとなっている。なお、図1dのホリデイ構造におけるDNA分岐の位置は二重らせんのDNAを捩（ねじ）ることによって左右に自由に移行できる。これを**分岐点移動**反応という。この働きによって、組換えの開始がDNA分子上の定点で起こっても、組換え点（交差部位）はDNA上でランダムに存在可能となる。大腸菌の**RecA**や真核生物の**Rad51**など**リコンビナーゼ**と呼ばれるタンパク質は図1b-cのDNA鎖交換の過程に働く。また、

# 36 相同組換えの分子機構

大腸菌 RuvA-RuvB タンパク質複合体がホリデイ構造に働いて分枝点移動（図1d）を促進し、RuvC タンパク質はホリデイ構造を対称に切断すること（図1f）が示されている。

ホリデイモデルにおけるこれらの特徴は組換え機構を考えるうえで普遍的基盤となったが、現在は、修正されて、単一の反応機構ではなく、複数の反応機構が存在すると考えられている。とくに主要な経路は、DNA **二重鎖（二本鎖）切断修復モデル**、**DNA 合成依存的単鎖アニーリングモデル**、および**切断誘導型複製モデル**に従う反応機構である（図2）。これらはすべて、DNA のニックではなく、DNA **二重鎖（二本鎖）切断**によって開始されるという特徴がある。また、後者二つのモデルは、ホリデイ構造を反応中間体としない点が注目すべきところである。

DNA 二重鎖（二本鎖）切断修復モデルは、1983 年に J.W. Szostak らによって提唱された。DNA 二重鎖（二本鎖）の切断後、末端が削られ3′末端が突出した単鎖 DNA 領域が生じることで組換え反応が開始する。まず、単鎖 DNA が相同な二重鎖（二本鎖）DNA 中に侵入して、**D- ループ**ができる。この反応がさらに進行することによって、ホリデイ構造が形成される。また、D-ループ内に侵入した DNA 鎖の3′末端がプライマーと

## 専門用語の対訳

| | |
|---|---|
| アニーリング | annealing |
| 遺伝子変換 | gene conversion |
| 組換え修復 | recombinational repair |
| 減数分裂 | meiosis （複）meioses |
| 交差（乗換え） | crossing-over |
| 切断誘導型複製モデル | break-induced replication model |
| 相同組換え | homologous recombination |
| ダブルホリデイモデル | double-Holliday model |
| テロメア | telomere |
| 二重鎖（二本鎖）切断 | double strand break |
| 二重鎖（二本鎖）切断修復モデル | double strand break repair model |
| 分岐点移動 | branch migration |
| ヘテロ接合性の消失 | loss of heterozygosity （略）LOH |
| ホリデイ構造 | Holliday junction |
| ホリデイモデル | Holliday model |
| ミスマッチ（不正対合）修復 | mismatch repair |
| リコンビナーゼ | recombinase |
| D- ループ | D loop |
| DNA 合成依存的単鎖アニーリングモデル | synthesis dependent strand annealing model |
| RecA | RecA |
| Rad51 | Rad51 |

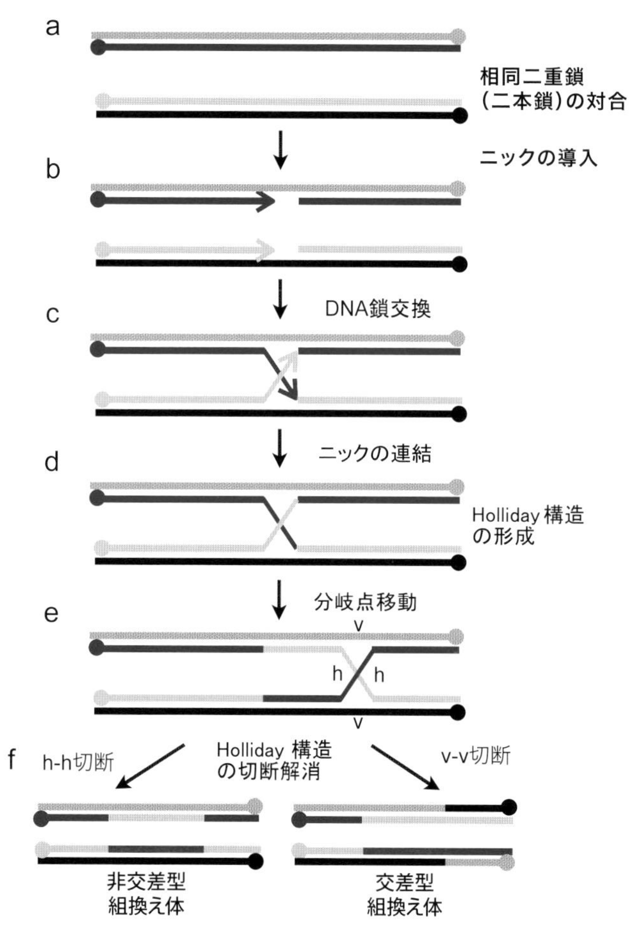


図1　Holliday が提唱した相同組換えの反応モデル

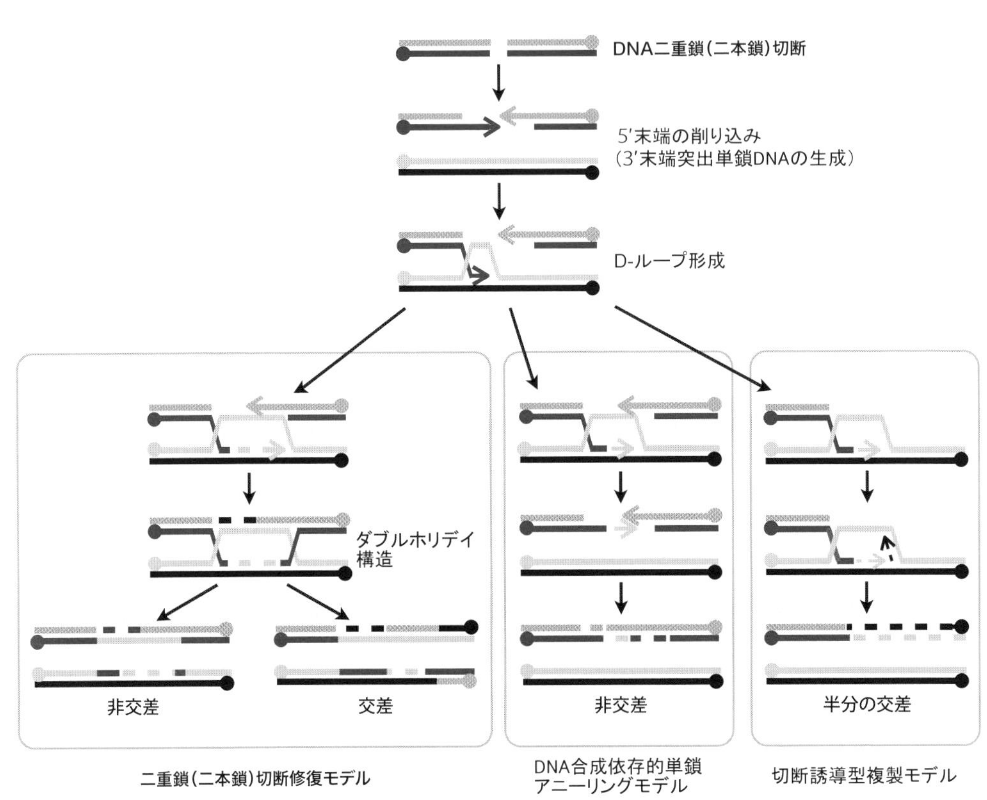


図2　DNA 二重鎖（二本鎖）切断と三つの主要な組換え経路

なって DNA 合成が進む。それに伴い、もう一方の二重鎖（二本鎖）DNA 切断末端も相補的な DNA と DNA 鎖を交換する。その結果、合計２個のホリデイ構造が形成される。この特徴から、本モデルは、**ダブルホリデイモデル**とも呼ばれる。２カ所のホリデイ構造が DNA 交差部位で切断され組換え体が生成される。発表当初のモデルでは、そのホリデイ構造の切断の方向性によって交差型組換えと交差を伴わない遺伝子変換型組換えが生成されると考えられていた。しかし、最近の出芽酵母の研究から、**減数分裂**においては DNA 二重鎖（二本鎖）切断修復モデルに従う反応経路ではおもに交差型組換えが生成され、交差を伴わない遺伝子変換型組換え体は、DNA合成依存的単鎖アニーリングモデルに従う反応経路によって生成されることが示されている。

DNA 合成依存的単鎖アニーリングモデルでは、DNA 二重鎖（二本鎖）切断修復モデルと同様、D- ループが形成される。その後,ホリデイ構造は形成されず、侵入したDNA鎖の3′末端がプライマーとなって DNA が合成されると、直ちに新生鎖が D- ループからはがれ、もとの二重鎖（二本鎖）DNA のもう一方の切断末端と**アニーリング**する。ギャップ部分が DNA ポリメラーゼによって埋められ、組換え体ができる。その結果、この反応経路では交差を伴わない遺伝子変換型組換え体のみしかできないという大きな特徴がある。多くの生物における体細胞分裂時の**組換え修復**は、DNA 合成依存的単鎖アニーリング経路が DNA 二重鎖（二本鎖）切断を修復する主要な反応機構である。

切断誘導型複製モデルにおいても、DNA二重鎖(二本鎖)切断からD-ループができる。侵入した DNA 鎖の3′末端がプライマーとなって DNA 合成が開始するが、そのまま DNA 合成が**テロメア**まで続く。その結果、2本一組の相同染色体のうち片方の染色体だけが組み換わった生成体(半分の交差と呼ばれることもある）ができる。**ヘテロ接合性の消失** や、短小化したテロメアの伸長回復に関わっていると考えられている。また、複製フォークの崩壊によって DNA 二重鎖（二本鎖）切断が生じる場合があるが、その際は、切断誘導型複製モデルに従う分子機構によってフォーク崩壊付近で複製を再開することができる。

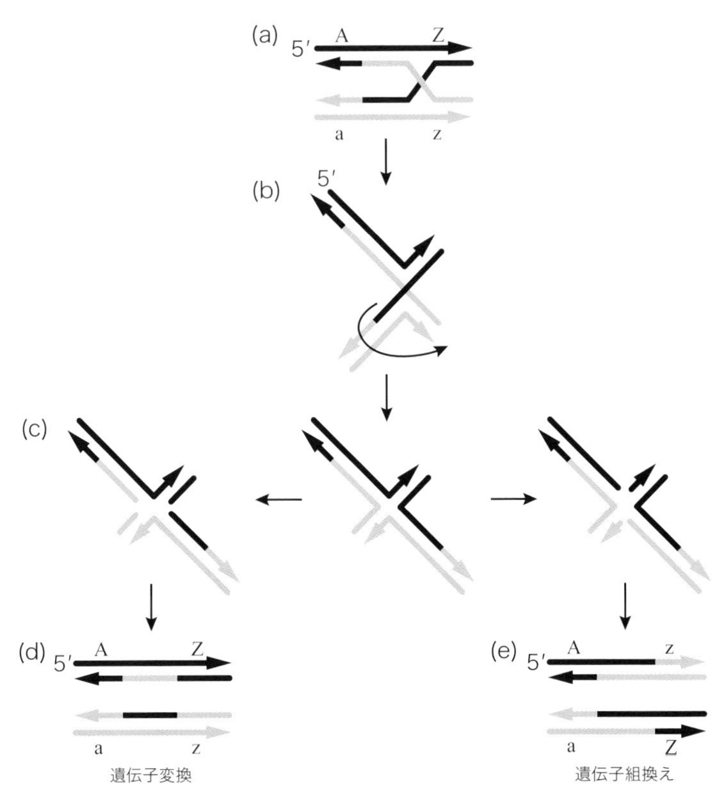


［出典］Figure 3.15, Saitou N. (2018) Introduction to Evolutionary Genomics Second Edition. Springer.

**図3　ホリデイ構造の遺伝子組換えプロセス**
**(a) 減数分裂時に、黒色染色体（大文字の A から Z まで）と灰色染色体（小文字の a から z まで）のそれぞれの DNA 二重らせんがほどけて、相同な二重鎖 DNA にはいりこんだ構造が形成される。**
**(b) それぞれの染色体の片方の鎖 DNA が折れ曲がった構造をとった様子。**
**(c) 中央：上記の構造が回転して生じた十字架様のホリデイ構造。**
**左：DNA 鎖が上下に切断された場合。右：DNA 鎖が左右に切断された場合。**
**(d) 結果として遺伝子変換となる。**
**(e) 結果として組換えとなる。**

# 37 染色体異常

**染色体異常 Chromosome aberration** 染色体の構造レベルで観察可能な［突然］変異が「染色体異常」である。部分的な切断や欠失、倍数性の異常を伴うもの（異数性）、ある部分が正常とは異なる部分に結合してしまっているものなど、様々である。内的、あるいは外的な様々な原因によって起こりうるが、ゲノム上に散在する反復配列の部分では、染色体異常が起こりやすいことも知られている。

**解説** 特定の生物種の標準核型を構成する染色体の数および形態が変化した状態を**染色体異常**という。染色体異常は、**体細胞分裂**中期の染色体や**減数分裂**期にある細胞で確認することができる。双翅目昆虫などでは、**多糸染色体**（**唾腺染色体**）でも確認される。最近では、間期核のDNAを対象にした**FISH法**や**アレイCGH法**などで、顕微鏡下では同定不可能な微小な染色体異常も解析することができる。

染色体異常には後天性の異常と先天性の異常とがある。前者は体細胞に一時的に出現する異常（したがって次世代に伝達されない）、後者の多くは受精卵の段階ですでに染色体異常があった場合（したがって生殖細胞に存在していた異常）である。

染色体の数の異常には**異数性**と**倍数性**がある。異数性は各生物種に基本的な**一倍性**の染色体数の整数倍より1～数個の染色体が増減した状態をいい、そのような細胞または個体を**異数体**という。異数性のなかでとくに重要なのは、二倍性で**相同染色体**が3本（1個増加）ある**トリソミー（三染色体性）**と1個不足している**モノソミー（一染色体性）**である。相同染色体が4個ある場合（2個増加）を**テトラソミー（四染色体性）**、1個もない場合（2個不足）を**ヌリソミー（零染色体性）**という。こうした異数性は、細胞分裂時に染色体が均等に分離せずに、2個の娘細胞の片方にのみ染色体が移動することによって生じる。この現象を**染色体不分離**という（図1）。染色体不分離は減数分裂でも体細胞分裂でも起きる。

# 37 染色体異常

## 専門用語の対訳

| | | | |
|---|---|---|---|
| アルキル化 | alkylation | ターナー症候群 | Turner syndrome |
| アレイ CGH 法 | array CGH | 第一分裂 | first division |
| 異数性 | aneuploidy | 体細胞分裂 | somatic cell division |
| 異数体 | aneuploid | 第二分裂 | second division |
| 一倍性 | monoploidy | ダウン症候群 | Down syndrome |
| 介在欠失 | interstitial deletion | 多糸染色体 | polytene chromosome |
| 回文配列(パリンドローム配列) | palindromic sequence | 唾腺染色体 | salivary gland chromosome |
| 環状(リング)染色体 | ring chromosome | 低コピー反復配列 | low copy repeat (略) LCR |
| 逆位 | inversion | テトラソミー(四染色体性) | tetrasomy |
| クラインフェルター症候群 | Klinefelter syndrome | テロメア | telomere |
| 減数分裂 | meiosis (複) meioses | トリソミー(三染色体性) | trisomy (形) trisomic |
| 再結合 | reunion | 二精子受精 | dispermy |
| 三倍性 | triploidy | 二動原体染色体 | dicentric chromosome |
| 三倍体 | triploid | ヌリソミー(零染色体性) | nullisomy (形) nullisomic |
| 姉妹染色分体 | sister chromatid | 倍数種 | polyploid species |
| 修復誤り | misrepair | 倍数性 | polyploidy |
| 染色体異常症 | chromosome disorder | 倍数体 | polyploid |
| 染色体型異常 | chromosome-type aberration | ピリミジン二量体 | pyrimidine dimer |
| 染色体断片 | chromosome fragment | 不等交差(乗換え) | unequal crossing-over |
| 染色体[突然]変異 | chromosomal mutation | 無動原体染色体 | acentric chromosome |
| 染色体不分離 | chromosome nondisjunction | モノソミー(一染色体性) | monosomy (形) monosomic |
| 染色分体型異常 | chromatid-type aberration | 四倍性 | tetraploidy |
| セントロメア | centromere | DNA 修復 | DNA repair |
| 相互転座 | reciprocal translocation | DNA 損傷 | DNA damage |
| 相同染色体 | homologous chromosome | FISH法 | fluorescence *in situ* hybridization (略) FISH |

減数分裂の**第一分裂**では相同染色体間の不分離、**第二分裂**と体細胞分裂では染色分体間の不分離である。

染色体不分離の原因として、ヒトなど

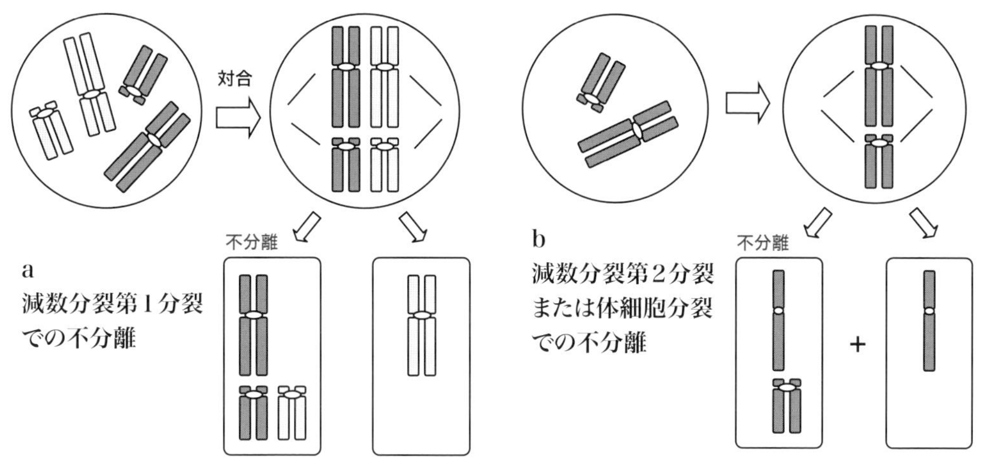


図1　染色体の不分離
大型の染色体は正常に分離しているが、小型の染色体は不分離。
分裂後、片方の細胞では小型の染色体が1本多く、一方の細胞では不足することになる。

哺乳類では母体の高齢があり、**ダウン症候群**などの異数性個体の出生時の母親の年齢が一般集団に比べて高いことがよく知られている。これは、女性の減数分裂は胎生期に始まり、出生時に停止する第一分裂の前期から減数分裂が再開する排卵期までの稽留期間が高齢女性では長いので、その間に起こる卵の退行変性や老化が染色体の不分離を誘発しやすいからだと考えられている（p.193「33 **減数分裂**」を参照）。

染色体異常としての倍数性は、**倍数種**がまれな動物では二倍性が正常なので、**三倍性**以上のゲノムの重複が該当する。三倍性、**四倍性**などである。倍数性の細胞または個体を**倍数体**という。**三倍体**の生成機序には、ゲノムの3セットのうち2セットが卵子由来の場合と精子由来の場合とがある。ヒトの三倍体の多くは**二精子受精**である。植物では、染色体異常としてではない倍数種の存在が広く知られている（p.188「**32 倍数体**」を参照）。

染色体の形態上の異常を構造異常という。**染色体［突然］変異**とも呼ばれる。自然状態で低頻度に起こり、紫外線や電離放射線、化学物質、ウイルスなどで人為的にも誘発される。数的異常となる原因が主として細胞分裂時の障害であるのに対して、構造異常の大部分は間期細胞核におけるDNAの損傷に起因する。**DNA損傷**にはさまざまな様式がある。各種放射線のエネルギーが直接DNAに作用する場合、紫外線により**ピリミジン二量体**が形成される場合、化学物質のように塩基対の**アルキル化**や塩基対への挿入、あるいはDNA合成阻害が起因となる場合などである。いずれの損傷も、細胞が保有するそれぞれの**DNA修復**の機構によって大部分が正常に修復される（p.112「**15 DNAの構造と修復**」を参照）。しかし、損傷の量が細胞の修復能を上回ったりすると、未修復のまま残ったり、**修復誤り**が誘発される。染色体のレベルでは、前者は切断、後者は**再結合**した染色体構造異常として観察されることになる。切断・再結合が染色体の複製後（DNA合成後）に起こると、原則として**染色分体型異常**（2本の染色分体のうち片方だけが異常に関与する）が誘起され（図2､図3）､複製開始前に起こると、複製期を経過することによって**染色体型異常**（**姉妹染色分体**の同位部が異常に関与する）が誘起される。このことはX線などの電離放射線被ばくの場合に明瞭である。染色分体型異常（図3）は、DNA再結合直後の細胞分裂期のみに見られ、2回目の分裂期以降は複製期を経過するので、染色体型異常の形態となる。したがって、ふつう個体レベルあるいは細胞レベルでみられる染色体構造異常は、初発変異から複数回の細胞分裂を繰り返しているので、おしなべて染色体型異常である（図4）。

染色体の再結合では、2カ所の切断点が同じ染色体内に起こるか、異なる染色体間で起こるかによって構造異常の種類が決まる（図2）。前者では腕内欠失、**環状（リング）染色体**や逆位が生じ、後者では**二動原体染色体**や相互転座が生じる。染色体構造異常には、以降の細胞分裂で失われるものと安定して残存するものとがある。1個の**セントロメア**と両腕端の**テロメア**が存在する構造異常（**介在欠失**、**逆位**、**相互転座**など）は安定型で、セントロメアのないリングや**無動原体染色体**（**染色体断片**）、二動原体染色体などは不安定型である。

これまで染色体構造異常は、内的あるいは外的な要因によるDNAの損傷と修復エラーによってランダムに生成されると

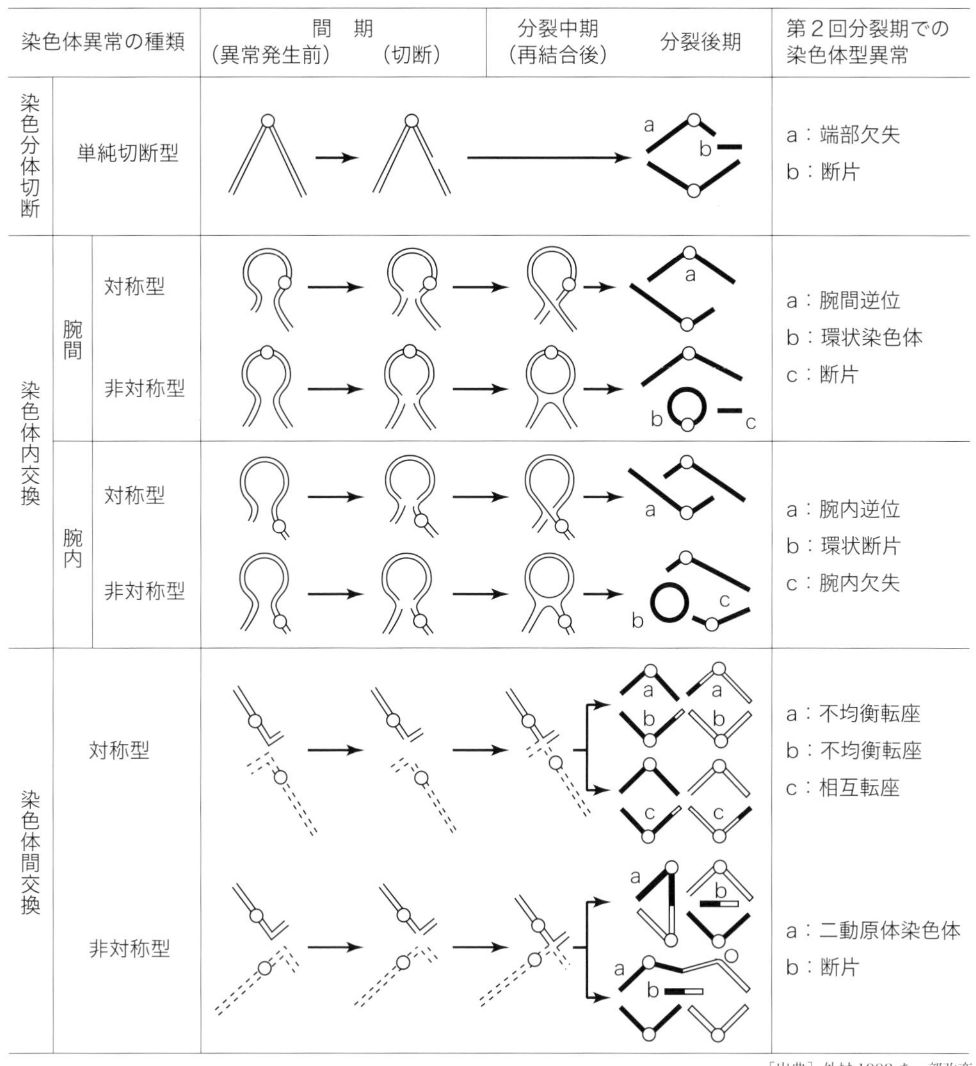


［出典］外村 1992 を一部改変

**図2　おもな染色分体型異常の生成機構**

**染色体（DNA）複製後の DNA 障害とその修復エラー（再結合）による。染色分体型の異常は、2回目の分裂期以降では染色体型異常と区別できない形態となる。**

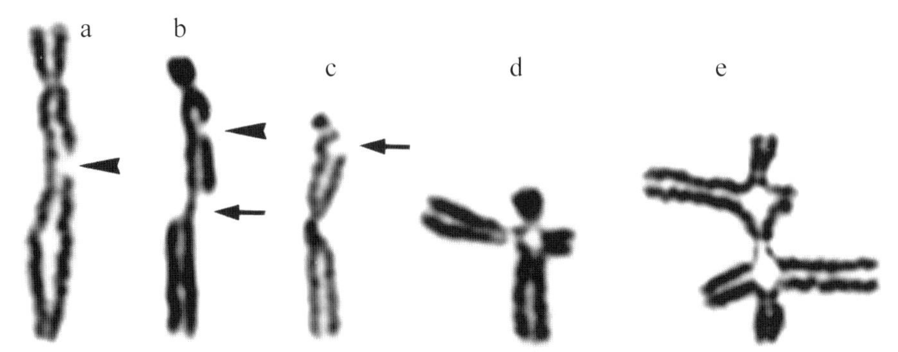


図3　さまざまな染色分体型の構造異常

a, b：ギャップ（矢頭）
b, c：切断（矢印）
d, e：4放射状の染色分体交換
d：非対称型
e：連結した対称型

考えられてきたが、近年、ヒトDNAにはもともと染色体構造異常が起きやすい領域があることが分かってきた。**低コピー反復配列**（LCR）と呼ばれる高い相同性をもつ重複配列では減数分裂での**不等交差**を通して微小な欠失や挿入が生じることがあるし、AT含量の高い**回文配列（パリンドローム配列）**間で起こる相互転座（例：ヒトの11;22転座など）、などである。

ヒトでは先天性のさまざまな**染色体異常症**が知られている。ダウン症候群をはじめとする常染色体異常症候群、**ターナー症候群**や**クラインフェルター症候群**などの性染色体異常症候群である。一方、体細胞レベルでの染色体異常は後天性で、その影響として典型的なものは細胞のがん化である。これらについては、p.265「**44 染色体異常と疾患**」を参照されたい。

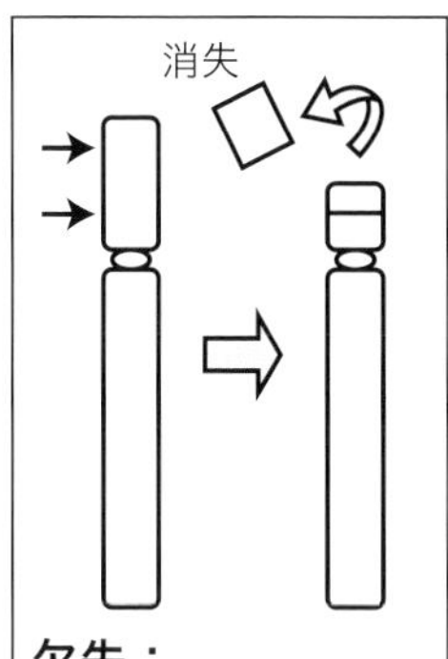


**欠失：**
二つの切断点の間が消失。

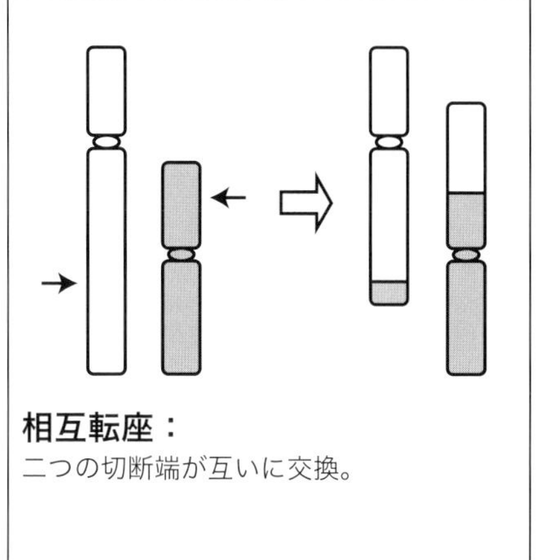

**相互転座：**
二つの切断端が互いに交換。

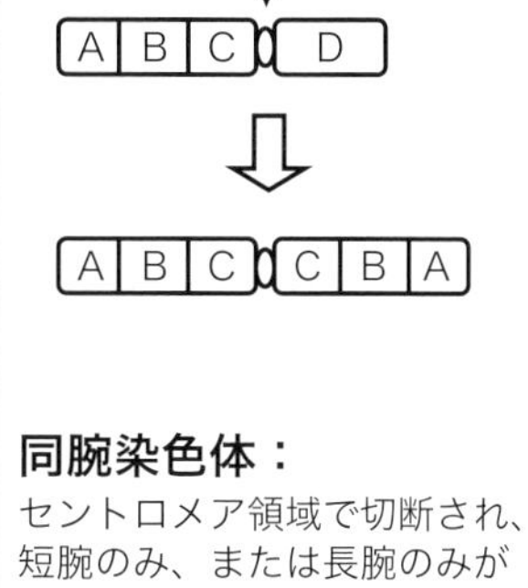


**同腕染色体：**
セントロメア領域で切断され、短腕のみ、または長腕のみが複製されて生じる。

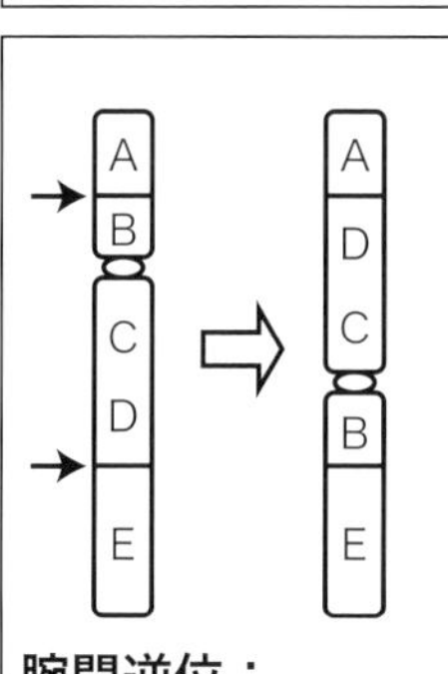


**腕間逆位：**

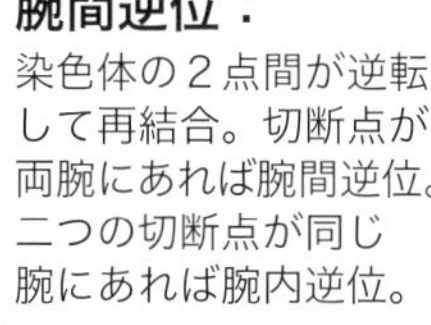

染色体の２点間が逆転して再結合。切断点が両腕にあれば腕間逆位。二つの切断点が同じ腕にあれば腕内逆位。

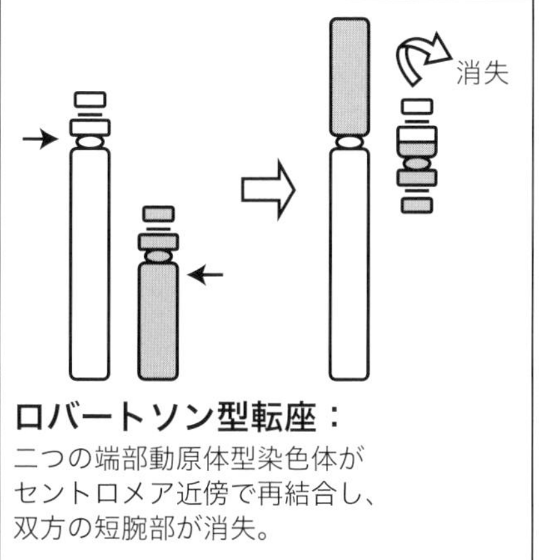


**ロバートソン型転座：**
二つの端部動原体型染色体がセントロメア近傍で再結合し、双方の短腕部が消失。

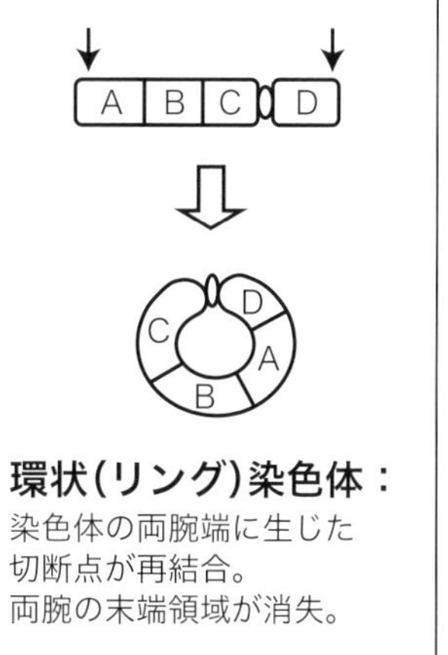


**環状(リング)染色体：**
染色体の両腕端に生じた切断点が再結合。両腕の末端領域が消失。

［原図］池内達郎

図4　おもな染色体構造異常の形成模式図：ヒトの個体レベルでよくみられる構造異常。二つの切断点（小さい矢印）の間で再結合が起こった結果を示す。

《遺伝学コラム》

# ネズミのしっぽが語ること
## 特異な進化履歴をもつもう一つのマウス17番染色体

遺伝子の存在は、実はDNAの発見より以前に人間は気付いていた。つまり、生物が表す性質＝表現型に変化が生じ、それが子供に伝わる場合、それは何らかの因子＝遺伝子によって規定されているはず、と考えた。逆にいうと、表現型の変化が無ければ、遺伝子の存在には気付けない。変化が分かりやすい表現型としては、たとえばマウスの場合、毛皮や表皮の色や模様、あるいは尾の形などがある。マウスの尾の形態異常から多くの胚発生に関連する重要な遺伝子が発見されている。尾の異常は、体軸形成の異常とも関連しているからで、その中でも有名な遺伝子が *T* 遺伝子であった。

*T* 遺伝子は、別名 *Brachyury* と呼ばれるが、これは短尾を意味するギリシャ語から取られており、この遺伝子に［突然］変異をもつと尾が短くなる顕性（あるいは semi-dominant）の表現型を示す。この遺伝子は17番染色体上にあることが分かっていた。この *T*［突然］変異マウスを、一見正常に見えるマウスと交配す

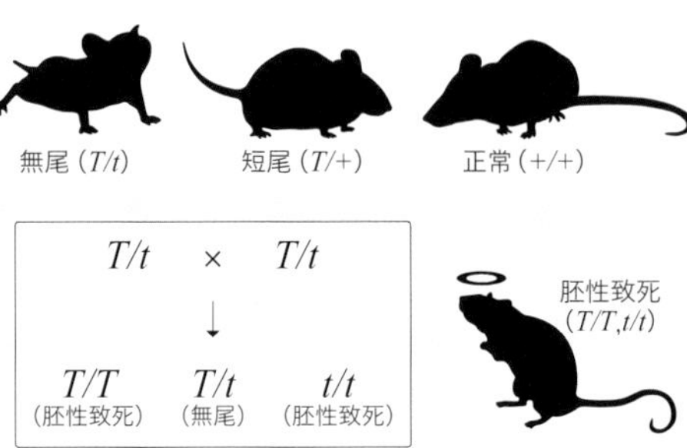


**図1　*T/t*［突然］変異マウスの尾の形態異常と胚性致死**

| マウス | 現われる表現型 | | | |
|---|---|---|---|---|
| 親 | | *T/+*（短尾） × | *+/t*（正常尾） | |
| | | ↓ | | |
| 子孫 | +/+（正常尾） | *T/+*（短尾） | *+/t*（正常尾） | *T/t*（無尾） |

***T* と *t*［突然］変異マウスの交配実験**

| マウス | 現われる表現型 | | |
|---|---|---|---|
| 親 | *T/t*（無尾） × | *T/t*（無尾） | |
| | | ↓ | |
| 子孫 | *T/T*（致死） | *T/t*（無尾・生存） | *t/t*（致死） |

**ダンらの交配実験**

ると、完全にしっぽが無い無尾のマウスも産まれてくる。これは、*T*［突然］変異と組合わさると無尾になる潜性［突然］変異をもつためで、この［突然］変異の責任遺伝子として *t* 遺伝子が想定された。すなわち、正常、短尾、無尾の遺伝子型は、+/+、*T*/+、*T/t* ということになるが、さらに無尾同士の交配からは無尾のこどもしか得られない。*T/t*×*T/t* の交配では、*T/T* や *t/t* も産まれるはずであるが、これらは胚発生の途中で致死となることが明らかとなった（図 1）。

さて、この *T*, *t* 遺伝子だが、遺伝的には染色体上で非常に近接して存在している、あるいは同一遺伝子座［位］にあるのでは、と考えられた。しかし、*T/T*、*t/t* のホモ［突然］変異胚の表現型はそれぞれ異なっており、また、1 種類と思われていた *t*［突然］変異も、致死表現型が異なるものも発見され、当初の予想よりずっと複雑な様相を呈することが分かってきた。さらに不思議なことは、+/*t* という遺伝子型をもつ雄マウスは、メンデルの法則に反して *t*［突然］変異をもつ精子を優先的に伝達することも分かってきた（雄性配偶子の伝達率の歪曲、ということができる）。

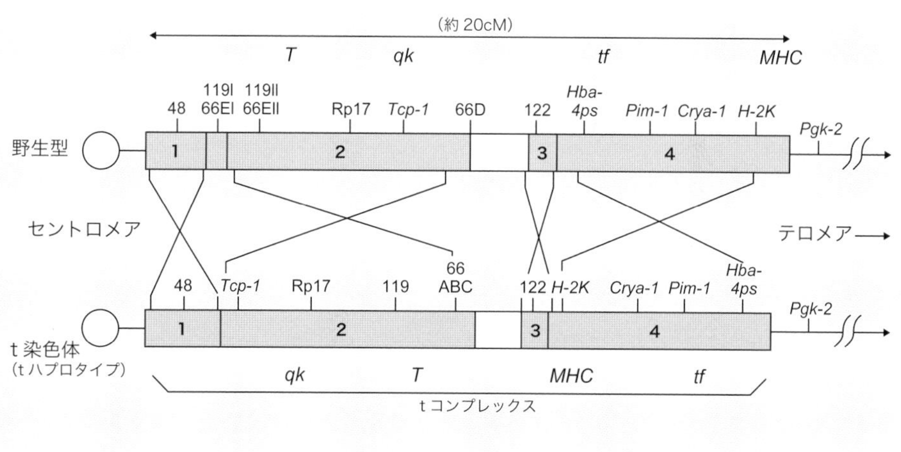


**図2　マウスの第 17 番染色体の構造**

これらの多様な表現型が、一つの遺伝子座［位］によって規定されているように見える、いったいどのような遺伝子なのか、という疑問を遺伝学者達は長年もち続けていた（ちなみに、*T*［突然］変異が最初に記述されたのは、1920 年代のことである）。

ここで、種明かしをすると、実は、これらの表現型は多くの異なる遺伝子の［突然］変異によって生み出されている。一つと思われていたこの遺伝子座［位］は、実は大小とりまぜて四つの「逆位」が連続して存在する、かなり大きなゲノム領域（17 番染色体の 1/3 程度）に相当することが明らかにされた（図2）。逆位が起きているために、正常な 17 番染色体と対合して組換えを起こすことができず、そのため、逆位に含まれている遺伝子は分離されずに、一つのかたまりとして挙動し、あたかも同じ遺伝子座［位］に属するように見えてしまう。この逆位をもった 17 番染色体を現在は「*t*-染色体」あるいは「*t*-ハプロタイプ」と呼んでいる（ハプロタイプとは、ハプロイドのタイプのことで、この場合は、*t*-染色体上にある複数の遺伝子のアレル（対立遺伝子）の組合わせのこと）。逆位のある領域を *t*-コンプレックスと呼ぶこともある。ショウジョウバエの遺伝学では、逆位を人為的に誘起し、組換えを抑制した「バランサー染色体」をもつ系統を作出し、遺伝解析に大変有効に利用しているが、この *t*-ハプロタイプはまさに自然が生み出したバランサー染色体ということができる。この *t*-染色体は、マウスの野生集団の中でも、一定の比率で存在しており、その意味でマウスの 17 番染色体は2種類あるということもできよう。

*t*-コンプレックスには、多様な発生関連変異がマップされるため、哺乳類胚発生のモデルとして多くの研究者の興味を引いてきた。実際、*T* 遺伝子を始め、重要な発生関連遺伝子の発見につながっている。また、雄性配偶子の伝達率歪曲に関しても、生殖生物学だけではなく、進化学的観点からも大変興味深い現象である。*t*-染色体は約 300 万年前に生じたと考えられており、その間、正常な染色体との組換えをほとんど起こさず、存在し続けているという、非常に特異な進化の履歴をもっている。組換え頻度が激減した時、染色体ゲノムはどのような変化・進化を遂げるのであろうか。これについては、*t*-ハプロタイプ全体のゲノム構造、ゲノム配列が明らかになっていないので、まだ明確な答えは出せていないのが現状である。我々が一部の配列解析を行ったところ、現在のマウスリファレンスゲノム

配列との間には、非常に多くの1塩基多型が存在することが分かっている。マウス（*Mus musculus*）には、*Mus musculus musculus*, *domesticus*, *castaneus* などの亜種が存在し、この亜種分化は約100万年前に起こったとされており、ゲノム配列を比較すると、約1%の違いが見つかる。*t*-ハプロタイプは、ごく一部しか調べていないので、結論を出すには時期尚早だが、2%以上の配列の違いが見つかる領域もあり、*t*-ハプロタイプには亜種分化以前のマウス（あるいはその先祖の種）のゲノム配列が保存されている可能性がある（実際に現存のマウスには無く、近縁種でのみ見つかる多型も報告されている）。また、1塩基多型だけではなく、ゲノム重複や欠失、挿入［突然］変異などのゲノム変化も頻繁に検出されている。繰り返しになるが、*t*-染色体のゲノムが明らかになれば、染色体組換えを抑制し、数百万年経過させると何が起こるのか？　言い換えると、染色体組換えの進化的意義とは、という問いに答えることができるのではないだろうか？

このように、約90年前に偶然発見された、「しっぽの短いネズミ」は、その後、多くの生物学者の興味を引き、さまざまなドラマを生み出してきた。以前、筆者は別の著書で「*t*-ハプロタイプのゲノムには、生物が300万年の間に行ってきた進化と生存のための巧妙な戦略と歴史が克明に残されており、」と記したが、その気持ちは未だに変わらない。現在、ゲノム解析の技術は飛躍的に進展しており、近い将来、*t*-ハプロタイプゲノムの全貌が明らかにされ、生物学上の古くて新しい諸問題の解明が成されていくことを期待している。


**阿部 訓也** Kuniya Abe

国立研究開発法人 理化学研究所
バイオリソース研究センター 副センター長
疾患ゲノム動態解析技術開発チーム チームリーダー

専門　マウス発生遺伝学。*t*-コンプレックス研究は、米国留学以来、続けている。いまや、*t*-コンプレックスを知らない人が大半となったが、その魅力は未だつきないと感じている。*t*-ハプロタイプには初期発生、ゲノム刷り込み、生殖細胞機能などに関する多くの変異が存在することから、興味は初期胚や生殖細胞発生の遺伝的支配、エピジェネティック制御、ゲノム再プログラム化現象へと及び、現在はその分子、細胞、個体レベルの包括的な理解を目指し、そのための新規解析技術の開発も行っている。


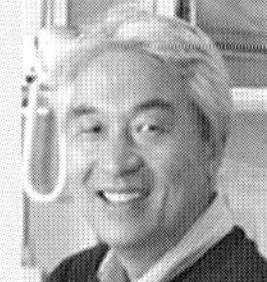

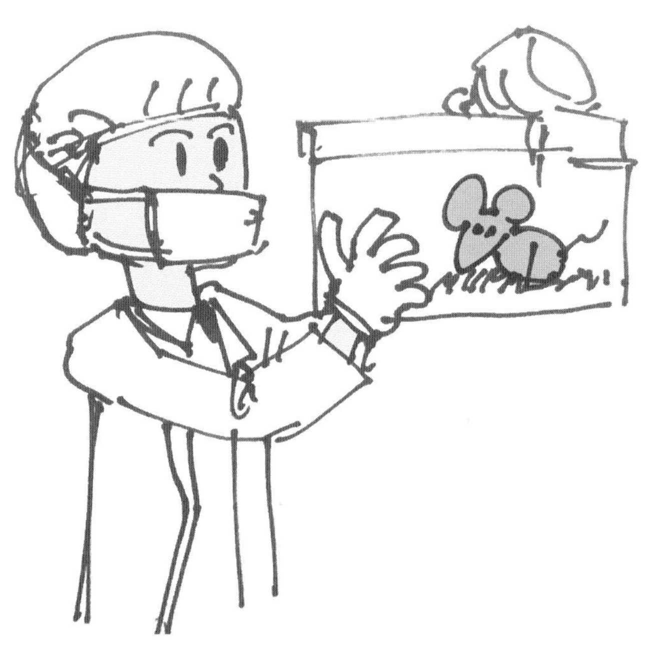

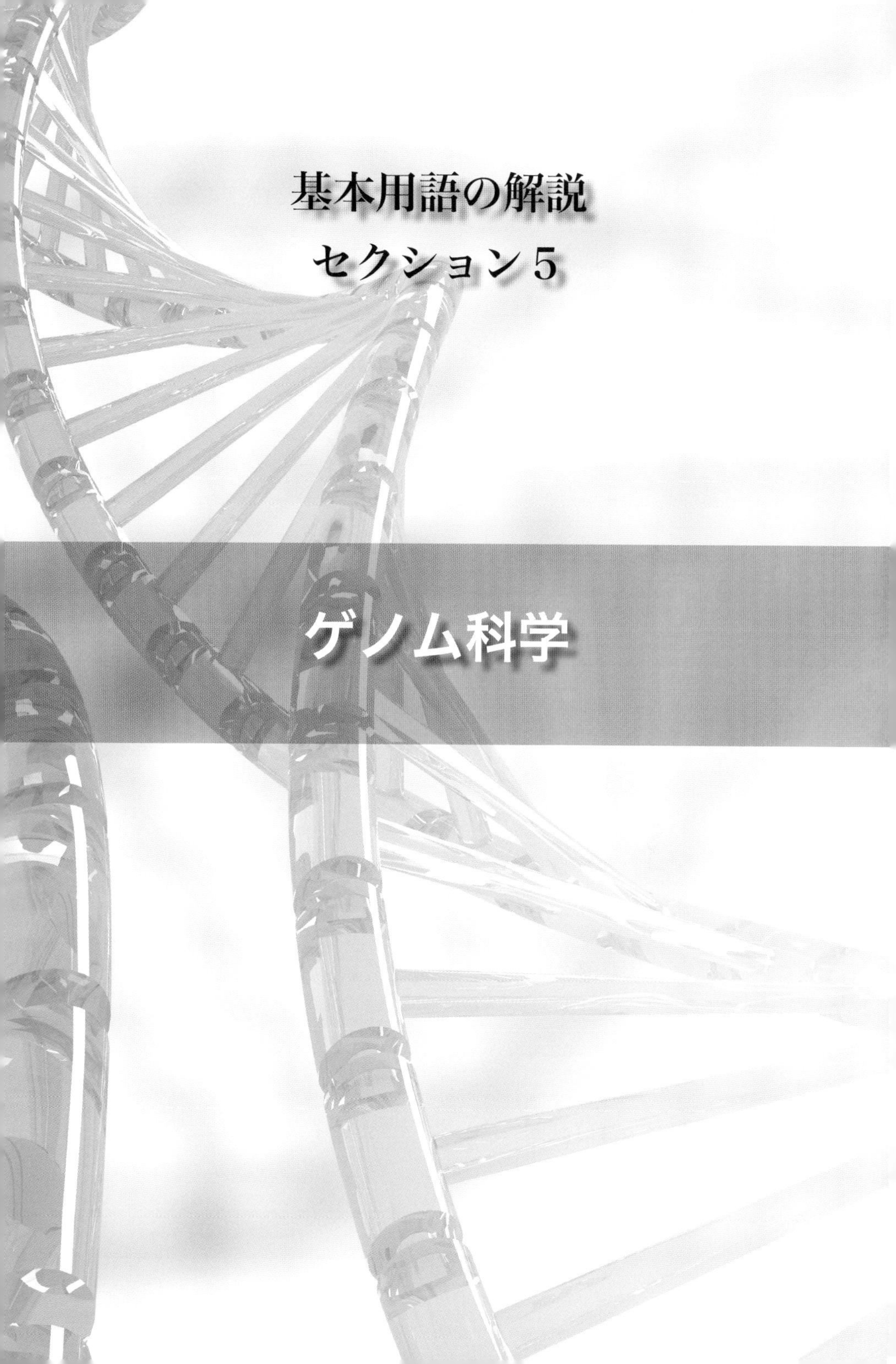

# 基本用語の解説
# セクション5

# ゲノム科学

# 38 ゲノム編集

**ゲノム編集 Genome editing**　生物の遺伝子を改変できる様々な手法が知られているが、近年開発された「ゲノム編集」と呼ばれる手法は、その効率、手技の容易さ、様々な生物に適用できる汎用性で群を抜いている。任意の配列を認識し、高効率で切断する「人工ヌクレアーゼ」により、目的部位の組換えを正確に高い頻度で引き起こすことで、遺伝子改変の技術は「編集」へとステージアップしたと言えるだろう。更なる高度化が期待される一方で、その利用に関しては科学者のリテラシーも求められている。

**解説**　**ゲノム編集**とは、標的DNA配列を特異的に切断するように細工を施した人工**ヌクレアーゼ**（部位特異的ヌクレアーゼ）を利用して目的の**ゲノムDNA**を改変すること､あるいはその技術を指す。従来の遺伝子改変技術に比べ、高効率かつ安価に行うことができ、応用範囲も広いため、生物の遺伝学的解析や遺伝子治療法開発に大きな変革をもたらすと期待されている。

ゲノム編集の技術は、ヌクレアーゼによってゲノム上の目的の領域を特異的に切断し、その修復エラーによる変異誘発を利用することから始まった。ゲノムDNAの**二重鎖（二本鎖）切断**（DSB）が起こると、**非相同末端結合**（NHEJ）や相同組換え修復（HDR）により修復される。NHEJによる修復過程では塩基の欠損や挿入などのエラーが起こりやすい。よって、まずヌクレアーゼによってDSBを起こし、修復される際に生じるエラーを利用して、標的遺伝子の機能を破壊するなどのゲノム配列の改変を行う（図1A）。また、この原理を応用して、挿入変異を作製することも可能である。DSBの誘導と同時に切断点近傍のDNA配列と相同な配列を含む一本鎖、または二重鎖（二本鎖）DNAを細胞に導入し、HDRの働きにより任意のDNA配列を目的の座位に挿入する（図1B）。

近年のゲノム編集技術の発展は目覚ましく、より容易な操作で、高効率かつ正確にゲノム配列を改変することを目指し、新たな方法が次々と開発されている。また、現時点では目的としていない領域あるいは配列に対する改変（off target）がわずかながら生じる可能性が指摘されており、手技の容易さとコスト低減とともに、目的部位をいかに正確に改変するかも課題である。

第一世代のゲノム編集技術である**ジンクフィンガー**ヌクレアーゼ（ZFN）は、制限酵素*Fok*Iのヌクレアーゼドメイン

**専門用語の対訳**

| | |
|---|---|
| ゲノムDNA | genomic DNA |
| ジンクフィンガー | zinc finger |
| 相補的 | （形）complementary |
| 二重鎖（二本鎖）切断 | double strand break |
| ヌクレアーゼ | nuclease |
| 非相同末端結合 | non-homologous end-joining |

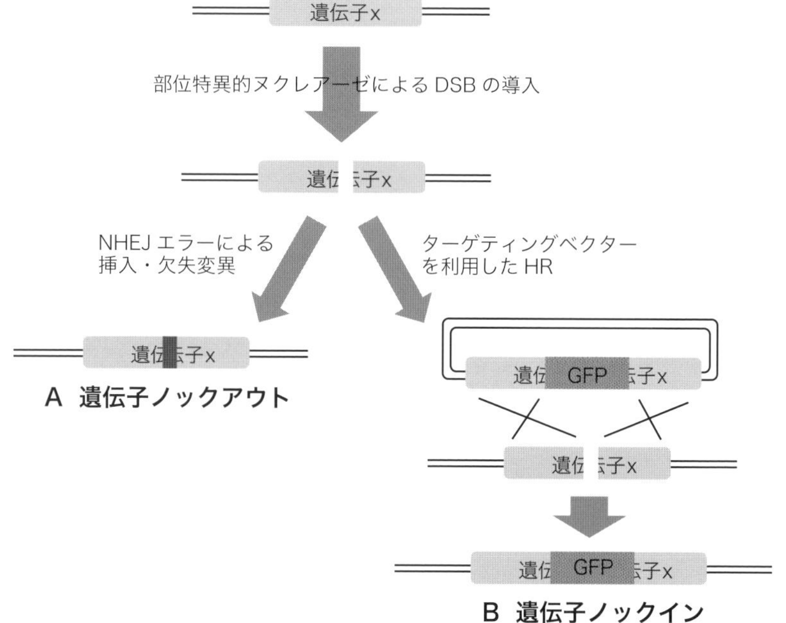


［出典］ウィルス 第64巻 第1号、pp.75-82, 2014
「1．部位特異的ヌクレアーゼを基盤とするゲノム編集技術」山本 卓、坂本 尚昭、佐久間 哲史 より

**図1 ゲノム編集による部位特異的遺伝子破壊（A）およびDNA挿入（B）**

と特定のDNA配列を認識するジンクフィンガーモチーフを融合した人工ヌクレアーゼが用いられる（図2A）。3塩基を特異的に認識するジンクフィンガーを複数組合わせることで目的の配列を切断するZFNを設計することができる。しかし標的配列を期待通りに認識するZFNを構築することが難しく、コストもかさむことから広く普及するには至らなかった。

次に、植物病原菌*Xanthomonas*のTranscription Activator-Like Effector (TALE)をDNA結合ドメインとして利用したTALE nuclease（TALEN）が第二世代のゲノム編集技術として開発された（図2B）。TALEの場合はA,T, G, Cそれぞれの核酸を認識するDNA結合ドメインを組合わせることで任意の配列を標的とした人工ヌクレアーゼを容易に設計することができる。ZFN同様、TALENでも*Fok*Iのヌクレアーゼドメインを利用している。多くのノウハウの蓄積により活性の高いTALENを比較的容易に作製できるようになったことで、ゲノム編集が一般的に利用できるツールとなった。

TALENの登場でゲノム編集が普及し始めた2013年、第三世代のゲノム編集技術であるClustered Regularly Interspaced Short Palindromic Repeat (CRISPR)-Cas9が発表され（図2 C,D）、これがゲノム編集技術の爆発的な普及のきっかけとなった。CRISPR/Cas9は古細菌などがもつ獲得免疫機構で、ファージなどの外来DNAを排除する役割を果たしている。最初に外来DNAが侵入してきた際、それらを断片化し自身のゲノムに取り込む。この取り込んだDNAを含む配列を鋳型として転写されたCRISPR RNA (crRNA)が*cis, trans*-activating crRNA (tracrRNA)と部分的にハイブリダイズし、Cas9ヌクレアーゼと複合体を形成する。外来DNAが二度目に侵入してくると、**相補的**なcrRNAによってCas9が誘導され、外来DNAは切断される。CRISPR/Cas9システムを利用したゲノム編集では、Cas9ヌクレアーゼ、tracrRNAは共通であるため、crRNAの中の20塩基を標的配列と相補的な配列に設計するだけで部位特異的にDNA切断を引き起こすことができる。また、crRNAとtracrRNAを連結した状態で合成したsingle guide RNA (sgRNA)を用いることで、Cas9ヌクレアーゼと合わせて二つの因子のみで

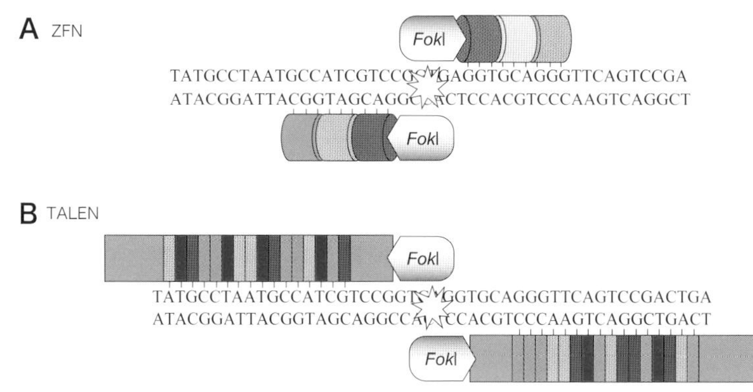


［出典］ウィルス　第64巻　第1号、pp.75-82, 2014
「1．部位特異的ヌクレアーゼを基盤とするゲノム編集技術」山本 卓、坂本 尚昭、佐久間 哲史　より

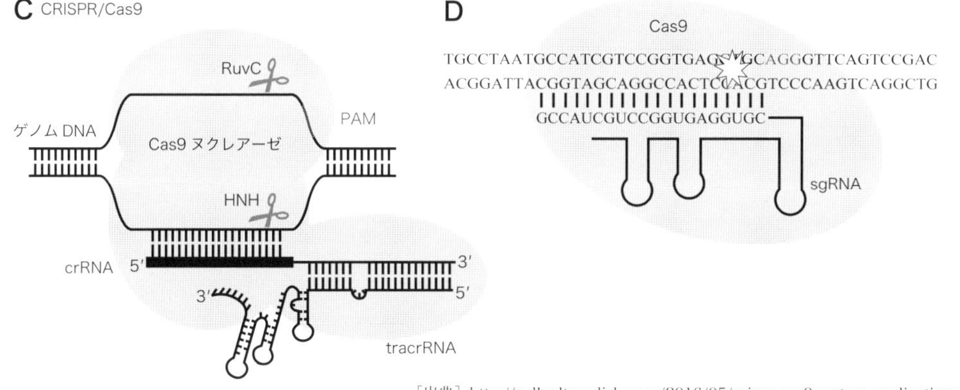


［出典］http://cellculturedish.com/2016/05/crispr-cas9-system-applications/

図2　(A)ZFN, (B)TALEN, (C,D)CRISPR/Cas9の構造

もともとのCRISPR/Cas9システムではcrRNA, tracrRNA, Cas9ヌクレアーゼの3因子により部位特異的にDNAが切断されるが(C)、crRNAとtracrRNAをつないだキメラRNAであるsgRNAを用いることで2因子でのゲノム編集が可能である(D)。
PAM配列：CRISPR/Cas9システムによる標的配列の認識に必要な3塩基の配列。ゲノム編集で一般に利用されるCas9ヌクレアーゼの場合、[5′-NGG-3′]である。

ゲノム編集を行うこともできる。ZFNやTALENのように標的配列特異的にゲノム編集を行うためにヌクレアーゼとDNA結合ドメインの融合タンパク質を構築する必要がなく、標的配列に相補的な20塩基を設計するのみであるため、より手軽かつ低コストにゲノム編集を行うことができるようになった。ZNFやTALENよりも認識配列が短いため、目的としていないところまで切断してしまうoff targetの頻度がやや高いことが指摘されているが、その点を改善するための技術開発も進んでおり、操作方法の容易さもあいまって、今後の発展が大きく期待されている方法でもある。

ゲノム編集技術の登場は、遺伝学、ひいては生命科学に大きなインパクトをもたらした。従来の遺伝子改変の方法では、標的遺伝子を狙い通りに破壊・改変できたのは一部のモデル生物においてのみであったが、近年の加速度的なゲノム情報の整備とあいまって、ゲノム編集技術の登場は、さまざまな生物種での遺伝子の破壊・改変を可能にした（ただし、生育温度などの問題で、場合によってはヌクレアーゼが十分機能しないなど、未だゲノム編集技術の適用が難しい生物もある）。また、従来の遺伝子改変方法では、その効率の低さゆえに、1個体の生物に同時に複数の遺伝子改変を導入することは困

| | TALEN | CRISPR/Cas9 |
|---|---|---|
| 標的配列の認識方法 | タンパク質とDNAの特異的結合 | 塩基対（DNAvsRNA）の相補的結合 |
| 構成 | 1対のTALE-Fok Ⅰ融合タンパク質 | Cas9ヌクレアーゼとsgRNA |
| 標的配列の長さ | 15～20塩基×2 | 20塩基前後 |
| オフターゲット効果 | すくない | TALENより高い |
| 標的配列の制限 | N末端ドメインが認識するTの制限<br>CpGメチル化部位での切断効率低下 | PAM(5′-NGG-3′)の制限 |
| 複数の同時改変 | 可能 | 効率的に可能 |
| ヌクレアーゼ以外の用途への応用 | 可能 | 可能 |
| 構築の簡便さ | CRISPR/Cas9より複雑 | 簡便 |

［出典］The Journal of Animal Genetics (2016) 44, 23–34

**表1　TALENとCRISPR/Cas9の比較**

難であったが、ゲノム編集技術を用いて1個体に複数の変異を導入することで、遺伝子間の相互作用など、これまで困難だった「複数遺伝子の遺伝学」の進展が考えられると期待されている。遺伝子改変は遺伝子治療開発の面でも重要な技術であり、その意味でもゲノム編集技術のさらなる高度化が求められている。

| | ZFN | TALEN | CRISPR/Cas |
|---|---|---|---|
| 植物 | – | ○ | ○ |
| 線虫* | – | ○ | ○ |
| ミジンコ* | – | ○ | ○ |
| コオロギ* | ○ | ○ | ○ |
| 蚊* | – | ○ | ○ |
| ショウジョウバエ* | ○ | ○ | ○ |
| カイコ* | – | ○ | ○ |
| ホヤ* | – | ○ | ○ |
| ゼブラフィッシュ、メダカ* | ○ | ○ | ○ |
| カエル、イモリ* | ○ | ○ | ○ |
| ヤツメウナギ | – | – | ○ |
| ニワトリ | – | ○ | ○ |
| マウス* | ○ | ○ | ○ |
| ラット* | ○ | ○ | ○ |
| フェレット | – | – | ○ |
| ヒツジ | – | ○ | ○ |
| ブタ* | – | ○ | ○ |
| ウシ | – | ○ | ○ |
| イヌ | – | – | ○ |
| カニクイザル | – | ○ | ○ |
| ウィルス類 | – | – | ○ |
| 真菌 | – | ○ | ○ |

* 成体の作製まで報告あり

［出典］The Journal of Animal Genetics (2016) 44, 23–34

表2　さまざまな生物種におけるゲノム編集技術の現状

# 39 *in vitro*/*situ*/*vivo*/*silico*

***in vitro*/*situ*/*vivo*/*silico*** 生命科学の実験解析手法は、大きく分けて、試験管内での検出(*in vitro*)、生体そのものの中での検出(*in vivo*)、生体内の本来の場所での検出(*in situ*)に分けられ、それぞれ結果の精度、実験の行いやすさ、解釈のレベル等が異なり、適材適所で行う必要がある。さらに近年では、実験を行わないコンピュータ内での試行(*in silico*)の解析も重要となってきている。

**解説** ***in vitro***、***in vivo***、***in situ***、および ***in silico*** は、生物学の実験がどのような条件や場で行われたかを概念的に示す言葉として使用される。表記する場合は、イタリック(斜体)を用いる。

*in vitro* は、生物から取り出した材料あるいは化学合成された生体物質を用い、人為的に制御された条件で行われる実験を指す。「試験管内で」を意味するラテン語由来の言葉で、生化学反応など、生命反応における限定された一部分を人為的に再構成し検証するための実験に用いられる。対立する概念は、「生体内で」を意味する *in vivo* で、生体内の人為的に制御されていない条件で、動物個体や細胞の反応そのものを捉える実験に用いられる。

*in vitro* と *in vivo* の区別は、何を生体と捉えるかにより決まるため、研究分野や目的によって異なる。生理学などの多細胞生物個体を対象とした研究では、個体を扱うと *in vivo* で、取り出した組織や培養細胞で行う実験は、*in vitro* になる。一方、細胞内の現象や単細胞生物を対象とした研究では、細胞を用いた研究が *in vivo* であり、そこから抽出した細胞内器官や **DNA**、タンパク質を用いた無細胞系の実験が *in vitro* となる。

「本来の場所で」を示す *in situ* は、生体内での原位置が重要な情報である場合にとられる実験手法を指す。たとえば、*in situ* ハイブリダイゼーションは、組織や細胞における DNA や **RNA** の分布や量を検出する実験手法である。**標的配列**と**相補的**な DNA や RNA を、ジゴキシゲニンなどの抗原や放射性同位体で標識しプローブを作製する。そして、組織や細胞に存在する標的配列とハイブリダイズ（相補結合の性質を利用し核酸に結合させること）させ、酵素反応や蛍光、オートラジオグラフィー（放射性同位元素を用いた写真／画像撮影）などにより標識した分子（プローブ）を検出し、標的DNAやRNAの位置情報や発現量を明らかにする。また、医学系では、carcinoma *in situ*（上皮内がん）などと使われ、組織内にとどまり浸潤していない状態を指す言葉として用いられる。

*in silico*は、*in vivo*や*in vitro*からの派生語で、実際に生物や生物由来材料を用いる研究手法とは対立する概念として用いられる。「シリコン（半導体素子）内で」が意味するように、生命現象のシミュレーションやバイオインフォマティクスなどのコンピュータ上で行われる研究手法を指す。生物情報の増加やデータベースの整備が進むにつれ、情報を基盤とした生物学（*in silico* biology）の果たす役割や重要性が大きくなりつつある。

**専門用語の対訳**

| | |
|---|---|
| インシリコ | （形）*in silico* |
| 試験管内 | （形）*in vitro* |
| 生体内 | *in vivo* |
| 生体内原位置 | （形）*in situ* |
| 相補的 | （形）complementary |
| 標的配列 | target sequence |
| DNA | deoxyribonucleic acid<br>（略）DNA |
| RNA | ribonucleic acid<br>（略）RNA |

***in vitro*（試験管内等の再構築系の中で）**

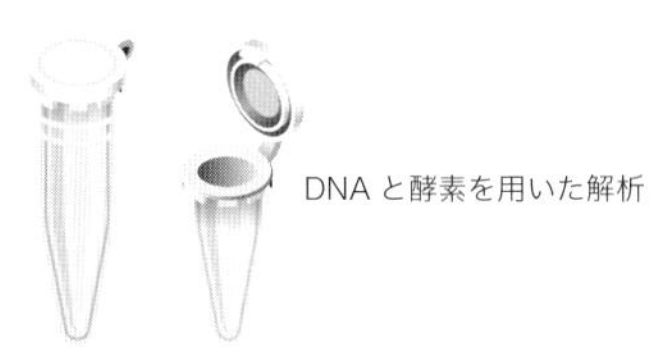


***in situ*（元の位置で）**

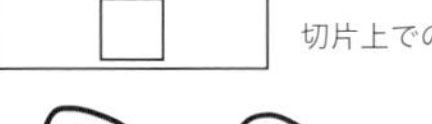

切片上での染色

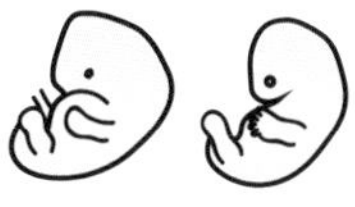

個体そのものの上での染色

***in vivo*（生体で：位置は問わない）**

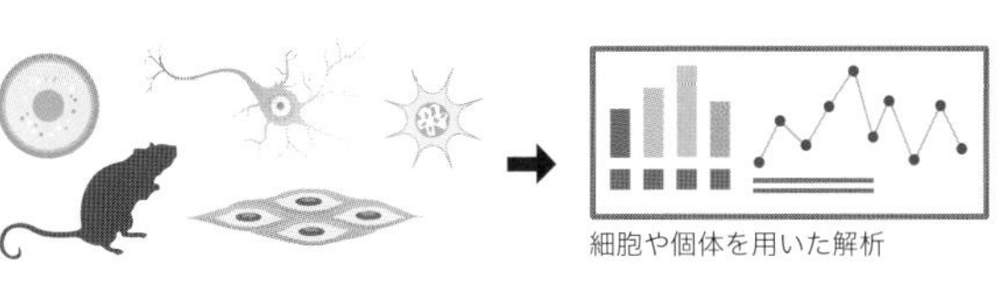


***in silico*（コンピュータを用いて）**

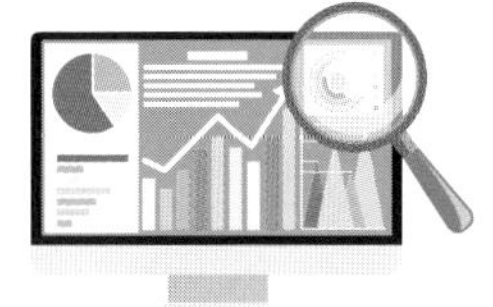

バイオインフォマティクス

# 40 DNA 配列決定

**DNA 配列決定 DNA sequencing** DNAの配列を読み出す（解読する）ことを「DNA 配列決定」と呼ぶ。DNA 配列決定技術の向上とともに、生命科学におけるDNA解読の重要性は日に日に高まっている。近年では、目的とする生物の全ゲノム解読も比較的容易になりつつあるが、その正確性や信頼性を評価するためには、それぞれの技術の方法論を理解しておく必要がある。

**解説** DNAは**デオキシリボヌクレオチド**単量体（p.112「**15 DNAの構造と修復**」を参照 塩基、糖、リン酸基から成り、単に塩基とも呼ばれる）が脱水重合によってできた巨大分子であり、水分子相当の原子が少なくなった個々のデオキシヌクレオチド相当部分を「デオキシリボヌクレオチド残基」あるいは単に「残基」と呼ぶ。DNAは4種類のデオキシリボヌクレオチド残基の直鎖として構成されるので、この順を明らかにする解析を「**DNA 配列決定**」と呼ぶ。初期のDNA 配列決定法には、**鋳型 DNA** とデオキシリボヌクレオチド、デオキシリボヌクレオチド誘導体（ジデオキシリボヌクレオチド）、**DNA 合成**酵素を用いる**サンガー法**と、化学的部分分解を用いる**マクサム・ギルバート法**があり、開発者のF. Sanger と W. Gilbert は両者ともこの功績によりノーベル賞を受賞した。いずれも特定残基位置で合成停止あるいは分解したDNA断片を、電気泳動によって分子量分離し、配列を読み取る方法で、当初は放射性同位体を用い手作業で読み取っていた。

当初は高純度の酵素が入手困難だっ

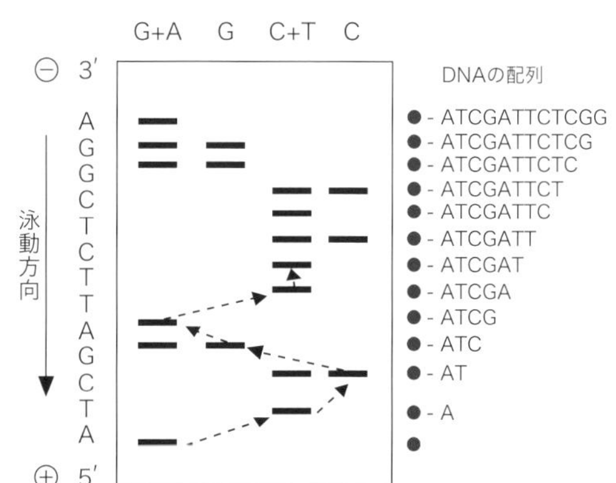


**図1 マクサム・ギルバート法**

たため、マクサム・ギルバート法の方が安定した結果を得ることができたが、現在は少ない試料を元に配列決定できるサンガー法を発展させたものが主流となっている。これは**DNA ポリメラーゼ**を用いるもので、特定配列をもつ DNA 部分に対し相補的な、**プライマー**と呼ばれる短鎖 DNA 断片を**ハイブリダイゼーション（ハイブリッド形成）**させ、そこを基点として **DNA 合成**していくものである。合成の際、材料となる基質中に低い濃度で伸長反応を妨げるヌクレオチド誘導体（ジデオキシヌクレオチド）を混入すると、各塩基位置で合成反応の停止した DNA 断片が得られる。誘導体取込みはランダムに起こるので、A,C,G,T の誘導

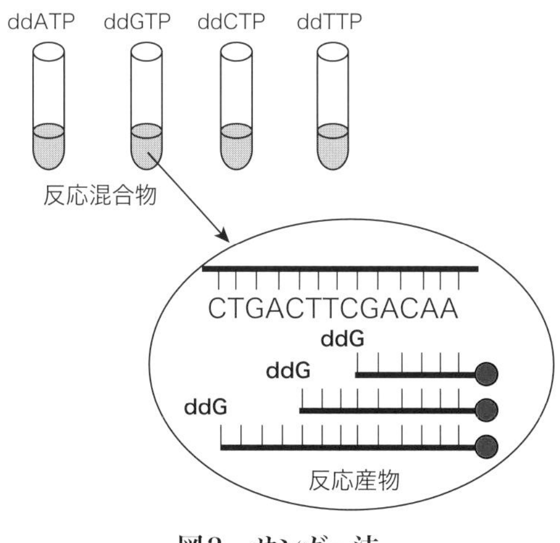


**図2　サンガー法**

## 専門用語の対訳

| | |
|---|---|
| 鋳型 DNA | template DNA |
| 欧州分子生物学研究所 | European Molecular Biology Laboratory（略）EMBL |
| 繰り返し配列 | repetitive sequence |
| 国際 DNA データベース | International Nucleotide Sequence Database（略）INSD |
| サンガー法 | Sanger's method |
| 次世代シーケンサー | next generation sequencer |
| デオキシリボヌクレオチド | deoxyribonucleotide |
| 日本 DNA データバンク | DNA Data bank of Japan（略）DDBJ |
| ハイブリダイゼーション | hybridization |
| プライマー | primer |
| マクサム・ギルバート法 | Maxam-Gilbert method |
| DNA | deoxyribonucleic acid（略）DNA |
| DNA合成 | DNA synthesis |
| DNAポリメラーゼ | DNA polymerase |
| GenBank | GenBank |

体を個別に加えることで4種類の DNA 断片の混合物が得られる。配列決定ではこれを電気泳動によって分子量分離・可視化し、泳動度の違いから塩基配列を読み取る。

その後、蛍光色素、レーザーおよび検出器を組合わせた 1980 年代に開発され

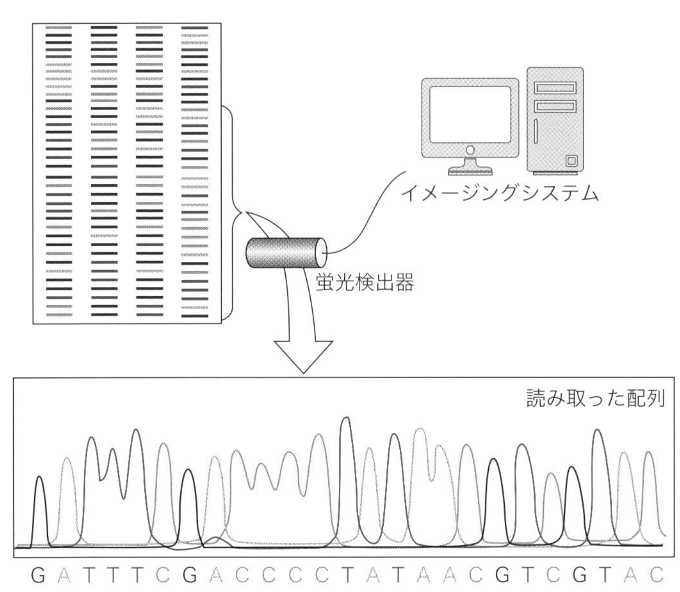


**図3　自動シーケンサの仕組み**
**確率的にACGTのそれぞれの位置で合成停止させ、対応する4種の蛍光色素で標識したDNA断片を、同時に一つのレーンで電気泳動し、経路に置かれたレーザー検出器によって各蛍光波長を経時測定すると、各塩基出現位置に蛍光のピークがみられる。**
**これを塩基配列順として自動解析する。**

た日立製作所の技術により泳動サンプル読み取りが自動化され、さらにキャピラリや試料投入ロボットとの組合わせによる連続稼働によって、スループット(単位時間処理量)が飛躍的に向上した。

**次世代シーケンサー**は、より高速な配列決定を実現するため、微細加工技術・測定技術を組合わせたもので、蛍光色素をつけた誘導体を用いることで付加反応を1塩基ずつ行いつつ写真撮影することで配列決定する方法や、デオキシヌクレオチド取込み時に発生するピロリン酸を検出する方法などがあり、超大量の配列決定が可能となった。一方、決定できる配列長が比較的短く、読み取り精度も低いという欠点がある。この欠点を補うため、膨大な量の配列決定ができる利点を活かし、多数の断片をラン

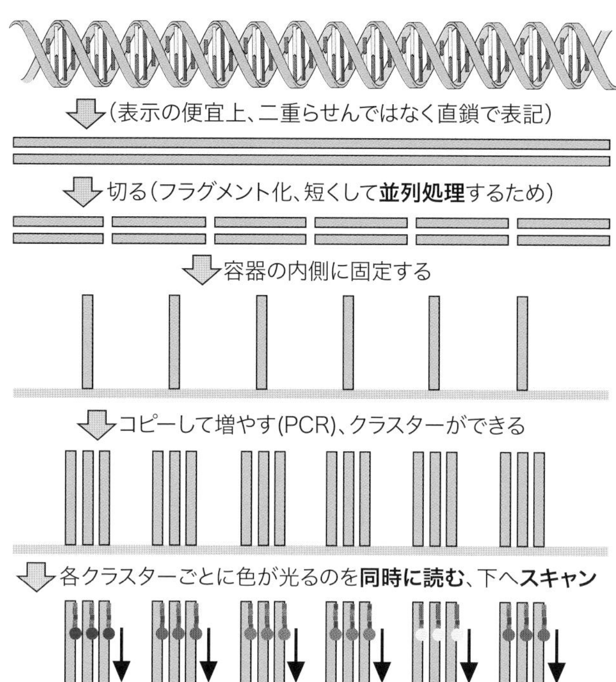


**図4　次世代シーケンシング イルミナ社の場合**
**(全ゲノムシーケンシング、エクソームシーケンシング)**

ダムに読み取って多数決原理を適用することで信頼性を確保するのが一般的である。このときの平均重複回数を被覆度(coverage)あるいは、被覆深度(depth of coverage)あるいは単に深度(depth)と呼ぶ。しかしランダム読み取りのため、個々の塩基の読み取り回数は部分によってムラができる。深度が浅いと、信頼性確保ができないだけでなく、一度も読み取られない部分が生じることもある。

読み取られた配列断片の本来の位置はそのままでは知ることができないため、ジグソーパズルを解くようにして再構成する必要がある。大量の配列データをもとにした再構成の労力は膨大なためコンピュータを用いるが、計算量は膨大なものとなる。このため、配列決定作業そのものは高速化されたものの、計算機の

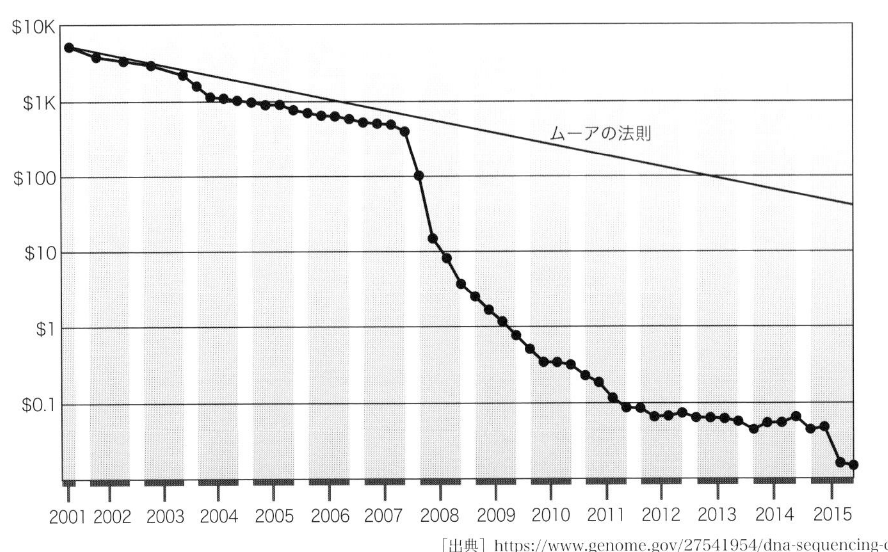


［出典］https://www.genome.gov/27541954/dna-sequencing-costs/
https://www.genome.gov/images/content/costpermb2015_4.jpg

**図5　メガベースを読むための塩基配列決定コストの低下**
**Natural Human Genome Research Institute (NHGRI) による**

能力限界がボトルネックとなりつつある。また、読み取り長の制約から、**繰り返し配列**部分のDNA領域は断片化すると正しく決定できない。これらの問題を回避しかつ信頼性を高めるため、さらに新しい世代のシーケンサーとして、一分子のDNAを長く読み取るための方法の開発が進んでいる。一方で、いったんゲノム配列が解読された部分については、計算量としては圧倒的に少ない位置照合(マッピング)のみで済むので、個人差の検出などに応用される。

個々の研究者が決定した塩基配列情報は、通常、論文投稿時に**国際DNAデータバンク**(INSD)を構成する**日本DNAデータバンク**(DDBJ; 日本)、**欧州分子生物学研究所**(EMBL; 欧州)、**GenBank**（米国)のデータベースのいずれかに登録することが要求されている。3局は毎日相互にデータを交換しているため、一箇所に登録すれば良く、通常は各地域のデータバンクに登録依頼する。

《遺伝学コラム》

# ゲノム解読時代におけるメンデル遺伝と量的遺伝

遺伝といえばメンデルの法則である。しかし長く受け入れられなかった。人類は、有史以前から遺伝を利用し家畜や穀物を育種してきた。血は争えない、という表現も生まれた。その遺伝の常識は、メンデルが提唱した「粒子説」ではなく「混合説 / 融合説」であった。1900 年メンデルの法則再発見後も、メンデル遺伝する形質は実はごく少数派であり、いまでも多くはヒト身長のように混合遺伝として観察される。

再発見からしばらく、混合説は「非メンデル遺伝」と呼ばれ対比議論された。二律背反にみえるこの二つの遺伝様式が、20 世紀前半、大統合され今日の量的遺伝学へと発展した。メンデル遺伝では二つの異なる純系から生まれた雑種第一代どうしを交配すると、雑種第二代で二つの純系の形質が 3:1 に分離する（p.48「3 メンデルの法則」参照）。ところが、多くの場合、3:1 には分離せず、図のようになだらかな連続した混合説の分布となる。

図では、この大統合理論を九つの量的

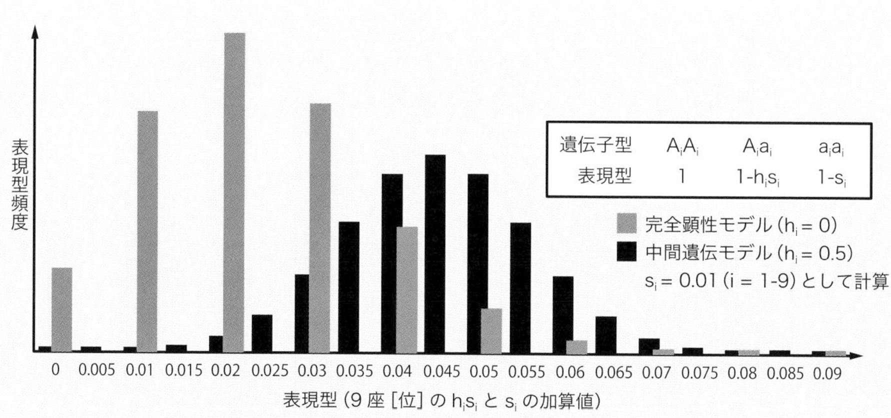


**図 独立な9座［位］における加算モデル**
**雑種第一代 $A_1a_1A_2a_2A_3a_3A_4a_4A_5a_5A_6a_6A_7a_7A_8a_8A_9a_9$ どうしの交配から生まれる雑種第二代の表現型分離**

形質座[位](p.60「**5 座[位]**」参照)を用いて示した。量的形質座[位]とは、身長や体重のようにある一つの形質に影響を及ぼしあう複数の座[位]をいう。二つや三つの場合には同義遺伝子と呼び、一つ一つの効果は小さいながらさらにたくさんの座[位]群が関わる場合にはポリジーンと呼ぶことが多い。図では $A_1$ から $A_9$ まで九つのポリジーンで解説した。i 番目の座[位]にそれぞれ $A_i$ と $a_i$ の二つのアレル(対立遺伝子)がある。その遺伝子型と表現型を四角内に示す。まず、1 座[位]に着目する。野生型ホモ接合体 AA の形質で 1 と標準化し、変異型ホモ接合体 aa の形質は(通常、[突然]変異は有害なため)標準値 1 から s だけ下がると表記する。ここでは簡単にすべての $s_i$ を 0.01 として計算した。有利な変異の場合でも s の値をマイナスとすることでこのモデルはそのまま使える。ヘテロ接合体にはさらに h が加わる。変異型アレルが、完全潜性の場合 h はゼロ、完全顕性では 1、中間遺伝する場合には 0.5 となる。このように、両アレル間の顕性の度合いを示すので h を顕性度と呼ぶ。ちなみに、超顕性の場合は h がマイナス値となる。余談ながら、進化を考える場合にはここで示される量的形質を生存力などの適応度と捉える。その場合、s は、野生型ホモ接合体に比べて、変異型ホモ接合体がどのくらい淘汰されるかを示すので、s を選択係数と呼ぶ。

話を大統合理論に戻す。$A_1$ 座[位]ひとつで完全顕性(h=0)の場合には、雑種第二代での分離は、表現型 1 と 0.99(=1-0.01)が 3:1 に分離する。ところが、九つの座[位]が関わる場合には橙色で示すなだらかな分布となる。すなわち、個々の座[位]がメンデル遺伝していても、観察結果は有史以前からよく知られた混合遺伝となることが大統合理論で示された。ダーウィン適応度が個々の小さな効果を持つポリジーン群によってメンデル遺伝し生物集団が進化するというネオダーウィニズム(p.154「**25 進化の仕組み**」参照)がここから確立した。なお、図では環境の効果は一切ないとして模式化した。体重や身長のようにほとんどの量的形質には環境の効果(の方)が大きく関わるので、実際の分布はさらになだらかで連続的となる。

さて本題である。図では九つの座[位]が独立に働き、個体の表現型値がその加算値で決まると仮定し計算した。ではそれぞれの座[位]が独立に働かず、複雑な相互作用する場合はどうであろう?(註:独立に機能する場合、加算モデルより積算モデルが通常使われるが、$s_i$ 値が小さい場合、加算モデルで十分な近似となる。気になる場合には、表現型値の対数を取れば積算モデルを加算モデルに変換できる。）言い換えると、個々の座[位]の測定値を加算モデルや積算モデルを用いて推定した全ゲノムの量的形質値と、実際の表現型値が大きく外れた場合を本稿では考察したいのである。このズレを古典集団遺伝学ではエピスタシスと呼ぶ。その日本語訳を「遺伝子間相互作用」とすることがあるのはそのためである。

こういった理論的基盤を踏まえ、向井輝美博士は、生存力ポリジーンという量的形質に着目し、キイロショウジョウバエ集団では平均顕性度が 0.43 であることを大規模な実験から示した（Mukai 1969）。ホモ接合で有害な変異はヘテロでも有害なことを示し、古典仮説と平衡仮説の議論に決着をつけた。また、総生存力ポリジーンの変異率が総アミノ酸置換率の 20 倍以上高いことも明らかにし（Mukai 1964）、生存力に影響する変異のほとんどが非コード領域（p.128「**19 コード / 非コード**」参照）に生じていることを発見した。ともに DNA シーケンシングが始まる遥か以前の偉業である。

いま、超高速シーケンサーの出現によりヒトゲノムが大規模に世界中で解読されている。その大きな目的の一つが複雑疾患 complex disease の原因変異同定および分子機構の解明である。量的形質座[位]マッピング（QTL）解析が鍵となるが、その大きな課題がエピスタシスである。エピスタシスが量的形質のうちどのくらいの規模で存在するか、そのヒントすらまだないのが現状である。これからゲノムレベルにおいてヒト疾患を捉え、個別化医療を展開するにあたり、エピスタシスの全容解明が大きな課題となる。第一ステップとして、遺伝率を捉えることから集団解析を始めるのが妥当であろう。遺伝率の概念はよく混同されるが、それぞれの集団ごとに規定される数値であることをまず理解されたい。ある量的形質に着目したときに遺伝率が高い集団とは、その形質に影響を及ぼす遺伝的多型度が高いことを意味する。逆に、純系集団は遺伝率がゼロである。実験動植物の近交系集団（p.38「**2 種、系統（株）**」参照）も遺伝率ゼロとみなせる。遺伝率ゼロの集団における個々の違いはすべて環境による。こういった集団をいくら詳細に解析しても遺伝的な影響を捉えることはできない。まず着目した量的形質（複雑疾患）について遺伝率の高い集団を見つけることが鍵となる。そういった集団の量的形質を効果的に捉え、エピスタシスの有無を検証し、そこから、どのようなゲノム配列の違いが疾患の発症や機序に関っているか、個々のゲノム配列に基づく分子機構解明がこれから進んでいく。

すでにゲノム解読を基盤とするゲノム編集(p.136「**21［突然］変異**」参照)も始まった。デザイナーベイビーやエンハンスメントといった新用語さえ耳にする。図の分布から、量的形質(≒ほとんどの形質)は平均値近傍に中央値があり、極端な外れ値を示す個体は数少ない。また平均値近傍の個体は多くの量的座［位］がヘテロ接合で同じ表現型でも遺伝子型は様々である。外れ値になればなるほどホモ接合の量的座［位］数が多くなる。育種では、特定の量的形質に着目し常に外れ値を示す個体どうしを交配するなどして有用な穀物や家畜を得て来た。人工的に純化選択を行ない遺伝率ゼロに近い外れ値集団を系統として確立できるようまさにエンハンスメントを行なう。こうして確立した集団は、穀物や家畜また血統書付きのペットなどを見てもわかるようにもはや人の手を借りなければ自然界では生きていけない。逆に、図の平均値や中央値近傍の雑多なヘテロ接合からなる個体は、一般的に適応度が高い。雑種強勢(p.164「**27 交配**」参照)という専門用語を知らずとも、雑種は強いということは古くからよく知られている。遺伝的多様性が大きいことがその集団の適応度の大きな指標なのである。適応度も量的形質であると紹介した。では適応度に限っては、高い値を取れば取るほど生物集団はより永続できるのであろうか？　ネアンデルタール人はホモサピエンスより力が強く身体が大きかったが絶滅した。強すぎる肉食獣に限らず、食欲旺盛すぎる草食動物も食料を食い尽くしてしまえば生き残れない。感染力が強いインフルエンザや毒性が強いSARSより、COVID-19の方が懸念される所以でもある。培養細胞では分裂速度が早い方がより多く増殖するが、個体においてはがんとなる。進化において、適応度とは個体レベルや細胞レベルではなく集団レベルで捉えるべき量的形質なのである。古典的な集団/量的遺伝学は、地球上の生物多様性の重要性をもすでに明らかにしていたのである。ゲノム医学においても、疾患に悩む人々を、集団の平均値に少し戻す方向がまずは安全安心であることを示す。図で紹介したモデルにとらわれる必要はない。それよりも、古典的な遺伝学で使われ埋もれてしまった用語、概念、データの一日を紹介し、これから、デザイナーベイビーやエンハンスメントに倫理的・法的・社会的課題も含めたゲノム科学の発展的な科学的議論に向け、一石を投じたい。

**権藤 洋一** Yoichi Gondo

東海大学医学部分子生命科学　特任教授

専門　遺伝学 / ゲノム学。高等動物のミュータジェネシスを一貫して研究。大規模マウスミュータジェネシスプロジェクトに参画後、現在は、超高速シーケンサーを駆使して自然変異および誘発変異の高精度検出に基づくゲノム機能解明、変異原リスク評価、さらにはRNAseqを用いた網羅的分子表現型解析などを通して新しい集団量的ゲノム学研究を目指している。

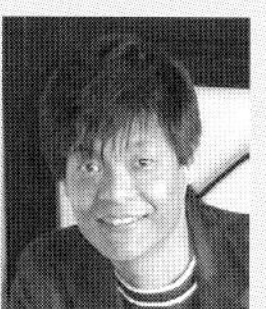

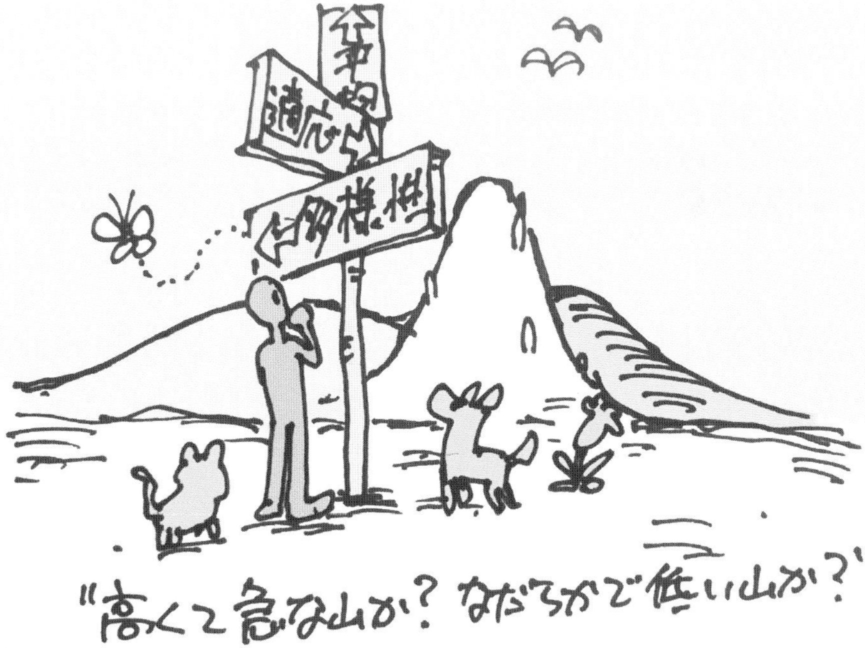

"高くて急な山か？ なだらかで低い山か？"

# 41 共通配列(コンセンサス配列)

**共通配列(コンセンサス配列) Consensus sequence**

生物は、自己の複製のために自身の設計図であるゲノムを複製する。生命の歴史は、DNA の複製の歴史(変異の継承を含め)とも言えるのではないだろうか。ゲノム上には、同じゲノム中で、あるいは、生物種を超えて異なるゲノムの中で、同一あるいは類似した DNA 配列が観察される。これらは祖先が同じであることを示すと考えられる。また、進化の過程で配列が保存されることは、その配列が種の存続にとって意味があることを示している。

**解説** 複数の生物種間で同じ**遺伝子の塩基配列**を比較すると、完全には一致せず、類似度の高い部分と低い部分が存在する。同一生物種内でも、機能の類似した遺伝子では、塩基配列の類似が見られることがある。こうした類似度の高い部分のうち、共通性が高く、短い配列部分を**共通配列**あるいは**コンセンサス配列**と呼ぶ。コンセンサス配列は主として、DNA から RNA への**転写**効率や**スプライシング**の効率、mRNA から**タンパク質**への**翻訳**効率などに影響を与えることが多く、機能的な要求から選択されてきたと考えられるものが多い。

一方、類似度の高い部分を**保存配列**と呼ぶこともある。この背景には、これらの配列が**共通祖先**から進化してきたという概念がある。現在の生物がもつ遺伝子の塩基配列は、祖先生物の「改変版」であり、重要部分は改変されず「保存」されてきたという考え方である。また、こうした類似度の高い配列部分は、確率論的に偶然に類似するに至ったというより同祖と考えられる可能性が高い。生物種間で同祖の対応器官を「**相同**」と呼ぶことを踏まえ、こうした塩基配列(あるいはタンパク質の**アミノ酸配列**)上の類似配列を「**相同配列**」と呼び、類似度を「**相同性**」と呼ぶことが多い。しかし、厳密には観察することのできるのは類似しているという事実のみであり、相同性という言葉の使用は妥当とは限らない。

分子の配列への相同性という言葉の転用は、系譜の観点から新たな問題を持ち込むことになった。つまり「配列の分岐点はいつか」という問題である。器官の相同性の場合は、対応関係がほぼ一対一であり、大きな問題とならなかったが、分子の配列では生物種内で遺伝子が重複してできた相同配列が複数存在する場合が多く、種分岐時期と配列分岐時期の関係によって機能や役割が異なることも珍しくない。このため、種分岐に伴って分配された対応配列を**オルソログ**と呼び、それ以前の遺伝子重複によって生じた類似配列を**パラログ**と呼んで区別する。しかしながら、種分岐後に重複した場合や、種分岐前に重複し、その後、一方あるいは双方の生物種で重複解消した場合など、類似性を示す背景は極めて複雑であり、また高度な繰り返し配列の均一化などの問題とあいまって、生物ゲノムの高すぎる柔軟性の前に、その全容の解明は混沌とした状況になっている。

同一種の生物個体間において差異が見られる場合も多い。このため、多くの個体で共通する配列をとくに**基準（標準）配列**と呼び、多くのデータベースで採用している。基準配列は特定個体の配列でなく、複数個体の配列情報から、情報を損なわないよう集約したものであり、そのことを強調するために、標準（standard）ではなく基準（canonical; 正準）という語彙が当てられた。しかし、日本語ではそれが理解されないままに翻訳され、標準配列と表記されていることがある。

## 専門用語の対訳

| | |
|---|---|
| アミノ酸配列 | amino acid sequence |
| 遺伝子 | gene |
| 塩基配列 | base sequence |
| オルソログ（直系遺伝子） | ortholog |
| 基準（標準）配列 | canonical sequence |
| 共通祖先 | common ancestor |
| スプライシング | splicing |
| 相同性 | homology |
| 相同な | （形）homologous |
| 相同配列 | homologous sequence |
| タンパク質 | protein |
| 転写 | transcription |
| パラログ | paralog |
| 保存配列 | conserved sequence |
| 翻訳 | translation |
| DNA | deoxyribonucleic acid（略）DNA |
| mRNA | messenger RNA（略）mRNA |

## 「ホメオドメイン」のコンセンサス配列

ホメオドメイン:60アミノ酸からなるDNA結合能をもつタンパク領域

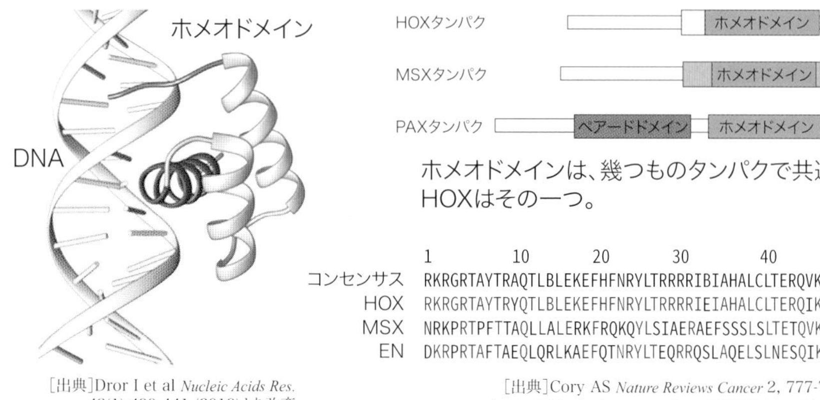


[出典]Dror I et al *Nucleic Acids Res.* 42(1):430-441 (2013)より改変

ホメオドメインは、幾つものタンパクで共通している。
HOXはその一つ。

| | 1 10 20 30 40 50 60 |
|---|---|
| コンセンサス | RKRGRTAYTRAQTLBLEKEFHFNRYLTRRRRIBIAHALCLTERQVKIWFQNRRMKWKKDN |
| HOX | RKRGRTAYTRYQTLBLEKEFHFNRYLTRRRRIEIAHALCLTERQIKIWFQNRRMKWKKDN |
| MSX | NRKPRTPFTTAQLLALERKFRQKQYLSIAERAEFSSSLSLTETQVKIWFQNRRAKAKRLQ |
| EN | DKRPRTAFTAEQLQRLKAEFQTNRYLTEQRRQSLAQELSLNESQIKIWFQNKRAKIKKAT |

[出典]Cory AS *Nature Reviews Cancer* 2, 777-785 (2002)より改変

ホメオドメインのアミノ酸配列の比較

## *Hox*遺伝子の重複と、生物間での保存性

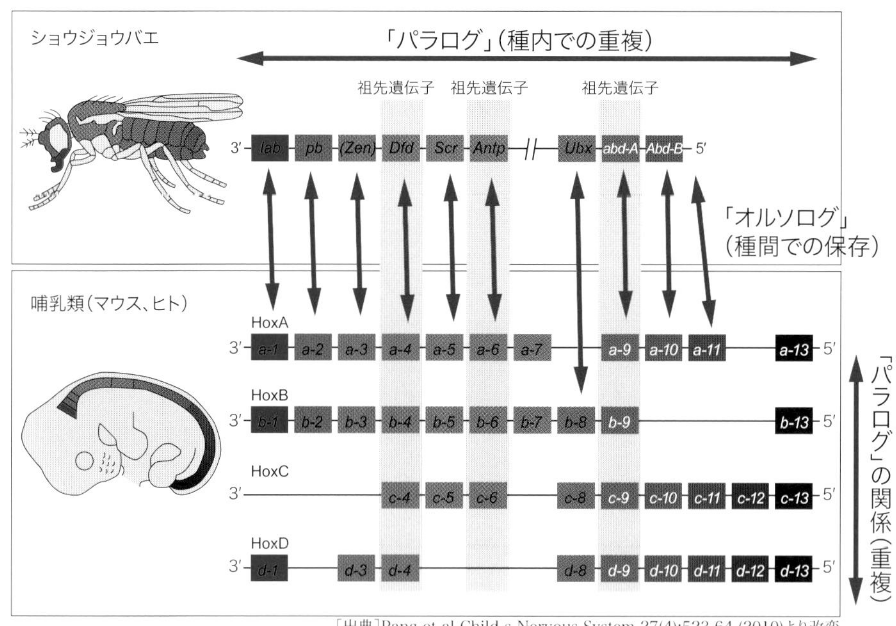


[出典]Pang et al Child s Nervous System 27(4):523-64 (2010)より改変

# 42 ゲノム科学

**ゲノム科学 Genome science**　全ゲノム解析を目的とした「ゲノムプロジェクト」は、生物を「まず設計図ありき」で研究する「ゲノム科学」を生み出した。この流れは、細胞や組織の中の全分子の発現や動態を一気に取得する「オミックス解析」へと続いている。これらの解析では、コンピュータが用いられ、より高い処理能力でより巨大なデータを処理することが必要になっている。

**解説**　1980年代のハンチントン病原因遺伝子やがん遺伝子の発見により、遺伝子異常が直接疾患に結びつくことが示された。さらに、形態形成異常に直結する遺伝子[突然]変異も多数同定され、疾患原因遺伝子をつかまえる遺伝子ハンティングが大ブームとなった。当時は**ゲノム**をランダムに断片化してファージなどの**ベクター**に組込み、そこから**ハイブリダイゼーション**などのアッセイ法によって目的の**遺伝子**をつり上げるという手法が中心だった。しかしやがて、こうした作業は多大な労力の割には博打的要素が大きく、戦略的に研究し発見することの重要性が強調されるようになった。つまり、生物学的意味をまず考えるのではなく、ゲノムの全配列決定を先行させ、全体像を掴んでから中身を解釈していこうという考え方である。一方で、いずれ全ゲノム解読が必要という共通認識があったものの、当時の技術ではヒトの全ゲノム解読は十年以上を要すると考えられていたため、懐疑的な見方も多かった。1990年代になって、相同性検索などを基盤とした遺伝子機能の推定や蓄積した配列情報を基盤にした生物系統解析などの研究が「**生物情報学（バイオインフォマティクス）**」と呼ばれるようになり、自動処理可能な**DNAシーケンサー**の出現とコンピュータの処理能力の向上と相まって、ゲノムや遺伝子の解明に情報処理技術が投入されるようになった。長鎖DNAを端から順になめるようにして解読する「**ゲノムウォーキング**」に代わって、ランダムにバラバラにしたDNAをやみくもに読み取った後、ジグソーパズルをつなぎ合わせるようにして組み立てる「**全ゲノムショットガン配列決定法**」が開発された。ショットガン法では、原則としてDNA断片は1回読み切りだが、さまざまに切断された断片を読み取ると、個別には一部ずつが重なっているので、全体としては一つながりになるというアイデアになっている。つなぎ合わせそのものは人の手で行うのは容易ではないものの、コンピュータの計算能力に依存した**相同性検索**を応用することで複雑な対応関係解明を省力化でき、さらにグラフ理論の応用により、このプロセスは飛躍的に効率化した。Craig Venterはこれを小さなゲノムサイズをもつインフルエンザ菌（*Haemophilus influenzae*）*に応用し、1995年に世界で初めて単独生物の全ゲノム解読を実現した。

それでも当時の計算能力はヒトの全ゲノム解読にはほど遠いものと考えられており、**国際ヒトゲノムコンソーシアム**も、予算上の制約などから、ヒトゲノム解読は各国の研究グループ毎に分担する長期計画と捉えていた。Venterはそのやり方に不満をもち、1998年に私設研究所Celeraを設立して、3年以内にヒトゲノム解読を完了すると宣言した。その後、全ゲノム解読が極めて難しいと考えられていた多細胞真核生物のモデルとして、長年、遺伝学研究の材料として使われてきたショウジョウバエのゲノムを、ショットガン法によりわずか3ヶ月で解読してみせ、方法の有効性を実証してしまった。コンソーシアムの計画を7年も短縮し、コンソーシアムに先んじてヒトゲノムを解読することで、新規決定配列のすべてについて特許取得という噂が流れ公的研究機関は「**ゲノム科学**」という造語と共に各国政府に

**専門用語の対訳**

| | |
|---|---|
| 遺伝子 | gene |
| ゲノム | genome |
| ゲノムウォーキング | genome walking |
| 国際ヒトゲノムコンソーシアム | International Human Genome Sequencing Consortium（略）IHGSC |
| 生物情報学（バイオインフォマティクス） | bioinformatics |
| 全ゲノムショットガン配列決定法 | whole-genome shotgun sequencing |
| 相同性検索 | homology search |
| ハイブリダイゼーション | hybridization |
| ベクター | vector |
| DNAシーケンサー | DNA sequencer |

* パスツレラ科ヘモフィルス属のグラム陰性短桿菌。インフルエンザウイルスとは異なる。

働きかけ、ヒトゲノム早期解読に向けた予算の上積みを求めていった。ゲノム科学は、仮説を立てて実験によって検証するという従来の「仮説主導生物学」とは性格を異にしており､目的を設定せずデータを出してから考える、という新しいスタイル(データ主導生物学)の研究法となった。ゲノム科学の進行に伴って機器開発や人材育成が飛躍的に進み、また大量のデータ産生を可能にする研究体制が確立したが、一方で、その人材の受け皿は世界的に課題となってしまった。なお、Celera 社と公的機関のゲノム解読競争は、同時に完了宣言が行われ、配列特許取得はなかった。

ゲノム科学はさらに多くの生物学的データ産生をする方向の「オミックス研究」(生物あるいは細胞のもつ全分子を網羅的に解析する研究：genome の “ome” を他の生物階層へ拡張し、トランスクリプトーム (transcriptome)、プロテオーム (proteome)、メタボローム (metabolome)、フェノーム (phenome) と呼ぶ) へと発展した。最近では、次世代シーケンサー(p.238「**40 DNA 配列決定**」を参照)の登場と改良により、様々な生物種で爆発的に全ゲノムデータが決定されている。例えば、ヒトの 14 倍と非常に大きく複雑なハイギョのゲノムも 2021 年に解読された。次世代シーケンサーの技術は、遺伝子の発現量の解析等のオミックス研究にも応用されている。さらなるコストの低下により、ヒトをはじめとしたゲノムのバリエーションの解析にも用いられていくと考えられている。コンピュータの処理能力がムーアの法則に従って拡大する一方で、生命科学の分野ではデータ産生速度も飛躍的に高まっており、既存手法による処理可能な量をはるかに超える「ビッグデータ」の取り扱いが重要な課題となっている。

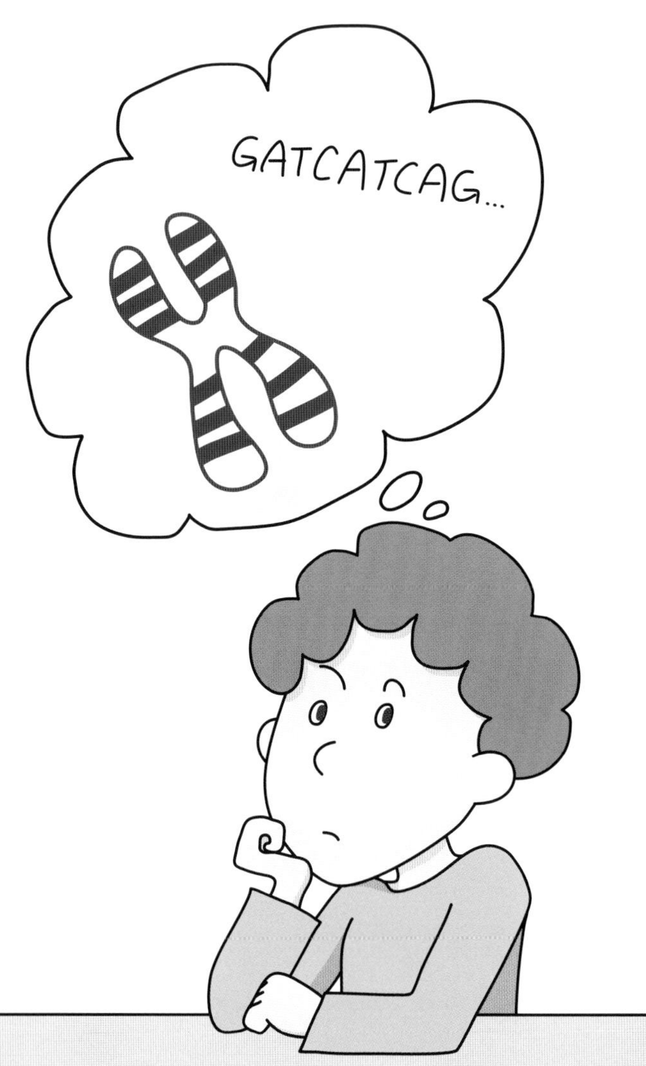
GATCATCAG...

基本用語の解説
セクション6

# ヒトの遺伝―医療への関わり

# 43 ヒトの遺伝的多様性

## ヒトの遺伝的多様性 Genetic variability in human

ゲノムプロジェクトと、それに続くDNA配列決定技術の発展により、個人差を含むヒトの遺伝的多様性が、統計データとして明らかになりつつある。人種や集団ごとの疾患のかかりやすさのリスクや、一般的にありふれた形質や疾患においても、一部は原因遺伝子が判明している。一方で、このようなアレルは個人特有ではなく、集団において、健康な人も含めた多くの人に共有されていることも事実である。ヒトの遺伝学の基礎を学ぶことは、健全な生命観、社会観、幅広い世界観を養うことの一助となる。

**解説**

### ヒトゲノムの多様性と遺伝形質

1960年代までは、ヒトの遺伝についての知識は、ショウジョウバエやコムギなどの実験動植物に比べて圧倒的に遅れていた。交配実験はできないこと（家系資料が頼り）、世代時間が長く同胞数が少ないこと、知られた変異形質がまだ少なかったことなどが理由として挙げられる。しかし1970年代に**細胞雑種**を使ったヒトの**染色体地図**づくりが始まり、80年代後半にDNAの分子レベルでの解析が可能になると事情は一変した。おびただしい数の遺伝子が単離・マッピングされて、ヒトは最も詳しい**遺伝子地図**がつくられた生物種となった。さらに1990年代初頭に国際ヒトゲノムプロジェクト（全塩基配列の解読）が始まり、それが終了した2003年は大きなエポックであった。今や、ヒトという生物種を越えて、我々自身の健康や医療問題に、最新の遺伝学的情報が適用される時代になった。個人のゲノム情報も迅速に解析できるようになり、**個別化医療**が現実のものになろうとしている。

ヒトゲノムの解読とその後のデータ蓄積によって得られた大きな成果は、ヒトの**遺伝的多様性**、つまり個人差（体質や遺伝形質の違い）の概要である。すなわちヒトDNAの塩基配列の**多型**の種類や頻度についての情報が蓄積されてきた。個人間のゲノムを比較すると、およそ1000

## 専門用語の対訳

| | |
|---|---|
| アルコール不耐性　alcohol intolerance | 全ゲノム関連解析 genome-wide association study（略）GWAS |
| アルデヒド脱水素酵素 2 型 aldehyde dehydrogenase 2（略）ALDH2 | 染色体地図　chromosome map |
| 一塩基多型 single nucleotide polymorphism（略）SNP | 多因子遺伝　multifactorial inheritance |
| 遺伝子地図　gene map | 多型　polymorphism |
| 遺伝性疾患　genetic disease | 単一遺伝子疾患　single-gene disorder |
| 遺伝的多様性　genetic variability | [突然]変異　mutation |
| 家族性腺腫性ポリポーシス familial adenomatous polyposis | 軟骨形成不全(症)　achondroplasia |
| 鎌状赤血球症 sickle cell anemia (disease) | 乳糖不耐性　galactose intolerance |
| 血友病 A　hemophilia A | 伴性遺伝病　sex-linked disease |
| コピー数の多様性　copy number variation（略）CNV | ハンチントン病　Huntington disease |
| 個別化医療　personalized medicine | フェニルケトン尿症　phenylketonuria |
| 細胞雑種　cell hybrid | 保因者　carrier |
| 色覚異常　color blindness | マイクロサテライト　microsatellite |
| 色覚多様性　color vision variation | ミニサテライト　minisatellite |
| 常染色体顕性遺伝病　autosomal dominant disease | 耳垢　ear wax |
| 常染色体潜性遺伝病　autosomal recessive disease | メンデル遺伝　Mendelian inheritance |
| 神経線維腫症 1 型　neurofibromatosis type 1 | ABO 血液型　ABO blood group |
| | OMIM　Online Mendelian Inheritance in Man（略）OMIM |
| | X 連鎖顕性遺伝病　X-linked dominant disorder (disease) |
| | X 連鎖潜性遺伝病　X-linked recessive disorder (disease) |

個に 1 個のヌクレオチド配列に違いがあるとされている。つまり違いは 0.1% であって、逆にいえばヒトは皆、世界のどこにいる人でも 99.9% は同じだということになる。ちなみに、ヒトとチンパンジーでの違いは 1.2% である。

DNA 多型のなかで最も一般的なものが**一塩基多型**（SNP、スニップ）である。SNP がみつかる箇所はヒトゲノム中で 3000 万を越え、それらは SNP データベース（https://www.ncbi.nlm.nih.gov/snp）に登録され、さまざまな遺伝学的解析の指標として適用されている。SNP 以外に、さまざまなサイズの塩基配列の反復回数の違いによる多型がある。反復ユニットが2～数塩基対の**マイクロサテライト**(STR：short tandem repeat)、数10塩基対の**ミニサテライト**などである。かつて遺伝子重複はまれにしか生じないと考えられていたが、数百～数百万塩基におよぶDNA領域が反復して、そのコピー数(反復回数)にも個人差があることがわかり、これらを**コピー数の多様性**(CNV)と呼んでいる。

こうしたDNA多様性の大部分は一般の健常人にみられるもので、多くは目で見られる表現型の変化を伴わない。しかし表現型への直接の関与はなくても薬の効き方とか疾患への罹患性に影響する遺伝子を探索する試みが広く展開されている。ある集団の疾患群と非疾患群との間で、SNPなど多数の多型マーカーの頻度の偏りを調査し、もし偏りがあれば、疾患との関連が想定される。糖尿病や高血圧、循環器病などの**多因子遺伝**の形質（生活習慣病）や量的形質などを対象にすでに多くの成果が得られている。このようなアプローチを**全ゲノム関連解析**(GWAS）という。DNA多様性が直接に特定の表現型（遺伝形質）に関与している場合も少なくない。一般に知られる遺伝形質がそれに該当し、アルコール(エタノール)への感受性や**耳垢**のタイプなどはSNPによるものである。

ヒトの遺伝形質の集録は、1960年代にV. A. McKusickによって始められ、ヒト遺伝学の進展に伴って冊子体のボリュームが増し、現在は**OMIM** (Online Mendelian Inheritance in Man) としてネット公開され (https://omim.org/) 定期的に更新もされている。現在、約16,000の遺伝子、8000余りもの遺伝形質、合計24,000が登録されている（表1）。昔からヒトの遺伝形質として、二重まぶた、つむじ、巻き舌、毛髪などが紹介されていたが、これらはヒトの遺伝がまだ十分に解明されていない頃に話題になったもので、遺伝様式は単純ではなく多因子遺伝とされるものが多い。OMIMでは単一遺伝子による形質（したがってメンデルの法則に従う遺伝様式を示す、これを「**メンデル遺伝**」という）が収録されている。疾患を伴う遺伝形質は表1には示されていない。以下、身近な遺伝形質について概説し、疾患を伴う形質（**遺伝性疾患**）も決して珍しいものではなく多様性の一つである、という観点をとくに確認したい。

| | 常染色体性 | X- 連鎖 | Y- 連鎖 | ミトコンドリア | 合計 |
|---|---|---|---|---|---|
| 遺伝子：塩基配列が判明 | 15,576 | 745 | 51 | 37 | 16,409 |
| 遺伝子：塩基配列と表現型が判明 | 28 | 0 | 0 | 0 | 28 |
| 遺伝形質：分子機構が判明 | 5,598 | 350 | 5 | 34 | 5,987 |
| 遺伝形質：分子機構は不明 | 1,413 | 114 | 4 | 0 | 1,531 |
| その他：メンデル遺伝形質と想定 | 1,659 | 103 | 3 | 0 | 1,765 |
| 合計 | 24,274 | 1,312 | 63 | 71 | 25,720 |

**表1　OMIM*に登録されている遺伝子、遺伝形質の数　2021年1月29日現在**

*Online-Mendelian Inheritance in Man

### 一般の人に見られる遺伝形質

**ABO血液型**はヒトの遺伝形質としてもっとも良く知られている。AとBはOに対して顕性であるが、AとBとは共顕性の関係にある。これらは赤血球表面にある単純な型物質（糖質）の違いによるものであるから、巷でよく話題になる“性格との関係”に科学的根拠はないことは自明であろう。

酒に強いか弱いかは遺伝的要因（生まれつきの体質）による。エタノールが体内に摂取されるとアセトアルデヒドが生じる。これを酢酸に分解して無毒化する酵素が**アルデヒド脱水素酵素2型**（ALDH2）で、この酵素の活性値がアルコール耐性に大きく影響する。ALDH2のタイプには、活性値の高いN型と低いD型とがあり、特定のSNPによるアミノ酸1個の違いに起因する。このD型変異は東アジア人に特有で、日本人にはD型の保有者が4割、ホモ接合者（**アルコール不耐性**、いわゆる下戸）は1割弱だという。お酒の弱い人は、日本人でも大陸の人でも、共通の祖先に由来しているはずである。

耳垢にはウェット型とドライ型があり、遺伝様式は前者が後者に対して顕性、ドライ型が日本人を含めて東アジアに特有であることは古くから知られていた。2006年に長崎大学を中心とする研究グループによって、16番染色体にある原因遺伝子（*ABCC11*）が単離された。ドライ型はウェット型遺伝子の特定エクソン内のSNP（G → A）による変異で、この変異型も共通の祖先に由来したものであることが分かっている。

| 旧 | 新 | 英語用語 |
|---|---|---|
| 全色盲 | 1色覚 | Monochromatism |
| 2色型色覚 | 2色覚 | Dichromatism |
| 第1色盲、赤色盲 | 1型2色覚 | Protanopia |
| 第2色盲、緑色盲 | 2型2色覚 | Deuteranopia |
| 第3色盲、青色盲 | 3型2色覚 | Tritanopia |
| 異常3色型色覚 | 異常3色覚 | Anomalous trichromatism |
| 第1色弱、赤色弱 | 1型3色覚 | Protanomaly |
| 第2色弱、緑色弱 | 2型3色覚 | Deuteranomaly |
| 第3色弱、青色弱 | 3型3色覚 | Tritanomaly |
| 正常3色型色覚 | 3色覚 | Normal trichromatism |

**表2　日本医学会における色覚関連の用語（抜粋）***

＊日本眼科学会における用語変更（2007年）に基づく

「色盲」という呼称は差別用語に通じるとされ、教育の場も含めて一般には「**色覚異常**」に統一されている。日本眼科学会で2007年に改訂された色覚関連用語を表2に示す。「色盲」の代わりに、「2色覚」（旧・色盲）、「異常3色覚」（旧・色弱）という語が提示されている（表2）。しかし色の識別に困難さはあるものの、日常的には本質的な不便さがない個人的形質に対して、「異常」という語を当てることには違和感もある。そしてその頻度に注目したい。わが国では色覚が異なる人（医学用語では2色覚と異常3色覚）は男性の20人に一人（5%）である（女性は1/500）。欧州では男性の9%という高い頻度の国もあり、この頻度はわが国での血液型AB型の割合（約1割）に匹敵する。AB型を血液型異常と言わないことを考えれば、色覚異常と呼称することの不自然さが分かる。

色覚が異なる人のための色覚バリアフリーの活動を行っているCUDO（カラーユニバーサルデザイン機構　http://www.cudo.jp/）では、色盲、色弱を一括して「色弱者」とし、1型、2型をそれぞれP型、D型と呼ぶことを提唱している。

一方、医学用語において、「異常」は、科学的な外れ値を示す言葉で差別的な意図はなく、「色覚異常」という言葉も、医療介入や福祉を考える上で避けて通ることはできない。日本医学会医学用語管理員会 遺伝学用語改訂に関するワーキンググループにおける議論では、「違いを知り、共に生きる」ために、時には厳しい現実に向き合うために、「異常」は廃止することはできない言葉であることが確認された。また同時に、医療と関連しない場合など、「異常」と呼ぶ必要のない場が多くあることも議論された。

本書では、色覚に関する医学用語(表2)に順じながらも、教育用語として**色覚多様性**(color vision variation)の使用を提案している。「色の見え方には個人差(多様性)があり、color blindnessも色覚多様性のひとつである」という概念が教育を通して広く社会に認知されるようになることを期待したい。具体的には、授業で色覚異常をとりあげたり、学校での色覚検査が実施される場合などには、関係者の色覚多様性についての知識は必須であろう。

しかし「色覚多様性」の中のそれぞれに特異的な遺伝形質を表す用語には、まだ検討の余地がありそうである。日本眼科学会、日本医学会を中心として、CUDOらの提案も含めて、より適切な用語が選定されるよう希望したい。色覚多様性のメカニズムについては伊藤と岡部(2002)の解説に詳しい。

**乳糖不耐性**は、ラクターゼ(乳糖分解酵素)の活性の減少あるいは消失によって生じ、ミルクを摂取すると腹痛や下痢を起こす体質をいう。もともと哺乳類は、授乳期の後にはラクターゼの活性がなくなり乳糖不耐性となるのが普通である。しかし人類には乳糖耐性の人々が多く、欧州や西アフリカでは8～9割に達する。逆に東アジアには乳糖耐性は1割弱で大部分が乳糖不耐性の人である。一般には乳糖不耐症と呼称されているが、この形質は病気ではないので、本書では「乳糖不耐性」とする。アルコール不耐性や色覚多様性も同様の扱いである。DNA変異の表現型への影響は多様であるが、一般の遺伝形質と疾患形質との間に明解な境界があるわけではないこともよく確認したい。

### さまざまな遺伝性疾患と保因者の頻度

遺伝性疾患の一般集団における頻度を表3に示す。ここでは**単一遺伝子疾患**だけでなく遺伝子変異に起因した疾患全

| 疾患の種類 | | 頻度(%) | |
|---|---|---|---|
| 単一遺伝子病 | 常染色体潜性 | 0.95 | 1.25 |
| | 常染色体顕性 | 0.25 | |
| | X 連鎖 | 0.05 | |
| 染色体異常症 | | 0.70 | |
| 多因子遺伝病 | 先天異常 | 6.00 | |
| | 生活習慣病 | 65.00 | |

［出典］羽田（2004）より引用

**表3　遺伝性疾患*の頻度**

＊染色体を含む遺伝子変異に起因する疾患全体を指す。
表内の生活習慣病は、出生児が生涯にわたって罹患する頻度を指す。

体(染色体異常や、がん、糖尿病などの多因子疾患も含む)が含まれる。新生児では8%が何らかの遺伝に関係した疾患を伴うし、成人になれば6割以上が生活習慣病に罹患する。こうした頻度には世界での地域差はない。遺伝子に関わる疾患は決して稀なものではないことが分かるだろう。

表4では、4000以上もある単一遺伝子疾患の中から、遺伝様式の分類に従って代表的な疾患例を挙げた。**常染色体顕性遺伝病**では、神経変性疾患である**ハンチントン病**や、家族性腫瘍を伴う**神経線維腫症1型**、**家族性腺腫性ポリポーシス**などを挙げた。変異遺伝子がヘテロ接合で発症するので、家系内では毎世代に罹患者が存在するのが普通である。しかし世代を越えた遺伝様式を示すことがあり、それは浸透率が必ずしも100%でない(p.94「**12 浸透度、表現度と遺伝率**」を参照)ことを意味する。そして顕性遺伝病の場合は新生の変異(家系内に罹患者が一人だけ)であることも少なくない。

X連鎖遺伝病は、以前は**伴性遺伝病**と称され、また教育の世界では今でも伴性遺伝病と記載される。しかし近年は、変異遺伝子が明らかにX染色体にあると分かっている場合はX連鎖とし、当然Y連鎖遺伝病も存在するので、医学や実験動物の分野では伴性遺伝という用語

| 常染色体顕性遺伝病 | 常染色体潜性遺伝病 | X 連鎖潜性遺伝病 |
|---|---|---|
| ハンチントン病<br>家族性腺腫性<br>　　ポリポーシス<br>神経線維腫症<br>高コレステロール血症<br>軟骨形成不全（症） | フェニルケトン尿症<br>ガラクトース血症<br>ヒスチジン血症<br>先天性副腎過形成症<br>色素性乾皮症<br>鎌状赤血球症 | 血友病 A<br>血友病 B<br>Dechenne 型<br>筋ジストロフィー症<br>G6PD 欠損症<br>ハンター症候群 |

**表4　さまざまな単一遺伝子疾患**

はほとんど使われなくなった。**X 連鎖潜性遺伝病**の例としては、以前から**血友病**と色覚異常が教科書での定番であったが、後者は本書では色覚多様性の一つとして、一般の遺伝形質の中で扱った。**X 連鎖顕性遺伝病**や Y 連鎖遺伝病は数が多くはないので、表4では割愛した。

**常染色体潜性遺伝病**については、表5に示すように罹患者の頻度と保因者の頻度との関連が重要である。罹患者は変異遺伝子がホモ接合なので、両親は健常であっても保因者（変異アレルと健常アレル（対立遺伝子）のヘテロ接合）であることが多い。その保因者の集団中での頻度が罹患者の頻度に比べて圧倒的に高いことが分かるだろう。たとえば**フェニルケトン尿症**の人が1万人に一人の割合で存在する集団（欧州の諸国など。日本では約8万人に一人）では、表5のように**保因者**は 50 人に一人という計算になる。**鎌状赤血球症**は日本ではほとんどみられないが、アフリカでの罹患者の頻度は高くおおよそ 600 人に一人、保因者は 12 人に一人である（保因者はマラリア感染に対する抵抗性が高いことがよく知られる）。これらの保因者頻度は、一疾患それぞれについての値である。実際には疾患の数は非常に多いので、どんなに健康な人であっても、5 ～ 10 数個の疾患遺伝子をもっているとされている。最近では個人の全ゲノム塩基を解読された例がたくさん報告されているが、それぞれに

| 患者(aa)の頻度<br>$q^2$ | 保因者(Aa)の頻度<br>$2pq$ |
|---|---|
| 1万人に一人 | 50人に一人 |
| 4万人に一人 | 100人に一人 |
| 9万人に一人 | 150人に一人 |

**表5　常染色体潜性遺伝病患者の出現頻度と保因者頻度*との関係**

* ハーディー・ワインベルグの法則から：任意交配集団で、ある遺伝子座のアレル(対立遺伝子)Aとaの頻度がそれぞれpとqであるとき($p+q=1$)、遺伝子型の相対頻度はAA:Aa:aa=$p^2$:$2pq$:$q^2$となる。

10個以上の疾患遺伝子が見つかっており、「人類みな保因者」であることが確証されている。この場合の保因者は"潜性遺伝疾患の遺伝子をヘテロ接合のかたちで保有している人で、将来にわたって疾患が発症することはない人"のことである。

ヒトの遺伝に関する基礎を学んで、次のような事実・理念を再認識してほしい。

- **同じ遺伝子にも多様な遺伝形質が存在する、その多様性の源は遺伝子変異である。そして疾患形質もそうした遺伝的多様性の一つである。**
- **ヒトは誰でも皆、何らかの潜性遺伝病の保因者である。**
- **遺伝的多様性の存在がよく理解され、違和感なく受容される社会が求められている。**
- **自分自身を含めたヒトの生命科学・遺伝学を知ることは、健全な生命観、社会観、そして幅広く適正な世界観を養うのに役立つこと。**

［参考文献］

岡部，伊藤：細胞工学，21：733-745（2002）

# 44 染色体異常と疾患

**染色体異常と疾患 Chromosome aberrations and disorders** ヒトでは、染色体異常に伴う疾患や疾患のリスクが多く知られているが、それは稀なものではなく、集団あるいは個人の中に普遍的に存在している。これは当事者や家族だけの問題ではなく、社会全体で対峙すべき課題である。

**解説** 疾患に関連した**染色体異常**には、先天性のものと後天性のものとがある。前者は染色体異常をもつ配偶子が受精して、発生異常・先天性異常を伴う個体が生じる場合で、後者の典型例は**がん**や**白血病**の発生である。

**染色体異常症 chromosome disorders**

染色体異常が生殖細胞に誘起され、その異常配偶子が受精に関与すると、染色体異常個体の発生・出生に繋がる。受精卵の段階ですでに染色体異常が存在しているから、その個体を構成する細胞すべてに同じ染色体異常が存在する。染色体の数の異常でも、部分的なトリソミーやモノソミーを伴う構造異常でも、何十 / 何百という沢山の遺伝子のコピー数が増減するので、その個体はさまざまな先天性の障害を伴うことになる。特定の染色体異常の臨床症状には特徴的な類型が認められ、それぞれ症候群としての疾患単位が知られている（表1）。

まず常染色体のトリソミーとして、21番（**ダウン症候群**）、**13番と18番のトリソミー**がある。ダウン症候群の出生頻度が比較的高い（1/1000）が、どの疾患も出生率は母年齢に依存して高くなる。発症の原因となる**染色体不分離**が母親の減数分裂第一分裂で起こっていることが多い。ダウン症候群の「ダウン」は、この疾患を最初に記載した英国の医師（J. L. Down）の名にちなんでいる（up/downのdownに由来すると勘違いしている人が多い）。染色体の構造異常としてよく知られているのが**5p- 症候群**（5番短腕の部分欠失、部分モノソミー）である（pは短腕の意、長腕はqで示す）。以前は「猫泣き症候群（cat cry syndrome）と呼ばれたが、この名称はわが国では患児の家族にとって拒否感が強く、今は使われなくなった。染色体が部分的に重複している場合が部分トリソミーである。現在ではどの染色体（X染色体も含めて）のpについてもqについても、部分モノソミーや部分トリソミーが報告されている。

X染色体の数の異常として、**クラインフェルター症候群**と**ターナー症候群**がある（表1）。いずれの名称も、疾患を最初に報告・記載した医師の名に由来する。常染色体の異常に比べれば臨床症状は軽度で、第二次性徴の発達不良や生殖細胞の形成不全（不妊）などの症状はあるが、知能低下や生存上の障害はほとんどない。

染色体異常があっても臨床症状を伴わない場合も少なくない。X染色体が1本多い**XXX女性**やY染色体が1本多い**XYY男性**は妊性もあり、ほとんど健常である。染色体の**相互転座**や**逆位**の保因者（集団中 約3～500人に一人）も、染色体の部分的な過不足はない（したがって「均衡型」の構造異常という）ので、一般的には健常である。ただし、**減数分裂**を通してさまざまなタイプの染色体過不足を伴う配偶子が生じるので、不

**専門用語の対訳**

| | |
|---|---|
| 家族性腫瘍 | familial tumor |
| がん | cancer |
| がん遺伝子 | oncogene |
| がん抑制遺伝子 | tumor suppressor gene |
| 逆位（インバージョン） | inversion |
| 急性骨髄性白血病 | acute myeloid leukemia |
| クラインフェルター症候群 | Klinefelter syndrome |
| 減数分裂 | meiosis（複）meioses |
| 個別化医療 | personalized medicine |
| 自然流産 | spontaneous abortion |
| 染色体異常症 | chromosome disorder |
| 染色体不分離 | chromosome nondisjunction |
| 相互転座 | reciprocal translocation |
| ターナー症候群 | Turner syndrome |
| ダウン症候群 | Down syndrome |
| バーキットリンパ腫 | Burkitt lymphoma |
| 倍数体 | polyploid |
| 白血病 | leukemia |
| フィラデルフィア（Ph）染色体 | Philadelphia (Ph) chromosome |
| マイクロアレイ解析 | microarray analysis |
| 慢性骨髄性白血病 | chronic myelogenous leukemia（略）CML |
| 網膜芽細胞腫 | retinoblastoma |
| リンパ腫 | lymphoma |
| 濾胞性リンパ腫 | follicular lymphoma |
| 13トリソミー症候群 | 13 trisomy syndrome |
| 18トリソミー症候群 | 18 trisomy syndrome |
| 5p-症候群 | 5p- syndrome |
| Ph転座 | Ph translocation |
| XXX女性 | XXX female |
| XYY男性 | XYY male |

| 症候群 | 染色体所見 | 出生頻度 | おもな臨床症状 |
| --- | --- | --- | --- |
| ダウン症候群 | 標準型 21 トリソミー：95%<br>転座型 21 トリソミー*：5%<br>モザイク：1% 以下 | 1/1,000 | 精神・身体発達遅延、特徴的な顔立ち、短頭、心疾患、筋緊張低下、耳介異常、手掌猿線 |
| 13 トリソミー | 標準型 13 トリソミー：80%<br>転座型 13 トリソミー：15%<br>モザイク：5% | 1/8,000～<br>1/12,000 | 精神・身体発達遅延、眼球形成不全、口唇口蓋裂、多指症、心疾患、耳介異常、外性器異常、短命 |
| 18 トリソミー | 18 トリソミー | 1/6,000 | 精神・身体発達遅延、後頭部突出、小さな口と顎、心疾患、短命 |
| 5p-（マイナス）症候群** | 5 番短腕の部分欠失 | 1/2 万～<br>1/5 万 | 精神・身体発達遅延、子猫様の泣き声、小頭症、円形顔、眼間隔離、小下顎 |
| クラインフェルター症候群 | 47, XXY<br>48, XXXY<br>正常 /47, XXY のモザイク | 男児の<br>1/1,000 | 第2次性徴の発達不全、小睾丸、無精子症、手足大きく下肢長い、まれに軽度の知能低下 |
| ターナー症候群 | 45, X<br>X 染色体短腕欠失<br>正常 /45, X のモザイク | 女児の<br>1/3,000～<br>1/5,000 | 低身長、小児様外性器、内性器発育不全、卵巣は痕跡的で線条、翼状頸、外反肘、一部に軽度の知能障害 |

* ロバートソン型転座による　　**p- は“短腕（p）が短い（部分欠失）”の意

**表1　ヒトのおもな染色体異常症**

妊や不育症の原因になったり、部分的なトリソミーやモノソミーを伴う障害児の出生に繋がることがある。

表2に、新生児集団における染色体異常の頻度を示した。染色体異常全体の頻度は約 0.6% である。1000 人が出生すれば、6 名は何らかの染色体異常を伴っていることになる。この統計は 1970 年代に得られたもので、染色体の解析精度が高くなった現在では、0.6% の数値は 0.9 % くらいに相当するだろうといわれている。染色体異常児の出生は意外に高いことが分かる。もう一つ、染色体異常をもつ子供の両親は健常者であり、誰でもが染色体異常の子の親になる可能性（6 ～ 9/1000 の割合）がある、ということも心しておきたい。

新生児で見られる常染色体トリソミーは、13 番、18 番、21 番のみであるが、その他の染色体トリソミーは出生には至らず胎内で発生を停止している。つまり流産である。

| | 全妊娠 | 妊娠の結果 | | | |
|---|---|---|---|---|---|
| | | 自然流産 | (%) | 出生児 | (%) |
| 全体 | 10,000 | 1,500 | (100.0) | 8,500 | (100.0) |
| 正常な染色体 | 9,200 | 750 | (50.0) | 8,450 | (99.4) |
| 染色体異常 | 800 | 750 | (50.0) | 50 | (0.6) |
| 三倍体、四倍体 | 170 | 170 | | 0 | |
| 45, X (X モノソミー) | 140 | 139 | | 1 | |
| 16 トリソミー | 112 | 112 | | 0 | |
| 18 トリソミー | 20 | 19 | | 1 | |
| 21 トリソミー | 45 | 35 | | 10 | |
| その他のトリソミー | 209 | 208 | | 1 | |
| XXY, XXX, XYY | 19 | 4 | | 15 | |
| 不均衡型再構成* | 27 | 23 | | 4 | |
| 均衡型再構成* | 19 | 3 | | 16 | |
| その他 | 39 | 37 | | 2 | |

* 転座、逆位

［出典］トンプソン&トンプソン「遺伝医学」(2009) (p.85) より改変引用

**表2　妊娠 10,000 例における染色体異常と結果予測**

**自然流産**における染色体異常の頻度も表1に示してある。認知された全妊娠の 15%は自然流産し 85%だけが出生に至ると言われており、表2では、妊娠1万例を基準にして、妊娠の結果と染色体異常の内訳が示されている。

自然流産の約半数は染色体異常が原因であることが分かる。出生児にはみられない常染色体のトリソミーがたくさんみられ、Xモノソミーや**倍数体**（三倍体や四倍体）も多い。21トリソミーは自然流産にも出生児にもみられるので、両者での頻度を併せると、21トリソミーの多くは胎内で失われ（胎内淘汰率 78% = 35/(10 + 35)）、約2割だけがダウン症として出生していることが分かる。染色体異常全体では、その胎内淘汰率は 93% (750/(750+50)) にも及ぶ。上記の数値は、妊娠として認知された段階を基点としているが、それ以前の（たとえば着床時）染色体異常の頻度はもっと高いことが予想される。受精卵の段階では、約半数が染色体異常を伴っているという報告が多い。

以上、ヒト集団中に存在する染色体異

常について次のように理解したい。

・染色体異常は稀なものではない。集団中にも自分自身の体内にも普遍的に存在している。
・集団中の染色体異常の頻度（新生児での0.6%、自然流産での50%など）は、世界のどこの地域でもほとんど変わらない。
・現在のヒトも進化の途上にあることは論をまたない。進化の要因である遺伝子や染色体の変異がヒトの集団や個体内に普遍的に存在することがよく認識できる。
・したがって、染色体異常症の存在は当事者や家族だけの問題ではなく、集団（社会）全体で対峙すべき問題であることが理解できよう。

**染色体異常と発がん**

個体を構成する一部の体細胞に染色体異常が起きた場合、異常細胞は致死であったり、分裂能がなく体内に潜伏したりするが、なかには分裂能を得てクローンとして増殖してくることがある。がんや白血病（血液のがん）の細胞である。がん細胞には多くの染色体異常が観察され、がん発生の原因になったり、がんの進展や悪性化に関わったりしている。前者の代表例が造血系腫瘍（白血病、**リンパ腫**）における病態特異的な染色体異常（表3）である。多くは相互転座であり（一部に逆位も）、発がんの分子メカニズムもよく解析され、それに基づいた分子標的治療法も開発されてきている。現在、造血系腫瘍における染色体異常の知見は、病態の確定診断につながるだけでなく、予後の判定や治療法の選択、治療の効果や治療後の寛解判定などに役立てられており、臨床の場では必要不可欠なものになっている。病態特有の染色体異常はこれまでにたくさん報告され解析されているが、その中でよく知られている四つだけを表3に示す。

**慢性骨髄性白血病**（CML）における9番と22番染色体間の相互転座t(9;22)

| 染色体転座 | 転座に関与する遺伝子* | | 病型 |
|---|---|---|---|
| t(9;22)(q34;q11) | *ABL1*(9q34) | *BCR*(22q11) | 慢性骨髄性白血病 |
| t(8;21)(q22;q22) | *RUNX1T1*(8q22) | *RUNX1*(21q22) | 急性骨髄性白血病 |
| t(8;14)(q24;q32) | *MYC*(8q24) | *IGH*(14q32) | バーキットリンパ腫 |
| t(14;18)(q32;q21) | *BCL2*(18q21) | *IGH*(14q32) | 濾胞性リンパ腫(B細胞性) |

* () 内は転座切断点

**表3　造血系腫瘍における病態特有の染色体転座**

(q34;q11) は、症例の90％にみられる。転座の結果、長腕が短くなった染色体(図1aのder(22))は1960年に米国・Philadelphiaのがん研究所で発見され、**フィラデルフィア(Ph)染色体**と呼ばれた。したがって、この転座のことを**Ph転座**ともいう。1980年代に入って、転座に関与した染色体領域の分子遺伝学的解析が進んで遺伝子レベルでの異常が明らかになった(図1)。 Ph転座では、9q34にある*ABL* **がん遺伝子**が22q11にある*BCR*遺伝子の位置に転座し(表3)、*ABL-BCR*融合遺伝子が形成される(図1a)。この融合遺伝子にコードされる*ABL-BCR*融合タンパク質が白血病を引き起こす原因となっている。融合タンパク質が生じる同様なメカニズムが、**急性骨髄性白血病**の転座t(8;21)でも知られている(表3)。

転座によって融合タンパク質が生成されるメカニズムの他に、転座によってがん遺伝子が異常発現するメカニズムも知られている。**バーキットリンパ腫**では、8q24にあるがん遺伝子*MYC*が14q32に転座することによって(表3)、免疫グロブリンH鎖*IGH*の発現調節の影響を受けて、その発現が異常亢進する(図1b)。**濾胞性リンパ腫**では、転座に関与した*BCL2*遺伝子(18q21)が免疫グロブリン(14q32)の転写制御を受けて活性化する。

固形がん(胃がん、肺がん、膀胱がんなど一般のがん)における染色体異常は、構造異常や数の異常など多岐にわたり、白血病などに見られる病型特有の染色体転座はあまり知られていない。さまざまな染色体異常の中でも、とくに発がんの素因とされる染色体の部分欠失が重要である。この欠失領域には、がんの発生を抑止している**がん抑制遺伝子**が存

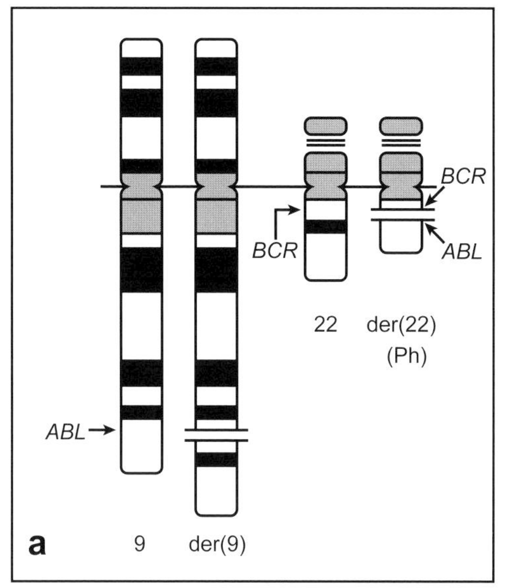


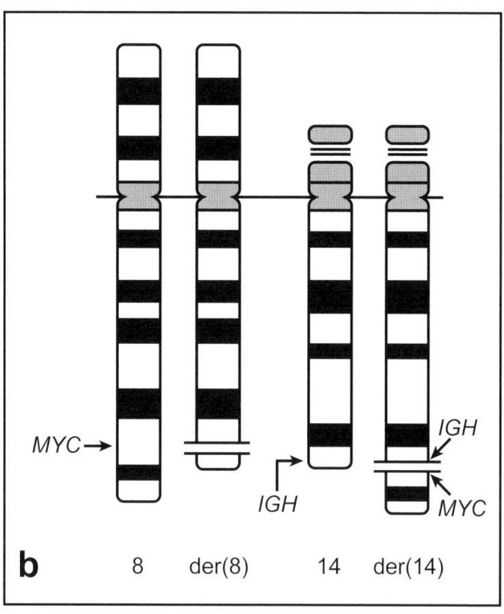


**図1　慢性骨髄性白血病（a）とバーキットリンパ腫（b）における染色体の相互転座と関連遺伝子の移動。der は転座に関与した染色体。**

在していることが明らかにされてきた。**家族性腫瘍**である**網膜芽細胞腫**を中心に解析が進み、がん抑制遺伝子の二つのアレル（対立遺伝子）が変異または欠失することが発がんの素因となっていることが分かった。家族性腫瘍でない一般のがんでも、がん抑制遺伝子両アレル（対立遺伝子）の変異が高頻度にみられる。

造血系腫瘍でも固形がんでも、細胞のがん化は上述のような初発変異に加えていくつかの後発の変異が複雑に組み合わさって進行する。がん遺伝子やがん抑制遺伝子の変異や増幅あるいは欠失、染色体レベルでは異数性や倍数性なども知られる。最近では**マイクロアレイ解析**や網羅的なゲノム解析が進んで、これまで知られていなかった多数の遺伝子変異やコピー数の増減が報告され、同じがんでもゲノム変異のタイプやがんの発生・進展のプロセスはさまざまに異なることが報告されている。こうした知見は多段階発がんのメカニズムの解明とともに、がんの**個別化医療**の開発にも役立てられようとしている。

# 45 出生前診断

**出生前診断 Prenatal diagnosis** 生まれてくる子供の健康や子育ての適切な環境の提供を目的として、妊娠中の胎児が何らかの疾患に罹患していると思われる場合に検査診断をすることを「出生前診断」という。近年の技術の発展により、精度の高い検査が可能になっているが、その結果に対して社会がどのように向き合うのかは、これからの大きな課題である。

**解説** **出生前診断**とは、妊娠中に胎児が何らかの疾患に罹患していると思われる場合に、その正確な病態を知る目的で検査をし、診断することである。出生前診断の目的は、安全な妊娠・分娩管理に加えて、これから生まれてくる子どもの健康の向上や、育てていくのに適切な環境を提供することである。

出生前診断には、確定診断を目的とする検査と非確定的な検査がある。確定的診断では、羊水や絨毛、臍帯血など、胎児や胎盤に由来する検体を用いて、細胞遺伝学的、遺伝生化学的、分子遺伝学的、細胞・病理学的方法などの手法で検査が行われる。また、胎児の形態異常、たとえば先天性心疾患や神経系の発生異常では、超音波診断が確定的検査となりうる。胎児の形態異常を診断することを目的とした超音波検査は「胎児超音波検査」と呼び、全妊婦を対象とした「通常超音波検査（胎児の発育や羊水の量、胎盤の位置などを観察する検査）」とは区別することになっている。しかし、「通常超音波検査」においても、胎児の形態異常が発見されることがあり、広い意味での出生前診断に含まれる。他にも受精卵の段階で診断を行う**着床前診断**があり、重篤な**遺伝性疾患**および均衡型の染色体構造異常に起因すると考えられる反復流産を含む習慣流産が対象になっている。

胎児や胎盤に由来する検体の採取法には、**羊水穿刺**（図1）や**絨毛採取**（図2）、臍帯血採血などがある。これらの方法は、流産などの合併症を生じる可能性があり、侵襲的検査と呼ばれる。侵襲

## 専門用語の対訳

| | | | |
|---|---|---|---|
| 遺伝性疾患 | genetic disease | 染色体異常症 | chromosome disorder |
| 絨毛採取 | chorionic villus sampling | ダウン症候群 | Down syndrome |
| 常染色体顕性遺伝病 | autosomal dominant disease | 着床前診断 | preimplantation diagnosis |
| 常染色体潜性遺伝病 | autosomal recessive disease | 無侵襲的出生前遺伝学的検査 | non-invasive prenatal testing（略）NIPT |
| 染色体異常 | chromosome aberration | 羊水穿刺 | amniocentesis |
| | | X連鎖遺伝病 | X-linked genetic disease |

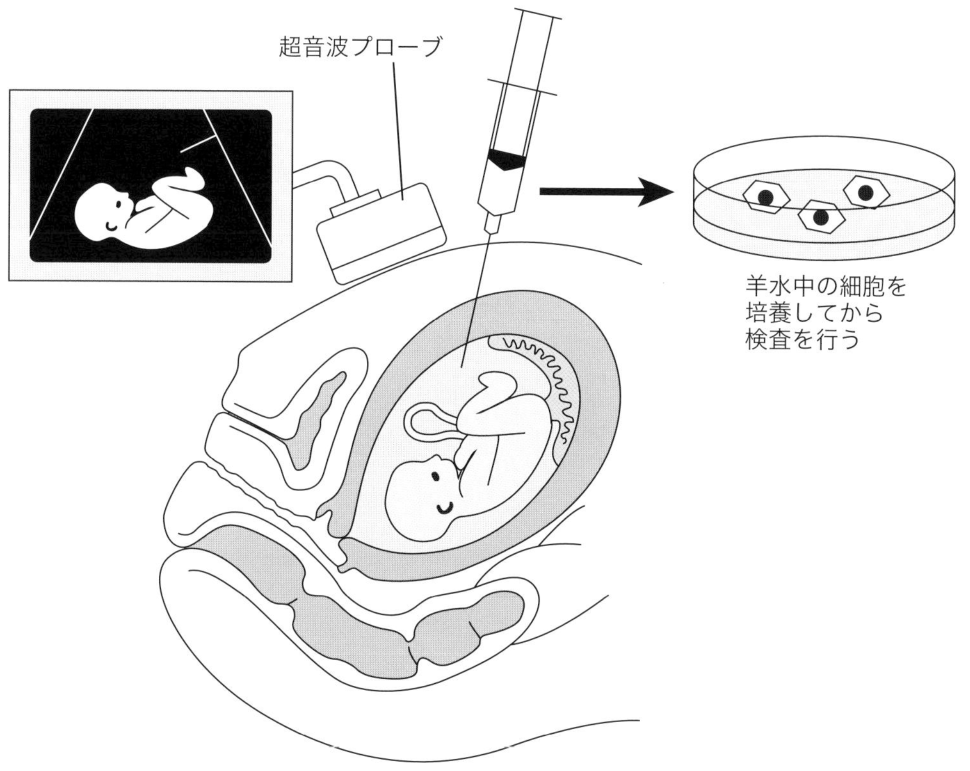


［出典］Strachan T *et al*. Genetics and Genomics in Medicine 2015 より改変

**図1　羊水穿刺**

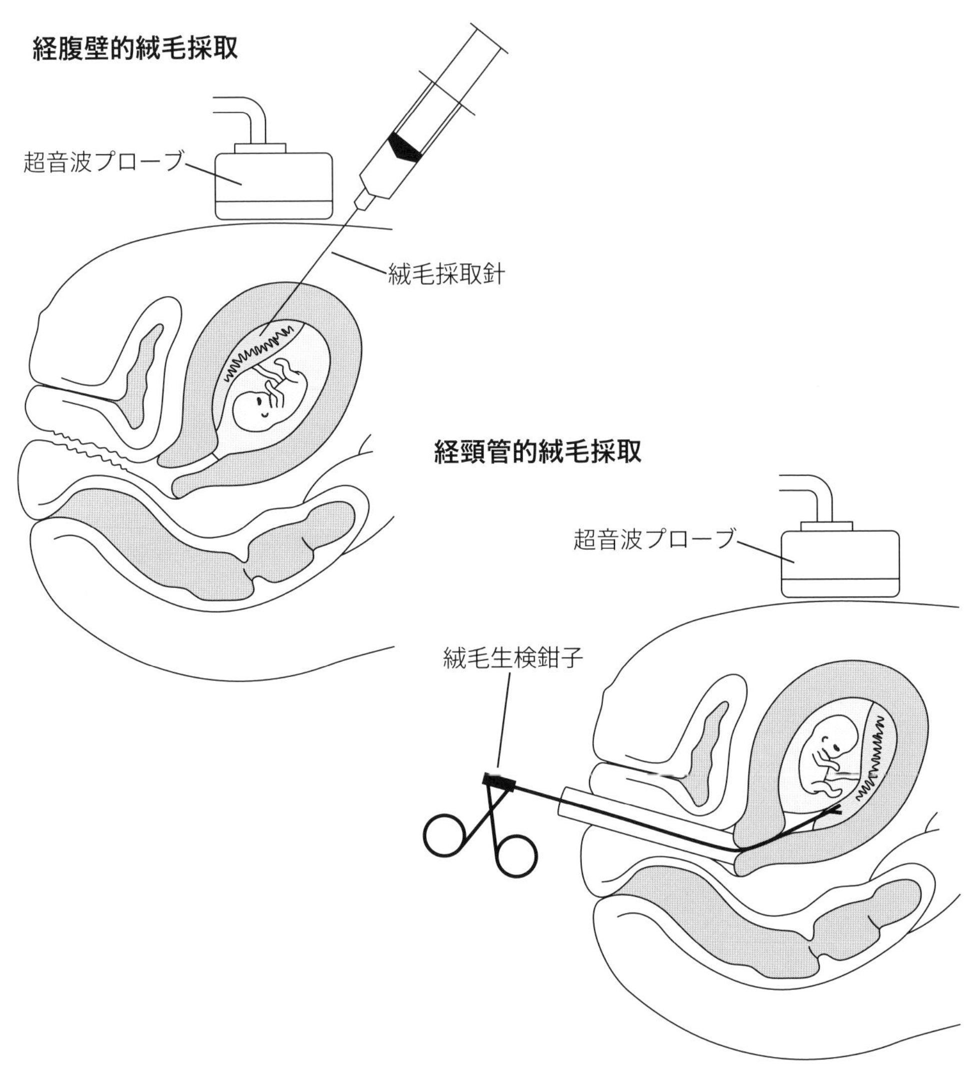


[出典] Strachan T *et al*. Genetics and Genomics in Medicine 2015 より改変

図2　絨毛採取

| | 疾患あり | 疾患なし | 計 |
|---|---|---|---|
| 検査陽性 | 真陽性 | 偽陽性 | 陽性数 |
| 検査陰性 | 偽陰性 | 真陰性 | 陰性数 |
| 計 | 患者数 | 非患者数 | 総数 |

感度（検出率）＝真陽性／患者数
特異度＝真陰性／非患者数
偽陽性率＝100％－特異度
正診率＝（真陽性＋真陰性）／総数
陽性率＝陽性数／総数
有病率＝患者数／総数
陽性適中率＝真陽性／陽性数＝有病率×（感度／陽性率）

図3　非確定的検査の考え方

的検査による出生前診断は、1970年代に広まったが、流産への懸念が大きかった。これらの侵襲的な手技を避けるために、非確定的な検査が応用されるようになった。胎児の**染色体異常症**に対する非確定的検査では、母体血清マーカー検査や遺伝学的超音波検査、母体血中のセルフリーDNAを用いた方法（**無侵襲的出生前遺伝学的検査**、NIPT:「新型出生前診断」とも呼ばれるが、これはメディア用語である）などがある。遺伝学的超音波検査で観察する項目としては、胎児の項部肥厚（nuchal translucency : NT、後頸部の浮腫）や胎児鼻骨、三尖弁逆流といった所見が挙げられる。これらは、直接的には病的所見ではないが、

# 45 出生前診断

| | |
|---|---|
| 1 | 夫婦のいずれかが、染色体異常の保因者である場合 |
| 2 | 染色体異常症に罹患した児を妊娠、分娩した既往を有する場合 |
| 3 | 高齢妊娠の場合 |
| 4 | 妊婦が新生児期もしくは小児期に発症する<br>重篤なX連鎖遺伝病のヘテロ接合体の場合 |
| 5 | 夫婦の両者が、新生児期もしくは小児期に発症する<br>重篤な常染色体潜性遺伝病のヘテロ接合体の場合 |
| 6 | 夫婦の一方もしくは両者が、新生児期もしくは小児期に発症する<br>重篤な常染色体顕性遺伝病のヘテロ接合体の場合 |
| 7 | その他、胎児が重篤な疾患に罹患する可能性のある場合 |

**表　侵襲的な検査や新たな分子遺伝学的技術を用いた検査の実施要件**
**（日本産科婦人科学会　2013年より改変）**

遺伝性疾患、とくに染色体異常症との関連が高い所見である。母体血清マーカー検査では、血中のホルモンやタンパク質を測定し、その値から胎児が疾患をもっている可能性（確率）が計算される。さらに、NTなどの所見を組合わせてリスクを算定する検査法（コンバインドテスト）など、非確定的検査は1980年代から1990年代にかけてさまざまな方法が開発されてきた。非確定的検査は絞り込み検査であるため、疾患が存在しないが検査が陽性となる「偽陽性」と、疾患が存在するが検査が陰性となる「偽陰性」が生じうる。上記に挙げた、従来の非確定的検査の精度は、**ダウン症候群**の場合、検出率が60～80％程度、偽陽性率が5％であった。そこに大きなパラダイムシフトを起こしたのが、2013年に本邦での検査が開始されたNIPTである。

NIPTの精度は、検査の手法によって差はあるものの、検出率は約99％、偽陽性率が0.1％（ダウン症候群の場合）といわれている。NIPTでは、妊娠中の女性の血中に10％程度存在する胎盤（胎児側の組織）由来のDNA断片を用いて検査を行う。絞り込み検査の陽性的中率は、有病率に依存し（図3）、有病率が低下すれば偽陽性の数が増えるため、陽性的中率は低下する。上記の数字を用いてNIPTの陽性的中率のシミュレーションを行うと、有病率が1/100の場合では90％以上の陽性的中率であるが、有病率が1/1000である場合は50％程度に低下する。NIPTを含め、非確定的検査の結果が陽性であった場合は、羊水検査などの確定診断が行われる。

出生前診断は、胎児の健康状態を調べる検査であるため、時に人工妊娠中絶につながることがある。現在の日本では、表に示す項目が侵襲的な出生前診断の適応とされているが、今後母体血を用いたさまざまな遺伝学的診断が可能になってくる。その中には性別診断など、疾患とは関係ない情報も含まれてくるだろう。その時、社会が出生前診断にどう向き合うのか、これからの大きな課題である。

［引用文献］
日本産科婦人科学会：出生前に行われる遺伝学的検査および診断に関する見解　http://www.jsog.or.jp/ethic/H25_6_shusseimae-idengakutekikensa.html（2017年1月19日）
日本産科婦人科学会：「着床前診断」に関する見解　http://www.jsog.or.jp/ethic/chakushouzen_20150620.html（2017年1月19日）
関沢明彦，佐村修，四元淳子編：「周産期遺伝カウンセリングマニュアル」，中外医学社，2015.

# 46 遺伝カウンセリング

**遺伝カウンセリング Genetic counseling** 遺伝に関する諸問題(不安や悩み)を、当事者や家族が遺伝医学の専門家に相談し、人生設計や将来の方針を自分で決定するのに必要な情報、助言を行うことを「遺伝カウンセリング」という。今後、個人のゲノム情報に基づいた医療(ゲノム医療)がさらに進展することを踏まえ、このような援助の必要がさらに高まっていくと考えられ、さらなる支援体制の整備が求められている。

**解説**

### 医療現場における誰もがもっているゲノム情報

われわれ誰もがもっているゲノム配列の一部(0.1% 以上)は個人差(多様性)があり、誰もが遺伝性疾患の保因者であり、一人ひとりの個性に適した医療(**個別化医療**)のもとにもなっている。近年の**遺伝学的検査**の普及により、本人あるいは家族の検査結果が医療現場で活用される機会が増えてきた。遺伝子・ゲノムに関する情報の進歩は著しく、多岐にわたる。

### 遺伝カウンセリング

**遺伝カウンセリング**は、患者やその家族のニーズに対応するさまざまな情報を提供し、彼らが遺伝や**遺伝性疾患**に関する医学的知識・将来の予測に対し正しい理解を深め、不安を軽減し、意思決定や適応ができるように援助する医療行為である。

すなわち、遺伝カウンセリングのプロセスには、次の行為が含まれる。1)家族歴・家系図および病歴や要望・課題を聴取、整理した後、疾患発症の可能性や家系内での**再発率**を評価する、2)対象疾患に関する遺伝現象(形式)、検査の意義、治療や予防を含めた健康管理方針、社会資源(福祉)についての情報を提供する、3)インフォームド・チョイス(十分な情報を得た上での自律的選択)やリスク、そして置かれている状況への理解や適応を促進するための心理的社会的支援を行う。

## 遺伝カウンセリングの対象者

遺伝カウンセリングは、遺伝性疾患の患者と情報を受け継ぐその家族、あるいは遺伝について不安や悩みを抱えている誰でもが受けられる。遺伝についての心配や悩みは、病気でない時期から生じ、同じ疾患、同じ人であっても、家族間の関係や進学、就職、結婚、出産といったライフステージにより相談者の置かれている立場や要望は変わるので、遺伝カウンセリングの内容も多岐にわたる。遺伝カウンセリングを受ける方は、医療の対象である有病者というよりも、幅広い意味で**来談者（クライエント**、client）と呼んでいる。

また、遺伝に関わるイメージや価値観も一人ひとりが違い、まわりの影響を受けている日本では、ヒトの遺伝に関する教育を受ける機会も少なく、インターネット等からの情報過多により、遺伝に関する知識度・理解・活用度（リテラシー）も偏ったり間違ったりし、ときにいろいろな誤解や偏見を生んでいる。遺伝カウンセリングでは、単に情報を提供するだけでなく、クライエントの立場に立って課題解決に向け援助する。

### 専門用語の対訳

| | |
|---|---|
| 遺伝カウンセラー | genetic counselor |
| 遺伝カウンセリング | genetic counseling |
| 遺伝学的検査 | genetic test |
| 遺伝性疾患 | genetic disease |
| 個別化医療 | personalized medicine |
| 再発率 | recurrence risk |
| 出生前診断 | prenatal diagnosis |
| 発症前診断 | presymptomatic diagnosis |
| 来談者（クライエント） | client |
| 臨床遺伝専門医 | clinical geneticist |
| 倫理的・法的・社会的課題 | ethical, legal and social issues（略）ELSI |

## 遺伝カウンセリングに関わる専門家

現在、わが国には、遺伝カウンセリングを担当する専門家として、医師を対象とした臨床遺伝専門医と、非医師を対象とした認定**遺伝カウンセラー**がいる。両者はともに、日本人類遺伝学会と日本遺伝カウンセリング学会が共同で認定している。**発症前診断**や**出生前診断**を含めた遺伝学検査では、専門家による患者本人や家族への心理的社会的支援を伴う遺伝カウンセリングが必須である。確定診断を目的とした遺伝学的検査の際に行われる主治医による事前説明と検査結果の説明も、遺伝カウンセリングの一環とした対応が求められる。遺伝カウンセリングに関する基礎知識・技能については、すべての医師が習得していることが望ましい。また、遺伝学的検査・診断を担当する医師および医療機関は、必要に応じて、専門家による遺伝カウンセリングを提供できる、あるいはそうした施設を紹介する体制を整えておく必要がある。

### 遺伝カウンセリングの窓口

多くの遺伝性疾患は複数の診療科に関わる。さらに、ゲノム情報の漏洩、遺伝的差別などが起こらないように、**倫理的・法的・社会的課題**(ELSI)にも対応できる体制も必要である。遺伝カウンセリングを行う場としては、1人の医師・**臨床遺伝専門医**による情報提供だけではなく、できるだけ専門の異なる複数の医師、さらに認定遺伝カウンセラー、看護職、心理職等といった医師以外のメンバーを含めたチーム医療の体制が望ましい。場合によってはフォローアップを含む一生にわたる支援体制も必要である。最近では、こうした総合的な臨床遺伝医療を提供する遺伝子医療部門(遺伝子診療部や遺伝診療科など)が大学病院を中心に全国的に立ち上がっている。

［参考資料］
1 全国遺伝子医療部門連絡会議　http://www.idenshiiryoubumon.orgh/
2 NPO 法人・遺伝カウンセリング・ジャパン　http://www.npo-gc.jpn.org/about_NPO_GC.html#01

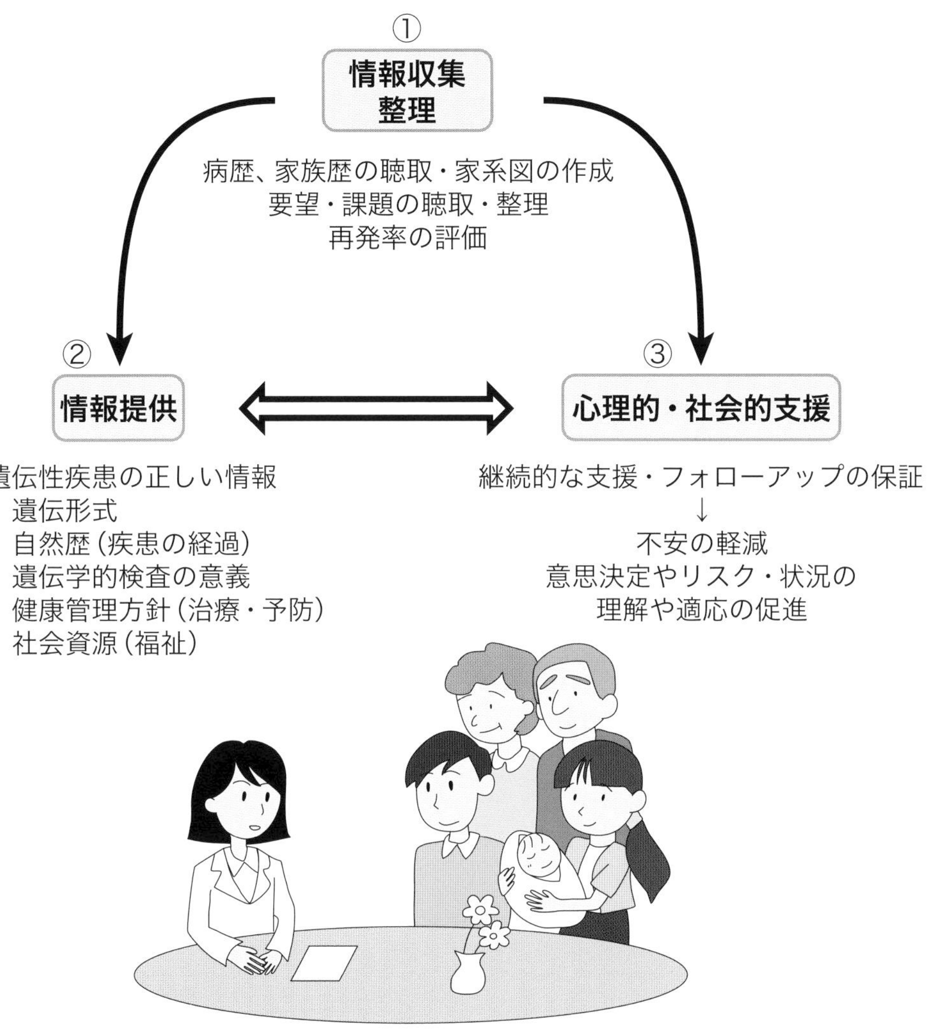


**遺伝カウンセリングのプロセス**
遺伝カウンセリングは、患者・家族のニーズに対応する情報を提供し、患者・家族が理解した上で意思決定ができるように援助する医療行為であり、一方的な情報提供だけではない。

# 47 遺伝子関連検査

**遺伝子関連検査 Gene-based test** 個人に対して適切な医療を施すために、患者のゲノム情報を迅速に調べ、医療現場で活用するゲノム医療が広まっている。一方で、究極の個人情報であるゲノム情報の漏洩は、当事者のみならず、当事者とアレルの一部を共有する親や子孫のプライバシーにも関わる重大な問題である。検査結果の正しい解釈には、遺伝カウンセリングを受けることが望ましい。また、医療機関で行われない遺伝子検査ビジネスも広まっており、専門家ならずとも、適切な知識を持って利用することが必要である。

**解説** ヒトの全ゲノム情報が得られた今、遺伝子解析技術も進歩し、大量のゲノム情報を迅速に解析できる時代になってきた。患者の遺伝子を調べる検査（**遺伝子関連検査**）で得られる医療情報を、医療現場で活用する場面が広がっている。

### 遺伝子関連検査

遺伝子関連検査は、ヒトに由来しない 1）病原体遺伝子検査、およびヒトのゲノム情報を扱う 2）体細胞遺伝子検査と、3）**遺伝学的検査**に分かれている。

病原体遺伝子検査（病原体核酸検査）は、ヒトに感染症を引き起こす外来性の病原体（ウイルス、細菌等の微生物）の核酸（DNA あるいは RNA）を検出・解析する検査である。培養や抗体等といった病原体を検出する従来の検査に比べて、微量の検体で短い時間で結果が報告できる特徴がある。

体細胞遺伝子検査は、**白血病**や**がん**の病型診断や悪性度の判定、そして標的薬剤の探索（選択）を目的として、がん細胞に特有な遺伝子の構造異常や遺伝子発現の変化を検出する。がん細胞で起こるこの遺伝子変化は、受精後に後天的に起こった**体細胞変異**（［突然］変異）であり、がん病変部・組織に限局的で、病状とともに変化し得る一時的なものである。体細胞遺伝子変異のゲノム情報は、患者本人においても次世代に受け継がれることはない医療情報であり、一般の臨床検査情報と同様に扱われている。

遺伝学的検査には**遺伝性疾患**のうち、**単一遺伝子**（メンデル遺伝）**病**、**多因子病**の易罹患（病気のなり易さ）性検査、薬物等の効果・副作用を予測する薬理遺伝学検査、および個人識別に関わる内容などが含まれる。ヒトの遺伝学的検査情報は、そのヒトが生来的に保有する**生殖細胞系列［突然］変異**であり、原則として生涯を通じて変化しない。生殖細胞系列の変異を明らかにするには、人体を構成するどの細胞を用いても検査が可能である。通常採血による血液細胞を用いるが、皮膚線維芽細胞、毛髪、爪、口腔粘膜なども用いられる。

**専門用語の対訳**

| | |
|---|---|
| 遺伝カウンセリング | genetic counseling |
| 遺伝学的検査 | genetic test |
| 遺伝子関連検査 | gene-based test |
| 遺伝性疾患 | genetic disease |
| オーダーメイド医療 | order-made medicine |
| がん | cancer |
| 個別化医療 | personalized medicine |
| 出生前診断 | prenatal diagnosis |
| 消費者直結型遺伝学的検査 | direct-to-consumer (DTC) genetic testing |
| 生殖細胞系列［突然］変異 | germ-line mutation |
| 体細胞［突然］変異 | somatic mutation |
| 多因子疾患 | multifactorial disease |
| 単一遺伝子病 | single-gene (monogenic) disease |
| 白血病 | leukemia |
| 発症前診断 | presymptomatic diagnosis |
| 倫理的・法的・社会的課題 | ethical, legal and social issues（略）ELSI |

### 遺伝学的検査で得られる生殖細胞系列のゲノム情報

遺伝子関連検査のうち遺伝学的検査により得られたゲノム情報（遺伝学的情報）は、生涯変化せず（不変性）、血縁者

| | |
|---|---|
| 1）病原体遺伝子検査 | 病原体（外来性） |
| 2）体細胞遺伝子検査 | ヒトの体細胞遺伝子変異 |
| 3）遺伝学的検査 | ヒトの生殖細胞系列遺伝子変異 |

表1　遺伝子関連検査に属する三つの検査とそれぞれが判明する医療情報

と共有する（共有性）という特性を有する医療情報である。したがって、遺伝学的情報が漏えいした場合には、本人および血縁者が被る被害および苦痛は大きくなるおそれがある。一方、診断後の健康管理を周知するためには、本人だけでなく関係する医療者間での遺伝学的情報の共有は有用である。遺伝学的情報の扱いには、**倫理的・法的・社会的課題**（ELSI）が存在するゆえんである。

とくに単一遺伝子（メンデル遺伝）病を対象とした遺伝学的検査の結果は、症状を有する患者本人にとっては確定診断であるとともに、検査陽性の場合は今後の関連臓器への精緻な検診や予防的（リスク低減）治療への選択に役立つ情報となる。さらに症状のない血縁者の**発症前診断**や**出生前診断**の実施が可能となる。

遺伝学的検査は、検査前にあらかじめ十分な説明を受けた上で理解し、検査を受ける人自身の自由意思に基づいた同意（インフォームド・コンセント）の後に実施される。同意している場合でも、受検者はその検査結果が示す意味を正確に理解することが困難であったり、疾病の将来予測性にどのように対処すればよいかなど、本人および家族等が大きな不安をもつ場合がある。したがって近年では、患者本人や家族への心理的社会的支援を含めた臨床遺伝の専門的知識をもつ者による**遺伝カウンセリング**の窓口を有する医療機関が増えてきた。遺伝学的検査によって得られた遺伝学的情報の取扱いには、国や関係団体等が定める指針やガイドラインに留意する必要がある。

| | |
|---|---|
| 不変性 | 本人では生涯変化しない |
| 共有性 | 血縁者と共有する（次世代へ継承する可能性） |

**表2　遺伝学的検査で得られる生殖細胞系列のゲノム情報（遺伝学的情報）が有する二つの特性**

**医療機関で行われていない遺伝子検査**
**－遺伝子検査ビジネス**

易罹患性検査は、病気の発症前にそれを予測し個人の予防医療（**個別化医療**）に結びつく**オーダーメイド医療**・先制医療へと大きな期待がある。一方で、最近は病気のなり易さや体質を対象とする検査が、民間企業で医療機関を介さずに一般市民に直接販売する「遺伝子検査ビジネス」として実施されている。いわゆる**消費者直結型（DTC）遺伝学的検査**である。対象者が同じDTC検査でも、検査内容や精度の高さ、結果の意味付け・解釈は、検査会社によって大きく異なる。そしてこうした検査は、体質あるいは発症のリスクをあくまでも確率に基づき予測するものである。DTC検査は、受ける本人が検査内容を良く理解し、自己責任で実施されることが重要である。

［参考資料］
1．医療における遺伝学的検査・診断に関するガイドライン．日本医学会（2011）
http://jams.med.or.jp/guideline/genetics-diagnosis.html
2．医療・介護関係事業者における個人情報の適切な取扱いのためのガイドライン．厚生労働省(2004,2016一部改正)
http://www.mhlw.go.jp/stf/seisakunitsuite/bunya/0000027272.html
3．遺伝子検査サービスを購入しようか迷っている人のためのチェックリスト10か条．http://www.pubpoli-imsut.jp/news/
4．拡がる遺伝子検査市場への重大な懸念表明。日本医学会臨床部会運営委員会、「遺伝子・健康・社会」検討委員会（2012）
http://jams.med.or.jp/rinshobukai_ghs/pressconf_0301.html

《遺伝学コラム》

# PCR検査

PCR 検査とは、ポリメラーゼ連鎖反応（Polymerase Chain Reaction, PCR）、あるいはその関連手法を活用した任意のDNA 配列や RNA 配列を同定する検査法である。PCR 法の原理は 1983 年に Kary B. Mullis 博士が考案した。PCR 法は、標的とする DNA 配列の 5′末端と 3′末端がそれぞれ相補的に相互作用する二種類のオリゴヌクレオチドプライマー、そして DNA ポリメラーゼ、大量のデオキシリボヌクレオシド三リン酸（dNTP）が必要である。標的とする領域を含む二本鎖 DNA とそれらの物質を混合して、温度を上昇させる。90 度を超えたあたりで二本鎖 DNA が熱変性によって一本鎖になる。その後、60 度前後に温度を下げるとオリゴヌクレオチドプライマー（プライマー）がそれぞれの一本鎖 DNA と相互作用する。そして、75 度前後に温度を上昇させると DNA ポリメラーゼが dNTP を使った伸長反応によりそれぞれ相補的な二重鎖 DNA となる。以上を一つのサイクルとし、このサイクルを繰り返すことにより、標的とする DNA 配列を増幅させることが可能になる。原理的には 1 サイクルで 2 倍になるので、30 サイクル行うと $2^{30}$ 倍（約 10 億倍）に増幅することになる。したがって、本検査手法は標的となる DNA、もしくは RNA がわずかしか存在しない場合でも活用できる。また、検査の対象となる核酸が RNA の場合は、PCR 反応の前に逆転写酵素（reverse transcriptase）を活用して RNA から cDNA（complementary DNA）を合成して、cDNA を対象に PCR 法を適用する。また、先述の反応温度については、プライマーの長さや GC 含量などによって適切な値と時間が異なるので、調節が必要である。

それでは実際に PCR 検査とはどのような手法であるか、新型コロナウイルス（SARS-CoV-2）の国立感染症研究所が作成したマニュアルに基づいた検査手法を例として説明する。また、以下の検査工程はバイオセーフティーレベル（BSL）2+ で行う。サンプルは BSL2 実験施設内の安全キャビネット内で取り扱い、操作中はディスポーザブルのガウン、手袋、マスク、キャップ等、個人用防護装備（personal

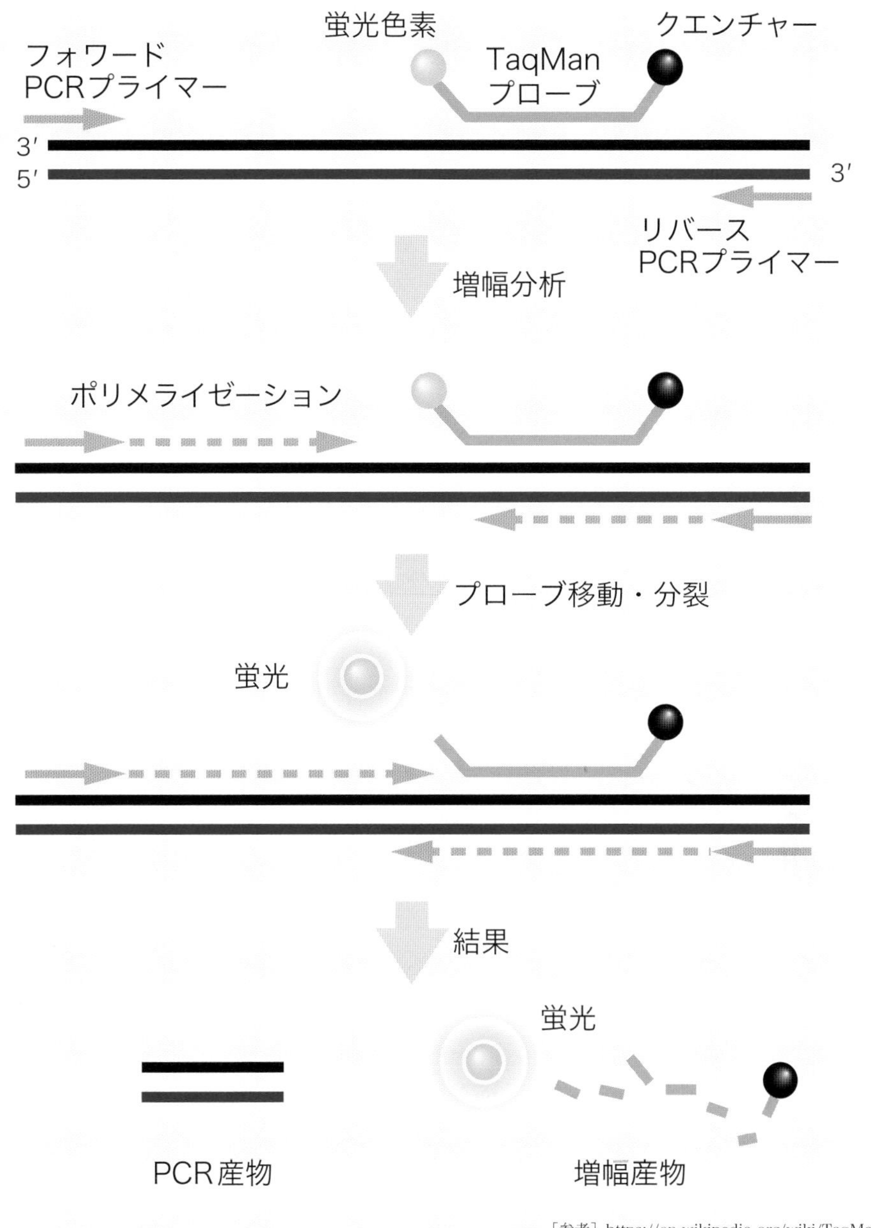


［参考］https://en.wikipedia.org/wiki/TaqMan

**図 TaqMan プローブを用いたリアルタイム PCR 法**

protective equipment）を着用して、実験者が感染することを防ぐことが重要である。SARS-CoV-2はRNAウイルスなので、検査の対象とするサンプル（鼻腔拭い液、咽頭拭い液、鼻汁、鼻洗浄液など）からRNAを抽出する。その後の工程が以下の二つに分かれる。

1）リアルタイムone-step RT-PCR法

新型コロナウイルス感染のPCR検査は現在こちらの手法が主流である。この方法は上記のPCR法による核酸増幅と、増幅過程に発生した蛍光を検出することを組み合わせた方法である。PCR法で使用する二つのプライマーの間に、蛍光色素と蛍光を抑える物質（クエンチャー）を両端に付けたプライマー（TaqManプローブと呼ぶ）を準備する（図）。TaqManプローブ上では色素が蛍光してもクエンチャーが打ち消すので蛍光は検知されない。上記のPCR反応にTaqManプローブを加えると、伸長反応が起こっているときに一本鎖DNAにTaqManプローブが相互作用して結合する（図上）。そこにDNA合成を行うDNAポリメラーゼ（TaqDNAポリメラーゼ）が当たると、TaqManプローブを分解しながら伸長反応が進行するため、TaqManプローブに結合していた蛍光色素やクエンチャーが遊離する（図中）。その結果、蛍光色素はクエンチャーの影響がなくなるため蛍光し、この蛍光を検出することで増幅の有無をリアルタイムに判定することができる（図下）。PCRのサイクル数と検査サンプル中のRNAコピー数に相関があるため定量性もある。国立感染症研究所が開発しているリアルタイムone-step RT-PCR法は、DNAの増幅で用いるものと同じプライマーを用いてRNAからcDNA合成の逆転写反応、そしてリアルタイムPCRによるDNA増幅と蛍光同定までを1工程で行う。そのため、一つのチューブのなかですべての反応が終了するため、サンプル間のコンタミネーション（汚染）のリスクが比較的低い。プライマーとTaqManプローブはN（nucleocapsid）遺伝子の2箇所の領域を標的としている（NセットとN2セットと呼ばれる）。これらのプライマーとTaqManプローブのセットはSARS-CoV-2ゲノムに特異的であり、他の生物のDNAやRNAを増幅することはなく、蛍光は検出されない。国立感染症研究所の検出感度の測定によると、40サイクルのリアルタイムPCR反応で、Nセットは7コピー、N2セットは2コピーのウイルスRNAを検出できる。NセットよりN2セットのほうが高い感度を示す傾向にあり、N2セットで増幅が確認された場合は陽性と判断する。Nセット、N2セットのいずれにおいても増幅しなかった場合、陰性とする。一方で、サンプル準備の際の汚染（コンタミネーション）によって、誤って陽性と判断してしまう可能性もあるため、必ずSARS-CoV-2を含まない陰性コントロールが増幅しないことの確認、また、PCR反応のエラーなどの可能性もあるので陽性コントロールの増幅することの確認がそれぞれ重要である。

2）2-step RT-PCR法

国立感染症研究所が開発するもう一つのPCR検査の手法は、こちらはリアルタイムone-step RT-PCR法と異なり、蛍光を測定する必要がないため、そのような機器は必要ない。ただし、逆転写反応によりcDNAを合成する工程と、このcDNAを鋳型としてPCR反応を行う工程を別々のチューブで行うため、その移動の際にコンタミネーションが生じる危険性があるので気をつける必要がある。国立感染症研究所のマニュアルではSARS-CoV-2の遺伝子領域open reading frame 1a（ORF1a）遺伝子とS（spike）遺伝子の部分配列を標的としている。RNA抽出した溶液から逆転写反応によってcDNAを合成し、ORF1aとS遺伝子を対象としたプライマーセットを用いたPCRをそれぞれ40サイクル行う。その後、更にその内側に設計した特異的プライマーセットを用いて、再度PCR反応を40サイクル行う。増幅サイズについては、ORF1a遺伝子ははじめのPCR反応で292bp、2回目のPCR反応で261bp、S遺伝子ははじめのPCR反応で329bp、2回目のPCR反応で294bpである。この目的とするDNAが増幅されているのかをDNAサイズマーカーを置いて電気泳動法によって確認する。ORF1aセット、またはSセットのどちらか一方でSARS-CoV-2配列が確認できれば陽性と判断する。また、初めての検査の場合は、増幅された遺伝子配列のシークエンス解析を行い、SARS-CoV-2配列との比較が推奨されている。

**中川 草** So Nakagawa

東海大学医学部分子生命科学　講師

専門　比較ゲノム。2008年東京医科歯科大学大学院生命情報科学教育部博士後期課程修了、博士（理学）。国立遺伝学研究所生命情報・DDBJ研究センター博士研究員、ハーバード大学客員研究員を経て、2013年より東海大学医学部分子生命科学助教、2018年より講師（現職）。ウイルス、細菌から哺乳類まで研究の対象としてゲノム・トランスクリプトーム解析に取り組む日々。感染症を引き起こすウイルスだけではなく、さまざまな生物のゲノムに内在化したウイルスにも興味を持っている。

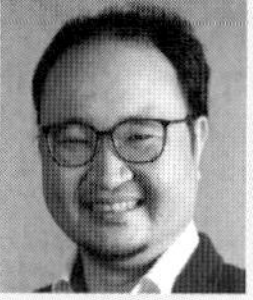

《遺伝学コラム》

# 新型コロナウイルスSARS-CoV-2はなぜ生まれたか。

2019年12月に中国武漢で原因不明の肺炎が報告された。まもなく未報告のコロナウイルスが病因であると判明し、1月初旬には全ゲノム配列が解読され、国際塩基配列データベース（the International Nucleotide Sequence Databases, INSD）で公開された。ゲノム配列解析結果、重症急性呼吸器感染症（severe acute respiratory syndrome, SARS）の原因として報告されたコロナウイルス（SARS-CoV）と近縁であると分かり、国際ウイルス分類委員会（International Committee on Taxonomy of Viruses, ICTV）はSARS-CoV-2と命名した。そして2020年7月9日時点、SARS-CoV-2のゲノムは57,480個もの配列データがデータベースで公開されている。それでは、そのような新型コロナウイルスはどのように生まれたのだろうか。

SARS-CoV-2のゲノム配列を調べてみると、その起源の足がかりが見えてくる。SARS-CoV-2はコロナウイルス科に分類される。コロナウイルスはRNAウイルスで、一本鎖のプラス鎖RNAに遺伝情報を格納し、そのままmRNAとして翻訳される。コロナウイルスのゲノムサイズはRNAウイルスの中で現在知られているものでは最大であり、SARS-CoV-2のゲノムサイズは約29,900塩基である。図1で示すとおり、SARS-CoV-2の遺伝子構造は5′側にあるORF1aとORF1bの翻訳時にリボソームスリッページ（ribosomal slippage）という現象が生じて、-1フレームシフトが生じることで、二つのORFが融合した一つの巨大なポリペプチドORF1abを転写することが知られている。ORF1aと1bには合わせて16種類のORFが存在し、タンパク質分解酵素で切断されてそれぞれ機能する。その中でも、nsp14というタンパク質はエキソヌクレアーゼ活性があることが知られ、複製時に誤った塩基が取り込まれたときに取り除く機能がある。そのため、RNAウイルスは変異が入りやすいことが知られているが、コロナウイルスの［突然］変異率は他のRNAウイルスと比較して比較的低いことが知られている（コロナウイルスに属するマウス肝炎ウイルスの［突然］変異率はおよそ1サイクルあたり、1塩

基あたり $10^{-6}$)。

ORF1a と 1b の次にある遺伝子が S(スパイク) 遺伝子と呼ばれ、S 遺伝子が三つ束なって (トリマーになって) コロナウイルスの特徴である突起状の構造を形成する。このS 遺伝子はタンパク質分解酵素で切断され、S1 と S2 という 2 つにサブユニットに分かれる。S1 サブユニットが先端部分に位置してヒトの受容体アンジオテンシン変換酵素 2 (angiotensinconverting enzyme 2, ACE2) との相互作用に関与し、S2 サブユニットがウイルス粒子と細胞膜の融合に関与する。S 遺伝子の 614 番目のアミノ酸はもともとアスパラギン酸であったが、2020 年 1 月後半に中国で生じたグリシンに変異したウイルスが現在では主流となった。変異ウイルスのほうが S1 と S2 のサブユニット同士の結びつきが強くなり、感染できる状態が維持されやすくなったため、変異ウイルスが世界に広まったのではないかと考えられている。それ以外にもウイルスの構造に関与する遺伝子としては E (エンベロープ)、M (メンブレン)、N (ヌクレオカプシド) が知られている。その他の遺伝子は非構造タンパク質と呼ばれ、ウイルスの複製や、免疫からの応答を逃れるなどの機能を担っている。そのうちの一つが ORF3b と呼ばれる遺伝子で、ORF3a の別フレームにコードされている遺伝子で、I 型インターフェロンの誘導を抑える機能を担っている。SARS-CoV-2 の ORF3b は非常に短いが (22 アミノ酸

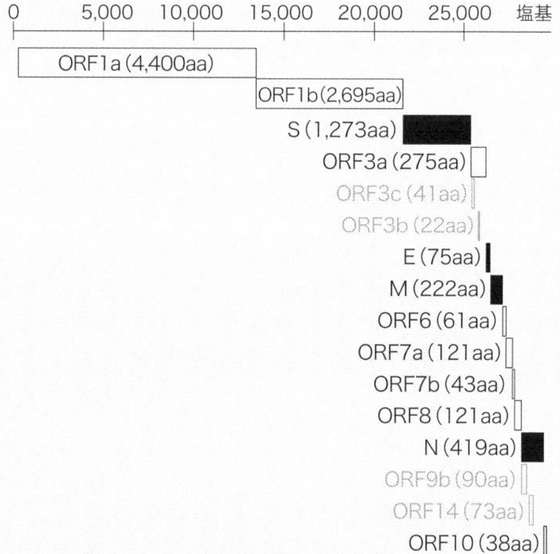


**図1　SARS-CoV-2 のゲノム構造の模式図**

**NCBIReferenceSequence データベースに登録されている SARS-CoV-2Wuhan-Hu-1 のゲノム情報 (ID:NC_045512.2) と文献 6 に基づき、SARS-CoV-2 のゲノムにコードされている遺伝子の模式図を示した。長方形の幅が遺伝子の長さに対応し、括弧の中の数字がアミノ酸長 (aa) を、塩基長の縮尺は上に示した。ウイルスの構造に関係する遺伝子は長方形が黒色で塗りつぶされていて、S (スパイク)、E (エンベロープ)、M (メンブレン)、N (ヌクレオカプシド) の 4 種類に対応している。薄い青色で示した遺伝子は、オーバーラップ遺伝子として示唆されていているものである。**

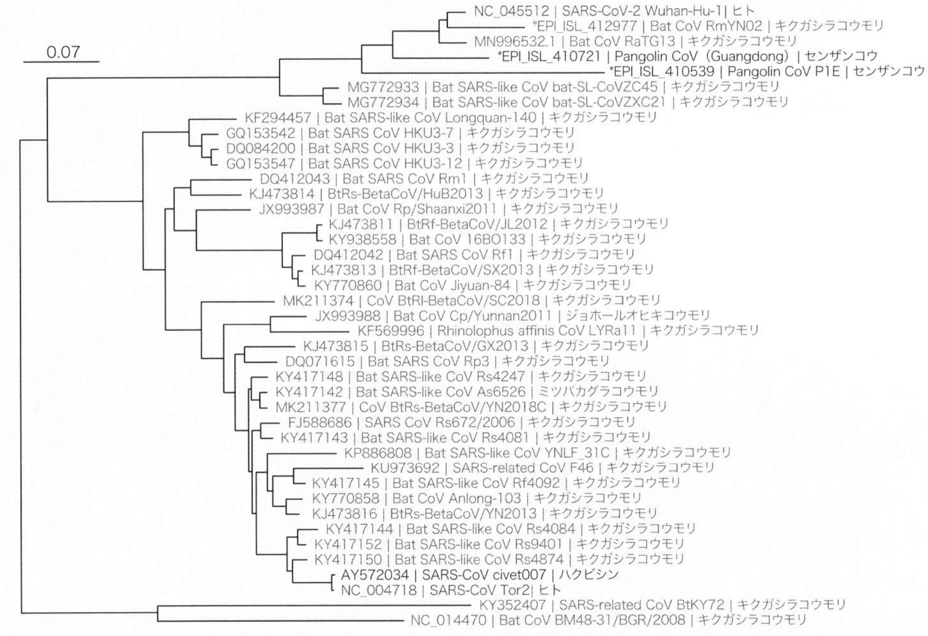


**図2　SARS-CoV-2と近縁のコロナウイルス**

**SARS-CoV-2と同じコロナウイルス科ベータコロナウイルス属サルベコウイルス亜属に属するコロナウイルスのゲノム配列を使って作成した分子進化系統樹を示した。各末端にウイルスのゲノム配列のID（*がついているものはGISAIDデータベース（https://www.gisaid.org)、それ以外はINSDのアクセッションID)、ウイルス名、見つかった生物種名を示した。ゲノム配列の類似度が高いウイルス同士がクラスターを形成する。赤色がヒトに感染したコロナウイルス、青色がコウモリで見つかったウイルスを示す。**

長）、SARS-CoVのORF3bよりも強力な誘導抑制効果があることがわかった。

SARS-CoV-2のゲノム配列を他のコロナウイルスと比較してみると、そのほとんどがキクガシラコウモリというコウモリから発見されたコロナウイルスである（図2）。最も近いRaTG13やRmYN02というキクガシラコウモリから見つかったコロナウイルスはおよそ95%程度の一致率である。その次に類似度が高いコロナウイルスはセンザンコウという硬い鱗に覆われた哺乳類から見つかっている。ただ、このウイルスはセンザンコウで肺炎を引き起こしていることもあり、センザンコウがこのようなコロナウイルスの自然宿主とは考えにくい。一方で、コロナウイルスはコウモリ以外にも様々な哺乳類・鳥類から分離されていて、その多様性は極めて大きい。また、おそらくまだ見つかっていないコロナウイルスも自然界に数多く存在すると考えられる。今回の新型コロナウイルス感染症が世界に広がったことは、新型コロナウイルスが無症状な人からも感染できるという性質も関連するが、同時にグローバル化や経済発展が感染拡大に関わっているのは間違いない。近年のDNAシークエンス技術の発展により、コロナウイルスに限らず、自然界には様々なウイルスが存在することがわかってきた。その多くはヒトにとって全く無害と考えられ、生態系での重要な役割があるものも見つかってきた。一方で、ヒトに感染して何かの症状を引き起こす可能性のあるものも存在することは否定できない。自然界に存在する多種多様なウイルスについて調べることは、今後の感染症研究においても重要であろうと考える。

**中川 草** So Nakagawa

東海大学医学部分子生命科学　講師

プロフィールは p.289 参照

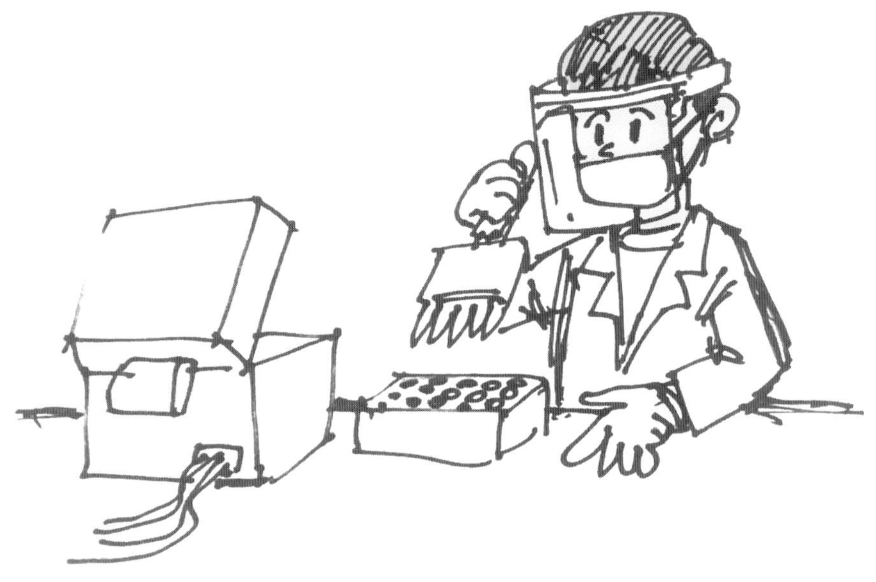

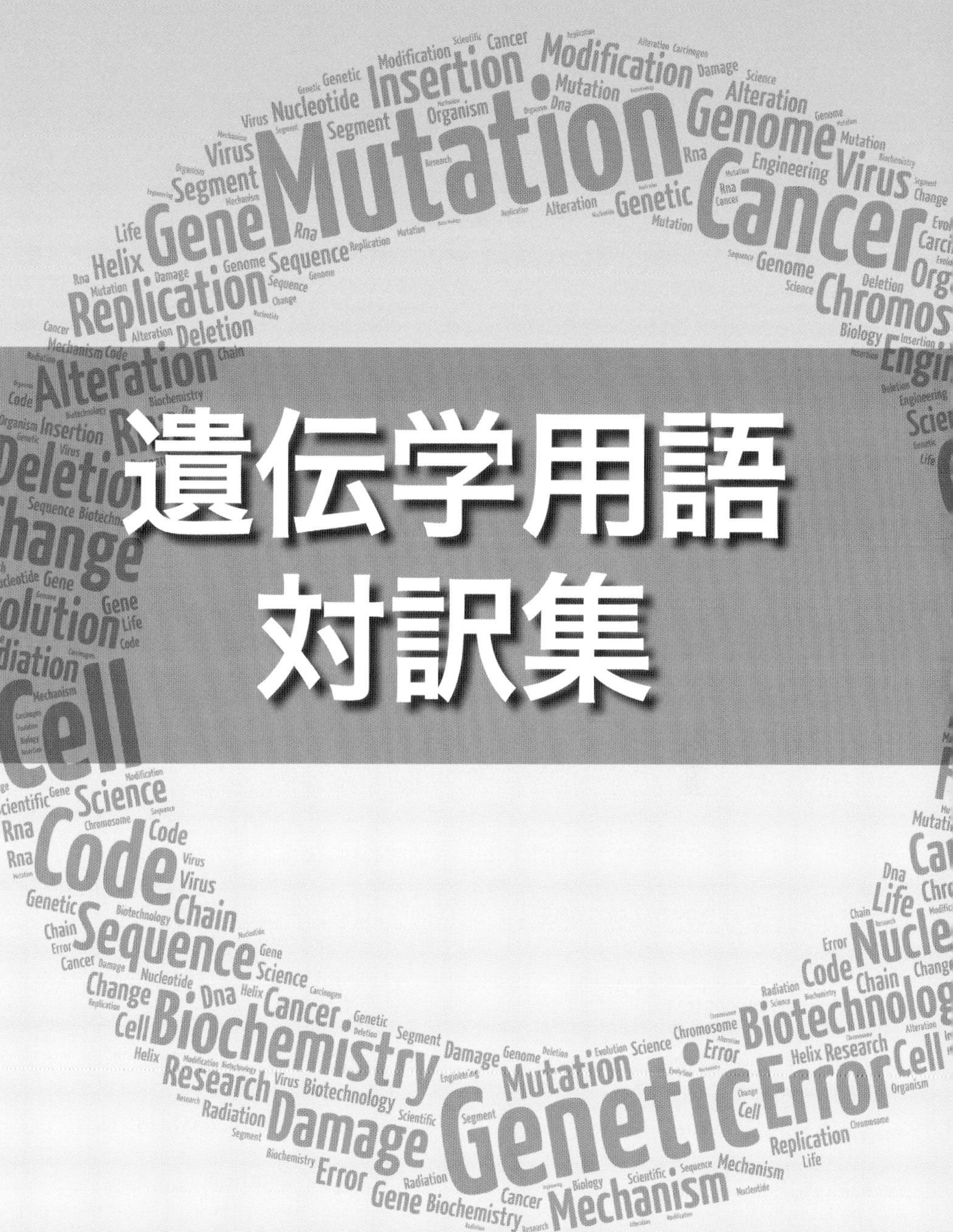

# 遺伝学用語対訳集

# 遺伝学用語対訳集（英和編）

## 【A】

A【略：adenine】 アデニン
A-chromosome A 染色体
A-form DNA A 型 DNA
A site A 部位
ABC model ABC モデル
aberrant 【形】異常
ABO blood group ABO 血液型
…… 87［11 章］、257［43 章］
abortive transduction 不稔形質導入
Ac/Ds system Ac/Ds システム
Ac element Ac 因子
acceptor splice site アクセプタースプライス部位
acceptor stem 受容ステム
accessory chromosome 副染色体
acclimation 順化（馴化）
acclimatization 順化（馴化）
acentric 【形】無動原体［の］
acentric chromosome 無動原体染色体
…… 218［37 章］
acetylation アセチル化
achiasmata キアズマ不成
Achilles' heel cleavage アキレスの踵切断
achondroplasia 軟骨形成不全（症）
…… 257［43 章］

**acquired character　獲得形質**

生物が生得的に（遺伝的に）獲得した形質ではなく、後天的に環境との相互作用を通して獲得した形質のこと。過酷な負荷を与えることで肥大した筋肉や腱はその一例である。セントラルドグマによれば、獲得形質は遺伝しないはずであるし、獲得形質の遺伝という考えは現代進化学において明確に忌避されている。

acrocentric 【形】端部動原体［の］（端部着糸型［の］）

**acrocentric chromosome　端部動原体（端部着糸型）染色体**

セントロメアの位置が染色体の末端領域にある染色体。短腕のサイズが長腕に比べて著しく小さい。

…… 201［34 章］
acropetal 【形】求頂的
activator アクチベーター
acute myeloid leukemia 急性骨髄性白血病
…… 266［44 章］
adaptability （1）適応性　（2）適応力

**adaptation　適応**

生物学や生態学においては、ある環境に対して有利な形質をもっている状態を指す。

adaptationism 適応主義
adaptive divergence 適応分岐
adaptive immune system 適応免疫系
adaptive landscape 適応地形
adaptive peak 適応の峰
adaptive radiation 適応放散
adaptive significance 適応的意義
adaptive value 適応値
adavantageous mutation 有利な［突然］変異
adaxial-abaxial polarity 向背軸極性
additive effect 相加効果
additive genetic effect 相加的遺伝子効果
additive genetic variance 相加遺伝分散
adenine,【略】A アデニン
adenosine アデノシン
adenylyl cyclase アデニル酸シクラーゼ
adjacent disjunction 隣接分離
affected sib-pair analysis 罹患同胞対解析
AFLP【略：amplified fragment length polymorphism】 増幅断片長多型
agamogamy 無配偶子生殖
agamospermy 無融合種子形成

**agouti　アグーチ**

毛の1本が、黒：黄色：黒の縞模様となる毛色（マウスの場合）。

Agrobacterium tumefacience アグロバクテリウム
albinism （1）白化現象　（2）白皮化
albino 白化個体（アルビノ）

**alcohol intolerance　アルコール不耐性**

エタノールが体内に入った時に生じるアセトアルデヒドを分解する酵素、アルデヒド脱水素酵素のタイプ2（ALDH2）遺伝子の変異に起因する。体に有害なアセトアルデヒドの分解能が低下するため酒に弱い体質となる。

…… 257［43 章］
aldehyde dehydrogenase 2,【略】ALDH2 アルデヒド脱水素酵素 2 型
ALDH2【略：aldehyde dehydrogenase 2】 アルデヒド脱水素酵素 2 型
alkaptonuria アルカプトン尿症

alkylating agent アルキル化剤
alkylation アルキル化
……232[37 章]

**allele アレル(対立遺伝子)**

特定の座位における、ゲノムセグメント(特定の塩基や遺伝子を含む)の種内変異型。

……47 [3 章]、61 [5 章]、73 [7 章]、87 [11 章]
100 [13 章]、103 [14 章]、133 [20 章]

allele frequency アレル頻度
……151 [24 章]

allelic character アレル性形質
allelic complementation アレル相補性
allelic exclusion アレル排除
allelism アレル性
allelism test アレル性検定
……65 [6 章]

allelomorph アレロモルフ
allelotype アレル型
Allen's rule アレンの法則
allochronic species 異時性種
allodiploid 異質二倍体
allogamy 他家生殖
allogenic 【形】同種[異系]間
allometry 相対成長
allopatric 【形】異所性
allopatric speciation 異所的種分化
alloplasm 異種細胞質
alloplasmic line 異種細胞質置換系統
allopolyploid 異質倍数体
……189 [32 章]

allopolyploidy 異質倍数性
allosteric protein アロステリックタンパク質
allosyndesis 異親対合
allotetraploid 異質四倍体
allotype アロタイプ
allozygote アロ接合体
allozyme アロザイム
alternate disjunction 交互分離

**alternation of generation 世代交代**

生活環の中で生殖様式が周期的に変わること。おもに植物でみられ、無性生殖世代(胞子体)と有性生殖世代(配偶体)が交代する。

alternation of nuclear phase 核相交代
alternative RNA splicing 選択的 RNA スプライシング
alternative splicing 選択的スプライシング
……116 [16 章]

altruism 利他現象
Alu sequence Alu 配列
amber mutation アンバー[突然]変異
……137 [21 章]

amber suppressor アンバーサプレッサー
……137 [21 章]

ameiosis 不減数分裂
Ames test エイムス試験
amino acid アミノ酸
……123 [17 章]

amino acid sequence アミノ酸配列
……116 [16 章]、123 [17 章]、249 [41 章]

amino terminus,【複】-ni アミノ末端
aminoacyl-tRNA アミノアシル tRNA

**amitosis 無糸分裂**

染色体や紡錘体が形成されないで、核が亜鈴(dumbbell)状にくびれて行われる核分裂の様式。繊毛虫類の大核で行われる。多細胞生物で無糸分裂のように観察されたものは、現在では病的な細胞の退行現象と考えられている。mitosis の対語。

……159 [26 章]

amniocentesis 羊水穿刺
……273 [45 章]

amorph アモルフ
……65 [6 章]

amphidiploid 複二倍体
……189 [32 章]

amphimixis 融合生殖
amphiplasty アンフィプラスティー
amplicon 単位複製配列

**amplified fragment length polymorphism,**
**【略】AFLP 増幅断片長多型**

技術的には、制限酵素で切断したDNA 断片の一部を、PCR によって増幅することにより、きわめて感度の高い多型の検出を可能にした手法。ゲノムの異なった領域の多型を同時に検出することが可能であり、ゲノムレベルでの近縁の生物間の比較やQTL 解析に威力を発揮する。

anagenesis 向上進化
analogous organ 相似器官
anaphase 後期
……159 [26 章]

anaphase I 減数第一分裂後期

# 遺伝学用語対訳集（英和編）

anaphase II　減数第二分裂後期
anaphase promoting complex,【略】APC　M 期後期進行複合体
ancestral　【形】祖先
andoroecium　雄ずい群
androdioecy　雄性両全異株性
**androgenesis　雄核発生**

精子由来ゲノムのみによる胚形成。受精後に何らかの原因により卵由来ゲノムが脱落することにより起こる。

andromonoecy　雄性両全同株性
aneuploid　異数体
……218［37 章］
**aneuploidy　異数性**

種に特有の染色体基本数($x$)の整数倍より染色体数が1個ないし数個多いか少ない状態。そのような細胞または個体を異数体という。染色体の数の異常の一つ。

……218［37 章］
Angelman syndrome　アンジェルマン症候群
anisogamete　異型配偶子
……173［28 章］
annealing　アニーリング
……143［22 章］、 212［36 章］
annual　【形】一年生
antagonistic pleiotropy theory　拮抗的多面発現説
antennapedia complex　アンテナペディア遺伝子群
anther　葯（やく）
**anther culture　やく（葯）培養**

花粉形成初期の葯を培地に置床し、半数性植物体を誘導する方法。誘導した半数体は、倍加処理する倍加半数体育種に利用される。

**antibody　抗体**

免疫反応において、抗原の刺激により生体内に作られ抗原と特異的に結合するタンパク質の総称。

anticipation　表現促進
anticlinal division　垂層分裂
anticodon　アンチコドン
……126［18 章］
**antigen　抗原**

免疫反応を誘起し得る物質の総称。タンパク質や多糖、それらの複合体、脂質との複合体など。

antimorph　アンチモルフ
antioncogene　がん抑制遺伝子

antipodal cell　反足細胞
antisense　【形】アンチセンス
antisense DNA strand　アンチセンス DNA 鎖
**antisense RNA　アンチセンス RNA**

RNA は、DNA を鋳型として5′→3′方向へ合成されるため鋳型とならないDNA と同じ方向であり、それをセンスRNA と呼ぶ。アンチセンスRNA はセンスRNA と逆方向のRNA を指す。

antisense strand　アンチセンス鎖
……129［19 章］
APC【略：anaphase promoting complex】　M 期後期進行複合体
apogamy　無配生殖
apomixis　無配偶生殖（アポミキシス）
apomorphic　【形】子孫形質
apomorphy　子孫形質状態
**apoptosis　アポトーシス**

多細胞生物における、積極的かつ制御された方法でもたらされる細胞の死。形態形成や恒常性の維持などの過程において、不必要な細胞を除くのに重要な役割を果たす。

aporepressor　主抑制体（アポリプレッサー）
apostatic selection　異端選択
aptamer　アプタマー
arm ratio　腕比
arms race　軍拡競争
array CGH　アレイ CGH 法
……218［37 章］
arrhenotoky　雄性産生単為生殖
ARS【略：autonomously replicating sequence】　自律複製配列
artificial chromosome　人工染色体
artificial mutation　人為［突然］変異
artificial selection　人為選択
ascertainment bias　確認バイアス
ascospore　子嚢胞子
ascus,【複】asci　子嚢
asexual　【形】無性
asexual generation　無性世代
asexual reproduction　無性生殖
association mapping　アソシエーションマッピング
association study　関連性解析
assortative mating　同類交配
AT/GC ratio　AT/GC 比

atavism　先祖返り
ataxia telangiectasia　毛細血管拡張性運動失調症
attached X chromosome　付着 X 染色体
attenuation　転写減衰
autoapomorphic character　固有子孫形質
autogamy　自家生殖
autogenous regulation　自己制御
autohexaploid　同質六倍体
…… 189［32 章］
autoimmune disorder　自己免疫疾患
automated DNA sequencer　自動 DNA 配列決定装置
automixis　自家生殖（オートミキシス）
……39［2 章］
autonomous element　自律［性］因子
autonomously replicating sequence,【略】ARS
自律複製配列
autophagosome　オートファゴソーム
autophagy　オートファジー
autopolyploid　同質倍数体
…… 189［32 章］
autopolyploidy　同質倍数性
autoradiography　オートラジオグラフィー
autoregulation　自己制御
autoregulator　オートレギュレーター
autosomal　【形】常染色体
autosomal dominant disease　常染色体顕性遺伝病
…… 87［11 章］、257［43 章］、273［45 章］
autosomal recessive disease　常染色体潜性遺伝病
…… 87［11 章］、257［43 章］、273［45 章］

**autosome　常染色体**

性染色体（X と Y 染色体あるいは Z と W 染色体）以外の染色体。

autosyndesis　同親対合
autotetraploid　同質四倍体
…… 189［32 章］
autozygote　オート接合体
auxotroph　（1）栄養要求株
（2）栄養要求性［突然］変異体
auxotrophic mutation　栄養要求性［突然］変異
average heterozygosity　平均異型接合度
axillary bud　腋芽（えきが）
axillary meristem　腋芽分裂組織
azoospermia　無精子症

# 【B】

**B-chromosome　B 染色体**

通常の染色体（A 染色体）以外の染色体で、種内あるいは個体内でその数が変動する。その大半がヘテロクロマチンからなり、遺伝的に不活性であると考えられている。また、減数分裂で A 染色体と対合することはない。過剰染色体 supernumerary chromosome、副染色体 accessory chromosome などと呼ばれることもある。

…… 180［30 章］
B-form DNA　B 型 DNA
BAC【略：bacterial artificial chromosome】
バクテリア人工染色体

**back mutation　復帰［突然］変異**

［突然］変異をもった系統の中から、機能の回復したものが現れること。たとえば、トランスポゾンの挿入による変異では、これが失われることによって生じる。

backcross　（1）戻し交配　（2）戻し交雑
……165［27 章］
bacterial artificial chromosome,【略】BAC
バクテリア人工染色体
bacterial conjugation　細菌の接合

**bacteriophage　バクテリオファージ**

細菌に感染するウイルスの総称。

bait　ベイト
balanced hypothesis　平衡仮説
balanced lethal system　平衡致死系
balanced load　平衡荷重
balanced polymorphism　平衡多型
balanced selection　平衡選択
balanced stock　平衡系統

**balancer chromosome　バランサー染色体**

その中に含まれている逆位によって、相同染色体間で組換えを抑制することができる染色体。ホモ接合体を維持するのが難しい変異は、これを利用してヘテロ接合体の系統として維持することができる。

Balbiani ring　バルビアニ環
Baldwin effect　ボールドウィン効果
banding pattern　（1）横じま（縞）模様【染色体の】
（2）分染パターン【染色体の】
…… 185［31 章］
Barr body　バー小体
basal transcription factor　基本転写因子

# 遺伝学用語対訳集（英和編）

base 塩基
……100［13 章］、113［15 章］
base analogue 塩基類似体
base composition 塩基組成
base modification 塩基修飾
base pair,【略】bp (1) 塩基対 (2) 塩基対【単位】
base pair mismatch 不適正塩基対
base pair substitution 塩基対置換
base-pairing rule 塩基対合則
base sequence 塩基配列
……80［9 章］、123［17 章］、137［21 章］、249［41 章］
base substitution 塩基置換
……137［21 章］
base substitution mutation 塩基置換［突然］変異

**Basic Local Alignment Search Tool,【略】BLAST BLAST【プログラム】**

対象とする塩基配列やアミノ酸配列を照会配列として、注目するデータベースに対して類似性をもつものを網羅的に探し出すコンピュータプログラムの一つ。計算時間の短縮を図って、事前に短い配列をインデックス化して登録して計算を高速化してある。ただし、長い配列の類似性の検出には向かない傾向にある。日本では単にBLASTと呼ばれる。

**basic number 基本数【染色体の】**

倍数体シリーズの中で染色体数のもっとも少ない単数性の染色体数。$x$ で示す。

basidiospore 担子胞子
basidium,【複】basidia 担子器
basipetal【形】求基的・求底的
Batesian mimicry ベーツ擬態
bayesian methods ベイズ法

**behavioral genetics 行動遺伝学**

形質としての行動と、その要因としての遺伝子との関連性を示す学問領域。

Bergmann's rule ベルクマンの法則
binary vector バイナリーベクター
binding site 結合部位
biochemical evolution 生化学的進化
biochemical genetics 遺伝生化学
biodiversity 生物多様性
biohazard バイオハザード
bioinformatics 生物情報学(バイオインフォマティクス)
……252［42 章］
biological clock 生物時計

**biological containment 生物学的封じ込め**

遺伝子組換え実験における生物学的災害を防止する手法の一つ。自然環境下において生存能力が低い宿主とベクターを用いることにより、組換え体が外部に漏れた場合でも生存できないようにすることを指す。対をなす対策として、物理学的封じ込めが挙げられる。

biological control 生物学的防除
biological rhythm 生物リズム(バイオリズム)
biological species 生物学的種
……151［24 章］
biological species concept 生物学的種概念
biometrical genetics 生物統計遺伝学
biometrics 生物計測学
biometry 生物計測学

**bioresource 生物遺伝資源**

動植物個体、微生物などの生物そのもの、ならびに組織、種子、細胞、遺伝子など、おもに研究に用いる目的で収集された生物由来の材料のこと。研究そのもの、あるいは結果の再現性の基盤であることから“資源”と呼ぶ。DNA 塩基配列を始めとする遺伝情報などをこれに含める場合もある。

biotechnology 生物工学(バイオテクノロジー)
biotinylated-DNA ビオチン化 DNA
biparental transmission 二親性伝達
bisexual【形】両性
bisexual flower 両性花
bisexual reproduction 両性生殖
bithorax complex バイソラックス遺伝子群

**bivalent (1) 二価 (2) 二価染色体**

減数分裂第一分裂前期(接合糸期)から中期にかけて、2個の相同染色体が対合した染色体像をいう。各染色体には2個の染色分体があるので、二価染色体は4個の染色分体から成る。通常少なくとも1個のキアズマが観察される。

……159［26 章］、189［32 章］、194［33 章］、209［35 章］
BLAST【略：Basic Local Alignment Search Tool】 BLAST【プログラム】
blending inheritance 融合遺伝
blood group 血液型
blood type 血液型
Bloom syndrome ブルーム症候群
blunt end 平滑末端

blunt-end DNA　平滑末端 DNA
bootstrap value　ブートストラップ値
**bottle neck effect　瓶首効果**

集団遺伝学上の概念であり、集団の大きさが一時的に(氷河期など環境の過酷化などにより)激減することにより、遺伝的浮動の効果が大きくなり、進化的に中立なアレル(対立遺伝子)が固定(あるいは消失)しやすくなって、集団の遺伝的な均一化が促進されること。

bouquet stage　花束期
bouquet structure　花束期構造
bp【略：base pair】　(1) 塩基対　(2) 塩基対【単位】
brachyury　短尾
bradytely　緩進化
branch migration　分岐点移動
……212［36 章］
breakage-fusion-bridge cycle　切断融合架橋サイクル
break-induced replication model　切断誘導型複製モデル
……212［36 章］
bred-true　純系
breed　(おもに家畜の) 品種
breeder's seed　原原種【植物】
breeder's stock　原原種【植物】
breeding　育種
……39［2 章］
breeding genetics　育種遺伝学
breeding system　繁殖様式
breeding value　育種値
**broad-sense heritability　広義の遺伝率**

対象とする形質における遺伝的要因の関与する度合いを示す尺度であり、集団中の個体間の違いが遺伝子型による度合いを表す。問題とする形質の集団内における測定値の全分散における遺伝子型の違いに基づく分散の割合として計算する。

brood　同腹
brood size　一腹子数
brother-sister mating　同胞交配(兄妹交配)
**Bruce effect　ブルース効果**

オスと交尾をしたメスが、着床前に交尾相手とは異なるオスの匂いに暴露されると妊娠が阻害される。マウスなどげっ歯類に特異的なこの現象は、1959 年に動物学者のHilda M. Bruce によって発見されたことから「ブルース効果(Bruce effect)」と呼ばれる。

Burkitt lymphoma　バーキットリンパ腫
……266［44 章］

# 【C】

C【略：cytosine】　シトシン
C　C
C-band　C バンド
……201［34 章］
C-banding　C 分染法（C バンド法）
……201［34 章］
C-paradox　C 値のパラドックス
**C-staining method　C 染色(分染)法**

染色体分染法の一つ。染色体の構成性(constitutive)ヘテロクロマチン領域のみを染め分ける方法。C は constitutive の頭文字、検出されるバンドをCバンドという。多くの哺乳動物ではセントロメア領域に存在し、その大きさは異形性に富む。

C-terminal　C 末端
C-terminus,【複】C-termini　C 末端
**C value　C 値**

生殖細胞に含まれるDNA 量を、pg(ピコグラム)または塩基対の数で表したもの。しかし、四倍体種の場合は、二倍体種に比べて、生殖細胞でも2倍量のDNA を含んでいるため、染色体基本数が x の一倍性ゲノムのDNA量を「Cx-value(Cx 値)」という記号で表すことが提案されている。

……133［20 章］、194［33 章］
**C-value paradox　C 値のパラドックス**

ゲノムあたりのDNA 量(C 値)が生物の体制の複雑さを反映しないようにみえること。ゲノムが生物の「設計図」であるなら、生物の複雑さとゲノムの大きさ(C 値)は相関するに違いないと直感的に考えられる。しかし現実にはそのような単純な関係はないことを指す。たとえば、最大のC値をもつ動物はハイギョである。

CAAT box　CAAT ボックス
Cairns model　ケーンズモデル
**calico cat　三毛猫**

黒、白、オレンジの3色の毛色をもつネコで、そのほとんどは雌である。性染色体であるX染色体上の遺伝子座が身体の部位によって不活性化されたり、されなかったりすることで、オレンジと黒の斑点が生まれる。

callus　カルス

calyx　萼（がく）

cambium　形成層

canalization　道づけ

cancer　がん
……266［44章］、283［47章］

cancer susceptibility disease　高発がん性疾患

canonical sequence　基準（標準）配列
……249［41章］

cap　キャップ【RNAの】

CAPS【略：cleaved amplified polymorphic sequence】
切断後増幅多型配列

carboxyl terminus,【複】-ni　カルボキシル末端

carcinogen　(1) がん原［性］物質
(2) 発がん要因

carcinogenicity　発がん性

carcinoma　がん腫

carpel　心皮

carrier　保因者
……257［43章］

**Cartagena protocol　カルタヘナ議定書**

生物の多様性に関する条約のうち、現代のバイオテクノロジーにより改変された生物が生物の多様性の保全および持続可能な利用に及ぼす可能性のある悪影響を防止するための措置を規定する議定書。2004年2月19日、日本において発効。

cassete mechanism　カセット機構

catabolite activator protein　カタボライト活性化タンパク質

catabolite repression　カタボライト抑制

CAT assay　CATアッセイ

CDK【略：cycline-dependent kinase】
サイクリン依存性リン酸化酵素

**cDNA【略：complementary DNA】
相補［的］DNA**

メッセンジャーRNAから逆転写酵素によって合成される相補的なDNA。成熟RNAからのcDNAは、イントロンを含まないため、遺伝子産物のさまざまな解析に用いられる。

cell　細胞

cell-autonomous　【形】細胞自律性

cell biology　細胞生物学

cell cycle　細胞周期
……159［26章］

cell division　細胞分裂
……159［26章］、180［30章］、201［34章］

cell-free translation system　無細胞翻訳系

cell fusion　細胞融合
……189［32章］

cell hybrid　細胞雑種
……257［43章］

cell line　細胞系［統］

cell lineage　細胞系譜

cell strain　(1) 細胞系統　(2) 細胞株
……39［2章］

**centimorgan,【略】cM　センチモルガン【単位】**

染色体上の遺伝［的］距離の単位。100個体の子孫のうち1個体に組換えが起こる距離。

central cell　中央細胞

central dogma　セントラルドグマ
……51［4章］

centric fission　動原体解離

centric fusion　動原体融合

**centriole　中心粒（中心小体）**

３本の微小管からなる９組が円筒状に並んでできる細胞小器官で、２個が互いに直交して中心体の中央に存在する。細胞分裂に伴って、これは複製される。

**centromere　セントロメア**

細胞分裂時に細胞の両極から伸張した紡錘糸が連結する部分を含む染色体上の特定領域。細胞分裂期の染色体では２本の染色分体が結合したくびれとして観察される。

……75［8章］、185［31章］、201［34章］、218［37章］

**centromeric DNA　セントロメアDNA**

染色体分配の際に、紡錘体微小管が結合する染色体の特殊領域を動原体と呼ぶが、動原体が形成されるゲノム領域を構成するDNAのこと。

**centrosome　中心体**

動物細胞や一部の植物（コケ、シダ、ソテツなど）細胞にみられる細胞小器官。核周辺にあり、細胞分裂期に備えて複製された２個は、前中期以降は細胞の対極に位置し、紡錘体の紡錘糸形成を調節する。

certation　花粉競争

CGH【略：comparative genomic hybridization】
比較ゲノムハイブリッド形成

chain-initiating codon　読始めコドン

chain-terminating codon　読終わりコドン

character 形質
character displacement 形質置換
character state 形質状態
check point チェックポイント
……159［26章］
chemical mutagen 化学変異原
chemotaxis 走化性
chi-site カイ部位
chi-square test カイ二乗検定

**chiasma,【複】chiasmata キアズマ**

減数分裂第1分裂前期の接合糸期に、対合した相同染色体の非姉妹染色分体同士が交差してX字型になった箇所。キアズマの部分で相同染色体間の遺伝的組換えが起こるとされている。

chiasma frequency キアズマ頻度
chiasma interference キアズマ干渉
……75［8章］
chiasma-type theory キアズマ型説

**chimera キメラ**

二つ以上の接合子（互いに遺伝的性状が異なる）に由来する細胞群から構成される個体。

ChIP method チップ法
chloroplast DNA,【略】cpDNA 葉緑体DNA
chloroplast mutation 葉緑体［突然］変異
chlorosis 白化
chondrion コンドリオン
chorionic villus sampling 絨毛採取

**chromatid 染色分体**

細胞分裂終了後、染色体DNAはS期で複製され、1本の2重らせんDNAから2本2重らせんDNAが生じる。次の細胞分裂期にはそれぞれの2重らせんDNAが染色分体として現われる。つまり、細胞分裂期の染色体は2本の染色分体から成り、セントロメアで結合した形になっている。

……201［34章］
chromatid-type aberration 染色分体型異常
……218［37章］
chromatin クロマチン（染色質）
……180［30章］、201［34章］
chromatin diminution 染色質削減
chromatin fiber クロマチン繊維

**chromatin immunoprecipitation クロマチン免疫沈降法**

クロマチンに転写因子など目的のタンパクが結合している細胞を材料とした免疫沈降実験。転写因子などのゲノムDNA上の結合部位を同定することを目的として行う。

chromocenter 染色中心
chromomere 染色小粒
chromonema,【複】-mata 染色糸
chromosomal complement 染色体組

**chromosomal mutation 染色体［突然］変異**

遺伝子やDNAレベルでの変化に対して、染色体レベルでの変化をいう。染色体異常と同義。

……218［37章］
chromosomal polymorphism 染色体多型

**chromosome 染色体**

真核生物の細胞分裂の際、核内にあったDNAが各種タンパク質とともに凝縮してできた塩基性色素で染色される棒状の構造体をいう。しかし最近は、分裂期に限らず間期核にあるDNAや、原核生物のDNA、葉緑体やミトコンドリアに含まれるDNAも、総じて染色体ということがある。

……51［4章］、80［9章］、100［13章］、177［29章］、185［31章］、201［34章］

**chromosome aberration 染色体異常**

染色体の数および構造上の変化をいう。遺伝子［突然］変異に対して染色体［突然］変異ともいう。

……185［31章］、273［45章］
chromosome aberration syndrome 染色体異常症候群
chromosome arm 染色体腕
……201［34章］

**chromosome banding technique 染色体分染法**

染色体の縦軸方向に沿って人為的に横縞模様を表出させること。個々の染色体の分染パターンは特有なので、これを基にして各染色体を正確に同定、分類することができ、構造異常も詳しく解析することができる。Q染色法、G染色法、R染色法、C染色法などがある。

……180［30章］
chromosome break 染色体切断

# 遺伝学用語対訳集（英和編）

**chromosome condensation　染色体凝縮**

M 期になると、間期細胞核の状態より凝縮した染色体構造が出現する。染色体凝縮には、コンデンシンと呼ばれるタンパク質複合体が関わっている。

**chromosome disjunction　染色体分離**

複製されたそれぞれの染色分体は、分裂中期が終わるまでは束ねられているが、分裂後期には、1 本ずつ娘細胞へと分配される。この際、染色体が分離することを染色体分離と呼ぶ。

chromosome disorder　染色体異常症
……218［37 章］、266［44 章］、273［45 章］

chromosome doubling　染色体倍加

chromosome elimination　染色体削減

chromosome fragment　染色体断片
……218［37 章］

**chromosome heteromorphism　染色体異形性**

表現型に影響しない染色体の形態的な変化（多様性、個人差）。古典的には、付随体（サテライト）や二次狭窄のサイズ、分染法では、C バンドの位置やサイズ、NOR のサイズ、Q 染色法による蛍光の強さなどが該当。

chromosome instability syndrome　染色体不安定症候群

**chromosome map　染色体地図**

染色体上の各遺伝子の座位を示した地図で、遺伝地図と細胞学的地図を合わせていう。

……257［43 章］

chromosome non-disjunction　染色体不分離

chromosome number　染色体数
……189［32 章］

chromosome painting　染色体彩色

chromosome pairing　染色体対合

chromosome rearrangement　染色体再構成

**chromosome replication　染色体複製**

DNA は、細胞周期の S 期の過程で複製されるが、真核生物では、DNA と相互作用しているヒストンタンパク質も同時に取り込まれる。この過程を染色体複製と呼ぶ。

chromosome scaffold　染色体骨格

chromosome-type aberration　染色体型異常
……218［37 章］

chromosome substitution　染色体置換

chromosome walking　染色体歩行

chronic myelocytic leukemia,【略】CML　慢性骨髄性白血病

circadian rhythm　概日リズム

circular DNA　環状 DNA

*cis*-acting locus　シス作用性遺伝子座［位］

*cis*-arrangement　シス配置

*cis*-configuration　シス配置

*cis*-dominance　シス顕性

*cis*-element　シスエレメント
……116［16 章］

*cis*-eQTL　シス eQTL
……61［5 章］

*cis*-regulatory element　シス制御因子

*cis*, *trans* position effect　シス－トランス位置効果

cistron　シストロン
……100［13 章］、116［16 章］

**clade　クレード**

進化的な系統関係において、注目する階層性において、ひとかたまりとなるOTUs（Operational Taxsonomic Unit）の一群。系統樹が構築されている場合には、ある枝分岐点から末端に向かうすべてのOTUのかたまりのこと。

cladistics　分岐学

cladogenesis　分岐進化

cladogram　分岐図

classical hypothesis　古典仮説

ClB method　ClB 法

cleaved amplified polymorphic sequence,【略】CAPS　切断後増幅多型配列

clinical geneticist　臨床遺伝専門医
……279［46 章］

clinical genetics　臨床遺伝学

clonal analysis　クローン解析

clonal selection　クローン選択

**clone　クローン**

本来は、生物個体の一部から無性生殖により誕生した遺伝的に同一の個体を指すが、現在では 1 細胞に由来する培養細胞や *in vitro* で増幅された特定のDNA 分子などもクローンという。

cloning　（1）クローン化
（2）クローン生物作成

cloning vector　クローニングベクター

cloverleaf structure　クローバー葉構造

cM【略：centimorgan】　センチモルガン【単位】

CML【略：chronic myelocytic leukemia】
慢性骨髄性白血病
CMS【略：cytoplasmic male sterility】
細胞質雄性不稔
CNV【略：copy number variation】
コピー数の多様性
co[-]dominance 共顕性
co[-]dominant 【形】共顕性
co[-]transduction 同時[形質]導入
coadaptation 共適応
coalescence コアレセンス
coat color 毛色
coat protein 外被タンパク質
code 暗号(コード)
coding 暗号化(コーディング)
……129[19章]
coding DNA コーディング DNA
……133[20章]
coding region コード領域
……116[16章]、133[20章]、137[21章]
coding sequence 暗号化配列(コード配列)
coding strand 暗号化鎖(コード鎖)
……129[19章]
codon コドン
codon bias コドンバイアス
**codon usage** **(1) コドン使用頻度**
**(2) コドン使用**

アミノ酸をコードするコドンには縮重のため冗長性がある。どのコドンがどのくらいの頻度で用いられるかはランダムであってもよいはずだが、実際にはコドンの使用頻度は生物種によって明確に偏りがある。このことは組換え実験等で他の生物の遺伝子を発現させる場合、大きな意味をもってくる。

coefficient of coincidence 併発係数
coefficient of consanguinity 親縁係数(近親係数)
coefficient of genetic determination
遺伝的決定度
coefficient of inbreeding 近交係数
coefficient of kinship 親縁係数
coefficient of relatedness 血縁度
coefficient of selection 選択係数
coenocyte 多核体
coevolution 共進化
cognate tRNA 同族 tRNA
cohesin コヒーシン
……194[33章]
cohesive end 粘着末端
coisogenic コアイソジェニック
Col factor コリシン因子
Colcemid コルセミド
colchicine コルヒチン
colicin コリシン
coliphage 大腸菌ファージ
colony コロニー
colony hybridization コロニーハイブリッド法
……143[22章]
color blindness 色覚異常
【用語改訂】→ color vision variation 色覚多様性
color vision variation 色覚多様性
……257[43章]
combining ability 組合わせ能力
common ancestor 共通祖先
……249[41章]
comparative genomic hybridization,【略】CGH
比較ゲノムハイブリッド形成
competence 受容能
competent cell コンピテントセル(形質転換受容細胞)
competition 競争
complement 補体
complementarity 相補性
complementary 【形】相補的
complementary base sequence 相補的塩基配列
complementary DNA,【略】cDNA
相補[的] DNA
complementary gene 補足遺伝子
……100[13章]
complementation 相補性
……65[6章]
complementation group 相補群
complementation test 相補性検定
complete mole 全奇胎
……189[32章]
complex locus,【複】complex loci
複合座[位]
complex trait 複雑な形質
compound chromosome 複合染色体
compound heterozygote 複合ヘテロ接合体
concatemer コンカテマー
concerted feedback inhibition 強調的フィードバック阻害

concordance　一致【双生児間の】
concordant　【形】一致
condensin　コンデンシン
conditional lethal　条件致死
conditional mutation　条件[突然]変異
congenic strain　コンジェニック系統(類遺伝子系統)
congenital　【形】先天性
congenital adrenal hyperplasia　先天性副腎過形成症
conidium,【複】conidia　分生子

**conjugation**　**接合**

異なる性をもつ細胞が融合することにより、DNA の移送や核の融合を行う現象。

……27 [1 章]、177 [29 章]

consanguineous　【形】(1) 血族　(2) 近親
consanguinity　近親性
consensus sequence　共通配列（コンセンサス配列）
conserted evolution　協調進化
conservative substitution　保守的置換
conserved noncoding sequence　保存的非コード配列
……129 [19 章]

conserved sequence　保存配列
……249 [41 章]

**consomic strain**　**コンソミック系統**

表現型における特定の染色体の効果を見るために、ある系統の一対の染色体が別の系統の染色体と置換された系統。

conspecies　同種
constitutive expression　構成性発現
constitutive gene　構成遺伝子
constitutive heterochromatin　構成性ヘテロクロマチン（構成性異質染色質）
constriction　狭さく（くびれ）【染色体の】
containment　封じ込め

**contig**　**コンティグ**

ゲノム構造の解析や長鎖の塩基配列解読などの際に、ゲノムライブラリーの個々のベクターの一部あるいは全部の塩基配列情報の相同性を利用して、複数のベクターを重ね合わせて特定のゲノム部位、あるいは塩基配列を再構築して表示したもの。

contiguous gene syndrome　隣接遺伝子症候群
continuous character　連続形質
controlling element　調節因子
……61 [5 章]

convergent evolution　収束進化
coordinate regulation　協調制御
Cope's law　コープの法則
copia　コピア
copy choice　選択模写
copy number　コピー数
copy number variation,【略】CNV　コピー数の多様性
core collection　コアコレクション
core DNA　コア DNA
corepressor　補抑制体（コリプレッサー）
corolla　花冠
correlated response　相関反応
correlation coefficient　相関係数
cos　粘着末端
cos site　cos 部位

**cosmid**　**コスミド**

遺伝子組換えベクターの一種。ラムダファージが大腸菌に感染する際に必要なCos 配列をもち、50kb 程度の塩基配列をクローニングすることができる。

cost of males　雄のコスト
cost of meiosis　減数分裂のコスト
cost of natural selection　自然選択のコスト
cost of sexual reproduction　有性生殖のコスト
Cot analysis　コット解析
cotransformation　同時形質転換
counter-evolution　対抗進化
counteracting selection　対抗選択
coupling　相引
……75 [8 章]

**courtship behavior**　**求愛行動**

交尾相手の獲得・選択のために発達した行動。クジャクの雄が大きく美しい羽根を広げて行う求愛ダンスや、イトヨのジグザグダンスなど、さまざまな種で求愛行動が観察される。

cpDNA【略：chloroplast DNA】　葉緑体 DNA

**CpG island**　**CpG アイランド**

ゲノムDNA 配列内でシトシンに続きグアニンが並ぶ CpG 配列の含有率がとくに高い領域。恒常発現遺伝子のプロモーター領域に多く認められる。

CpG sequence　CpG 配列
……103 [14 章]

CRE【略：cyclic AMP responsive element】
サイクリック AMP 応答配列
Cre-loxP system　Cre-loxP システム
CREB【略：cyclic AMP responsive element binding protein】
サイクリックAMP応答配列結合タンパク質
criss-cross inheritance　十字遺伝
cross　(1) 交配　(2) 交雑
……100［13 章］、165［27 章］
cross streak test　交差培養検定
cross-fertilization　他家受精
cross-incompatibility　交雑不和合性
cross-over value　交差値(乗換え値)
cross-pollination　他家受粉

**crossing-over　交差（乗換え）**

減数分裂期に、相同染色体の間で非姉妹染色分体の一部分が相互交換される現象。

……75［8 章］、80［9 章］、194［33 章］、212［36 章］
crown gall　クラウンゴール
cryptic gene　潜在遺伝子
cryptic species　隠蔽種（いんぺい）
cultivar　【植物の】栽培品種
……39［2 章］
culture　(1) 栽培　(2) 飼育　(3) 培養
cutting　挿木
cybrid　細胞質雑種
cyclic AMP　サイクリック AMP
cyclic AMP responsive element,【略】CRE
サイクリック AMP 応答配列
cycline　サイクリン
cycline-dependent kinase,【略】CDK
サイクリン依存性リン酸化酵素
cystic fibrosis　嚢胞性線維症
cytogenetic map　細胞遺伝学的地図

**cytogenetics　細胞遺伝学**

染色体がDNA、遺伝子の担荷体であることを前提に、染色体の構造、機能、行動を研究することで、さまざまな遺伝現象（遺伝のしくみ、多様性）を研究する学問領域。

……27［1 章］、180［30 章］
cytokinesis　細胞質分裂
……159［26 章］
cytological map　細胞学的地図
……80［9 章］
cytology　細胞学
cytoplasm　細胞質

**cytoplasmic inheritance　細胞質遺伝**

細胞核に存在する染色体の挙動に由来した遺伝様式（メンデル遺伝）に対し、細胞質に存在するミトコンドリアや葉緑体などの細胞内小器官に由来する遺伝様式。一方の親の形質が子に伝わる。

cytoplasmic male sterility,【略】CMS
細胞質雄性不稔
cytoplasmic petite　細胞質型プチ
cytosine,【略】C　シトシン
cytoskeleton　細胞骨格
cytotype　サイトタイプ

# 【D】

D loop　D ループ
……212［36 章］
dam　種雌
dark reactivation　暗回復
dark repair　暗修復
darwin　ダーウィン【進化速度の単位】
Darwinian evolution　ダーウィン的進化
Darwinian fitness　ダーウィン適応度
Darwinism　ダーウィン説
……155［25 章］
data driven biology　データ主導生物学
daughter cell　娘細胞
daughter chromosome　娘染色体
daughter nucleus,【複】-lei　娘核
DDBJ【略：DNA Databank of Japan】
日本 DNA データバンク
deamination　脱アミノ
dedifferentiation　脱分化
defect　(1) 障害　(2) 異常　(3) 欠損
deficiency　(1) 欠失　(2) 欠乏
degeneracy　(1) 縮重　(2) 縮退
degenerate codon　縮重コドン
……126［18 章］
degenerate primer　縮重プライマー
delayed inheritance　遅発遺伝
delayed mutation　遅発[突然] 変異

# 遺伝学用語対訳集（英和編）

**deletion**　**欠失**

(1)染色体構造異常の一つ。染色体腕内の2箇所で切断が起き、断片が失われて再結合した状態。(2)DNAの塩基の1または複数個の欠如した状態。

……100［13章］、185［31章］

deletion mapping　欠失マッピング
……100［13章］

deletion mutation　欠失変異
……137［21章］

deme　ディーム

demography　(1)個体群統計学　(2)人口統計学

denaturation　変性

dendrogram　デンドログラム(樹状図)

density-dependent selection　密度依存選択

deoxyribonuclease,【略】DNase　デオキシリボヌクレアーゼ

deoxyribonucleic acid,【略】DNA　デオキシリボ核酸

deoxyribonucleoside　デオキシリボヌクレオシド

deoxyribonucleotide　デオキシリボヌクレオチド
……239［40章］

derivative　派生個体

derivative chromosome　派生染色体

derived character　派生形質

descendant　子孫
……165［27章］

detrimental gene　有害遺伝子

detrimental load　有害荷重

detrimental mutation　有害［突然］変異

deuteranomaly　2型3色覚

deuteranopia　2型2色覚

development　発生

developmental genetics　発生遺伝学

**diakinesis**　**移動期【減数分裂の】**

減数分裂第一分裂前期において複糸期に続く時期で、凝縮の進んだ二価染色体の赤道板平面に移動する時期。

……194［33章］

diallel analysis　総当たり分析

diallel cross　(1)総当たり交配　(2)総当たり交雑

diandry　二精核受精
……189［32章］

dicentric　【形】二動原体

dicentric chromosome　二動原体染色体
……218［37章］

dicer　ダイサー

dictyotene　網糸期【減数分裂の】
……194［33章］

dictyotene stage　網糸期

dideoxy chain termination method　ジデオキシチェーンターミネーション法

differential display　ディファレンシャルディスプレー

differentiation　分化

diffuse centromere　分散型セントロメア

dihybrid　二遺伝子雑種

digyny　二卵核受精
……189［32章］

dikaryon　(1)二核相　(2)二核［共存］体

dimorphism　二型性

dioecious　【形】(1)雌雄異体　(2)雌雄異株

diplohaplont　複単相生物

diploid　(1)複相体　(2)二倍体
……173［28章］、180［30章］、189［32章］

diploid number　複相の染色体数

diploid generation　複相世代

diploid phase　複相

**diploidy**　**(1)複相性　(2)二倍性**

(1)(2)一倍性染色体セットが二つ存在する状態。そのような細胞または個体を二倍体という。有性生殖をする生物種の体細胞はふつう二倍性である。

……194［33章］

diplophase　複相

**diplotene**　**複糸期**

減数分裂第一分裂前期において太糸期に続く時期。対合してできた二価染色体の中で相同染色体の分離が始まる。したがって4本の染色分体とキアズマが識別できるようになる。

direct repeat sequence　定方向反復配列(順方向反復配列)

direct-to-consumer (DTC) genetic testing　消費者直結型遺伝学的検査

directed mutagenesis　定方向［突然］変異誘発

directional selection　定方向選択

disassortative mating　異類交配

discontinuous character　不連続形質

discordance　不一致【双生児の】

discordant　不一致の

disjunction　分離

disomic 【形】ダイソミー(二染色体性)
disomics ダイソミー個体
**disomy ダイソミー(二染色体性)**

相同染色体が1対(2本)存在する状態。正常な二倍性細胞では、異型の性染色体以外の染色体はすべてダイソミーである。

dispermy 二精子受精
…… 189 [32 章]、218 [37 章]
disruptive selection 分断選択
dissociation-activator system 解離活性化因子系
**distal 【形】(1) 遠位 (2) 端部 (3) 末端方向**

(1) 染色体上のセントロメアより離れた(テロメア近傍の)位置またはその方向。

distributive pairing 分配対合
diurnal rhythm 日周リズム
divergence (1) 分岐 (2) 多様化
divergent evolution 分岐進化
diversifying selection 多様化選択
diversity (1) 分岐 (2) 多様性
division 分裂
dizygotic twins,【略】DZ 二卵性双子児
DNA【略:deoxyribonucleic acid】 デオキシリボ核酸
DNA amplification DNA 増幅
DNA binding protein DNA 結合タンパク質
DNA chip DNA チップ
DNA damage DNA 損傷
…… 159 [26 章]、218 [37 章]
DNA Databank of Japan,【略】DDBJ 日本 DNA データバンク
DNA-DNA hybridization DNA-DNA ハイブリッド形成
…… 143 [22 章]
DNA double strand break DNA 二重鎖(二本鎖)切断
…… 113 [15 章]
DNA fingerprinting DNA フィンガープリント法
DNA footprinting DNA フットプリント法
DNA helicase DNA ヘリカーゼ
…… 149 [23 章]
DNA library DNA ライブラリー
DNA ligase DNA リガーゼ
…… 113 [15 章]
DNA methylation DNA のメチル化
…… 103 [14 章]
DNA phage DNA ファージ
DNA polymerase DNA ポリメラーゼ
…… 113 [15 章]、149 [23 章]、239 [40 章]
DNA repair DNA 修復
…… 218 [37 章]
DNA replication DNA 複製
…… 113 [15 章]、159 [26 章]
DNA-RNA hybridization DNA-RNA ハイブリッド形成
…… 143 [22 章]
DNA sequence DNA[塩基]配列
DNA sequencer DNA シーケンサー
…… 252 [42 章]
DNA sequencing DNA 配列決定
DNA synthesis DNA 合成
…… 239 [40 章]
DNA test DNA 鑑定
DNA typing DNA タイピング
DNA vaccine DNA ワクチン
DNA virus DNA ウイルス
DNase【略:deoxyribonuclease】 デオキシリボヌクレアーゼ
DNase protection デオキシリボヌクレアーゼ保護法
Dollo's law ドロの法則
domain ドメイン
domain shuffling ドメインシャッフリング
domestication (1) 家畜化 (2) 栽培化
dominance 顕性
dominance deviation 顕性偏差
dominance variance 顕性分散
**dominant 【形】顕性**

単一遺伝子に依存する遺伝形質で、アレルの組合わせ(遺伝型)がヘテロ接合のとき、ホモ接合のときと同様に現れる形質を、他のアレルに対して顕性であるという。従来の優性に代わる用語。

dominant allele 顕性アレル
dominant character (trait) 顕性形質
…… 87 [11 章]
dominant gene 顕性遺伝子
dominant lethal 顕性致死
…… 87 [11 章]
dominant negative 顕性阻害
dominant negative mutation 顕性阻害[突然]変異
…… 87 [11 章]
donor (1) 供与体 (2) 供与菌
donor splice site ドナースプライス部位
dosage (1) 供与量 (2) 用量 (3) 線量

**dosage compensation　遺伝子量補正（遺伝子量補償）**

性染色体の遺伝子発現量が雌雄で同じになる現象。哺乳類の場合、性染色体はオスがXY、メスがXX であるが、X 染色体の遺伝子発現量は雌雄で同じになる。これは、メスのどちらかのX染色体の遺伝子発現が抑制されているからである。ショウジョウバエの性染色体も、オスがXY、メスがXX であるが、オスのX 染色体の遺伝子発現量が昂進する、という補正がされている。

dosage effect　量的効果
dose　(1) 供与量　(2) 用量　(3) 線量
dot blotting　ドットブロット法
double cross　(1) 複交配　(2) 複交雑

**double crossing-over　二重交差（乗換え）**

減数分裂の際に相同染色体の二つのアレル間において交差が2カ所で起こること。二重交差が同じ染色分体間で起きると、二つのアレル間での組換えは起こらなかったことになる。

……75［8 章］

**double fertilization　重複受精**

被子植物に特有の受精様式。花粉を構成する二つの精細胞の一方が、胚嚢を構成する一つの卵細胞と融合して核相が二倍性の受精卵を形成し、もう一方が二つの極核をもつ中央細胞と融合して核相が三倍性の胚乳を形成する現象。

double first cousin　二重いとこ
double helix　二重らせん
……113［15 章］
double helix model　二重らせんモデル
……27［1 章］、51［4 章］
double-Holliday model　ダブルホリデイモデル
double strand　二重鎖（二本鎖）
……113［15 章］
double-strand break　二重鎖（二本鎖）切断
double-strand-break repair model　二重鎖（二本鎖）切断修復モデル
doubled haploid　倍加単数体
doubling dose　倍加線量
Down syndrome　ダウン症候群
……218［37 章］、266［44 章］、273［45 章］
downstream　【形】下流
drift　浮動
……151［24 章］
drug resistance　薬剤抵抗性
drug tolerance　薬剤耐性
drumstick　ドラムスティック
Ds element　Ds 因子
Ds-Ac system　解離活性化因子系
Duchenne muscular dystrophy　デュシェンヌ型筋ジストロフィー
duplex　二重鎖（二本鎖）
duplicate gene　重複遺伝子
……155［25 章］
duplication　重複
……155［25 章］
dwarf　わい（矮）形
dwarfism　わい（矮）性
dyad　(1) 二分子　(2) 二分子染色体
DZ【略：dizygotic twins】　二卵性双子児

## 【E】

E site　E 部位

**ear wax　耳垢**

耳垢にはウェット型とドライ型がある。単一の遺伝子 *ABCC11* によるメンデル遺伝様式を示し、ウェット型がドライ型に対して顕性である。ウェット型が原型で、ドライ型は北東アジア人集団に生じた変異型とされる。

……257［43 章］

early gene　初期遺伝子
ecological genetics　生態遺伝学
ecological isolation　生態的隔離
economic trait locus　経済形質遺伝子座［位］
ecotype　生態型
ectopic expression　異所的発現
ectopic gene conversion　異所的遺伝子変換
effective population size　集団の有効な大きさ
egg　卵
electrophoresis　電気泳動
electroporation　電気穿(せん)孔法（エレクトロポレーション）
……85［10 章］
elementary chromosome fibril　染色体基本繊維

**elongation factor　伸長因子**

(1) 翻訳において、ポリペプチド鎖の伸長を促進するタンパク質。EF-Tu、EF-G（真核生物）、EF-1、EF-2（原核生物）など。 (2) 転写において、mRNAの合成を促進するタンパク質。

ELSI【略：ethical, legal and social issues】
倫理的・法的・社会的課題

emasculation　(1) 去勢　(2) 除雄

EMBL【略：European Molecular Biology Laboratory】
欧州分子生物学研究所

embryo　胚

embryo sac　胚嚢

embryo sac mother cell　胚嚢母細胞

embryogenesis　胚発生

embryonic stem cell　胚性幹細胞(ES 細胞)

EMS【略：ethyl methanesulfonate】
エチルメタンスルホネート

En/spm【略：Enhancer/Suppressor mutator】
En/Spm【配列名】

endemic species　固有種

endocytosis　エンドサイトーシス

endoduplication　核内倍加

endogamy　同系配偶

endogenote　エンドゲノート

endomitosis,【複】endomitoses
核内有糸分裂

endoplasmic reticulum,【略】ER
小胞体

endopolyploidy　核内倍数性

endoreduplication　核内再倍加

…… 189 [32 章]

endosperm　(1) 内乳　(2) 胚乳

endosymbiosis theory　内部共生説

enhancer　エンハンサー

…… 116 [16 章]

Enhancer/Suppressor mutator,【略】En/Spm
En/Spm【配列名】

envelope　エンベロープ【ウイルスの】

environment　環境

environmental mutagen　環境変異原

environmental variance　環境分散

environmental variation　(1) 環境変動　(2) 環境多様性

enzyme　酵素

epidermis　表皮

epigamic selection　雌雄選択

epigenesis　エピジェネシス

epigenetic allele　エピジェネティックアレル

epigenetic mutation　エピジェネティック[突然]変異

epigenetics　エピジェネティクス

…… 103 [14 章]

epigenome　エピゲノム

episome　エピソーム

**epistasis　(1) エピスタシス　(2) 上位**

遺伝子座が異なる別の遺伝子(上位遺伝子)によって、ある遺伝子(下位遺伝子)の発現が抑えられること。

epistatic variance　エピスタシス分散

eQTL【略：expression quantitative trait locus】
遺伝子発現量的形質座[位]

equational division　均等分裂

equational plate　赤道板

equilibrium　平衡

equilibrium frequency　平衡頻度

equilibrium population　平衡集団

ER【略：endoplasmic reticulum】
小胞体

error-prone repair　誤りがちの修復

ESS【略：evolutionarily stable strategy】
進化的安定戦略

EST【略：expressed sequence tag】
発現遺伝子配列断片

ethical, legal and social issues,【略】ELSI
倫理的・法的・社会的課題

ethology　動物行動学

ethyl methanesulfonate,【略】EMS
エチルメタンスルホネート

**euchromatin　ユークロマチン(真正染色質)**

細胞周期の進行に応じて、間期で分散し、分裂期(M 期)で凝縮するクロマチン。ヘテロクロマチンの対語。転写が活発に起きる領域は、ユークロマチン領域にある。

…… 201 [34 章]

eugenics　優生学

**eukaryote　真核生物**

核をもつ生物の総称。単細胞、多細胞からなるものがある。

…… 159 [26 章]

euploid　正倍数体

**euploidy　正倍数性**

染色体基本数の整数倍の染色体セットが存在する状態。そのような細胞または個体を正倍数体という。三倍体も四倍体も正倍数体である。

eupyrene sperm　有核精子

European Molecular Biology Laboratory,【略】EMBL
欧州分子生物学研究所

evo-devo　エボデボ

evolution　進化
……155［25章］
evolutionarily stable strategy,【略】ESS　進化的安定戦略
evolutionary development　進化発生学
evolutionary genetics　進化遺伝学
……27［1章］
evolutionary load　進化の荷重
evolutionary rate　進化速度
exaptation　外適応
excision　切り出し
excision repair　除去修復
……113［15章］
exogamy　異系配偶
exogenote　外来性ゲノム断片（エクソゲノート）
exon　エクソン
……116［16章］
exon trap　エクソントラップ
exon-shuffling　エクソンシャフリング
exonuclease　エクソヌクレアーゼ
explosive evolution　爆発的進化
expressed sequence tag,【略】EST　発現遺伝子配列断片
expression　（1）表現　（2）発現
……51［4章］
expression quantitative trait locus,【略】eQTL　遺伝子発現量的形質座［位］
expression trait　遺伝子発現形質
expression vector　発現ベクター
expressivity　表現度
……95［12章］
extended phenotype　延長された表現型
extra chromosome　過剰染色体
extrachromosomal gene　染色体外遺伝子
extranuclear DNA　核外DNA
extranuclear gene　核外遺伝子

## 【F】

F duction　F導入
F factor　F因子
F pilus,【複】F pili　F線毛
F plasmid　Fプラスミド
F test　F検定
F-box protein　Fボックスタンパク質
F-strain　F-菌株
F' factor　Fプライム因子
F+ strain　F+菌株
$F_1$【略：first filial generation】　雑種第一代
$F_2$【略：second filial generation】　雑種第二代
facultative heterochromatin　機能性ヘテロクロマチン（機能性異質染色質）
familial adenomatous polyposis　家族性腺腫性ポリポーシス
……295［12章］、257［43章］
familial aggregation　家族集積性
familial tumor　家族性腫瘍
……266［44章］
family　（1）家族　（2）系統群　（3）科【分類群の】
family analysis　家系分析
family selection　家系選択
Fanconi anemia　ファンコニ貧血
fast neutron　速中性子線
**FASTA**　**FASTA**

対象とする塩基配列やアミノ酸配列を照会配列として、注目するデータベースに対して類似性をもつものを網羅的に探し出すコンピュータプログラムの一つ。比較的長い配列の類似性を探し出すのに適するが、計算時間がかかることが多かったりする。なお、歴史的には早くから用いられたプログラムであることから、その入力のデータフォーマットは非常によく使われており、「FASTAフォーマット」と呼ばれて、このプログラム以外にもよく使われている。

fate map　予定運命図
favism　ソラマメ中毒症
fecundity　（1）繁殖力　（2）産卵力　（3）生殖力　（4）稔性
feedback repression　フィードバック抑制
female　雌
female choice　雌選択
female gamete　雌性配偶子
……173［28章］
female heterogametic type　雌異型配偶子型
female homogamety　雌性同型配偶子性
female pronucleus,【複】-lei　雌性前核
female sterility　雌性不稔

feminization (1) 女性化　(2) 雌性化
fertile 【形】(1) 妊性　(2) 稔性
fertility (1) 生殖能　(2) 稔性　(3) 妊性　(4) 受精率
fertility restoration 稔性回復
fertility restoring gene,【略】*Rf* gene 稔性回復遺伝子

**fertilization 受精**

狭義には卵(卵細胞)と精子(精細胞)による配偶子融合。広義には配偶子融合にほぼ同義。

……165 [27 章]、173 [28 章]、177 [29 章]

fetal 【形】胎児[性]
fetus 胎児
fetus diagnosis 胎児診断
fibroblast 繊維芽細胞
filament 花糸
filial generation 雑種世代
filter hybridization フィルターハイブリダイゼーション ……143 [22 章]
fingerprint (1) 指紋　(2) フィンガープリント
fingerprinting method フィンガープリント法
finite population 有限集団
first anaphase 減数第一分裂後期
first cousin いとこ
first cousin once removed いとこ半
first division 減数第一分裂 ……218 [37 章]
first division segregation 第一分裂分離
first filial generation,【略】$F_1$ 雑種第一代
first metaphase 減数第一分裂中期
first telophase 減数第一分裂終期
FISH【略：fluorescence *in situ* hybridization】蛍光 *in situ* ハイブリダイゼーション
fission 分裂

**fitness 適応度**

一般的な定義は、自然選択説の考えに基づき、個体がその生涯において生んだ子供のうち、繁殖年齢まで達することのできた子供の数である。一方、遺伝的適応度は、あるアレル(対立遺伝子)が集団中に拡散する速度と定義される。

five prime end 5′末端
fixation probability 固定確率
fixation time 固定時間
flanking region 隣接領域
flip-flop mechanism フリップ–フロップ機構
floral induction 花成誘導
floret 小花
florigen フロリゲン
flow cytometry フローサイトメトリー
flower 花
flower meristem 花分裂組織
flowering 花成誘導
FLP-FRT system FLP-FRT システム
fluctuation test ほうこう(彷徨)試験

**fluorescence *in situ* hybridization,【略】FISH 蛍光 *in situ* ハイブリダイゼーション**

直接的または間接的に蛍光色素で標識したプローブを用いて細胞内のDNAもしくはRNAを検出する実験手法。

flush end 平滑末端
focus forming unit フォーカス形成単位
focus map フォーカス地図
foot-printing method フットプリント法
follicular lymphoma 濾(ろ)胞性リンパ腫
forward genetics 正遺伝学
forward mutation 正[突然]変異
foundation stock (1) 基本系統　(2) 原種 ……39 [2 章]
founder effect 創始者効果
founder population 創始者集団
founder principle 創始者原理
four-base cutter 四塩基切断酵素
fragile site 脆弱部位
fragile X syndrome 脆弱 X 症候群
fragment 断片
fragmentation 断片化
frameshift mutation フレームシフト[突然]変異
frameshift suppressor フレームシフト抑圧遺伝子
fraternal twins 二卵性双生児
free martin フリーマーチン
frequency 頻度
frequency-dependent selection 頻度依存選択
full sib 完全同胞
functional cloning 機能によるクローニング
functional constraint 機能的制約
functional genomics 機能ゲノム学
functional RNA 機能性 RNA ……51 [4 章]

fusion gene　融合遺伝子
fusion protein　融合タンパク質

# 【G】

G【略:guanine】　グアニン

**G-band　G バンド**

染色体標本をタンパク質分解酵素または変性剤で処理した後、ギムザ染色した際に濃染される染色体領域。

……201［34 章］

G-banding　G 分染法(G バンド法)
……180［30 章］、201［34 章］

G protein　G タンパク質

G-protein coupling receptor,【略】GPCR
G タンパク質共役型受容体

**G-staining method　G 染色(分染)法**

染色体分染法の一つ。染色体標本を前処理してギムザ液で染色する方法。検出されるバンドをG バンドという。G はギムザ液の頭文字。G バンドの濃淡パターンは、Q バンドの蛍光強弱によるバンドパターンと基本的には一致する。

$G_0$ phase　$G_0$ 期
……159［26 章］

$G_1$ arrest　$G_1$ 期停止

$G_1$ phase　$G_1$ 期
……159［26 章］

$G_2$ phase　$G_2$ 期
……159［26 章］

gain-of-function mutation　機能獲得型[突然] 変異
……87［11 章］、137［21 章］

galactose intolerance　乳糖不耐性
……257［43 章］

GAL4　GAL4

gametangium,【複】gametangia
配偶子嚢

gamete　配偶子
……159［26 章］、177［29 章］、194［33 章］

gamete competition　配偶子競争
gametic isolation　配偶子隔離
gametic selection　配偶子選択
gametic sterility　配偶子不稔性
gametocidal gene　配偶子致死遺伝子

gametocyte　(1) 生殖母細胞
(2) 配偶子母細胞

gametogamy　配偶子接合

gametogenesis　配偶子形成
……159［26 章］、173［28 章］

gametophyte　配偶体
……173［28 章］

gamma field　ガンマ線照射圃場
gamont　ガモント

**GC content　GC 含量**

ゲノム中のある一定範囲内におけるグアニン/ シトシン塩基の含有率。

geitonogamy　隣花受粉

GenBank　GenBank
……239［40 章］

**gene　遺伝子**

遺伝形質を規定する物質。任意のゲノムのセグメントのうち、1 単位としての機能をもつ(狭義には一つ以上の産物をコードする)もの。

… 27［1 章］、61［5 章］、73［7 章］、80［9 章］、100［13 章］、137［21 章］、151［24 章］

gene amplification　遺伝子増幅

**gene bank　遺伝子バンク**

遺伝子標本を保存し、配布する組織またはそのサービス。一般的にはクローン化DNA を冷凍保存する。

gene-based test　遺伝子関連検査
……283［47 章］

**gene cluster　遺伝子クラスター**

ゲノム上に遺伝子が、数個以上集中して存在している状態や、その遺伝子群のことをいう。rRNA 遺伝子クラスターのように、配列相同性が著しく高い均一な遺伝子が集中して存在している場合や、Hox 遺伝子クラスターのように機能分化は起こしているものの主要な配列モチーフを共通にもつ遺伝子が集中して存在している場合などがある。

gene conversion　遺伝子変換
……212［36 章］

gene diagnosis　遺伝子診断

gene disruption　遺伝子破壊
……85［10 章］

gene divergence　遺伝子多様性

**gene dosage** **遺伝子量**

細胞あるいは核に存在する遺伝子のコピー数。コピー数多型；CNV(Copy Number Variation)によって変化する。

gene dosage compensation 遺伝子量補正
gene dosage effect 遺伝子量効果
gene duplication 遺伝子重複
……155［25 章］
gene editing technology ゲノム編集技術
……137［21 章］
gene expression 遺伝子発現
……103［14 章］、123［17 章］

**gene family** **遺伝子族**

進化的に起原を同一にしたり、構造上や機能的な共通性を有する一群の遺伝子のことをいう。ゲノム上に集中して存在する遺伝子クラスターを構成したり、ゲノム上に分散して存在したりする。

gene flow 遺伝子流動
gene frequency 遺伝子頻度

**gene fusion** **遺伝子融合**

二つあるいはそれ以上の遺伝子が、その全体や一部が互いに連結する現象や、その存在状態のことをいう。

gene genealogy 遺伝子系図［学］
gene gun 遺伝子銃

**gene knockout** **遺伝子ノックアウト（遺伝子破壊）**

生物の特定あるいは不特定の遺伝子の機能を喪失させることで、遺伝子の機能を解析する手法。物理的破壊、化学的破壊、遺伝子破壊ベクターを利用した遺伝子工学的破壊がある。

gene library 遺伝子ライブラリー
gene locus,【複】gene loci 遺伝子座［位］
gene loss 遺伝子欠失
gene manipulation 遺伝子操作
gene map 遺伝子地図
……257［43 章］

**gene mutation** **遺伝子［突然］変異**

遺伝子の塩基配列が変化すること、あるいはその結果生じたもの。自然状態でも生じるが、人為的に誘発することもできる。体細胞にも生殖細胞にも生じるが、後者に起きた変異のみが次世代に遺伝する。

gene ontology 遺伝子オントロジー
gene pool 遺伝子プール
gene product 遺伝子産物

**gene rearrangement** **遺伝子再編成**

ゲノム上において、複数の遺伝子の全体やその一部の並びの順番に変化がある現象や変化があった状態のことをいう。

gene recombination 遺伝子組換え
……85［10 章］
gene regulation 遺伝子制御
gene replacement 遺伝子置換
gene replication 遺伝子複製

**gene silencing** **遺伝子サイレンシング**

クロマチンの修飾によるエピジェネティクスな遺伝子の転写抑制。広義には、転写後遺伝子抑制を含んだ遺伝子の発現抑制のことをいう。

gene substituition 遺伝子置換
gene superfamily 超遺伝子族
gene switch 遺伝子スイッチ
gene symbol 遺伝子記号

**gene targeting** **標的遺伝子組換え**

ゲノムの特定の領域を、相同組換えにより、破壊もしくは別の遺伝子に置き換える遺伝子工学的技術。

**gene therapy** **遺伝子治療**

遺伝子そのものを手段として用いる治療。遺伝子の機能不全を補うために、レトロウイルスを導入した細胞などを用いて、外から遺伝子の導入を行うもの。

gene transfer 遺伝子導入（遺伝子移入）

**gene trap** **遺伝子トラップ法**

プロモーターをもたないレポーター遺伝子をゲノムに挿入することにより、挿入変異体を作製する遺伝子工学的手法。レポーター遺伝子の発現は、挿入を受けた遺伝子の発現を反映するため、遺伝子の発現解析に用いられる。

gene-environment interaction 遺伝子環境相互作用
gene-for-gene theory 遺伝子対遺伝子説
gene-gene interaction 遺伝子間相互作用
genealogy 系図［学］
general combining ability 一般組合わせ能力
general transcription factor 基本転写因子
generalized transduction 普遍［形質］導入

**generation** **世代**

生殖様式で区別される時期にある個体。

# 遺伝学用語対訳集（英和編）

generation time　世代時間
generative cell　雄原細胞
genetic　【形】遺伝［的］
genetic ablation　遺伝的除去
genetic analysis　遺伝学的分析
genetic assimilation　遺伝的同化

**genetic background　遺伝的背景**

生物体の遺伝的特性の総和。

……95［12章］

genetic code　遺伝暗号
……27［1章］、126［18章］、137［21章］
genetic correlation　遺伝相関

**genetic counseling　遺伝カウンセリング**

遺伝に関する諸問題（不安や悩み）を、当事者が遺伝医学の専門家に相談し、人生設計や将来の方針を自分で決定するのに必要な情報、助言を受けること。このような専門家を遺伝カウンセラーという。

……95［12章］、279［46章］、283［47章］

genetic counselor　遺伝カウンセラー
……279［46章］
genetic covariance　遺伝共分散
genetic death　遺伝的死

**genetic disease　遺伝性疾患**

遺伝的要因により引き起こされる疾患の総称。「遺伝病」は、親から子に垂直伝達される疾患（hereditary disease）（狭義）として使われることもある。

……257［43章］、279［46章］、283［47章］

genetic dissection　遺伝学的解剖

**genetic distance　(1)遺伝［的］距離【集団間の】**
**(2)地図（遺伝［的］）距離**

(1)集団間の遺伝的差異の程度を数値化した指標。
(2)map distance の意味で用いられることもある。

genetic drift　遺伝的浮動
……151［24章］
genetic engineering　遺伝［子］工学
genetic epidemiology　遺伝疫学
genetic gain　遺伝的獲得量

**genetic heterogeneity　遺伝［的］異質性**

表現型は類似するが、遺伝的背景が異なる場合を指す。

genetic homogeneity　遺伝的等質性
genetic identity　遺伝的同一性
genetic information　遺伝情報
……27［1章］、51［4章］、61［5章］、151［24章］、201［34章］
genetic load　遺伝的荷重
genetic map　遺伝地図
……75［8章］、80［9章］

**genetic marker　遺伝［的］マーカー（遺伝標識）**

連鎖解析等において、ゲノムの子孫への分配、あるいは親や祖先からの由来を検出できるようにするために用いられる、ゲノムの特定の部分。

……61［5章］、73［7章］

genetic material　遺伝物質
genetic pollution　遺伝子汚染

**genetic polymorphism　遺伝的多型**

集団遺伝学における概念であり、ある遺伝形質に着目したとき、集団内で異なる遺伝子型がある比率で共存している状態。

genetic prognosis　遺伝予後
genetic recombination　遺伝的組換え
……209［35章］
genetic redundancy　遺伝的冗長性
genetic resouce database　遺伝資源データベース

**genetic resources　遺伝資源**

進化の過程で生じた［突然］変異・移入・交雑など遺伝的変異に富む生物集団の総称。生物種の保存や品種改良に重要な資源。

genetic screening　遺伝的選別（遺伝的スクリーニング）
genetic symbol　遺伝記号
genetic test　遺伝学的検査
……279［46章］、283［47章］
genetic transilience　遺伝的跳躍
genetic variability　遺伝的多様性

**genetic variance　遺伝分散**

量的形質の解析において、血縁個体間の相関などから、形質値の分散を遺伝性によるものと環境によるものに分けることが一般的である。前者を遺伝分散と呼ぶ。

**genetic variation　遺伝的変動**

狭義には集団内におけるアレル（対立遺伝子）の多様性のことであり、進化プロセスにおける重要な概念である。広義には、集団間の多様性を指すこともある。

……159［26章］、194［33章］、257［43章］

genetical genomics　遺伝学的なゲノム研究

genetically modified organism　遺伝子改変生物

geneticist　遺伝学者

genetics　遺伝学

……61［5 章］、155［25 章］

genome　ゲノム

……51［4 章］、80［9 章］、180［30 章］、252［42 章］

**genome analysis　ゲノム分析**

倍数体種のもつ染色体組の起源（もとになった二倍体種）を調べるために、倍数体種と二倍体種の雑種の減数分裂における染色体の対合状態を解析すること。

genome annotation　ゲノムの注釈付け

genome complexity　ゲノム複雑度

genome editing　ゲノム編集

genome imprinting　ゲノムインプリンティング

genome size　ゲノムサイズ

……133［20 章］

genome walking　ゲノムウォーキング

……252［42 章］

genome-wide association study,【略】GWAS　全ゲノム関連解析

genomic DNA　ゲノム DNA

……133［20 章］、231［38 章］

genomic imprinting　ゲノム刷り込み現象（ゲノムインプリンティング）

**genomic *in situ* hybridization　ゲノム *in situ* ハイブリダイゼーション**

全ゲノムDNA をプローブとして *in situ* hybridization を行い、ゲノムの相同性を調べる手法。

**genomic library　ゲノムライブラリー**

生物種のゲノム（領域）を取り扱い可能な長さのDNA 断片として、遺伝子組換えベクターに組み込んだ複数のクローンからなるライブラリー。個別のクローンは、塩基配列解読に利用されるほか、塩基配列情報や包含する遺伝子情報は、各種の分子生物学実験や遺伝子改変生物作製などに応用できる。

genomic medicine　ゲノム医療

genomics　ゲノム科学

genophore　遺伝担体

**genotype　遺伝子型（遺伝型）**

生物体（個体あるいは組織・細胞）について、特定の座に注目した（あるいはゲノム全体の総和としての）遺伝的な特性。一般に座におけるアレルの組で示される。

……47［3 章］、87［11 章］、95［12 章］

genotype frequency　遺伝子型頻度（遺伝型頻度）

genotype-environment interaction　遺伝子型－環境相互作用（遺伝型－環境相互作用）

genotypic value　遺伝子型価（遺伝型価）

genotypic variance　遺伝子型分散（遺伝型分散）

geographical cline　地理的勾配

geographical isolation　地理的隔離

……155［25 章］

**germ cell　生殖細胞**

生殖のためにつくられる細胞。有性生殖を行う生物では、配偶子がこれに相当し、減数分裂によってできる半数性の細胞である。

……173［28 章］

**germ line　生殖細胞系列**

配偶子をつくりだす一連の細胞の系譜。体細胞とは独立しており、遺伝情報を次世代に受け渡す。

germ line cell　生殖系列細胞

germ-line mutation　生殖細胞系列［突然］変異

……283［47 章］

germline　生殖細胞系列

germline mosaicism　生殖細胞系列モザイク（ジャームラインモザイク）

germline mutation　生殖細胞系列［突然］変異

germplasm　生殖質

GFP【略：green fluorescent protein】　緑色蛍光タンパク質

giant chromosome　巨大染色体

**Giemsa staining method　ギムザ染色法**

ギムザ液（アズール、エオシン、メチレン青の混合液）で染める方法。細菌学者 G. Giemsa が考案。細胞核、染色体や病原体の染色に多用される。G 分染法とは別。

glucose-6-phosphate dehydrogenase (G6PD) deficiency　グルコース-6-リン酸脱水素酵素（G6PD）欠損症

glucronidase　グルクロニダーゼ

Goldberg-Hogness box　ゴールドバーグ・ホグネスボックス

gonad　生殖腺

gonochorism　雌雄異体性

good genes hypothesis　よい遺伝子仮説

# 遺伝学用語対訳集（英和編）

GPCR【略：G-protein coupling receptor】 Gタンパク質共役型受容体
graft （1）移植片 （2）接ぎ木
gray,【略】Gy グレイ【放射線の単位】
green fluorescent protein,【略】GFP 緑色蛍光タンパク質
group II intron グループ II イントロン
group selection （1）集団選択 （2）群選択
GT-AG rule GT-AG 規則
guanine,【略】G グアニン
guanine quartet グアニン四重鎖
guide RNA ガイド RNA
GUS gene GUS 遺伝子
GWAS【略：genome-wide association study】 全ゲノム関連解析
Gy【略：gray】 グレイ【放射線の単位】
gynandromorph 雌雄モザイク
gynodioecy 雌花両性花異株性
gynoecium 雌ずい群
gynogenesis 雌核発生
gynomonoecy 雌花両性花同株性

## 【H】

habitat isolation すみ場所隔離
hairpin loop ヘアピンループ
Haldane's law ホールデンの法則
half cousin 半いとこ
half sib 半同胞
handicap principle ハンディキャップ原理
haplo-insufficiency 単数不十分性
haplo-sufficiency 単数十分性
haplodiploidy 単数二倍体性
**haploid** **単数体**

各生物種の細胞あるいは個体で、通常、配偶子にみられる染色体セットをもつもの。

…… 173［28 章］、180［30 章］、189［32 章］

haploid breeding 単数体育種
**haploid generation** **単相世代**

減数分裂の直後から受精までの間の単数性の核相、すなわち染色体ゲノムを体細胞の半数もつ生殖世代。
*倍数体種では、2組以上の染色体セットをもつ。

haploid number 単相の染色体数
haploid phase 単相
haploidy 単数性

…… 194［33 章］

haplont 単相体
haplophase 単相
haplotype ハプロタイプ
HapMap project ハップマッププロジェクト
hard selection 硬選択
**Hardy-Weinberg's law** **ハーディー・ワインベルグの法則**

「理想的な集団」においては、アレルの頻度が世代が移り変わっても変化しないという法則。ここでいう理想的な集団とは、任意交配し、サイズが無限であり、他の集団から孤立しており、［突然］変異が起きず、自然選択がないような集団である。

harlequin chromosome ハーレキン染色体
heat shock protein 熱ショック（ヒートショック）タンパク質
heat-shock gene 熱ショック遺伝子
helix,【複】helices らせん
**helix-turn-helix motif** **ヘリックス・ターン・ヘリックスモチーフ**

タンパク質の主要な構造モチーフの一つ。遺伝子発現を制御するタンパク質にとくに多く見られる。二つの $\alpha$ ヘリックスが短いペプチド鎖で繋がった構造をとり、DNA に結合する性質をもつ。

hemizygosity ヘミ接合性
hemizygote ヘミ接合体
hemizygous 【形】ヘミ接合（半接合）
hemoglobin ヘモグロビン
hemophilia 血友病
hemophilia A 血友病 A

…… 257［43 章］

**hereditary disease** **遺伝病**

遺伝子の変異に起因する疾患で、その変異は世代間に伝わる。単一遺伝子による場合はメンデル遺伝病ともいう。その遺伝様式により、常染色体顕性遺伝病、常染色体潜性遺伝病、X 連鎖遺伝病などがある。多数の遺伝子と環境因子が関わる多因子疾患、およびミトコンドリア病もある。

heredity 遺伝

**heritability** **遺伝率**

集団遺伝学において遺伝率という言葉には「広義の遺伝率」と「狭義の遺伝率」がある。全表現型分散と全遺伝分散の比を広義の遺伝率と呼び、全表現型分散と相加的遺伝分散の比を狭義の遺伝率と呼ぶ。

……95［12 章］

**hermaphrodite** **(1) 雌雄同体 (2) 雌雄同株**

(1)雄と雌の表現型が同一動物個体に存在すること。(2)雄花と雌花が同一の個体に発生すること。

heteroallele 異質アレル
heteroblasty 異形発生
heterocaryon ヘテロカリオン（異核共存体）

**heterochromatin** **ヘテロクロマチン（異質染色質）**

細胞周期を通して間期でも凝縮したままの状態で存在する染色体領域、または間期核で凝縮したクロマチンをいい、遺伝子の発現はないかほとんど見られない。ヘテロクロマチンには、constitutive heterochromatin（構成性ヘテロクロマチン）とfacultative heterochromatin（条件性ヘテロクロマチン）とがある。

……75［8 章］、201［34 章］

heterochrony 異時性

**heterodisomy** **ヘテロダイソミー**

片親性ダイソミーのうち、片親の両方の染色体が存在する場合をいう。

**heteroduplex** **ヘテロ二重鎖（二本鎖）**

(1)完全に一致しない配列が対合した二本鎖DNAの構造。組換えの中間体として形成される。 (2)核酸の解析技術でDNAあるいはRNAが不完全に対合したものを指す。

**heterogamete** **異型配偶子**

卵子と精子のように、雌雄によって形態の異なる配偶子。

heterogametic sex 異型配偶子性
heterogamy 異系配偶
heterogenote ヘテロ部分接合体
heterogenous nuclear RNA 異質核内 RNA

**heterokaryon** **ヘテロカリオン（異核共存体）**

遺伝子型の異なる複数の単相核が同一の細胞内に共存して増殖する細胞などを指す。きのこなど菌類でよくみられる。ふたつの細胞を人為的に融合させて作製することもできる。

heterologous 【形】非相同
heteromorphic 【形】異形
heteromorphic bivalent 異型二価染色体
heteromorphic chromosome 異形染色体
heteroplasmy ヘテロプラスミー
heteroploid 異[倍]数体
heteroploidy 異数性
heteropycnosis 異常凝縮

**heterosis** **(1) 雑種強勢 (2) ヘテロシス**

交配により得られた子どもの形質がその親系統の表現型よりも優れていること。

……165［27 章］

heterosis breeding 雑種強勢育種
heterostyly 異形花柱性
heterothallism ヘテロタリズム
heterotic 【形】ヘテロ強勢

**heterozygosity** **(1) ヘテロ接合性(異型接合性) (2) ヘテロ接合度**

一つの遺伝子座における集団の多様性を表す指標。集団から任意の二つのアレルを取り出したとき、その二つが異なる確率。

……177［29 章］

heterozygote ヘテロ接合体(異型接合体)
heterozygote superiority ヘテロ接合体優越性
heterozygous 【形】ヘテロ接合（異型接合）

……47［3 章］

hexaploid 六倍体
Hfr【略：high frequency recombination】 高頻度組換え
Hfr strain Hfr[菌] 株
high frequency of recombination 高頻度組換え型
high frequency recombination,【略】Hfr 高頻度組換え
high mobility group,【略】HMG 高移動度タンパク質（HMGタンパク質）
high-resolution banding method 高精度分染法
histidinemia ヒスチジン血症
histocompatibility complex 組織適合性複合体
histone ヒストン

……201［34 章］

histone acetylation ヒストンのアセチル化
histone code ヒストン暗号（ヒストンコード）
histone modification ヒストン修飾
hitch-hiking effect ヒッチハイキング効果

# 遺伝学用語対訳集（英和編）

HLA【略：human leucocyte antigen】 ヒト白血球抗原
HLA antigen HLA 抗原
*HLA* gene *HLA* 遺伝子
HMG【略：high mobility group】 高移動度タンパク質（HMGタンパク質）
Hogness box ホグネスボックス
holandric inheritance 限雄性遺伝
Holliday junction ホリデイジャンクション（ホリデイ結合）（ホリデイ接合）
……212［36章］
Holliday model ホリデイモデル
holocentric 【形】分散型動原体
holocentric chromosome 分散型動原体染色体
hologynic inheritance 限雌性遺伝
holokinetic 【形】全動原体

**homeobox ホメオボックス**

ホメオボックス遺伝子に含まれるホメオドメインをコードするおよそ180塩基対のDNA配列。菌類から動植物にいたる広い生物種で保存される。

**homeodomain ホメオドメイン**

ホメオボックス遺伝子の60アミノ酸から成る領域で、標的遺伝子のプロモーター領域に結合し転写の制御を行う。さまざまな生物の発生・分化に極めて重要な役割を果たす。たとえば、ホメオドメインを含むアンテナペディア遺伝子に［突然］変異をもつショウジョウバエは、触覚の場所に脚が生える表現型を示すことが知られている。

homeologous 【形】（1）同祖 （2）部分相同
homeology 同祖性
homeosis 相同異質形成
homeostasis 恒常性

**homeotic mutation 相同異質形成［突然］変異（ホメオティック［突然］変異）**

昆虫の触角が肢に変化するなど、体の一部の構造に本来とは異なる発生運命をもたらすような［突然］変異。

homoallele 同質アレル
homodisomy ホモダイソミー
homoeologous chromosome 同祖染色体
homogamete 同型配偶子
……173［28章］
homogametic sex 同型配偶子性
homogamy 同型配偶
homogenic 【形】同型遺伝子
homokaryon ホモカリオン（同核共存体）

**homologous 【形】相同な**

進化的に共通な祖先を有することに由来する類似性のことをいう。形態形質はもちろん、遺伝子の塩基配列やタンパク質の構造機能ならびに分子機構等にも同じ概念が適応される。

**homologous chromosome 相同染色体**

2倍体細胞内に存在する同一の1対2本の染色体。それぞれは母親と父親から受け継いだもの。減数第一分裂時に対合する。

……159［26章］、180［30章］、194［33章］、209［35章］、218［37章］
homologous gene 相同遺伝子
……155［25章］
homologous organ 相同器官
homologous recombination 相同組換え
……113［15章］、209［35章］、212［36章］
homologous sequence 相同配列
……249［41章］

**homologue 相同体**

遺伝子やタンパク質において相同なもののことをいう。

homology 相同性
……249［41章］
homology search 相同性検索
……252［42章］
homoplasmy ホモプラスミー
homoplasy 成因的相同
homoploid 正倍数体
homoploidy 正倍数性
homostyly 同型花柱性
homothallic 【形】ホモタリック
homothallism ホモタリズム
homozygosity ホモ接合性（同型接合性）
……177［29章］
homozygote ホモ接合体（同型接合体）
……177［29章］
homozygous 【形】ホモ接合（同型接合）
……47［3章］

**horizontal transmission　水平伝達**

遺伝子（遺伝情報）が母細胞から娘細胞に伝達（伝播）されるのではなく、個体間で伝達されること。バクテリアなどでは頻繁に見られる現象と考えられているが、ヒトのような「高等生物」においても、水平伝達によって、ゲノムの中にウイルスの遺伝子が取り込まれていることが分かっている。水平伝達を普通の意味で系統樹で表現することはできない。

host-range mutation　宿主域［突然］変異
host-vector system　宿主・ベクター系
hot spot　ホットスポット

**housekeeping gene　ハウスキーピング遺伝子**

細胞の生命活動を維持するために、すべての細胞で常に発現している（あるいはそう考えられている）遺伝子。

human genetics　人類遺伝学

**Human Genome Project　ヒトゲノム計画**

ヒトの全ゲノムDNAの配列を、国際連携研究によって解読した大規模プロジェクト。2004年に、ほとんどのゲノム領域を読み終えて完了した。

……75［8章］

human leucocyte antigen,【略】HLA　ヒト白血球抗原
human race　人種
Hunter syndrome　ハンター症候群
Huntington disease　ハンチントン病

……95［12章］、257［43章］

**hybrid　雑種**

異種、異属、あるいは異品種の間の交雑で生じた子孫。

……100［13章］

**hybrid dysgenesis　交雑発生異常**

異なる系統・種・属などの間の交雑に由来する子孫で生じる、種々の遺伝的退化。退化現象は雑種個体の弱性、致死、不妊など多岐にわたる。

hybrid arrested translation　ハイブリッド拘束翻訳
hybrid breakdown　雑種崩壊
hybrid DNA　ハイブリッドDNA
hybrid dysgenesis　交雑発生異常
hybrid inviability　雑種死滅
hybrid necrosis　雑種壊死
hybrid plasmid　雑種プラスミド

**hybrid sterility　(1) 雑種不妊性　(2) 雑種不稔性**

異なる系統・種・属などの間の交雑に由来する子孫が生殖能力を欠く現象。

……165［27章］

hybrid swarm　雑種群落
hybrid variety　(1) 一代雑種品種　(2) 交雑品種
hybrid vigor　雑種強勢
hybrid weekness　雑種弱勢
hybrid zone　交雑帯
hybridization　ハイブリダイゼーション（ハイブリッド形成）

……239［40章］、252［42章］

hybridization probe　ハイブリダイゼーションプローブ

……143［22章］

hybridogenesis　雑種発生

**hybridoma　ハイブリドーマ**

広くは2種類の細胞を人工的に融合させて作った腫瘍性をもつ雑種細胞。一般には形質細胞腫細胞とB細胞（Bリンパ球）の雑種細胞を指す。免疫した個体から分離したB細胞は、形質細胞腫細胞と融合することにより抗体を培養内で永遠に作り続けることができる。

hydatidiform mole　胞状奇胎

……189［32章］

hyperaneuploidy　高異数性
hypercholesterolemia　高コレステロール血症
hypermorph　ハイパーモルフ

……65［6章］

hyperploidy　高異数倍数性
hypervariable region　高度可変領域
hypoaneuploidy　低異数性
hypomorph　ハイポモルフ

……65［6章］

hypoploidy　低異数倍数性
hypostasis　下位
hypostatic gene　下位遺伝子

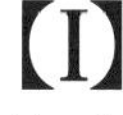

## 【I】

identical by descent　同祖的
identical twin　一卵性双生児
idiogram　核型図式（イディオグラム）

……185［31章］

IHGSC

【略：International Human Genome Sequencing Consortium】 国際ヒトゲノムコンソーシアム

illegitimate recombination　非正統的組換え

immediate early gene　最初期遺伝子

immigration　移入

immunobolt analysis　イムノブロット解析・免疫ブロット解析

immunoglobulin　免疫グロブリン

immunohistochemistry　免疫組織化学

immunoscreening　免疫スクリーニング

implantation　着床

*in planta*　【形】インプランタ（植物体内での）

*in silico*　【形】インシリコ

*in situ*　【形】［生体内］原位置

*in situ* hybridization　*in situ* ハイブリダイゼーション

……80［9 章］、143［22 章］

*in vitro*　【形】試験管内

*in vitro* fertilization　体外受精

*in vitro* mutagenesis　試験管内［突然］変異誘発

*in vivo*　生体内

……237［39 章］

inactivation　不活性化

**inactivation center　不活性化センター**

正式にはX inactivation center/X 不活性化センター、略語：XIC/Xic。X 染色体不活性化の誘導に必要なX 染色体領域。この領域を欠失するとそのX 染色体は不活性化を起こすことができなくなる。

inactive X-chromosome　不活性 X 染色体

inborn error of metabolism　先天［性］代謝異常

inbred　【形】近交

inbred line　近交系

……39［2 章］

inbred strain　近交系統

inbreeding　（1）同系交配　（2）近親交配

inbreeding coefficient　近交係数

inbreeding depression　近交弱勢

inbreeding load　近交荷重

incipient species　発端種

inclusive fitness　包括適応度

incompatibility　不和合性

incomplete dominance　不完全顕性

……87［11 章］

incomplete penetrance　不完全浸透

incross　（1）近交系内交配　（2）近交系内交雑

independent assortment　独立組合わせ

independent inheritance　独立遺伝

indirect selection　間接選択

individual variation　（1）個体変動　（2）個体多様性

induced lysate　誘導溶菌液

induced mutation　誘発［突然］変異

induced pluripotent stem cell,【略】iPSC　誘導多能性幹細胞（iPS 細胞）

inducible promotor　誘導プロモーター

industrial melanism　工業暗化

infertlity　不妊［性］

infinite population　無限集団

infinite-site model　無限座位モデル

inflorescence　花序

inflorescence meristem　花序分裂組織

informational DNA　情報 DNA

informational macromolecule　情報高分子

inheritance　遺伝

inherited character　遺伝形質

……95［12 章］

inhibiting gene　阻害遺伝子

inhibitor　（1）阻害因子　（2）阻害遺伝子

initiation codon　開始コドン

……126［18 章］

initiation complex　開始複合体

initiation factor　開始因子

initiator tRNA　開始 tRNA

innate immune system　先天免疫系

inositol triphosphate　イノシトール三リン酸

INSD【略：International Nucleotide Sequence Databanks】 国際 DNA データバンク

insemination　媒精

**insertion　挿入**

染色体構造異常の一つ。ある染色体の切断点に別の染色体の断片が入り込んで再結合した状態。または既存のDNA 鎖内に1～数百の塩基が付加された状態。

**insertion element　挿入因子**

転移性配列（転移因子）の一種。とくに真正細菌に多く存在する。insertion sequence（挿入配列）とも呼ばれる。

insertion mutation　挿入［突然］変異

……137［21 章］

insertion sequence,【略】IS　挿入配列

instable gene　不安定遺伝子

insulator element　インシュレーター因子

integration 組込み
integron インテグロン
intein インテイン
interactome インタラクトーム
interallelic complementation アレル間相補性
interallelic interaction アレル間相互作用
interband 中間帯
interbreed crossing (1)品種間交配 (2)品種間交雑
intercalating agent 挿入剤
interchange 相互交換
interchromosomal 【形】染色体間
intercross (1)相互交配 (2)相互交雑
interference 干渉【組換えの】
intergenic 【形】遺伝子間
intergenic spacer 遺伝子間スペーサー
intergenic suppression 遺伝子間抑圧
intermediate hybrid 中間雑種
internal transcribed spacer 内部転写スペーサー
International Nucleotide Sequence Databanks,【略】INSD
国際 DNA データバンク
International Human Genome Sequencing Consortium,【略】IHGSC 国際ヒトゲノムコンソーシアム
International System for Human Chromosome Nomenclature
ヒト染色体の国際命名規約
interphase 間期
……159［26 章］
interrupted mating 中断接合
intersex 間性
intersexual selection 雌雄選択
interspecies 【形】種間
interspecific 【形】種間
interspersed repetitious DNA
散在型反復 DNA
interstitial deletion 介在(腕内)欠失
……218［37 章］

**intervening sequence 介在配列**

イントロンともいい、遺伝子のコーディング領域（転写領域）において、スプライシング機構によって切り出されてしまう領域のことをいう。

intrachromosomal 【形】染色体内
intracistronic complementation
シストロン内相補性
intragenic 【形】遺伝子内
intragenic recombination 遺伝子内組換え
intragenic suppressor mutation
遺伝子内抑圧［突然］変異
intrasexual selection 同性内性選択
intraspecies 【形】種内
intraspecific 【形】種内
introgression 遺伝子移入
introgressive hybridization 浸透(移入)交雑
intron イントロン
……116［16 章］
inverse polymerase chain reaction
逆ポリメラーゼ連鎖反応

**inversion 逆位**

同じ染色体の2箇所で切断が起き、断片が逆転して再結合した状態。染色体構造異常の一つ。二つの切断点が同じ腕にあるとき、腕内逆位または偏動原体逆位paracentric inversionといい、切断点がそれぞれ別の腕にあるとき、腕間逆位または挟動原体逆位pericentric inversionという。

……137［21 章］、218［37 章］、266［44 章］
inversion polymorphism 逆位多型
inverted repeat sequence 逆方向反復配列
inverted terminal repeat 逆方向末端反復
invisible mutation 不可視［突然］変異
iPSC【略：induced pluripotent stem cell】
誘導多能性幹細胞(iPS 細胞)
IS【略:insertion sequence】 挿入配列

**ISCN【略：International System for Cytogenetic Nomenclature】 国際ヒト細胞遺伝学命名法**

ヒトの細胞遺伝学的所見（染色体異常）を記号と数値で表記する国際的な命名法。分子遺伝学的技法も含めた染色体解析技術の進展に伴って命名法には改訂が重ねられ、現在ではISCN(2016) としてまとめられている。ISCN はヒト以外の動物や一部植物の核型記載にも適用されている。

island model 島模型
isoacceptor tRNA イソ受容 tRNA
isoallele 同類アレル
isobrachial chromosome 等腕染色体
isochore アイソコア
isochromosome 同腕染色体

**isodisomy イソダイソミー**

片親性ダイソミーのうち、片親の相同染色体のどちらか一方が重複している場合をいう。

isoenzyme　アイソザイム（イソ酵素）
isofemale line　単雌系統
isoform　アイソフォーム（イソ型）
isogamete　同型配偶子
isogamy　同型配偶
isogenic strain (line)　同質遺伝子系統
isolation　隔離
isolation index　隔離指数
isolation mechanism　隔離機構
isozyme　アイソザイム

## 【J】

junk DNA　ジャンク DNA
……133［20 章］

## 【K】

K selection　K 選択
kappa particle　カッパ粒子
karyogamy　核合体
karyology　核学
**karyotype　核型**

細胞内の染色体構成（染色体の数や形態による分類）を数値、記号、略号などで表示したもの、もしくは元の染色体画像を基に各染色体を、その種のスタンダードに従って並列・図示したもの。

karyotype analysis　核型分析
……185［31 章］

kb【略：kilobase】　キロベース【単位】
**kilobase,【略】kb　キロベース【単位】**

核酸の長さの単位であり、1,000 ヌクレオチドのこと。

Kimura, M.　木村資生
……155［25 章］

kin seletion　血縁選択
kinase　リン酸化酵素
**kinetochore　動原体（キネトコア）**

染色体のセントロメア領域にある特定構造。細胞分裂期の染色体には、特殊なタンパク質から成る3層構造が電子顕微鏡で観察され、その最外層に紡錘糸が付着する。

……201［34 章］

kinetochore fiber　動原体繊維
kinetoplast　キネトプラスト
kinship　（1）血縁　（2）近親関係
kinship coefficient　親縁係数
Klenow fragment　クレノウ断片
Klinefelter syndrome　クラインフェルター症候群
……218［37 章］、266［44 章］

knock-in　ノックイン
knock-out　ノックアウト
knockdown　ノックダウン
Kozak sequence　コザック配列

## 【L】

label　標識
lac repressor　ラクトースリプレッサー
lactase　ラクターゼ
lactose intolerance　乳糖不耐性
lactose operon　ラクトースオペロン
*LacZ*　*LacZ*【遺伝子名】
laggard　遅滞染色体
lagging chromosome　遅滞染色体
lagging strand　ラギング鎖
……149［23 章］

**Lamarckism　ラマルク説**

ジャン＝バティスト・ピエール・アントワーヌ・ド・モネ、シュヴァリエ・ド・ラマルクは18世紀から19世紀にかけて活躍した著名な博物学者であり、ダーウィンらに先駆けて進化論を提唱した。彼は「用不用説」と「獲得形質の遺伝」の二つを主張したが、とくに後者を指してラマルク説と呼ばれることが多い。彼の考えは遺伝学の発展とともに完全に否定されたが、エピジェネティクスなどの発見に伴い、最近になって再評価の機運も見られる。

lampbrush chromosome　ランプブラシ染色体
lariat model　投げ縄モデル
lariat RNA　投げ縄 RNA
late gene　後期遺伝子
latent phage　潜伏期ファージ
lateral organ　側生器官
law of dominance　顕性の法則
……47［3 章］、194［33 章］

law of independent assortment
独立の法則
……47［3 章］、75［8 章］、194［33 章］

law of segregation　分離の法則
…… 47［3 章］、194［33 章］

LCR【略：low copy repeat】　低コピー反復配列

leader peptide　リーダーペプチド

leader sequence　リーダー配列

leading strand　リーディング鎖
…… 149［23 章］

leaky mutant　漏出［突然］変異体

**leptotene　細糸期**

減数分裂第一分裂前期の最初の時期。間期核の容積が大きくなり核内に細いコイル状の染色糸（二本鎖DNAが凝縮したもの）が出現する。

…… 194［33 章］

leukemia　白血病
…… 266［44 章］、283［47 章］

Lesch-Nyhan syndrome　レッシュ・ナイハン症候群

lethal　【形】致死

lethal dose　(1) 致死量　(2) 致死線量

lethal equivalent　致死相当量

lethal gene　致死遺伝子

lethal mutation　致死［突然］変異
…… 137［21 章］

Lewis blood group　ルイス血液型

life span　寿命

Li-Fraumeni syndrome　リー・フラウメニ症候群

ligand　リガンド

ligase chain reaction　リガーゼ連鎖反応

**ligation　連結反応**

DNA 断片（もしくはRNA 断片）など2 個の核酸分子を連結する酵素反応。Ligase と呼ばれる酵素により引き起こされ、遺伝子組換え実験において広く用いられる。

LINE【略：long interspersed nuclear element】
LINE［因子］

line　系統

line breeding　系統育種
…… 39［2 章］、165［27 章］

lineage　系譜

linear tetrad　線形四分子

linkage　連鎖

linkage analysis　連鎖解析
…… 51［4 章］、61［5 章］、75［8 章］

linkage disequilibrium　連鎖不平衡

linkage disequilibrium block　連鎖不平衡ブロック

linkage equilibrium　連鎖平衡

linkage group　連鎖群
…… 75［8 章］

linkage map　連鎖地図
…… 75［8 章］、80［9 章］

linker DNA　リンカー DNA

linking number　リンキング数

lipofection　リポフェクション

litter　一腹子

litter size　一腹子数

litter-mate　同腹子

livestock　家畜

load　荷重

local variation　(1) 地域変動　(2) 地域多様性

**locus,【複】loci　座［位］**

染色体上の位置、あるいは点。

Lod【略：logarithm of odds】
ロッド値

LOD score　ロッド値

logarithm of odds,【略】Lod
ロッド値

LOH【略：loss of heterozygosity】
ヘテロ接合性の消失

**long arm,【記号】q　長腕**

染色体のセントロメアを境にして長い方の染色体領域をいう。核型記載時の記号としてq が用いられる。

…… 201［34 章］

long interspersed nuclear element,【略】LINE
LINE［因子］

long terminal repeat,【略】LTR
長末端反復配列

longevity　寿命

loss of heterozygosity,【略】LOH
ヘテロ接合性の消失

loss-of-function mutation　機能欠失（喪失／欠損）型［突然］変異
…… 65［6 章］、87［11 章］、137［21 章］

low copy repeat,【略】LCR　低コピー反復配列

LTR【略：long terminal repeat】
長末端反復配列

LUC gene　LUC 遺伝子

luciferase　ルシフェラーゼ

Lutheran blood group　ルセラン血液型

luxuriance　繁茂（はんも）

lymphoma　リンパ腫
…… 266［44 章］

Lyon hypothesis ライオン仮説
Lyonization ライオニゼーション
Lysenkoism ルイセンコ主義
lysis 溶菌
lysogen 溶原菌
lysogenic 【形】溶原
lysogenic conversion 溶原変換
lysogenic phage 溶原［性］ファージ
lysogenic strain 溶原株
lysogenization 溶原化
lytic cycle 溶菌サイクル
lytic phage 溶菌ファージ

## 【M】

macroevolution 大進化
macrogamete 大配偶子
macrogametophyte 大配偶子体
macromutation マクロ［突然］変異
macronucleus,【複】macronuclei
大核
macrophage マクロファージ
macrosporangium,【複】-gia 大胞子嚢(のう)
macrospore 大胞子
macrosporogenesis 大胞子形成
MADS box MADS ボックス
major gene 主働遺伝子
major groove 主溝

**major histocompatibility complex,【略】MHC**
**主要組織適合性複合体**

免疫反応に重要なさまざまな糖タンパク質を作るための遺伝子が複数集まっているゲノム領域。個体間で非常に多様性をもつことから、さまざまな抗原に対して対応することができる。

male 雄
male gamete 雄性配偶子
……173［28 章］
male heterogamety 雄性異型配偶子性
male homogamety 雄性同型配偶子性
male pronucleus,【複】-lei 雄性前核

**male sterility （1）雄性不妊 （2）雄性不稔**

有性生殖世代において、雄性の胞子あるいは配偶子が欠損する現象。F1 雑種個体を効率よく作出するために利用される。

maleness 雄性
Malthusian parameter マルサス係数
manifold effect 多面効果

**map distance 地図（遺伝［的］）距離**

相同染色体間の交差の頻度に基づいて求められた、座位間の距離。1% の頻度で交差が生じる距離を1 センチモルガン（cM）と表す。

MAP kinase MAP リン酸化酵素
map unit 地図単位
……75［8 章］
map-based cloning 遺伝地図を基にした遺伝子クローニング
mapping マッピング（遺伝子地図作成）
mapping function 地図関数
marker マーカー（標識）
……80［9 章］
marker chromosome 標識染色体
marker gene マーカー（標識）遺伝子
……85［10 章］
marker rescue マーカー救済
marker-assisted introgression マーカー介助遺伝子移入
marker-assisted selection マーカー介助選択
masculinization 男性化
mass mating 集団交配
mass selection 集団選択
master gene マスター遺伝子
maternal 【形】母親
maternal effect 母性効果
maternal inheritance 母性遺伝
mating （1）交配 （2）交尾
mating behavior （1）交尾行動 （2）配偶行動
mating system 配偶様式
mating type 交配型
matrilinear 【形】母系
matroclinal inheritance 傾母遺伝
maturation-promoting factor,【略】MPF
卵成熟促進因子
maturation division 成熟分裂
……194［33 章］
Maxam-Gilbert method マクサム・ギルバート法
……239［40 章］

maximum likelihood method 最尤法（最ゆう法）
maximum persimony method 最大節約法
Mb【略：megabase】 メガベース【単位】
mechanical isolation 機械的隔離
median chromosome 中部動原体染色体
median lethal dose 半致死［線］量
medical genetics 遺伝医学
Meditarranian anemia 地中海貧血症
megabase,【略】Mb メガベース【単位】
megagametophyte 大配偶体
megaspore 大胞子
megasporogenesis 大胞子形成

**meiocyte 減数母細胞**

減数分裂に移行することを運命づけられた核をもつ細胞。uxocyteともいう。卵母細胞、精母細胞、大胞子母細胞および小胞子母細胞のこと。

**meiosis,【複】meioses 減数分裂**

配偶子や胞子を形成する際に、1回のDNA複製の後に2回の連続した分裂によって染色体数を半減させる細胞分裂。第一分裂で相同染色体が対合して分離し、第二分裂で染色体を構成する染色分体が分離する。その結果、体細胞の染色体数が半減した配偶子（卵子、精子）や胞子ができる。

meiosis I 減数第一分裂
meiosis II 減数第二分裂
meiotic 【形】減数分裂
meiotic division 減数分裂
meiotic drive 減数分裂分離ひずみ
Mendel, G. メンデル（グレゴール・ヨハン・メンデル）
……47［3章］
Mendel's laws メンデルの法則
……65［6章］、194［33章］
Mendel's laws of inheritance メンデルの遺伝法則
Mendelian character メンデル形質
Mendelian inheritance メンデル遺伝
……257［43章］
Mendelian population メンデル集団
……151［24章］
Mendelism メンデル説
meristem 分裂組織
merodiploid 部分二倍体
merogony 雄核発生
merozygote 部分接合体
Meselson-Stahl experiment メセルソンとスタールの実験

messenger RNA,【略】mRNA
メッセンジャーRNA（伝令RNA）
metabolome メタボローム
metabolomics メタボロミックス
metacentric 【形】中部動原体［の］（中部着糸型［の］）

**metacentric chromosome**
**中部動原体（中部着糸型）染色体**

セントロメアの位置が長軸の中央部にある染色体。短腕と長腕のサイズがほぼ同じ。

……201［34章］

metafemale 亜雌
metagenomics メタゲノム解析
metamale 亜雄
metaphase 中期
……159［26章］
metaphase I 減数第一分裂中期
metaphase II 減数第二分裂中期
metaphase plate 中期核板
metaxenia メタキセニア

**methylation メチル化**

物質にメチル基を付加するという意味の化学用語。DNAやヒストンのメチル化/脱メチル化により遺伝子発現の制御が行われることが知られている。

……103［14章］

metric character 計量形質
MHC【略：major histocompatibility complex】
主要組織適合性複合体
microarray マイクロアレイ
……185［31章］
microarray analysis マイクロアレイ解析
……266［44章］
microarray based CGH マイクロアレイCGH法

**microarray CGH マイクロアレイCGH法**

検体DNAと正常なレファレンスDNAを別々の蛍光色素で標識し、マイクロアレイの基盤上で競合的にハイブリダイゼーションさせる。検体DNA上の領域にコピー数の異常があれば、基板上に観察される蛍光シグナルの色調差として観察できる。

microbial genetics 微生物遺伝学
……27［1章］
microbody (peroxisome) ミクロボディ（ペルオキシソーム）
microevolution 小進化

# 遺伝学用語対訳集(英和編)

microgamete　小配偶子
……173［28 章］
microgametophyte　小配偶体
microinjection　マイクロインジェクション
micromutation　ミクロ［突然］変異
**micronucleus,【複】micronuclei　小核**

(1)二種類の核をもつ原生生物の核の中で小型の生殖核をいう。(2)細胞分裂終期の遅滞染色体や染色体異常に起因する染色体断片から形成される。細胞分裂後に主核とは別に同じ細胞質内に観察されるが、多くの場合、次の細胞分裂時に失われる。

microRNA,【略】miRNA　マイクロ RNA
microsatellite　マイクロサテライト
**microsatellite DNA　マイクロサテライト DNA**

CACA…といった短い反復が複数回繰り返される塩基配列。ゲノムに散在し、繰り返し回数に多型性があることから、配列長を利用した遺伝マーカーとして使用される。最近はSTR(short tandem repeat) と呼ぶことが多い。

microspore　小胞子
microtubule　微小管
**microtubule organizing center,【略】MTOC　微小管重合中心**

動物細胞における細胞小器官の一つであり、中心体のこと。ごく短い(0.4 マイクロメータ)微小管 9 対から構成され、全体としては直角対向したL字型の二つの円柱状に配置されている。

mid-parent value　両親の平均値
migration　(1)移住　(2)移入
mildly detrimental mutation　弱有害［突然］変異
mimicry　擬態
miniature inverted-repeat transposable element,【略】MITE　MITE
minichromosome　微小染色体
minisatellite　ミニサテライト
minisatellite DNA　ミニサテライト DNA
minor gene　微働遺伝子
minor groove　小溝
minus strand　マイナス鎖
……129［19 章］
minute chromosome　微小染色体
miRNA【略:microRNA】　マイクロ RNA
misdivision　誤分裂
mismatch　ミスマッチ
mismatch repair　ミスマッチ(不正対合)修復
……113［15 章］、212［36 章］
mispairing　不対合
missense　ミスセンス
missense mutation　ミスセンス［突然］変異(ミスセンス変異)
……137［21 章］
missense suppressor　ミスセンス抑圧遺伝子
missing link　失われた環
MITE【略:miniature inverted-repeat transposable element】　MITE
**mitochondrial DNA,【略】mtDNA　ミトコンドリア DNA**

細胞小器官であるミトコンドリアに含まれる環状2本鎖DNAのこと。ヒトは約16kbであり32個の遺伝子を含む。

mitochondrial disorder　ミトコンドリア病
mitochondrial Eve　ミトコンドリア・イブ
mitochondrial gene　ミトコンドリア遺伝子
mitochondrion,【複】-ria　ミトコンドリア
**mitosis,【複】mitoses　有糸分裂**

古くは無糸分裂に対して、染色体と紡錘糸を伴う細胞分裂の様式を意味した。しかし多細胞生物では無糸分裂の実態はないため、現在の有糸分裂は、減数分裂 meiosis に対する語として、すなわち体細胞分裂 somatic cell division と同義で用いられることが多い。

mitotic　【形】有糸分裂
mitotic cycle　分裂周期
mitotic division　有糸分裂
mitotic phase,【略】M phase　M 期
……159［26 章］
mitotic recombination　有糸分裂組換え
……209［35 章］
mixoploid　混数倍数体
MN blood group　MN 血液型
mobile genetic element　可動遺伝因子
Modern evolutionary synthesis　総合進化説
mode of inheritance　遺伝様式
modified base　修飾塩基
modifier　(1)修飾因子　(2)修飾遺伝子
……95［12 章］
modifying gene　修飾遺伝子(変更遺伝子)
module　モジュール
molecular biology　分子生物学

molecular clock　分子時計
……155［25章］
molecular disease　分子病
molecular drive　分子ドライブ
molecular evolution　分子進化
……155［25章］
molecular evolutionary clock　分子進化時計
molecular farming　分子農業
molecular genetics　分子遺伝学
……27［1章］
molecular knife　分子ナイフ
molecular phylogenetics　分子系統学
molecular phylogeny　分子系統
……155［25章］
monoallelic　【形】単一アレル性
monocentric chromosome　一動原体染色体
monocistronic mRNA　単シストロン性 mRNA
monoecious　【形】雌雄同株
monogamy　単婚
monogenic　【形】一遺伝子的
monogenic hybrid　一遺伝子雑種
monomorphic　【形】単型
monophyletic　【形】単系統
monophyletic group　単系統群
monophyly　単系統性
monoploid　一倍体
……189［32章］
monoploidy　一倍性
……218［37章］
monosomic　【形】モノソミー（一染色体性）

**monosomy　モノソミー（一染色体性）**

異数性の染色体異常の一つ。2倍体の体細胞では相同染色体は2本1対あり、この状態をダイソミーというが、相同染色体が1本だけになった状態をモノソミーという。

monozygotic twin,【略】MZ　一卵性双生児
monozygotic twins　一卵性双子
morgan,【略】M　モルガン【単位】
Morgan unit　モルガン単位
Morpholino　モルフォリノ
morphological character　形態形質
mortality　死亡率
mosaic　モザイク
……185［31章］
movable genetic element　可動遺伝因子
MPF【略：maturation-promoting factor】　卵成熟促進因子
mRNA【略：messenger RNA】　メッセンジャーRNA（伝令RNA）
mtDNA【略：mitochondrial DNA】　ミトコンドリアDNA
MTOC【略：microtubule organizing center】　微小管重合中心
Muller-5 method　マラー5法
Muller's ratchet　マラーのラチェット
Mullerian mimicry　ミュラー擬態
multifactorial　【形】多因子
multifactorial disease　多因子疾患
multifactorial inheritance　多因子遺伝
multigene family　多重遺伝子族
multigenic inheritance　複遺伝子遺伝
multiple alleles　複アレル
multiple birth　多胎出産
multiple crossing-over　多重交差（乗換え）
multiple drug resistance　多剤抵抗性
multiple genes　同義遺伝子
multiplex PCR　多重 PCR
multivalent chromosome　多価染色体
mutability　［突然］変異性
mutable allele　易変性アレル
mutable gene　易変（性）遺伝子
mutagen　変異原
mutagenesis　［突然］変異生成
mutagenic　【形】変異原性
mutant　［突然］変異体
……100［13章］、137［21章］
mutant allele　［突然］変異型アレル
mutant gene　［突然］変異遺伝子

**mutation　［突然］変異**

ヌクレオチド配列の変化、ゲノムのもつ遺伝情報の変化。

……27［1章］、61［5章］、151［24章］、257［43章］
mutation rate　［突然］変異率
mutational hot spot　［突然］変異多発点
mutational load　［突然］変異荷重
mutator [gene]　［突然］変異誘発遺伝子
muton　ミュートン
MZ【略：monozygotic twin】　一卵性双生児

# 遺伝学用語対訳集（英和編）

## 【N】

*n*　*n*【単相の染色体数を表す記号】
N-terminus,【複】N-termini　N 末端
N-band　N バンド

**narrow-sense heritability　狭義の遺伝率**

形質の違いが親から子へ伝えられる程度を表す尺度。選抜育種においては品種改良の目安となる。表現型が示す分散のうち、相加的な遺伝で説明できるものの比で示される。

nascent ribonucleic acid　新生 RNA
natural population　自然集団

**natural selection　自然選択、自然淘汰**

生存競争などを通じて、自然環境に適応した個体の子孫がより多く生き残っていく現象。生物進化を説明する重要な機構で、チャールズ・ダーウィンによって提唱された。

……151［24 章］、155［25 章］

**nature and nurture　生れと育ち**

形質の発現に遺伝的要因と環境要因の関与していることを議論する際に引用される表現。

near-isogenic line,【略】NIL　準同質遺伝子系統
necrosis　壊（え）死
negative complementation　負の相補性
negative control　(1) ネガティブコントロール（陰性の対照実験）　(2) 負の制御
negative interference　負の干渉
negative selection　負の選択
neighbor-joining method　近隣結合法
neo-centromere　新生セントロメア
neo-Darwinism　新ダーウィン説
neomorph　ネオモルフ
……65［6 章］
neurofibromatosis　神経線維腫症
neurofibromatosis type 1　神経線維腫症 1 型
……257［43 章］
neutral allele　中立アレル
neutral evolution　中立進化
……155［25 章］
neutral evolution theory　中立進化説
……137［21 章］
neutral mutation　中立［突然］変異
……137［21 章］、155［25 章］
neutral theory　中立説
……151［24 章］、155［25 章］
next generation sequencer　次世代シーケンサー
……239［40 章］
nick　ニック（切れ目）
nick translation　ニックトランスレーション
NIL【略：near-isogenic line】　準同質遺伝子系統
NIPT【略：non-invasive prenatal testing】　無侵襲的出生前遺伝学的検査
nitrosomethyl urea　ニトロソメチルウレア
non-coding DNA　非コード DNA
……133［20 章］
non-coding DNA sequence　非コード DNA 配列
non-coding RNA　非コード RNA
……129［19 章］、201［34 章］
non-coding region　非コード領域
……133［20 章］
non-coding strand　非コード鎖
……129［19 章］
non-Darwinian evolution　非ダーウィン進化
non-disjunction　不分離
non-homologous end-joining　非相同末端結合
……113［15 章］、231［38 章］
non-homologous recombination　非相同組換え
……209［35 章］
non-invasive prenatal testing,【略】NIPT　無侵襲的出生前遺伝学的検査
non-Mendelian inheritance　非メンデル遺伝
non-parental ditype　非両親型ダイタイプ
non-sister chromatid　非姉妹染色分体
nonautonomous element　非自律因子
nonsense codon　ナンセンスコドン（終止コドン）
……126［18 章］、137［21 章］

**nonsense mutation　ナンセンス［突然］変異**

［突然］変異のうち、正常なアミノ酸コドンが終始コドンに置き換わるもの。この点でポリペプチドの伸長が止まり、短いポリペプチド鎖が合成される。

nonsense suppressor　ナンセンス抑圧遺伝子
nonspecific transduction　普遍［形質］導入
nonsynonymous substitution　非同義置換

NOR【略：nucleolar organizing region】 核小体形成部位
normalizing selection 正常化選択
NOR-staining method NOR 染色法
……201［34 章］
northern blot method ノーザンブロット法
Notch signal ノッチシグナル
nuclear DNA 核 DNA
……133［20 章］

**nuclear gene 核遺伝子**

細胞内で核に局在する遺伝子。ミトコンドリア遺伝子、葉緑体遺伝子と対比できる。

nuclear membrane 核膜

**nuclear phase 核相**

細胞中の染色体セットの数を指す。単相、複相など。

nuclear pore 核［膜］孔
nuclear-cytoplasmic hybrid 核細胞質雑種
nuclear-cytoplasmic interaction 核細胞質相互作用
nuclease ヌクレアーゼ
……231［38 章］
nucleic acid 核酸
……51［4 章］、100［13 章］、113［15 章］
nuclein ヌクレイン
nucleoid 核様体
……180［30 章］
nucleolar constriction 核小体形成狭窄（きょうさく）
nucleolar chromosome 核小体染色体
nucleolar dominance 核小体優位

**nucleolus,【複】nucleoli 核小体**

真核生物の染色体の核小体形成部位と呼ばれる領域（リボソームRNA の遺伝子のクラスター領域）に形成される、RNA に富んだ核内領域。新しく合成されたリボソームの貯蔵庫と考えられている。

**nucleolus organizing region,【略】NOR 核小体形成部位**

核小体のリボソームRNA をコードするDNA（rDNA）で構成される染色体上の領域。多くの場合、二次狭窄部位に位置する。NOR と略す。

**nucleoside ヌクレオシド**

塩基と糖が結合した化合物。ヌクレオシドにリン酸基が結合した物質をヌクレオチドと呼び核酸の基本構成分子となる。塩基としては、アデニン、グアニン、チミン、シトシン、ウラシルなど。糖としてはデオキシリボース（DNA）やリボース（RNA）。

nucleosome ヌクレオソーム
nucleotide ヌクレオチド
nucleotide composition ヌクレオチド組成
nucleotide excision repair ヌクレオチド除去修復
……113［15 章］
nucleotide sequence ヌクレオチド配列
nucleus,【複】nuclei 核
null mutation ヌル［突然］変異
nulliplex ナリプレックス
nullisomic 【形】ヌリソミー（零染色体性）

**nullisomy ヌリソミー（零染色体性）**

異数性の染色体異常の一つ。2倍体の体細胞で相同染色体の2本ともがなくなった状態。

nutrient requiring mutant 栄養要求［突然］変異体
nutrigenomics ゲノム栄養学

# 【O】

ochre mutant オーカー［突然］変異体
offspring （1）子孫　（2）子
Ohno's law 大野の法則

**ohnolog オオノログ**

全ゲノム重複によって生じたパラログ（paralog の説明を参照のこと）。

Okazaki fragment 岡崎フラグメント（岡崎断片）
……149［23 章］
oligogene オリゴジーン
oligomer オリゴマー
oligonucleotide ligation assay オリゴヌクレオチドライゲーション法
omics オミックス
OMIM【略：Online Mendelian Inheritance in Man】 OMIM【データベース名】
oncogene がん遺伝子
……266［44 章］
one cistron-one polypeptide theory 一シストロン一ポリペプチド説

**one gene-one enzyme theory　一遺伝子一酵素説**

一つの遺伝子が1種の酵素の合成に関与しているとする説。1941年にBeadleとTatumがアカパンカビ（Neurospora crassa）をモデル生物にした研究により提唱した。

one gene-one polypeptide theory　一遺伝子一ポリペプチド説

Online Mendelian Inheritance in Man,【略】OMIM　OMIM【データベース名】

oocyte　卵母細胞

……173［28章］

oogamy　卵生殖

oogenesis　卵［子］形成

……173［28章］

oogonium,【複】oogonia　卵原細胞

opal mutant　オパール［突然］変異体

open circular DNA　開環状DNA

open reading frame,【略】ORF　オープンリーディングフレーム

operational taxonomic unit　分類操作単位

**operator　オペレーター**

構造遺伝子の上流で転写を制御する領域。転写因子が結合する場所である。おもに原核生物の場合に用いる。

**operon　オペロン**

一つの転写ユニット内に複数の遺伝子を含むもの。原核生物に特徴的で、関連した遺伝子を含む場合が多い。

opsin　オプシン

Orc【略：origin recognition complex】　複製開始点認識複合体

ordered tetrad　線状四分子

order-made medicine　オーダーメイド医療

……283［47章］

ORF【略：open reading frame】　オープンリーディングフレーム

organellar DNA　オルガネラDNA

organelle　細胞小器官（オルガネラ）

oriC　複製起点（複製開始点）

origin of replication　複製起点（複製開始点）

origin recognition complex,【略】Orc　複製開始点認識複合体

orphan gene　オーファン遺伝子

orthogenesis　定向進化

**ortholog　オルソログ（直系遺伝子）**

種分化とともに進化的に分岐してきた相同な遺伝子のこと。ゲノム上に一つしかない遺伝子で、遺伝子重複を起こしていない遺伝子は必然的にオルソログになる。遺伝子重複によって出現後、その一方が消失したような場合は、ゲノム上では一見一つだけの遺伝子にみえるが、種分化とともに分岐してきたものではないのでオルソログにはならないが、その実際的な区別は難しい。

……249［41章］

orthologous genes　オルソロガス遺伝子

orthoploid　正倍数体

orthoploidy　正倍数性

outbreeding　（1）異系交配　（2）他殖

outcross　（1）異系交雑　（2）他殖

outgroup　外群

ovary　（1）卵巣　（2）子房

overdominance　超顕性

overexpression　過剰発現

ovarian teratoma　卵巣奇形腫

overlapping code　重複暗号（重複コード）

overlapping deletion　重複欠失

overlapping inversion　重複逆位

ovule　（1）胚珠　（2）卵

ovum,【複】ova　卵［子］

ovum nucleus,【複】ovum nuclei　卵核

# 【P】

p　染色体短腕

P blood group　P血液型

P element　P因子

P site　P部位

P1-derived artificial chromosome,【略】PAC　P1ファージ人工染色体

PAC【略：P1-derived artificial chromosome】　P1ファージ人工染色体

**pachytene　太糸期（厚糸期、パキテン期）**

減数分裂第一分裂前期において接合糸期に続く時期。相同染色体の対合が完成した二価染色体の凝縮・短縮が進み、ところどころで染色分体間の交差が起こる。

……194［33章］

pachytene analysis　太糸期分析

packing 詰込み
paedomorphosis 幼形進化
pair mating 対交配
pair-rule gene ペアルール遺伝子
paired box ペアードボックス

**pairing** **対合**

減数分裂第一分裂前期（接合糸期）に相同染色体が互いに接着する現象をいう。唾腺染色体のように、体細胞において起こる場合もある。

…… 159［26 章］、177［29 章］、194［33 章］

**palindrome** **パリンドローム（回文配列）**

相補的なDNA（またはRNA）二重鎖同士でまったく同じ塩基配列になるような配列のこと。たとえば、ATGCATの相補鎖の塩基配列は5′側から3′側へ読んだ場合に同じくATGCAT なので、これは回文配列である。

palindromic sequence 回文配列（パリンドローム配列）
…… 218［37 章］

panmictic 【形】任意交配
panmictic population 任意交配集団
panmixis,【複】panmixia 任意交配
PAR【略：pseudoautosomal region】 偽常染色体領域
paracentric inversion 偏動原体逆位（腕内逆位）
parallel evolution 平行進化

**paralog** **パラログ**

遺伝子重複によって共通起原を有する遺伝子。種分化の前あるいは後に遺伝子重複が起こると、それらの遺伝子は種分化とは独立に分岐していく。しかし、分岐時間が不明な場合、パラログをオルソログと区別することが一般には難しい。なお、遺伝子重複の進化上の重要性をいち早く説いた大野乾に敬意を表して、ゲノム全体が倍加する事象（全ゲノム重複）によって生じたパラログは特別にオオノログという。

…… 249［41 章］

paralogous genes パラロガス遺伝子
paramutation 疑似［突然］変異
parapatric 【形】側所性
parapatric speciation 側所的種分化
paraphyletic 【形】側系統
paraphyly 側系統［性］
parasexual (life) cycle 疑似有性（的）生活環
parasexuality 疑似有性
parasitic DNA 寄生 DNA

parent 親
parent-offspring conflict theory 親子間対立説
parentage diagnosis 親子鑑定
parental ditype 両親型ダイタイプ
parental generation 親世代
parental imprinting 親による刷込み
parthenogenesis 単為生殖
parthenote 単為生殖生物
partial dominance 部分顕性
partial mole 部分奇胎
…… 189［32 章］

particle bombardment 粒子銃法
paternal gene 父系遺伝子
patroclinal inheritance 傾父遺伝
PCC【略：premature chromosome condensation】 早期（未熟）染色体凝縮
PCR【略：polymerase chain reaction】 ポリメラーゼ連鎖反応
PDB【略：Protein Data Bank】 タンパク質構造データバンク【データベース名】

**pedigree** **（1）［家］系図　（2）家系　（3）系統**

血縁や結婚、交雑の関係を表した図。

pedigree method 系統育種法
penetrance 浸透度（浸透率）
peptide ペプチド
perennial 【形】多年生の
pericentric inversion 挟（きょう）動原体逆位（腕間逆位）
periclinal division 並層分裂
permissive conditions 許容状態
peroxisome (microbody) ペルオキシソーム（ミクロボディ）
personalized medicine 個別化医療
… 257［43 章］、266［44 章］、279［46 章］、283［47 章］
petite mutant プチ［突然］変異体
PGD【略：preimplantation genetic diagnosis】 着床前遺伝子診断
Ph chromosome【略：Philadelphia chromosome】 フィラデルフィア染色体

**phage** **ファージ**

細菌に感染するウイルスの総称。正式にはバクテリオファージ。

…… 100［13 章］

phage conversion ファージ変換
phage display ファージディスプレー

# 遺伝学用語対訳集（英和編）

phagemid　ファージミド
phagosome　ファゴソーム
pharmacogenetics　薬理遺伝学
pharmacogenomics　ゲノム薬理学（ファーマコゲノミクス）
phenocopy　表現型模写
phenogenetics　形質遺伝学
phenome　フェノーム
phenotype　表現型
………47［3 章］、51［4 章］、61［5 章］、65［6 章］、73［7 章］、87［11 章］、87［11 章］
phenotypic plasticity　表現型可変性
phenotypic value　表現型値
phenotypic variance　表現型分散
phenylketonuria　フェニルケトン尿症
………257［43 章］
pheromone　フェロモン

**Philadelphia chromosome,【略】Ph chromosome　フィラデルフィア染色体**

慢性骨髄性白血病（CML）症例の9割にみられる特異的な染色体異常。9番染色体長腕と22 番染色体長腕との間の相互転座の結果、長腕が短くなった22 番染色体をいう。Ph 染色体とも略し、この特異的な転座をPh 転座ともいう。

phloem　師部
phosphatase　フォスファターゼ
phosphorylation　リン酸化
phosphorylation cascade　リン酸化カスケード
photomorphogenesis　光形態形成
photoreactivation　光回復
Ph translocation　Ph 転座
………266［44 章］
phyletic evolution　系統進化
phyletic extinction　系統絶滅
phyletic gradualism　系統漸進説
phyletic group　系統群
phyletic lineage　系統系列
phyletic speciation　系統的種形成
phylogenesis　系統発生
………155［25 章］
phylogenetic tree　系統樹
………155［25 章］
phylogeny　（1）系統発生　（2）系統学
physical containment　物理的封じ込め
physical distance　物理［的］距離
physical map　物理的地図
………75［8 章］、80［9 章］
phyto-　【接頭語】植物の
phytochrome　フィトクローム
phytohormone　植物ホルモン
pilus,【複】pili　線毛
pistil　雌ずい
placenta　（1）胎盤　（2）胎座【植物】
plant breeding　植物育種
plant hormone　植物ホルモン
plaque　溶菌斑（プラーク）
plaque hybridization　プラークハイブリッド法
………143［22 章］
plasma membrane　原形質膜
plasmagene　細胞質遺伝子
plasmid　プラスミド
………85［10 章］
plasmid incompatibility　プラスミド不和合性
plasmid rescue　プラスミドレスキュー
plasmid vector　プラスミドベクター
plasmon　プラズモン
plastid　色素体
plastome　プラストーム
pleiotrophic effect　多面効果

**pleiotropy　多面発現**

同一遺伝子の変異が、一見無関係な表現型効果を示すこと。

plesiomorphy　祖先形質
ploidy　（1）倍数性　（2）倍数関係
pluripotency　多能性［分化能］（多分化能）
plus strand　プラス鎖
point mutation　点［突然］変異
polar body　極体
………194［33 章］
polar nucleus,【複】-lei　極核

**pollen　花粉**

種子植物の雄性配偶体又は雄性配偶体を形成するもとになる細胞。複数の細胞で構成され、花粉管細胞の細胞質に、重複受精を行う二つの精細胞が含まれる特殊な構造をもつ。

………173［28 章］
pollen analysis　花粉分析
pollen competition　花粉競争
pollen sac　花粉のう［嚢］（葯）

pollen tube　花粉管
……173［28 章］
pollination　受粉
**poly A　ポリ A**

真核生物において、転写終了後に成熟メッセンジャーRNA を生ずる過程で、メッセンジャーRNA の前駆体の 3′末端に付加されるポリアデニル酸(AMP)のこと。メッセンジャーRNA の安定性や局在、翻訳に関わるとされる。

poly (A) tail　ポリ A 尾部
polyandry　(1) 一雌多雄　(2) 一妻多夫
polycentric chromosome　多動原体染色体
polycistronic mRNA　多シストロン性 mRNA
polygamy　複婚
polygene　ポリジーン
polygenic character　ポリジーン形質
polygyny　(1) 一雄多雌　(2) 一夫多妻
polylinker　ポリリンカー
polymerase chain reaction,【略】PCR　ポリメラーゼ連鎖反応
**polymorphism　多型**

種内のバリエーションを指す。表現型多型と遺伝型多型の二つの概念を含む。遺伝的多型の場合、種内で 1% 以上のありふれたバリエーション（1% 以下は［突然］変異）を指すと定義されていたが、近年は厳密に頻度と関連づけて区別することは少なくなっている。

……80［9 章］、137［21 章］、257［43 章］
polynucleotide　ポリヌクレオチド
polypeptide　ポリペプチド
polyphyletic　【形】多系統
polyphyletic group　多系統群
**polyploid　倍数体**

一倍性染色体セットが三つ以上存在する細胞あるいは個体。三倍体や四倍体など。複数の染色体セットが異種に由来する場合を異質倍数体、同種由来の場合を同質倍数体という。

……218［37 章］、266［44 章］
polyploid species　倍数種
……189［32 章］、218［37 章］
polyploidization　倍数化
**polyploidy　倍数性**

一倍性染色体セットが三つ以上存在する状態。そのような細胞或は個体を倍数体という（三倍体、四倍体など）。

……189［32 章］、218［37 章］

polyribosome　ポリリボソーム
polysomy　ポリソミー（多染色体性）
polytene chromosome　多糸染色体
……189［32 章］、218［37 章］
population　(1) 集団　(2) 個体群
……151［24 章］、151［24 章］
population genetics　集団遺伝学
……27［1 章］
population size　集団の大きさ
**position effect　位置効果**

転座などにより引き起こされる、同一の遺伝子でありながら存在する染色体上の位置により遺伝子発現に差がみられる現象。

position effect variegation　位置効果ふ［斑］入り
positional cloning　ポジショナルクローニング
positive interference　正の干渉
positive selection　正の選択
**post transcriptional gene silencing,【略】PTGS　転写後遺伝子抑制**

メッセンジャーRNA が破壊されることによる遺伝子の発現抑制。RNA 干渉やナンセンス仲介減衰など、複数の機構の存在が明らかとなっている。

post-transcriptional modification　転写後修飾
post-transcriptional processing　転写後プロセッシング
post-translational processing　翻訳後プロセッシング
postmating isolation　交配後隔離
posttranscriptional regulation　転写後制御
postzygotic isolation　接合後隔離
Prader-Willi syndrome　プラダー・ウィリー症候群
pray　プレイ
pre-adaptation　前適応
pre-mRNA　前駆体 mRNA
……116［16 章］
precursor RNA　前駆体 RNA
preimplantation diagnosis　着床前診断
……273［45 章］
preimplantation genetic diagnosis,【略】PGD　着床前遺伝子診断
premating isolation　交配前隔離

**premature centromere division**
**セントロメア早期分離（早期セントロメア分離）**

細胞分裂中期の染色体において、セントロメアが離れ2本の染色分体がセントロメアのくびれがなく棒状に並んだ状態。高齢女性のX染色体にしばしば見られる。

**premature chromatid separation**
**染色分体早期解離（早期染色分体解離）**

染色体を構成する2本の染色分体が分裂後期になる前に互いに離れる現象。染色分体間を結合するタンパク質であるコヒーシン cohesin の遺伝子に変異がある場合に見られる。このような疾患をPCS 症候群という。

**premature chromosome condensation,【略】PCC**
**早期（未熟）染色体凝縮**

分裂期細胞と間期細胞とが融合すると、後者の核内染色質が分裂前期染色体のように急速に凝縮する現象。Prophasing ともいう。

premutation 前［突然］変異
prenatal diagnosis 出生前診断
……279［46 章］、283［47 章］
presymptomatic diagnosis 発症前診断
……283［47 章］
Pribnow box プリブノーボックス
primary constriction 一次狭さく（狭窄（さく））
primary gametocyte 一次配偶子母細胞
primary nondisjunction 一次不分離
primary oocyte 第一卵母細胞
primary sex ratio 一次性比
primary sexual character 一次性徴
primary spermatocyte 第一精母細胞
primary transcript 転写一次産物
primary trisomic 【形】一次トリソミー
primase プライマーゼ
……149［23 章］
primer プライマー
……149［23 章］、239［40 章］
primer DNA プライマー DNA
primer extension プライマー伸長
primer RNA プライマー RNA
primer walking プライマー歩行法
primosome プライモソーム
proband 発端者
probe プローブ
processed pseudogene プロセッシング済み偽遺伝子

**processing プロセッシング**

タンパク質やRNA が機能を発揮するために、一定の形に加工される過程のこと。RNA のスプライシング反応や、タンパク質の翻訳後修飾などもプロセッシングに含まれる。

progenitor 祖先
progeny （1）子孫　（2）後代
progeny test 後代検定
programmed cell death プログラムされた細胞死

**prokaryote 原核生物**

バクテリアとアーキアに大きく二分される。
……159［26 章］

prometaphase 前中期
……159［26 章］
promiscuity 乱婚
promiscuous DNA 乱交雑 DNA
promoter プロモーター
……116［16 章］
promoter region プロモーター領域
……103［14 章］
pronucleus,【複】pronuclei 前核

**proofreading 校正**

DNA ポリメラーゼが間違った塩基を挿入した際に、DNA ポリメラーゼ自身がその塩基を取り除くこと。

propagation 増殖
prophage プロファージ
prophase 前期
……159［26 章］
propositus 発端者
protandry 雄性先熟
protanomaly 1型3色覚
protanopia 1型2色覚
protease タンパク質分解酵素（プロテアーゼ）
proteasome プロテアソーム
protein タンパク質
……116［16 章］、129［19 章］、249［41 章］
Protein Data Bank,【略】PDB
タンパク質構造データバンク【データベース名】
protein folding タンパク質の折りたたみ
protein kinase タンパク質リン酸化酵素
protein phosphorylation タンパク質リン酸化
proteinase タンパク質分解酵素（プロテイナーゼ）
proteome プロテオーム

proteomics プロテオミックス
proto-oncogene 原がん遺伝子
protogyny 雌性先熟
protoplast プロトプラスト
prototroph 原栄養体
protruding end 突出末端
provirus プロウイルス

**proximal** **【形】(1)近位　(2)基部**

(1)染色体上のセントロメアに近い位置またはその方向。(2)物の中心とされる部位、またはその方向。

pseudoallele 疑似アレル
pseudoautosomal region,【略】PAR 偽常染色体領域
pseudodominance 偽顕性

**pseudogene** **偽遺伝子**

ゲノム上で他の遺伝子と非常に高い相同性を示すものの、遺伝子としての機能しない領域。かつては遺伝子として機能していたが、進化の途上でタンパク質を作る機能を失うなどの遺伝子としての機能を失い、配列として残骸が残ったものと考えられる。近年では、元の機能を失った上で、新たな機能を獲得したと考えられる偽遺伝子も発見されている。

PTGS【略：post transcriptional gene silencing】 転写後遺伝子抑制

**puff** **パフ**

唾腺染色体の特定の領域にみられる膨らみ。この領域では、盛んにDNAやRNAが合成されている。その位置は発生時期によって異なり、可逆的な現象である。

puffing パフ形成
pulverization 細粉化【染色体の】
punctuated equilibrium 断続平衡
Punnett square パネットの方形
pure breed 純粋種
pure line 純系
pure line breeding 純系育種
pure line selection 純系分離
purifying selection 純化選択
purine プリン
pyrimidine ピリミジン

**pyrimidine dimer** **ピリミジン二量体**

隣接するピリミジン塩基が共有結合により連結したもの。紫外線によって生じ、細胞には有害である。

……218［37章］

pyrosequencing ピロシーケンシング

# 【Q】

q 染色体長腕
Q blood group Q血液型
Q-band Qバンド ……201［34章］
Q-banding Q分染法(Qバンド法) ……185［31章］、201［34章］

**Q-staining method** **Q染色(分染)法**

染色体分染法の一つ。染色体標本を蛍光色素キナクリンマスタード(quinacrine mustard)で染色し、蛍光顕微鏡で観察すると染色体の縦軸方向に蛍光の強弱に伴うバンド模様が観察される。このバンドをQバンドという。Qは色素の頭文字。

QTL【略：quantitative trait locus】 量的形質座[位]
quadriplex クオドリプレックス
quadrivalent 四価染色体
quadrivalent chromosome 四価染色体
qualitative character 質的形質
qualitative trait 質的形質
quantitative character 量的形質
quantitative genetics 量的遺伝学
quantitative phenotype 量的表現型
quantitative trait 量的形質
quantitative trait locus,【略】QTL 量的形質座[位]
quantitative variation (1)量的変動　(2)量的多様性
quantum evolution 非連続的進化
quantum speciation 非連続的種分化
quorum sensing クォーラムセンシング

# 【R】

R factor R因子
R loop Rループ
R plasmid Rプラスミド
r selection r選択
R-band Rバンド ……201［34章］

# 遺伝学用語対訳集（英和編）

R-banding　R 分染法（R バンド法）

……201［34 章］

**R-staining method　R 染色（分染）法**

染色体分染法の一つ。Q バンドあるいはG バンドのパターンにおける濃淡がちょうど逆転したバンドパターンが検出される方法。R はreversed（“逆転した”の意）の頭文字。R バンドパターンは染色体上のDNA 後期複製パターンとほぼ一致する。

Rabl orientation　ラブル配向

RACE【略：rapid amplification of cDNA ends】　レース法

race　（1）品種　（2）人種　（3）系統

Rad51　Rad51

……212［36 章］

radiation　放射線

radiation breeding　放射線育種

radiation genetics　放射線遺伝学

……27［1 章］

radiation hybrid　放射線雑種

radiation mutagenesis　放射線［突然］変異生成

random amplified polymorphic DNA,【略】RAPD　ランダム増幅多型 DNA

random assortment　任意組合わせ

random drift　機会的浮動

random genetic drift　機会的遺伝的浮動

random mating　任意交配

random mutagenesis　ランダムミュータジェネシス

……137［21 章］

RAPD【略：random amplified polymorphic DNA】　ランダム増幅多型 DNA

rapid amplification of cDNA ends,【略】RACE　レース法

rDNA【略：ribosomal DNA】　リボソーム DNA

rDNA amplification　rDNA 増幅

reaction norm　反応規格

read-through　リードスルー

reading frame　読み枠

**real-time PCR　リアルタイム PCR**

蛍光色素などを用いてPCR 産物を経時的に定量する手法。コピー数を算出する絶対定量法とリファレンス遺伝子との相対値で発現を調べる相対定量法に分けられる。

realized heritability　実現遺伝率

realized selection differential　実現選択差

**rearrangement　再編成（再配列）（再構築）**

染色体やゲノムにおいて、遺伝子や特定のDNA 配列の並びの順番などが変化したり、変化した状態のことをいう。とくに、（1）生殖細胞のゲノムに起こる［突然］変異の一つとしての再構成（gene arrangement を参照のこと）、（2）B 細胞やT 細胞などの免疫担当細胞のゲノムにおいて、免疫グロブリン遺伝子やT 細胞受容体遺伝子のV 領域とC 領域が直結したりする際に起こるDNA 配列の欠失と再連結のこと、（3）インフルエンザウイルスのある系統の8 本のRNA ゲノムにおいて、そのいくつかが他の系統の相同なゲノムと入れ替わること。

reassociation　再会合

reassociation kinetics　再会合カイネティックス

RecA　RecA

……212［36 章］

recapitulation theory　反復説

receptor　受容体

receptor kinase　受容体リン酸化酵素

**recessive　【形】潜性**

単一遺伝子に依存する遺伝形質で、アレルの組み合せ（遺伝型）がヘテロ接合のとき現れず、ホモ接合のときにだけ現れる形質を、他の形質に対して潜性であるという。従来の劣性に代わる用語。

recessive allele　潜性アレル

recessive character (trait)　潜性形質

……87［11 章］

recessive gene　潜性遺伝子

recessive lethal mutation　潜性致死［突然］変異

recessive mutation　潜性［突然］変異

recipient　（1）レシピエント　（2）受容菌

reciprocal cross　（1）逆交配　（2）逆交雑

reciprocal crossing-over　相互交差（乗換え）

reciprocal crossings　（1）正逆交配　（2）正逆交雑

……47［3 章］

reciprocal mating　（1）逆交配　（2）逆交雑

reciprocal matings　正逆交配

reciprocal reccurent selection　相互循環選択

reciprocal recombination　相互組換え

**reciprocal translocation　相互転座**

染色体構造異常の一つ。二つの非相同染色体が切断され、その切断片が互いに交換して再結合した状態。

……185［31 章］、218［37 章］、266［44 章］

recognition sequence　認識配列

recognition site 認識部位
recombinant 組換え体
……80［9 章］
recombinant chromosome 組換え染色体
recombinant DNA 組換え DNA

**recombinant DNA technology 組換え DNA 技術**

DNA を人工的にベクターや異種生物の染色体上に結合させる技術。切断にはおもに制限酵素を用いる。

……137［21 章］
recombinant inbred,【略】RI 組換え近交系
recombinant inbred line 組換え近交系
recombinant inbred strain 組換え近交系統
recombinase リコンビナーゼ
……212［36 章］
recombination 組換え
…… 27［1 章］、75［8 章］、80［9 章］、194［33 章］
recombination fraction 組換え割合
recombination frequency 組換え頻度
……75［8 章］
recombination nodule 組換え結節
recombination value 組換え価
recombinational repair 組換え修復
……113［15 章］、212［36 章］
recon レコン

**recurrence risk 再発率**

同一家系内において、一人あるいは複数の家系構成員に見られる特定の遺伝形質（遺伝疾患など）が、同一世代あるいは次世代の家系構成員に再発しうる確率。

……279［46 章］
recurrent backcrosses （1）反復戻し交配　（2）反復戻し交雑
Red Queen hypothesis 赤の女王仮説
redifferentiation 再分化
reduction division 還元分裂
……194［33 章］
redundancy 冗長性
redundant gene 冗長的遺伝子

**regulatory gene 調節遺伝子**

他の遺伝子の発現（場合によっては遺伝子産物の量や機能）を制御する遺伝子。

regulatory region ［発現］調節領域
……51［4 章］、61［5 章］
regulon レギュロン

reinforcement hypothesis 強化仮説
relaxed control 緩和調節
relaxed selection 選択緩和
releasing factor 解離因子
repair 修復
……113［15 章］
repair synthesis 修復合成
repeatability 反復率
repeated backcross （1）反復戻し交配　（2）反復戻し交雑
repeated sequence 繰り返し配列（反復配列）
repetitive sequence 繰り返し配列（反復配列）
……239［40 章］
replacement site 置換部位
replica plating レプリカ平板法
replication 複製
……100［13 章］
replication bubble 複製バブル
replication fork 複製フォーク
replication origin 複製起点（複製開始点）
……159［26 章］、201［34 章］
replication repair 複製修復
replicon レプリコン

**reporter gene レポーター遺伝子**

実験的な標識の目的で、外部から生体に導入する遺伝子。緑色蛍光タンパク質（GFP）が有名。

repression 抑制
repressor （1）抑制因子　（2）抑制遺伝子

**repressor gene 抑制遺伝子**

（もしこの語があるとすれば）他の遺伝子の発現を抑制する機能をもつ遺伝子。

reproduction （1）生殖　（2）繁殖
reproductive character displacement 生殖的形質置換
reproductive isolation 生殖的隔離
reproductive phase 生殖成長期
reproductivity 生殖力
reprogramming リプログラミング（再プログラム化）
repulsion 相反
residue 残基
resistance plasmid 抵抗性プラスミド
response element 応答 DNA 配列
restitution nucleus,【複】-lei 復旧核
restricted transduction 限定［形質］導入

restriction　制限【DNAの】
restriction endonuclease　制限エンドヌクレアーゼ
**restriction enzyme　制限酵素**

特定の塩基配列を認識してDNAを切断する酵素。切断されたDNA末端の構造には2種類あり、それぞれ平滑末端と粘着末端と呼ばれる。遺伝子組換え実験、制限地図の作成、RFLP解析に用いられる。バクテリアが持つ酵素であり、ファージ感染等の外来DNAから身を守る役割があったと考えられる。

restriction enzyme cleavage map　制限酵素切断地図
restriction fragment　制限断片
**restriction fragment length polymorphism,【略】RFLP　制限断片長多型**

DNAを制限酵素で切断した場合、ゲノム中の制限酵素認識部位の配列に個体差がある場合、その断片長には差が観察できる。かつては、ゲノムの多様性を検出するマーカーとして利用されていたが、近年では、SNP等のより簡便なマーカーが用いられるようになっている。

restriction landmark genomic scanning　制限酵素ランドマークゲノムスキャニング法
restriction site　制限部位
restrictive condition　制限条件
reticulate evolution　網(もう)状進化
retinoblastoma　網膜芽細胞腫

266［44章］

retroelement　レトロ因子
retrogressive evolution　退行［的］進化
retroposition　逆転写転移
retroposon　レトロポゾン
retrotransposon　レトロトランスポゾン
reunion　再結合

218［37章］

**retrovirus　レトロウイルス**

遺伝物質として一本鎖RNAをもち、感染(宿主)細胞内で逆転写酵素によってDNAを合成し、宿主染色体に入り込んで増殖するウイルスの総称。エイズウイルスなど。

reverse genetics　逆遺伝学
reverse mutation　復帰［突然］変異
reverse transcriptase　逆転写酵素
reverse transcriptase-polymerase chain reaction　逆転写PCR

**reverse transcription　逆転写**

RNAを鋳型にDNAを合成すること。レトロウイルスなどのRNAを遺伝物質としてもつものが自己を複製するために行う。mRNAから人為的にcDNAを作る反応として、RTPCR法などでも用いられる。

reversion　(1)復帰　(2)先祖返り
revertant　復帰［突然］変異体
Rf gene【略：fertility restoring gene】　稔性回復遺伝子
RFLP【略:restriction fragment length polymorphism】　制限断片長多型
Rh blood group　Rh血液型
ribonuclease,【略】RNase　RNA分解酵素(リボヌクレアーゼ)
ribonucleic acid,【略】RNA　リボ核酸
**ribonucleoprotein　リボ核タンパク質**

RNAと複合体を形成したタンパク質。

ribonucleotide　リボヌクレオチド
ribose　リボース
**ribosomal DNA,【略】rDNA　リボソームDNA**

タンパク質の合成を行うリボソームという細胞内小器官に存在するリボソームRNAをコードする遺伝子。多重遺伝子族。

ribosomal protein　リボソームタンパク質
ribosomal RNA,【略】rRNA　リボソームRNA
ribosome　リボソーム

123［17章］

**ribozyme　リボザイム**

酵素のように生体反応を触媒するRNA。自己スプライシングRNAはリボザイムの一種である。

ridge count　隆線数
RI【略：recombinant inbred】　組換え近交系
**ring chromosome　環状染色体**

染色体構造異常の一つ。染色体腕の両端で切断が起きてその切断端同士が再結合した状態。リング染色体ともいう。

218［37章］

RISC【略：RNA-induced silencing complex】　RNA誘導遺伝子抑制複合体(リスク)
RNA【略：ribonucleic acid】　リボ核酸
RNA binding protein　RNA結合タンパク質

**RNA editing**　　**RNA 編集**

RNAの配列を変化させ、ゲノム配列にコードされたものと違う成熟RNAを作り出すこと。tRNA、rRNA、mRNA のようなクラスの違うDNA がさまざまな程度に編集される。

RNA gene　　RNA 遺伝子

……51［4 章］

**RNA interference,【略】RNAi**　　**RNA 干渉**

siRNA と呼ばれる21-23 塩基対の短い二本鎖RNA といくつかのタンパク質から成るRNA タンパク質複合体の作用によって、siRNA と相補的な配列をもつmRNA が分解される現象のこと。遺伝子機能を破壊するための遺伝子工学の技術としても用いられる。

RNA phage　　RNA ファージ

RNA polymerase　　RNA ポリメラーゼ

**RNA processing**　　**RNA プロセッシング**

mRNA 前駆体から、イントロンが除去されて成熟型mRNA がつくられる一連の過程のこと。

**RNA splicing**　　**RNA スプライシング**

mRNA 前駆体から成熟型mRNA になるために、不要なイントロンの配列を除去して、残ったエクソン同士を再結合させる過程のこと。

RNA virus　　RNA ウイルス

RNA-dependent DNA polymerase　　RNA 依存性 DNA ポリメラーゼ

RNA-dependent RNA polymerase　　RNA 依存性 RNA ポリメラーゼ

RNA-induced silencing complex,【略】RISC　　RNA誘導遺伝子抑制複合体（リスク）

RNAi【略：RNA interference】　　RNA 干渉

RNase【略：ribonuclease】　　RNA 分解酵素（リボヌクレアーゼ）

**Robertsonian translocation**　　**ロバートソン[型] 転座**

染色体短腕にリボソームRNA 遺伝子クラスターをもつ端部動原体染色体（ヒトの細胞では第13、14、15、21、22 染色体）間での転座。二本の染色体の長腕同士が融合するため染色体数が一本減少する。

rolling circle-type replication　　ローリングサークル型複製

root apical meristem　　根端分裂組織

rRNA【略：ribosomal RNA】　　リボソーム RNA

rudimentary organ　　痕（こん）跡器官

runaway hypothesis　　ランナウェイ仮説

## 【S】

*S* allele　　*S* アレル

*S* gene　　*S* 遺伝子

S phase　　S 期

……159［26 章］

SAGE　　SAGE 法

**salivary gland chromosome**　　**だ（唾）腺染色体**

双翅目昆虫の唾液腺細胞中にみられる多糸染色体。固有の縞模様がみられることから、研究上有用である。

……189［32 章］、218［37 章］

saltatory evolution　　跳躍進化

salvage synthesis　　サルベージ合成

Sanger's method　　サンガー法

sarcoma　　肉腫

SAT-chromosome【略：satellite chromosome】　　SAT 染色体（付随（ずい）染色体）（サテライト染色体）

**satellite**　　**付随体**

染色体の端部に細い繊維構造で連結した小さなドット状の染色小体。連結部分は二次狭窄部位で、多くの場合核小体形成部位でもある。

……185［31 章］

satellite chromosome,【略】sat-chromosome　　SAT 染色体（付随（ずい）染色体）（サテライト染色体）

satellite DNA　　サテライト DNA

saturation mutagenesis　　飽和的［突然］変異

scaffold attachment region　　染色体骨格付着領域

SCE【略：sister chromatid exchange】　　姉妹染色分体交換

scheduled DNA synthesis　　定期 DNA 合成

screening　　選別（スクリーニング）

SD【略：segregation distorter】　　分離ひずみ因子

seasonal isolation　　季節的隔離

second anaphase　　減数第二分裂後期

second cousin　　またいとこ

# 遺伝学用語対訳集（英和編）

**second division**　**減数第二分裂**

減数分裂の二回目の細胞分裂。第一分裂に続いてDNA複製なしに起こる細胞分裂で、染色分体が娘細胞に分離し元の細胞の半分のDNA量になる。

……218［37章］

second division segregation　第二分裂分離
second filial generation,【略】$F_2$　雑種第二代
second metaphase　減数第二分裂中期
second site mutation　第二点［突然］変異
second site reversion　第二点復帰
second telophase　減数第二分裂終期

**secondary constriction**　**二次狭さく(窄)**

染色体上のセントロメア以外の場所で、染色性が弱く小さなくびれ（狭窄）のように見える箇所、セントロメアのくびれ（狭窄）を一次に見立てた呼称。ヘテロクロマチン領域や核小体形成部位（NOR）であることが多い。

……185［31章］

secondary F-prime strain　二次 F′ 株
secondary metabolism　二次代謝
secondary oocyte　第二卵母細胞
secondary sex ratio　二次性比
secondary sexual character　二次性徴
secondary spermatocyte　第二精母細胞
secondary trisomic　【形】二次トリソミー
secretor　分泌型
segment polarity gene　分節極性遺伝子
segmentation gene　分節遺伝子
segmentation mutant　分節［突然］変異体
segregation　分離
segregation distorter,【略】SD　分離ひずみ因子
segregation distortion　分離ひずみ
segregation ratio　分離比
segregational load　分離荷重
segregational petit mutant　分離型プチ［突然］変異体
selected marker　選択マーカー
selection　選択
selection coefficient　選択係数
selection criterion,【複】-ria　選択基準
selection differential　選択差
selection gradient　選択勾配
selection index　選択指数
selection intensity　選択強度
selection limit　選択限界
selection medium　選択培地
selection pressure　選択圧
selection response　選択反応
selective advantage　選択有利性
selective disadvantage　選択不利性
selective marker　選択マーカー
selective sweep　選択浄化
selective value　選択価
selectively neutral　【形】選択に中立
selector gene　選択遺伝子
selenocysteine　セレノシステイン
self-compatibility　自家和合性
self-fertile　【形】自家稔性
self-fertilization　自家受精
self-incompatibility　自家不和合性
self-pollination　自家受粉
self-splicing　自己スプライシング
self-sterile　【形】自家不稔
self-sterility gene　自家不稔性遺伝子
selfing　自殖
selfish DNA　利己的 DNA
selfish gene　利己的遺伝子
selfishness　利己性
semiconservative replication　半保存的複製

……149［23章］

semidominant　【形】半顕性
semilethal　【形】半致死
semispecies　半種
semisterility　(1) 半不稔性　(2) 半不妊性
senescence　老化
sense codon　センスコドン
sense strand　センス鎖
sequence　配列
sequence characterised amplified region　配列特性増幅領域法
sequence determination　配列決定
sequence divergence　配列多様性
sequence-tagged site　配列標識部位
serology　血清学
sex　性
sex chromatin　性クロマチン

**sex chromosome　　性染色体**

雌雄分化がある生物で、性別によりその形態や数あるいは行動に違いのある染色体を指す。性染色体が雌で同型、雄で異型の場合、雄のみにある染色体をY染色体、雌雄の双方に見られる染色体をX染色体という。逆に、雌で異型、雄で同型の場合は、雌だけに見られる染色体をW染色体、雌雄双方に見られる染色体をZ染色体という。

……180［30章］、185［31章］

sex determination　性決定
sex determining region of Y,【略】*SRY*　精巣決定遺伝子
sex differentiation　性分化
sex duction　伴性導入
sex-linked disease　伴性遺伝病
……257［43章］
sex mosaic　雌雄モザイク
sex pilus,【複】sex pili　性線毛
sex ratio　性比
sex ratio organism　性比生物
sex reversal　性転換
sex-conditioned inheritance　従性遺伝
sex-controlled inheritance　従性遺伝
sex-limited character　限性形質
sex-limited inheritance　限性遺伝
sex-linked　【形】伴性
sex-linked gene　伴性遺伝子

**sex-linked inheritance　伴性遺伝**

性染色体に連鎖した遺伝様式。

sexual　【形】(1) 有性　(2) 性
sexual behavior　性行動
sexual character　性徴
sexual dimorphism　性的二型性
sexual generation　有性世代
sexual isolation　性的隔離
sexual reproduction　有性生殖
……165［27章］、173［28章］、177［29章］、180［30章］、189［32章］
sexual selection　性選択
shifting balance theory　推移平衡理論
Shine-Dalgano sequence　シャイン・ダルガノ配列
shmoo　シムー
shoot　シュート（茎葉）
shoot apical meristem　頂端分裂組織

**short arm,【記号】p　染色体短腕**

染色体のセントロメアを境にして短いほうの染色体領域をいう。核型記載時の記号としてp が用いられる。

……201［34章］

short interspersed nuclear element,【略】SINE　SINE［因子］
short tandem repeat,【略】STR　短縦列反復
short tandem repeat polymorphism,【略】STRP　短縦列反復多型
shotgun cloning　ショットガンクローニング
shuttle vector　シャトルベクター
sib　同胞（きょうだい）
sib mating　同胞交配
sib selection　同胞選択
sibling　同胞
sibling species　同胞種
sibship　同胞群
sickle-cell anemia　鎌状赤血球症
sickle-cell trait　鎌状赤血球形質
sieve tube　師管
sievert,【略】Sv　シーベルト【放射線の単位】
sigma factor　シグマ因子
signal peptide　シグナルペプチド
signal transduction　シグナル伝達
silent mutation　沈黙［突然］変異
silent substitution　サイレント置換
similarity　類似性
similarity search　類似性検索
simple sequence length polymorphism,【略】SSLP　単純配列長多型
simplex　単式
simplex genotype　単式遺伝子型
SINE【略：short interspersed nuclear element】　SINE［因子］
single cross　(1) 単交配　(2) 単交雑
single-gene (monogenic) disease　単一遺伝子病
……283［47章］
single-gene disorder　単一遺伝子疾患
……257［43章］

**single nucleotide polymorphism,【略】SNP　一塩基多型**

ゲノム上の一つのヌクレオチドの違いで起こる多型。

single strand　一本鎖
single-copy gene　単コピー遺伝子
single-strand conformation polymorphism,【略】SSCP　一本鎖高次構造多型
single-stranded DNA　一本鎖 DNA
single-stranded RNA　一本鎖 RNA
sire　種雄
siRNA【略：small interfering RNA】　小型干渉 RNA

**sister chromatid　姉妹染色分体**

細胞分裂期にみられる染色体は2 本の染色分体から成る。これを互いに姉妹染色分体という。分裂後の間期（G1 期）にあった1本の染色分体は複製によって2本となる。両者間のDNA 構成はまったく同じ。

……201［34 章］、218［37 章］

**sister chromatid exchange,【略】SCE　姉妹染色分体交換**

体細胞分裂の分裂期の染色体を構成している二つの染色分体（姉妹染色分体）間で交換が起こる現象。

site-directed mutagenesis　部位特異的［突然］変異誘発
site-specific recombination　部位特異的組換え
six-base cutter　六塩基カッター
SKY【略：spectral karyotyping】　スペクトラル核型分析（スカイ法）
slightly deleterious gene　微弱有害遺伝子
small interfering RNA,【略】siRNA　小型干渉 RNA
small nuclear RNA,【略】snRNA　核内低分子 RNA
small RNA　低分子 RNA
SNP【略：single nucleotide polymorphism】　一塩基多型
snRNA【略：small nuclear RNA】　核内低分子 RNA
social Darwinism　社会ダーウィニズム
soft selection　軟選択
soluble RNA,【略】sRNA　溶性 RNA
somaclonal variation　（1）体細胞変動　（2）体細胞多様性
somatic　【形】体細胞
somatic cell　体細胞
somatic cell division　体細胞分裂
……159［26 章］、180［30 章］、194［33 章］、218［37 章］
somatic cell hybrid　体細胞雑種
somatic crossing-over　体細胞交差（乗換え）
somatic embryogenesis　体細胞胚発生
somatic mitosis,【複】-ses　体細胞有糸分裂
somatic mutation　体細胞［突然］変異
……177［29 章］、283［47 章］
somatic mutation theory　体細胞［突然］変異説
somatic pairing　体細胞対合
somatic recombination　体細胞組換え
SOS　SOS【配列名】
SOS repair　SOS 修復
SOS response　SOS 応答

**Southern blotting　サザンブロット法**

Edwin Southern により考案された、特定のDNA 塩基配列を検出するための実験手法。電気泳動したDNA をニトロセルロース製の膜に転写し、標識した相補的DNA とのハイブリダイゼーションさせることで目的のDNA 断片を検出する。

spacer DNA　スペーサー DNA
specialized transduction　特殊［形質］導入
speciation　種分化
species　種
species concept　種の概念
……39［2 章］
species hybrid　種間雑種
specific combining ability　特定組合わせ能力
specific locus test　特定座［位］検定
spectral karyotyping,【略】SKY　スペクトラル核型分析（スカイ法）
sperm　精子
sperm cell　精細胞
sperm competition　精子競争
spermatid　精細胞
spermatocyte　精母細胞
……173［28 章］
spermatogenesis　精子形成
……173［28 章］
spermatogonium,【複】-nia　精原細胞
spermatozoon,【複】spermatozoa　精子
spermiogenesis　（1）精子完成　（2）精子変態
spikelet　小穂

**spindle** **紡錘体**

真核細胞の細胞分裂時に染色体を二つの娘細胞に分配するために形成される分裂装置。紡錘糸が細胞の両極間に伸展し、一部は染色体のセントロメアに連結する。紡錘糸の配列した様子が、横から見ると紡錘に似るので、この名がある。

**spindle fiber** **紡錘糸**

真核細胞の細胞分裂時に出現する紡錘体を構成する繊維性の構造。その実体は、チューブリンというタンパク質から成る微小管の束である。

spindle fiber attachment site 紡錘糸付着部位
spindle poison 紡錘体阻害剤
spindle pole body 紡錘体極体
splice acceptor site スプライス受容部位
splice donor site スプライス供与部位
splice junction スプライス部位

**spliceosome** **スプライセオソーム**

スプライシング反応を行うRNA-タンパク質複合体のこと。非翻訳RNAであるsnRNA（small nuclear RNA）5種類と50種類以上のタンパク質から成っている。

splicing スプライシング
…… 123［17章］、249［41章］
split gene 分断遺伝子
spontaneous abortion 自然流産
…… 266［44章］
spontaneous mutation 自然［突然］変異
spontaneous mutation rate 自然［突然］変異率
sporangium,【複】sporangia 胞子嚢
spore 胞子
sporocyte 胞子母細胞

**sporophyte** **胞子体**

減数分裂により胞子を作り出す世代。

sporophytic generation 胞子体世代
spot test スポット試験
spreading experiment 再塗布実験
squash method 押しつぶし法
SR factor SR因子
sRNA【略：soluble RNA】 溶性RNA
*SRY*【略：sex determining region of Y】 精巣決定遺伝子
SSCP【略：single-strand conformation polymorphism】 一本鎖高次構造多型
SSLP【略：simple sequence length polymorphism】 単純配列長多型
SSLP marker SSLPマーカー
stabilizing selection 安定化選択
staggered end 付着端
stamen 雄ずい
stasigenesis 安定進化
stasipatric speciation 定所的種分化
statistical genetics 統計遺伝学
stelirity （1）不稔性 （2）不妊性
stem 茎

**stem cell** **幹細胞**

さまざまな種類の細胞に分化することができる細胞。その能力を保持したまま増殖する。胚性幹細胞と成体幹細胞がある。

stem-loop structure ステムループ構造
stepwise mutation model 階段状［突然］変異モデル
sterile 【形】（1）不稔 （2）不妊
sticky chromosome bridge 粘着性染色体橋
sticky end 粘着末端
stigma 柱頭
still birth 死産
stock 系統
stock center 系統保存センター
stop codon 停止コドン
STR【略：short tandem repeat】 短縦列反復
strain 系統
…… 73［7章］
stringency 厳密性
stringent control 緊縮調節
STRP【略：short tandem repeat polymorphism】 短縦列反復多型
structural gene 構造遺伝子
…… 116［16章］
style 花柱
subcloning サブクローニング
submetacentric 【形】次中部動原体（次中部着糸型）

**submetacentric chromosome** **次中部動原体（次中部着糸型）染色体**

セントロメアの位置が長軸の中央部よりややずれている染色体。短腕と長腕の識別が容易。

…… 201［34章］
subpopulation 分集団

subspecies　亜種
…… 39［2章］、165［27章］
substitution　置換
substitution mutation　置換［突然］変異
substitution of nucleus　核置換
substitutional load　置換の荷重
substrate　基質
subtelocentric　【形】次端部動原体(次端部着糸型)
supercoil　高次コイル
supergene　超遺伝子
supergene family　超遺伝子族
supernumerary chromosome　過剰染色体
…… 180［30章］
suppression　抑圧
suppressor　サプレッサー(抑圧因子)
…… 137［21章］
suppressor gene　抑圧遺伝子
suppressor mutation　抑圧［突然］変異
suppressor tRNA　サプレッサー tRNA
survival　生存
survival of fittest　適者生存
survival rate　生存率
Sv【略：sievert】　シーベルト【放射線の単位】
switch gene　スイッチ遺伝子
symbiosis　共生
symbiotic theory　共生説
sympatric　【形】同所性
sympatric speciation　同所的種分化
symplesiomorphy　祖先形質共有
synapomorphy　派生形質共有
synapsis,【複】synapses　対合
…… 159［26章］、177［29章］、194［33章］
synaptonemal complex　対合複合体(シナプトネマ複合体)
…… 194［33章］
syncytium,【複】sybcytia　シンシチウム(合胞体)
syndrome　症候群
synergid　助細胞
synergistic effect　相乗効果
syngamy　配偶子合体
syngen　同質遺伝子個体群
synkaryon　合核
synonymous codon　同義コドン
…… 126［18章］
synonymous mutation　同義［突然］変異
synonymous substitution　同義置換
…… 137［21章］

**synteny　シンテニー**

染色体やゲノムにおいて、複数の遺伝子やマーカーの並びの順番が、異なる種間で一致している現象や状態のことをいう。

synthesis dependent strand annealing model
DNA合成依存的単鎖アニーリングモデル
…… 212［36章］
synthetic theory　総合［学］説
system biology　システム生物学
systematics　体系学

## 【T】

T【略：thymine】　チミン

**t-allele　t-アレル**

野生のマウス集団の中に存在するさまざまな変異が蓄積した17番染色体上の領域。染色体上の一部で逆位が生じたため、組換えが起こらず変異が蓄積したと考えられる。

T-band　Tバンド
T-DNA【略：transfer DNA】
T-DNA
T-DNA tagging　T-DNAタッギング
ta-siRNA【略：trans-acting siRNA】
トランス作用性小型干渉RNA
tachytely　急進化
tag SNP　タグスニップ
TAIL PCR【略：thermal asymmetric interlaced PCR】
TAIL PCR
tandem duplication　縦列重複
tandem repeat　縦列反復
tangled bank hypothesis　入り組んだ堤仮説
tapel　花被
tapetum cell　タペート細胞
targeting　ターゲッティング
…… 137［21章］
target sequence　標的配列
…… 237［39章］
TATA box　TATAボックス
TATA box-binding protein　TATAボックス結合タンパク質
taxon,【複】taxa　分類群

taxonomy 分類学
telocentric 【形】末端部動原体（末端部着糸型）
telocentric chromosome 末端動原体染色体
telomerase テロメラーゼ
**telomere テロメア**

染色体両腕の末端部をいい、染色体の形態を保持するために必須な領域。適正なDNA複製に必要な特殊な反復配列がある。たとえば哺乳類では（TTAGGG)n。

…… 75［8章］、201［34章］、212［36章］、218［37章］

telophase 終期
…… 159［26章］
telophase I,【略】TI 減数第一分裂終期
telophase II,【略】TII 減数第二分裂終期
telosome 末端動原体染色体
temperate phage 溶原［性］ファージ
**temperature-sensitive mutant 温度感受性［突然］変異体**

通常の生育温度より高温もしくは低温で［突然］変異の表現型が表れるような変異をいう。

template 鋳型（いがた）
…… 149［23章］
template DNA 鋳型DNA
…… 239［40章］
template strand 鋳型鎖
…… 129［19章］
temporal isolation 時間的隔離
terminal differentiation 終末分化
terminal repetition 末端重複
termination codon 終止コドン
…… 137［21章］
termination factor 終結因子
termination signal 終結シグナル
tertiary trisomic 【形】三次トリソミー
test cross （1）検定交配 （2）検定交雑
…… 165［27章］
tester strain 検定系統
tetrad （1）四分子 （2）四分染色体
**tetrad analysis 四分子分析**

二倍体細胞から形成される四つの胞子を顕微鏡下で分離し、それぞれの表現型を解析することで遺伝解析を行う技術。

…… 80［9章］

tetraploid 四倍体
tetraploidy 四倍性
…… 218［37章］
**tetrasomy テトラソミー（四染色体性）**

異数性の染色体異常の一つ。2倍体の体細胞で、ある相同染色体が2本多くなり4本になった状態。

…… 218［37章］

tetratype テトラタイプ
TGS【略：transcriptional gene silencing】 転写時遺伝子サイレンシング
thalassemia サラセミア
thelytoky 雌性産生単為生殖
thermal asymmetric interlaced PCR,【略】TAIL PCR TAIL PCR
three strand double crossing-over 三染色分体間二重交差（乗換え）
three-point cross （1）三点交配 （2）三点交雑
…… 75［8章］、80［9章］
threshold character 閾（いき）形質
thymine,【略】T チミン
**thymine dimer チミン二量体**

隣接するチミン塩基が共有結合により連結したもの。紫外線によって生じ、細胞には有害である。

TI【略：telophase I】減数第一分裂終期
Ti plasmid Tiプラスミド
TII【略：telophase II】 減数第二分裂終期
tissue culture 組織培養
Tn【略：transposon】トランスポゾン
tolerance 耐性
tortoise-shell cat 三毛猫【calico catの項参照】
totipotency ［分化］全能性
**trait 形質**

生物体の形態や機能上の特徴や性質。遺伝的要因やバリエーションにより発現する個々の特徴や性質を指す。遺伝学では同じく形質と訳されるcharacterと対比させる場合があり、両者の関係は、characterのバリエーションがtraitである。しかし、近年このニュアンスは曖昧になりつつある。

trans-acting factor トランス作用性因子
trans-acting siRNA,【略】ta-siRNA トランス作用性小型干渉RNA
trans-configuration トランス配置
trans-eQTL トランスeQTL
trans-factor トランスファクター

trans-membrane protein 膜貫通タンパク質
trans-splicing トランススプライシング
transcriptase 転写酵素
transcription 転写
……51[4章]、100[13章]、116[16章]、123[17章]、249[41章]

**transcription factor**
**転写因子(トランスクリプションファクター)**

遺伝子のプロモーターやエンハンサーに結合し、遺伝子の転写制御を行うタンパク質。転写開始に必須な基本転写因子に加えて、発生や特定の生物学的応答に必要な遺伝子の転写効率に影響を与える転写調節因子が存在する。

……116[16章]

transcription termination factor 転写終結因子
transcription unit 転写単位
transcriptional attenuation 転写減衰
transcriptional gene silencing,【略】TGS 転写時遺伝子サイレンシング
transcriptional region 転写領域
……116[16章]
transcriptional regulation 転写調節

**transcriptome トランスクリプトーム**

ある条件の細胞における全転写産物(mRNA)の総体を指す。ゲノムDNAは基本的には一個体内ですべて同一であるが、トランスクリプトームは組織、細胞株、外部環境因子によって特異的な構成をとる。トランスクリプトームの研究には、マイクロアレイのように一度に多くのmRNAを識別、定量するシステムを用いる。

transcriptomics トランスクリプトミックス
transdifferentiation 分化転換
transducing phage 形質導入ファージ
transduction 形質導入
transfection トランスフェクション
transfer DNA,【略】T-DNA T-DNA
transfer RNA,【略】tRNA 転移RNA
transferase 転移酵素
transformant 形質転換体
transformation 形質転換
……27[1章]
transformation rescue 形質転換レスキュー
transgene 導入遺伝子
transgenic organism 形質転換生物
transient expression 一過的(一時的)発現
transient polymorphism 一時多型現象
transit peptide トランジットペプチド
transition [塩基]転位
transition mutation トランジション(塩基転位型)変異
……137[21章]
translation 翻訳
……51[4章]、123[17章]、129[19章]、249[41章]

**translational regulation 翻訳調節**

遺伝子発現の調節機構のうち、mRNAからタンパク質への翻訳におけるものを指す。開始コドンにおけるリボソームリクルートメントの際に行われるものと、タンパク質合成における伸長から終了にかけて行われるものがある。

**translocation 転座**

染色体構造異常の一つ。染色体の一部が他の染色体上に位置を換えることをいう。染色体の断片が染色体の正常な末端に付着することはふつうないので、転座は多くの場合、二つの染色体の断片が互いに交換した相互転座の形をとる。

translocation heterozygote 転座ヘテロ接合体
transmission 伝達
transmission genetics 伝達遺伝学
transmission ratio distortion 伝達比の歪み
transmitting tissue 伝達組織【花粉の】
transporter 輸送体
transposable element 転移因子
transposase トランスポゼース

**transposition 転移**

DNA断片や染色体が異なる場所へ移動すること。トランスポゾンや染色体断片の移動がある。

**transposon,【略】Tn トランスポゾン**

宿主細胞のゲノム上の位置を転移できる塩基配列。DNAが直接転移するDNA型と、転写・逆転写を介するRNA型がある。

transvection トランスベクション
transversion [塩基]転換
transversion mutation トランスバージョン(塩基転換型)変異
……137[21章]
trasposon tagging トランスポゾン標識法
trinucleotide repeat 三塩基反復配列
trinucleotide repeat polymorphism 三塩基反復配列多型

triplet　トリプレット
triplet code　トリプレット暗号（トリプレットコード）
……126［18 章］
triploid　三倍体
……189［32 章］
triploidy　三倍性
……189［32 章］
trisomic　【形】トリソミー（三染色体性）

**trisomy　トリソミー（三染色体性）**

異数性の染色体異常の一つ。2倍体の体細胞では相同染色体は2本1対あり、この状態をダイソミーというが、1本多くなって相同染色体が3本になった状態をトリソミー（三染色体性）という。

trivalent　三価染色体
tRNA【略：transfer RNA】　転移 RNA
true-bred　純粋種
truncation selection　切断型選択
tumbling　タンブリング
tumor suppressor gene　がん抑制遺伝子
……177［29 章］、266［44 章］
TUNEL　TUNEL 法
Turner syndrome　ターナー症候群
……218［37 章］、266［44 章］
twin method　双生児法
twin spots　双子スポット
twins　双生児
twisted circular DNA　ねん環状 DNA
two-component regulatory system
二成分制御系
two-strand double crossing-over
二染色分体間二重交差（乗換え）

# 【U】

U【略：uracil】　ウラシル
UAS【略：upstream activation site】
転写活性化上流配列
ubiquitin　ユビキチン
ubiquitin ligase　ユビキチンリガーゼ
ubiquitination　ユビキチン化
ultraviolet mutagenesis　紫外線［突然］変異生成
ultraviolet rays,【略】UV　紫外線
underdominance　低顕性
unequal crossing-over　不等交差（乗換え）
……218［37 章］
unilateral inheritance　一側性遺伝

**uniparental disomy,【略】UPD　片親性ダイソミー**

1対の相同染色体の双方が同じ親に由来し、その染色体についてはもう片方の親からの伝達がない状態。双方が母親由来であれば母方ダイソミー（maternal disomy）、父親由来であれば父方ダイソミー（paternal disomy）という。ゲノムインプリンティングを示す遺伝子を含む染色体が片親性ダイソミーになると、ダイソミーではあっても、その細胞（または個体）の表現型に影響を及ぼす。例：アンジェルマン症候群、プラダー・ウィリー症候群。

uniparental transmission　単親性伝達
unisexual　【形】単性
unisexual flower　単性花
univalent　一価染色体
unscheduled DNA synthesis　不定期 DNA 合成
unselected marker　非選択マーカー
unstable mutation　不安定［突然］変異
unweighted pair-group method of arithmetic mean,
【略】UPGMA　平均距離法
UPD【略：uniparental disomy】
片親性ダイソミー
UPGMA
【略：unweighted pair-group method of arithmetic mean】
平均距離法
upstream　上流
upstream activation site,【略】UAS
転写活性化上流配列
uracil,【略】U　ウラシル
use and disuse theory　用不用説
UV【略：ultraviolet rays】　紫外線
UV resistance　紫外線抵抗性
UV sensitivity　紫外線感受性
V-type position effect　V 型位置効果

# 【V】

vacuole　液胞
variability　（1）変異性　（2）多様性
variable number tandem repeat,【略】VNTR
縦列反復数変異

# 遺伝学用語対訳集（英和編）

**variant**　**(1) 変異体　(2) 多様体**

表現型または遺伝子型において、集団内で高い頻度で見られるものよりも低い頻度で見出される個体あるいは遺伝子。

variation　(1) 変異　(2) 多様性　(3) バリエーション
variegated possition effect　ふ入り型位置効果
variegation　ふ入り
variety　変種
vascular bundle　維管束
vector　ベクター

252［42 章］

**vegetative cell**　**栄養細胞**

裸子植物では、雄性配偶体を構成する細胞の一つであり、花粉の成熟後は徐々に退化する。被子植物においては、花粉となる半数性雄性生殖細胞は、通常の植物では四分子から生成され、さらに1個の栄養細胞（花粉管細胞ともいう）と2個の精細胞に分裂し成熟花粉となる。栄養細胞は精細胞に比べて大型で、花粉の成熟に必須なデンプンやタンパク質の合成や貯蔵を担う。

vegetative organ　栄養器官

**vegetative phase**　**栄養成長期**

植物の花芽が形成されるまでの成長期間をいう。花芽の形成は、短日植物、長日植物などのように遺伝的に日照の長短、温度などの自然条件を感知して開始されるため、栄養成長期の長さは、遺伝的な制御を受けている。

vegetative propagation　栄養繁殖
vesicle　小胞
vessel　道管
vestigial organ　痕跡器官
viability　生存力
vigor　活力
viral vector　ウイルスベクター
virion　ウイルス粒子
viroid　ウイロイド
virulent　【形】毒性
virulent phage　毒性ファージ

**virus**　**ウイルス**

他の生物の細胞（宿主）を利用して、自己を複製する微小な構造体。タンパク質の殻とその内部の核酸からなる。細胞をもたないため分類上は非生物とされるが、遺伝子をもち自己複製するところは生物的である。

virus genome　ウイルスのゲノム
visible mutation　可視［突然］変異
visible trait　可視形質
VNTR【略：variable number tandem repeat】　縦列反復数変異

# 【W】

**W-chromosome**　**W 染色体**

性染色体が雌で異型の場合、雌にのみ認められる性染色体をW 染色体といい、雌雄双方に認められる性染色体をZ 染色体という。性決定機構は、雄がZZ、雌がZWまたはZO。

180［30 章］

Wahlund effect　ワーランド効果
Wallace effect　ワラス効果
Watson-Crick base pairing　ワトソン・クリック型塩基対合
WAXY gene　WAXY 遺伝子
Werner syndrome　ワーナー症候群
western blotting　ウエスタンブロット法
whole-arm transposition　全腕転移
whole-genome association study　全ゲノム関連性解析
whole-genome shotgun sequencing　全ゲノムショットガン配列決定法

252［42 章］

wild population　野生集団
wild type　野生型

100［13 章］、137［21 章］、177［29 章］

wild type gene　野生型遺伝子
Wnt signal　ウィントシグナル
wobble　ゆらぎ
wobble base pair　ゆらぎ塩基対
wobble hypothesis　ゆらぎ仮説
Wright effect　ライト効果
writhing number　ライジング数

# 【X】

*x*　*x*【基本染色体数を表す記号】
X linkage　X 連鎖

**X-chromatin**　**X クロマチン**

哺乳類のメスの体細胞核内に見られる凝縮した不活性X 染色体。

**X-chromosome**　**X 染色体**

性染色体が雌で同型の場合、この性染色体をX染色体といい、雄にのみ認められる性染色体をY染色体という。性決定機構は、雌がXX、雄がXY またはXO。

…… 180［30 章］

X-chromosome inactivation　X 染色体不活性化

…… 103［14 章］

X-gal【略:5-bromo-4-chloro-3-indolyl-beta-D-galactoside】　X-gal【βガラクトシダーゼ基質】

X-gluc　X-gluc

X-linked　X 連鎖

X-linked dominant disorder (disease)　X 連鎖顕性遺伝病

…… 257［43 章］

X-linked genetic disease　X 連鎖遺伝病

…… 273［45 章］

X-linked recessive disorder (disease)　X 連鎖潜性遺伝病

…… 87［11 章］、257［43 章］

X-rays　X 線

xenobiotics　異生物物質

xenogenetic　【形】異種間

xeroderma pigmentosum　色素性乾皮症

**Xist RNA**　**Xist RNA**

X 染色体不活性化の誘導に関わる遺伝子産物で、不活性X 染色体から転写されタンパク質に翻訳されずにRNA として機能する。不活性X 染色体上に局在することが知られている。

XO type　XO 型

XXX female　XXX 女性

…… 266［44 章］

xylem　木部

XYY male　XYY 男性

…… 266［44 章］

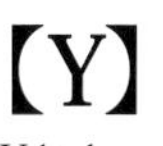

Y linkage　Y 連鎖

**Y-chromatin**　**Y クロマチン**

ヒトのY染色体長腕端部はQ染色法で強く蛍光染色され、その部分は間期核でも一つの塊として容易に観察できる。これをYクロマチンという。X染色体由来のXクロマチンに対比するための呼称。

**Y-chromosome**　**Y 染色体**

性染色体が雄で異型の場合、雄にのみ認められる性染色体をY染色体といい、雌雄双方に認められる性染色体をX染色体という。性決定機構は、雌がXX、雄がXY またはXO。

…… 180［30 章］

Y-linked　Y 連鎖

Y-linked disease　Y 連鎖遺伝病

YAC【略:yeast artificial chromosome】　酵母人工染色体

yeast artificial chromosome,【略】YAC　酵母人工染色体

yeast one-hybrid system　酵母ワンハイブリッドシステム

**yeast two-hybrid system**　**酵母ツーハイブリッド系**

タンパク質間相互作用を調べる手法。GAL4 のDNA 結合ドメインと、結合相手を探したいタンパク質（bait:釣り餌）の融合タンパク質を作る。同じ細胞内でGAL4 の転写活性化ドメインと任意のタンパク質（prey:餌食）を融合タンパク質として発現させる。bait とprey が相互作用した場合のみGAL4 のDNA 結合ドメインとその転写活性化ドメイン近接し、GAL4 のDNA 結合配列を上流にもつレポーター遺伝子の発現量が上昇する。

yeast vector　酵母ベクター

# 【Z】

**Z-chromosome**　**Z 染色体**

性染色体が雄で同型の場合、この性染色体をZ 染色体といい、雌にのみ認められる性染色体をW 染色体という。性決定機構は、雄がZZ、雌がZW またはZO。

…… 180［30 章］

Z-form DNA　Z 型 DNA

**zinc finger** **ジンクフィンガー**

タンパク質ドメインの一つであり、DNAと結合する性質をもつ。とても小さなドメインであることが特徴であり、安定化に必要な疎水中心をもたない。亜鉛(ジンク)イオンが重要な役割を担っている。

……231 [38章]

zoo blot ズーブロット法

zygote (1)接合体 (2)接合子

……173 [28章]

**zygotene** **接合糸期(合糸期)**

減数分裂第一分裂前期において細糸期に続く時期。両親に由来した1本ずつの相同染色体が互いに接近して相同部で対合が起こり、やがて染色体の全長にわたって接着し、二価染色体となる。

……194 [33章]

zygotic frequency 接合体頻度

## 【ギリシャ語】

$\beta$ galactosidase $\beta$ガラクトシダーゼ

$\gamma$-rays $\gamma$線

**$\lambda$ phage** **ラムダファージ**

大腸菌に感染するDNAファージ。感染後染色体に挿入されるが、条件により染色体から切り出され増殖する。遺伝子数が少なく、ゲノムの解読も早かったことから、モデル生物やベクターとして用いられる。

$\chi$ square test $\chi^2$検定

## 【数字】

$2n$ $2n$【複相の染色体数を表す記号】

$2n$ generation $2n$世代

3′FL【略:3 prime flanking region】

3′隣接領域

3 prime flanking region,【略】3′FL

3′隣接領域

5′FL【略:5 prime flanking region】

5′隣接領域

**5-bromo-4-chloro-3-indolyl-beta-D-galactoside, 【略】X-gal**
**5-ブロモ-4-クロロ-3-インドリル-$\beta$-D-ガラクトシド**
**【化合物名】**

$\beta$-ガラクトシダーゼの基質の一つ。加水分解すると青色を発色することを利用して、様々な標識に用いられる。略語のX-galが一般に使われる。

5-bromodeoxyuridine 5-ブロモデオキシウリジン

5p- syndrome 5p-症候群

……266 [44章]

5 prime end 5′末端

5 prime flanking region,【略】5′FL

5′隣接領域

13 trisomy syndrome 13トリソミー症候群

……266 [44章]

18 trisomy syndrome 18トリソミー症候群

……266 [44章]

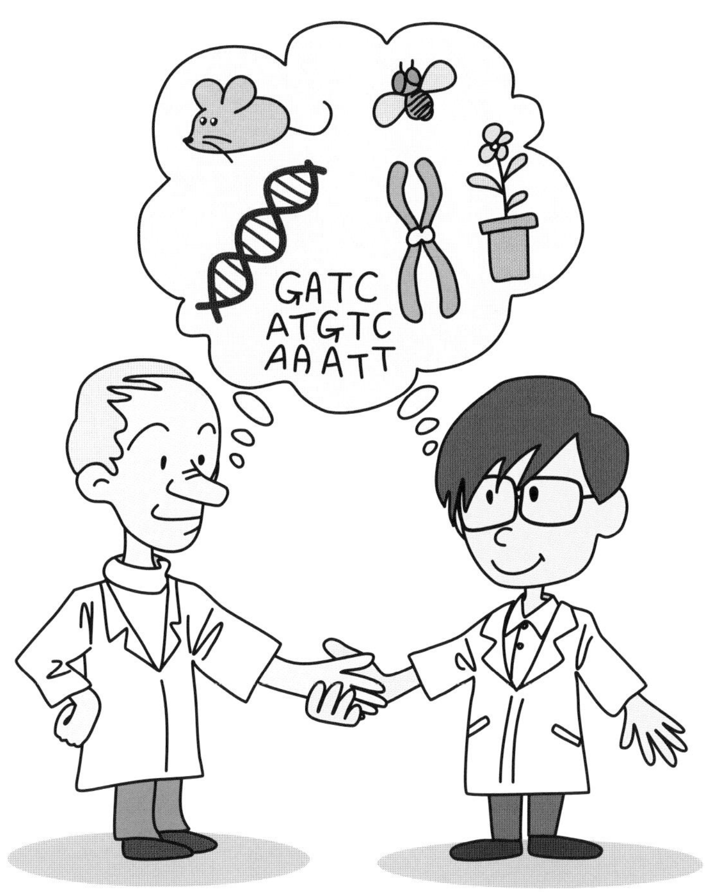
GATC
ATGTC
AAATT

# 遺伝学用語対訳集（和英編）

## 【あ】

アイソエンザイム（イソ酵素）　isoenzyme
アイソコア　isochore
アイソザイム　isozyme
赤の女王仮説　Red Queen hypothesis
アキレスの踵切断　Achilles' heel cleavage
アグーチ　agouti
アクセプタースプライス部位　acceptor splice site
アクチベーター　activator
アグロバクテリウム　Agrobacterium tumefacience
亜雌（あし）　metafemale
亜種　subspecies
……39［2章］、165［27章］
アセチル化　acetylation
アソシエーションマッピング　association mapping
アデニル酸シクラーゼ　adenylyl cyclase
アデニン　adenine,【略】A
……100［13章］、113［15章］
アデノシン　adenosine
アニーリング　annealing
……143［22章］、212［36章］
アプタマー　aptamer
アポトーシス　apoptosis
アポミキシス（無配偶生殖）　apomixis
アポリプレッサー（主抑制体）　aporepressor
網糸期【減数分裂の】　dictyotene stage
アミノアシル tRNA　aminoacyl-tRNA
アミノ酸　amino acid
……123［17章］
アミノ酸配列　amino acid sequence
……116［16章］、123［17章］、249［41章］
アミノ末端　amino terminus,【複】-ni
アモルフ　amorph
……65［6章］
誤りがちの修復　error-prone repair
亜雄（あゆう）　metamale
アルカプトン尿症　alkaptonuria
アルキル化　alkylation
……218［37章］
アルキル化剤　alkylating agent
アルコール不耐性　alcohol intolerance
……257［43章］
アルデヒド脱水素酵素2型　aldehyde dehydrogenase 2【略】ALDH2
……257［43章］
アルビノ（白化個体）　albino
アレイ CGH 法　array CGH
……218［37章］
アレル（対立遺伝子）　allele
……47［3章］、61［5章］、73［7章］、87［11章］、100［13章］、103［14章］、133［20章］
アレル型　allelotype
アレル間相互作用　interallelic interaction
アレル間相補性　interallelic complementation
アレル性　allelism
アレル性形質　allelic character
アレル性検定　allelism test
……65［6章］
アレル相補性　allelic complementation
アレル排除　allelic exclusion
アレル頻度　allele frequency
……151［24章］
アレロモルフ　allelomorph
アレンの法則　Allen's rule
アロザイム　allozyme
アロステリックタンパク質　allosteric protein
アロ接合体　allozygote
アロタイプ　allotype
暗回復　dark reactivation
暗号（コード）　code
暗号化（コーディング）　coding
……129［19章］
暗号化鎖（コード鎖）　coding strand
……129［19章］
暗号化配列（コード配列）　coding sequence
アンジェルマン症候群　Angelman syndrome
暗修復　dark repair
アンチコドン　anticodon
……126［18章］
アンチセンス　【形】antisense
アンチセンス鎖　antisense strand
……129［19章］
アンチセンス DNA 鎖　antisense DNA strand
アンチセンス RNA　antisense RNA
アンチモルフ　antimorph
安定化選択　stabilizing selection
安定進化　stasigenesis

アンテナペディア遺伝子群　antennapedia complex
アンバーサプレッサー　amber suppressor
……137［21 章］
アンバー[突然]変異　amber mutation
アンフィプラスティー　amphiplasty
異核共存体（ヘテロカリオン）　heterokaryon
鋳型　template
……149［23 章］
鋳型鎖　template strand
……129［19 章］
鋳型 DNA　template DNA
……239［40 章］
維管束　vascular bundle
閾形質　threshold character
異形　【形】heteromorphic
異形花柱性　heterostyly
異型接合（ヘテロ接合）　【形】heterozygous
異型接合体（ヘテロ接合体）　heterozygote
異質染色質（ヘテロクロマチン）　heterochromatin
異形染色体　heteromorphic chromosome
異形発生　heteroblasty
育種　breeding
……39［2 章］
育種遺伝学　breeding genetics
育種値　breeding value
異系交雑　outcross
異系交配　outbreeding
異型二価染色体　heteromorphic bivalent
異系配偶　exogamy (heterogamy)
異型配偶子　anisogamete (heterogamete)
……173［28 章］
異型配偶子性　heterogametic sex
異時性　heterochrony
異時性種　allochronic species
異質アレル　heteroallele
異質核内 RNA　heterogenous nuclear RNA
異質二倍体　allodiploid
異質倍数性　allopolyploidy
異質倍数体　allopolyploid
……189［32 章］
異質四倍体　allotetraploid
移住　migration
異種間　【形】xenogeneic
異種細胞質　alloplasm
異種細胞質置換系統　alloplasmic line
異常　defect (【形】aberrant)
異常凝縮　heteropycnosis
移植片　graft
異所性　【形】allopatric
異所的遺伝子変換　ectopic gene conversion
異所的種分化　allopatric speciation
異所的発現　ectopic expression
異親対合　allosyndesis
異数性　aneuploidy (heteroploidy)
……218［37 章］
異（倍）数体　aneuploid (heteroploid)
異生物物質　xenobiotics
イソ型　isoform
イソ酵素（アイソエンザイム）　isoenzyme
イソ受容 tRNA　isoacceptor tRNA
イソダイソミー　isodisomy
異端選択　apostatic selection
一遺伝子一酵素説　one gene-one enzyme theory
一遺伝子一ポリペプチド説　one gene-one polypeptide theory
一遺伝子雑種　monogenic hybrid
一遺伝子的　【形】monogenic
一塩基多型　single nucleotide polymorphism,【略】SNP
……73［7 章］、137［21 章］、257［43 章］
位置効果　position effect
位置効果ふ[斑]入り　position effect variegation
一次狭さく　primary constriction
一シストロン一ポリペプチド説　one cistron-one polypeptide theory
一次性徴　primary sexual character
一次性比　primary sex ratio
一時多型現象　transient polymorphism
一時的（一過的）発現　transient expression
一次トリソミー　【形】primary trisomic
一次配偶子母細胞　primary gametocyte
一次不分離　primary nondisjunction
一染色体性（モノソミー）　monosomy,【形】monosomic
一代雑種品種　hybrid variety
一動原体染色体　monocentric chromosome
一年生　【形】annual
一倍性　monoploidy
……218［37 章］
一倍体　monoploid
……189［32 章］
一雄多雌　polygyny
一卵性双子　monozygotic twins
一卵性双生児　monozygotic twin,【略】MZ (identical twin)

# 遺伝学用語対訳集（和英編）

一価染色体　univalent
一過的（一時的）発現　transient expression
一妻多夫　polyandry
一雌多雄　polyandry
一側性遺伝　unilateral inheritance
一致【双生児間の】　concordance,【形】concordant
一般組合わせ能力　general combining ability
一腹子　litter
一腹子数　litter size (brood size)
一夫多妻　polygyny
一本鎖　single strand
一本鎖高次構造多型　single-strand conformation polymorphism,【略】SSCP
一本鎖 DNA　single-stranded DNA
一本鎖 RNA　single-stranded RNA
イディオグラム（核型図式）　idiogram
……185［31 章］
遺伝　heredity (inheritance【遺伝継承】)
遺伝暗号　genetic code
……27［1 章］、126［18 章］、137［21 章］
遺伝医学　medical genetics
遺伝疫学　genetic epidemiology
遺伝カウンセラー　genetic counselor
……279［46 章］
遺伝カウンセリング　genetic counseling
……95［12 章］、279［46 章］、283［47 章］
遺伝学　genetics
……61［5 章］、155［25 章］
遺伝学者　geneticist
遺伝学的解剖　genetic dissection
遺伝学的検査　genetic test
……279［46 章］、283［47 章］
遺伝学的なゲノム研究　genetical genomics
遺伝型（遺伝子型）　genotype
遺伝型価（遺伝子型価）　genotypic value
遺伝型－環境相互作用（遺伝子型－環境相互作用）　genotype-environment interaction
遺伝型頻度（遺伝子型頻度）　genotype frequency
遺伝型分散（遺伝子型分散）　genotypic variance
遺伝記号　genetic symbol
遺伝共分散　genetic covariance
遺伝形質　inherited character
……95［12 章］
遺伝子　gene
……27［1 章］、61［5 章］、73［7 章］、80［9 章］、100［13 章］、137［21 章］、151［24 章］
遺伝子移入（遺伝子導入）　gene transfer (introgression)
遺伝子汚染　genetic pollution
遺伝子オントロジー　gene ontology
遺伝子改変生物　genetically modified organism
遺伝子型（遺伝型）　genotype
……47［3 章］、87［11 章］、95［12 章］、177［29 章］
遺伝子型価（遺伝型価）　genotypic value
遺伝子型－環境相互作用（遺伝型－環境相互作用）　genotype-environment interaction
遺伝子型頻度（遺伝型頻度）　genotype frequency
遺伝子型分散（遺伝型分散）　genotypic variance
遺伝子間　【形】intergenic
遺伝子－環境相互作用　gene-environment interaction
遺伝子間スペーサー　intergenic spacer
遺伝子間相互作用　gene-gene interaction
遺伝子間抑圧　intergenic suppression
遺伝子関連検査　gene-based test
……283［47 章］
遺伝子記号　gene symbol
遺伝子組換え　gene recombination
……85［10 章］
遺伝子クラスター　gene cluster
遺伝子系図［学］　gene genealogy
遺伝子欠失　gene loss
遺伝資源　genetic resources
遺伝資源データベース　genetic resouce database
遺伝［子］工学　genetic engineering
遺伝子座［位］　gene locus,【複】loci
……61［5 章］、73［7 章］、75［8 章］
遺伝子再編成　gene rearrangement
遺伝子サイレンシング　gene silencing
遺伝子産物　gene product
遺伝子銃　gene gun
遺伝子診断　gene diagnosis
遺伝子スイッチ　gene switch
遺伝子制御　gene regulation
遺伝子操作　gene manipulation
遺伝子増幅　gene amplification
遺伝子族　gene family
遺伝子対遺伝子説　gene-for-gene theory
遺伝子多様性　gene divergence
遺伝子置換　gene replacement (gene substituition)

遺伝子地図 gene map
……257［43 章］
遺伝子地図作成（マッピング） mapping
遺伝子重複 gene duplication
……155［25 章］
遺伝子治療 gene therapy
遺伝子導入（遺伝子移入） gene transfer (introgression)
遺伝子［突然］変異 gene mutation
遺伝子トラップ法 gene trap
遺伝子内 【形】intragenic
遺伝子内組換え intragenic recombination
遺伝子内抑圧［突然］変異 intragenic suppressor mutation
遺伝子ノックアウト（遺伝子破壊） gene knockout
遺伝子破壊（遺伝子ノックアウト） gene knockout
遺伝子破壊 gene disruption
……85［10 章］
遺伝子発現 gene expression
……103［14 章］、123［17 章］
遺伝子発現形質 expression trait
遺伝子発現量的形質座［位］ expression quantitative trait locus 【略】eQTL
……61［5 章］
遺伝子バンク gene bank
遺伝子頻度 gene frequency
遺伝子プール gene pool
遺伝子複製 gene replication
遺伝子変換 gene conversion
……212［36 章］
遺伝子融合 gene fusion
遺伝情報 genetic information
…27［1章］、51［4章］、61［5章］、151［24章］、201［34章］
遺伝子ライブラリー gene library
遺伝子流動 gene flow
遺伝子量 gene dosage
遺伝子量効果 gene dosage effect
遺伝子量補正 [gene] dosage compensation
遺伝生化学 biochemical genetics
遺伝性疾患 genetic disease
…257［43 章］、273［45 章］、279［46 章］、283［47 章］
遺伝相関 genetic correlation
遺伝担体 genophore
遺伝地図 genetic map
……75［8 章］、80［9 章］
遺伝地図を基にした遺伝子クローニング map-based cloning
遺伝［的］ 【形】genetic
遺伝［的］異質性 genetic heterogeneity
遺伝的獲得量 genetic gain
遺伝的荷重 genetic load
遺伝［的］（地図）距離【集団間の】 genetic distance (map distance)
遺伝的組換え genetic recombination
……209［35 章］
遺伝的決定度 coefficient of genetic determination
遺伝的死 genetic death
遺伝的冗長性 genetic redundancy
遺伝的除去 genetic ablation
遺伝的スクリーニング（遺伝的選別） genetic screening
遺伝的選別（遺伝的スクリーニング） genetic screening
遺伝的多型 genetic polymorphism
遺伝的多様性 genetic variability
……159［26 章］、194［33 章］、257［43 章］
遺伝的跳躍 genetic transilience
遺伝的同一性 genetic identity
遺伝的同化 genetic assimilation
遺伝的等質性 genetic homogeneity
遺伝的背景 genetic background
……95［12 章］
遺伝的浮動 genetic drift
……151［24 章］
遺伝的分析 genetic analysis
遺伝的変動 genetic variation
遺伝［的］マーカー（遺伝標識） genetic marker
……61［5 章］、73［7 章］
遺伝病 hereditary disease
遺伝標識（遺伝［的］マーカー） genetic marker
遺伝物質 genetic material
遺伝分散 genetic variance
遺伝様式 mode of inheritance
遺伝予後 genetic prognosis
遺伝率 heritability
……95［12 章］
移動期【減数分裂の】 diakinesis
……194［33 章］
いとこ first cousin
いとこ半 first cousin once removed
移入 immigration (migration)
イノシトール三リン酸 inositol triphosphate
易変性アレル mutable allele
易変［性］遺伝子 mutable gene

# 遺伝学用語対訳集（和英編）

| | |
|---|---|
| イムノブロット解析・免疫ブロット解析 | immunobolt analysis |
| 入り組んだ堤仮説 | tangled bank hypothesis |
| 異類交配 | disassortative mating |
| インシリコ | 【形】*in silico* |
| | ……237［39 章］ |
| インシュレーター因子 | insulator element |
| インタラクトーム | interactome |
| インテイン | intein |
| インテグロン | integron |
| イントロン | intron |
| | ……116［16 章］ |
| インプランタ（植物体内での） | 【形】*in planta* |
| 隠蔽種 | cryptic species |
| ウイルス | virus |
| | ……100［13 章］ |
| ウイルスのゲノム | virus genome |
| ウイルスベクター | viral vector |
| ウイルス粒子 | virion |
| ウイロイド | viroid |
| ウィントシグナル | Wnt signal |
| ウエスタンブロット法 | western blotting |
| 失われた環 | missing link |
| 生れと育ち | nature and nurture |
| ウラシル | uracil,【略】U |
| | ……100［13 章］ |
| エイムス試験 | Ames test |
| 栄養器官 | vegetative organ |
| 栄養細胞 | vegetative cell |
| 栄養成長期 | vegetative phase |
| 栄養繁殖 | vegetative propagation |
| 栄養要求株 | auxotproph |
| 栄養要求性［突然］変異 | auxotrophic mutation |
| 栄養要求性［突然］変異体 | auxotroph |
| 栄養要求［突然］変異体 | nutrient requiring mutant |
| 腋芽 | axillary bud |
| 腋芽分裂組織 | axillary meristem |
| 液胞 | vacuole |
| エクソゲノート（外来性ゲノム断片） | exogenote |
| エクソヌクレアーゼ | exonuclease |
| エクソン | exon |
| | ……116［16 章］ |
| エクソンシャフリング | exon-shuffling |
| エクソントラップ | exon trap |
| 壊（え）死 | necrosis |
| エチルメタンスルホネート | ethyl methanesulfonate【略】EMS |
| エピゲノム | epigenome |
| エピジェネシス | epigenesis |
| エピジェネティクス | epigenetics |
| | ……103［14 章］ |
| エピジェネティックアレル | epigenetic allele |
| エピジェネティック［突然］変異 | epigenetic mutation |
| エピスタシス | epistasis |
| エピスタシス分散 | epistatic variance |
| エピソーム | episome |
| エボデボ | evo-devo |
| エレクトロポレーション（電気穿孔法） | electroporation |
| | ……85［10 章］ |
| 遠位 | 【形】distal |
| 塩基 | base |
| | ……100［13 章］、113［15 章］ |
| 塩基修飾 | base modification |
| 塩基組成 | base composition |
| 塩基置換 | base substitution |
| | ……137［21 章］ |
| 塩基置換［突然］変異 | base substitution mutation |
| 塩基対【単位】 | base pair,【略】bp |
| | ……113［15 章］ |
| 塩基対合則 | base-pairing rule |
| 塩基対置換 | base pair substitution |
| 塩基転位 | transition |
| 塩基転位型［突然］変異 | transition mutation |
| 塩基転換 | transversion |
| 塩基転換型［突然］変異 | transversion mutation |
| 塩基配列 | base sequence |
| | ……80［9 章］、123［17 章］、137［21 章］、249［41 章］ |
| 塩基類似体 | base analogue |
| 延長された表現型 | extended phenotype |
| エンドゲノート | endogenote |
| エンドサイトーシス | endocytosis |
| エンハンサー | enhancer |
| | ……116［16 章］ |
| エンハンサートラップ | enhancer trap |
| エンベロープ【ウイルスの】 | envelope |
| 応答配列 | response element |
| オーカー［突然］変異体 | ochre mutant |

欧州分子生物学研究所　European Molecular Biology Laboratory,【略】EMBL …… 239［40 章］
オーダーメイド医療　order-made medicine …… 283［47 章］
オート接合体　autozygote
オートファゴソーム　autophagosome
オートファジー　autophagy
オートミキシス(自家生殖)　autogamy (automixis)
オートラジオグラフィー　autoradiography
オートレギュレーター　autoregulator
大野の法則　Ohno's law
オーファン遺伝子　orphan gene
オープンリーディングフレーム　open reading frame【略】ORF …… 129［19 章］
岡崎断片　Okazaki fragment
岡崎フラグメント　Okazaki fragment …… 149［23 章］
押しつぶし法　squash method
雄　male
雄のコスト　cost of males
オパール[突然]変異体　opal mutant
オプシン　opsin
オペレーター　operator
オペロン　operon
オミックス　omics
オミム【略】OMIM
親　parent
親子間対立説　parent-offspring conflict theory
親子鑑定　parentage diagnosis
親世代　parental generation
親による刷込み　parental imprinting
オリゴジーン　oligogene
オリゴヌクレオチドライゲーション法　oligonucleotide ligation assay
オリゴマー　oligomer
オルガネラ(細胞小器官)　organelle
オルガネラ DNA　organellar DNA
オルソロガス遺伝子　orthologous genes
オルソログ(直系遺伝子)　ortholog …… 249［41 章］
温度感受性[突然]変異体　temperature-sensitive mutant

# 【か】

科【分類群の】　family
下位　hypostasis
下位遺伝子　hypostatic gene
開環状 DNA　open circular DNA
外群　outgroup
介在(腕内)欠失　interstitial deletion …… 218［37 章］
介在配列　intervening sequence
開始因子　initiation factor
開始コドン　initiation codon …… 126［18 章］
概日リズム　circadian rhythm
開始複合体　initiation complex
開始 tRNA　initiator tRNA
階段状[突然]変異モデル　stepwise mutation model
外適応　exaptation
ガイド RNA　guide RNA
外被タンパク質　coat protein
外来性ゲノム断片(エクソゲノート)　exogenote
解離因子　releasing factor
解離活性化因子系　dissociation-activator system【略】Ds-Ac system
カイ二乗検定　chi-square test
カイ部位　chi-site
回文配列(パリンドローム配列)　palindromic sequence …… 218［37 章］
化学変異原　chemical mutagen
花冠　corolla
核　nucleus,【複】nuclei …… 159［26 章］
萼　calyx
核遺伝子　nuclear gene
核 DNA　nuclear DNA …… 133［20 章］
核外遺伝子　extranuclear gene
核外 DNA　extranuclear DNA
核学　karyology
核型　karyotype
核型図式(イディオグラム)　idiogram
核型分析　karyotype analysis …… 185［31 章］
核合体　karyogamy
核[膜]孔　nuclear pore

# 遺伝学用語対訳集(和英編)

| | |
|---|---|
| 核細胞質雑種 | nuclear-cytoplasmic hybrid |
| 核細胞質相互作用 | nuclear-cytoplasmic interaction |
| 核酸 | nucleic acid |
| | ……51[4章]、100[13章]、113[15章] |
| 核小体 | nucleolus,【複】nucleoli |
| 核小体形成狭窄 | nucleolar constriction |
| 核小体形成部位 | nucleolus organizing region,【略】NOR |
| | ……201[34章] |
| 核小体染色体 | nucleolar chromosome |
| 核小体優位 | nucleolar dominance |
| 核相 | nuclear phase |
| 核相交代 | alternation of nuclear phase |
| 核置換 | substitution of nucleus |
| 獲得形質 | acquired character |
| 核内再倍加 | endoreduplication |
| | ……189[32章] |
| 核内[多]倍数性 | endopolyploidy |
| 核内低分子RNA | small nuclear RNA,【略】snRNA |
| | ……129[19章] |
| 核内倍加 | endoduplication |
| 核内有糸分裂 | endomitosis,【複】-ses |
| 確認バイアス | ascertainment bias |
| 核膜 | nuclear membrane |
| 核様体 | nucleoid |
| 隔離 | isolation |
| 隔離機構 | isolation mechanism |
| 隔離指数 | isolation index |
| 家系図 | pedigree |
| 家系選択 | family selection |
| 家系分析 | family analysis |
| 花糸 | filament |
| 可視形質 | visible trait |
| 可視[突然]変異 | visible mutation |
| 荷重 | load |
| 花序 | inflorescence |
| 過剰染色体 | extra (supernumerary) chromosome |
| | ……180[30章] |
| 過剰発現 | overexpression |
| 花序分裂組織 | inflorescence meristem |
| 花成誘導 | floral induction (flowering) |
| カセット機構 | cassete mechanism |
| 家族 | family |
| 家族集積性 | familial aggregation |
| 家族性腫瘍 | familial tumor |
| | ……266[44章] |
| 家族性腺腫性ポリポーシス | familial adenomatous polyposis |
| | ……95[12章]、257[43章] |
| 片親性ダイソミー | uniparental disomy,【略】UPD |
| カタボライト活性化タンパク質 | catabolite activator protein |
| カタボライト抑制 | catabolite repression |
| 家畜 | livestock |
| 家畜化 | domestication |
| 花柱 | style |
| カッパ粒子 | kappa particle |
| 活力 | vigor |
| 可動遺伝因子 | mobile (movable) genetic element |
| 花被 | tapel |
| 株 | strain |
| 花粉 | pollen |
| | ……173[28章] |
| 花粉管 | pollen tube |
| | ……173[28章] |
| 花粉競争 | certation (pollen competition) |
| 花粉のう[嚢](葯) | pollen sac |
| 花粉分析 | pollen analysis |
| 鎌状赤血球形質 | sickle-cell trait |
| 鎌状赤血球症 | sickle-cell anemia |
| | ……257[43章] |
| ガモント | gamont |
| 下流 | 【形】downstream |
| カルス | callus |
| カルタヘナ議定書 | Cartagena protocol |
| カルボキシル末端 | carboxyl terminus,【複】-ni |
| がん | cancer |
| | ……266[44章]、283[47章] |
| 間期 | interphase |
| | ……159[26章] |
| 環境 | environment |
| 環境変異原 | environmental mutagen |
| 環境多様性 | environmental variation |
| 環境分散 | environmental variance |
| 環境変動 | environmental variation |
| 還元分裂 | reduction division |
| | ……194[33章] |
| 幹細胞 | stem cell |
| がん腫 | carcinoma |
| 干渉【組換えの】 | interference |
| 環状染色体 | ring chromosome |
| | ……218[37章] |
| 環状DNA | circular DNA |

緩進化　bradytely
間性　intersex
完全同胞　full sib
間接選択　indirect selection
ガンマ線照射圃場　gamma field
関連性解析　association study
緩和調節　relaxed control
がん遺伝子　oncogene
……266［44 章］
がん原［性］物質　carcinogen
がん抑制遺伝子　antioncogene (tumor suppressor gene)
……177［29 章］、266［44 章］
キアズマ　chiasma,【複】-mata
……75［8 章］、194［33 章］、209［35 章］
キアズマ型説　chiasma-type theory
キアズマ干渉　chiasma interference
……75［8 章］
キアズマ頻度　chiasma frequency
キアズマ不成　achiasmata
偽遺伝子　pseudogene
……155［25 章］
機会的遺伝的浮動　random genetic drift
機械的隔離　mechanical isolation
機会的浮動　random drift
偽顕性　pseudodominance
疑似アレル　pseudoallele
基質　substrate
疑似［突然］変異　paramutation
疑似有性　parasexuality
疑似有性［的］生活環　parasexual (life) cycle
基準（標準）配列　canonical sequence
……249［41 章］
偽常染色体領域　pseudoautosomal region
寄生 DNA　parasitic DNA
季節的隔離　seasonal isolation
擬態　mimicry
拮抗的多面発現説　antagonistic pleiotropy theory
キネトプラスト　kinetoplast
キネトコア（動原体）　kinetochore
機能獲得型［突然］変異　gain-of-function mutation
……65［6 章］、87［11 章］、137［21 章］
機能欠失（喪失／欠損）型［突然］変異　loss-of-function mutation
……65［6 章］、87［11 章］、137［21 章］
機能欠損（喪失／欠失）型［突然］変異　loss-of-function mutation
機能ゲノム学　functional genomics
機能性異質染色質（機能性ヘテロクロマチン）
facultative heterochromatin
機能性ヘテロクロマチン（機能性異質染色質）
facultative heterochromatin
機能性 RNA　functional RNA
機能喪失（欠失／欠損）型［突然］変異　loss-of-function mutation
機能的制約　functional constraint
機能によるクローニング　functional cloning
基部　【形】proximal
基本系統　foundation stock
……39［2 章］
基本数【染色体の】　basic number
基本転写因子　basal (general) transcription factor
ギムザ染色法　Giemsa staining method
木村資生　Kimura, M.
……155［25 章］
キメラ　chimera
逆位　inversion
……218［37 章］
逆位多型　inversion polymorphism
逆遺伝学　reverse genetics
逆交雑　reciprocal cross (mating)
逆交配　reciprocal cross (mating)
逆転写　reverse transcription
逆転写 PCR　reverse transcriptase-polymerase chain reaction
逆転写酵素　reverse transcriptase
逆転写転移　retroposition
逆方向反復配列　inverted repeat sequence
逆方向末端反復　inverted terminal repeat
逆ポリメラーゼ連鎖反応　inverse polymerase chain reaction
キャップ【RNA の】　cap
求愛行動　courtship behavior
求基的・求底的　【形】basipetal
急進化　tachytely
急性骨髄性白血病　acute myeloid leukemia
……266［44 章］
求頂的　【形】acropetal
強化仮説　reinforcement hypothesis
狭義の遺伝率　narrow-sense heritability
共顕性　co[-]dominance,【形】co[-]dominant
……65［6 章］、87［11 章］
狭さく（くびれ）【染色体の】　constriction
共進化　coevolution
競争　competition
共生　symbiosis

# 遺伝学用語対訳集（和英編）

共生説　symbiotic theory
きょうだい（同胞）　sib (sibling)
兄妹交配（同胞交配）　brother-sister mating
協調進化　conserted evolution
協調制御　coordinate regulation
協調的フィードバック阻害　concerted feedback inhibition
共通祖先　common ancestor
……249［41章］
共通配列（コンセンサス配列）　consensus sequence
共適応　coadaptation
挾動原体逆位（腕間逆位）　pericentric inversion
供与菌　donor
供与体　donor
供与量　dosage (dose)
極核　polar nucleus,【複】-lei
極体　polar body
……194［33章］
去勢　emasculation
巨大染色体　giant chromosome
許容状態　permissive conditions
切り出し　excision
切れ目（ニック）　nick
キロベース【単位】　kilobase,【略】kb
近位　【形】proximal
近交　【形】inbred
近交荷重　inbreeding load
近交系　inbred line
……39［2章］
近交係数　coefficient of inbreeding (inbreeding coefficient)
近交系統　inbred strain
近交系内交雑　incross
近交系内交配　incross
近交弱勢　inbreeding depression
緊縮調節　stringent control
近親　【形】consanguineous
近親関係　kinship
近親係数　coefficient of consanguinity
近親交配　inbreeding
近親性　consanguinity
均等分裂　equational division
近隣結合法　neighbor-joining method
グアニン　guanine,【略】G
……100［13章］、113［15章］
グアニン四重鎖　guanine quartet
クォーラムセンシング　quorum sensing
クオドリプレックス　quadriplex
茎　stem
鎖　strand
くびれ（狭さく）【染色体の】　constriction
組合わせ能力　combining ability
組換え　recombination
……27［1章］、75［8章］、80［9章］、194［33章］
組換え価　recombination value
組換え近交系　recombinant inbred line,【略】RIL
組換え近交系統　recombinant inbred strain
組換え結節　recombination nodule
組換え修復　recombinational repair
……113［15章］、212［36章］
組換え染色体　recombinant chromosome
組換え体　recombinant
……80［9章］
組換え頻度　recombination frequency
……75［8章］
組換え割合　recombination fraction
組換え DNA　recombinant DNA
組換え DNA 技術　recombinant DNA technology
……137［21章］
組込み　integration
クラインフェルター症候群　Klinefelter syndrome
……218［37章］、266［44章］
クラウンゴール　crown gall
繰り返し配列　repetitive sequence
……239［40章］
グループ II イントロン　group II intron
グルクロニダーゼ　glucronidase
グレイ【放射線の単位】　gray,【略】Gy
グルコース-6-リン酸脱水素酵素（G6PD）欠損症　glucose-6-phosphate dehydrogenase (G6PD) deficiency
クレード　clade
クレノウ断片　Klenow fragment
クローニングベクター　cloning vector
クローバー葉構造　cloverleaf structure
クローン　clone
クローン化　cloning
クローン解析　clonal analysis
クローン生物作成　cloning
クローン選択　clonal selection
クロマチン（染色質）　chromatin
……180［30章］、201［34章］
クロマチン繊維　chromatin fiber

クロマチン免疫沈降法　chromatin immunoprecipitation
軍拡競争　arms race
群選択　group selection
蛍光 *in situ* ハイブリダイゼーション
fluorescence *in situ* hybridization,【略】FISH
経済形質遺伝子座[位]　economic trait locus
形質　character (trait)
……51［4章］、65［6章］、137［21章］
形質遺伝学　phenogenetics
形質状態　character state
形質置換　character displacement
形質転換　transformation
……27［1章］
形質転換生物　transgenic organism
形質転換体　transformant
形質転換レスキュー　transformation rescue
形質導入　transduction
形質導入ファージ　transducing phage
系図[学]　genealogy
形成層　cambium
形態形質　morphological character
系統　race (stock) (strain) (line)
系統育種　line breeding
……39［2章］、165［27章］
系統育種法　pedigree method
系統学　phylogeny
系統群　phyletic group (family)
系統系列　phyletic lineage
系統樹　phylogenetic tree
……155［25章］
系統進化　phyletic evolution
系統絶滅　phyletic extinction
系統漸進説　phyletic gradualism
系統的種形成　phyletic speciation
系統発生　phylogeny (phylogenesis)
……155［25章］
系統保存センター　stock center
系譜　lineage
傾父遺伝　patroclinal inheritance
傾母遺伝　matroclinal inheritance
茎葉（シュート）　shoot
計量形質　metric character
毛色　coat color
ケーンズモデル　Cairns model
血液型　blood group (blood type)
血縁　kinship
血縁選択　kin seletion
血縁度　coefficient of relatedness
結合部位　binding site
欠失　deficiency (deletion)
……100［13章］、185［31章］
欠失変異　deletion mutation
……137［21章］
欠失マッピング　deletion mapping
……100［13章］
血清学　serology
血族　【形】consanguineous
欠損　deficiency (defect)
血友病　hemophilia
血友病A　hemophilia A
……257［43章］
ゲノム　genome
……51［4章］、80［9章］、180［30章］、252［42章］
ゲノムDNA　genomic DNA
……133［20章］、231［38章］
ゲノム *in situ* ハイブリダイゼーション　genomic *in situ* hybridization
ゲノム医療　genomic medicine
ゲノムインプリンティング（ゲノム刷り込み現象）
genome imprinting
ゲノムウォーキング　genome walking
……252［42章］
ゲノムサイズ　genome size
……133［20章］
ゲノムの注釈付け　genome annotation
ゲノムライブラリー　genomic library
ゲノム栄養学　nutrigenomics
ゲノム科学　genomics
ゲノム刷り込み現象（ゲノムインプリンティング）
genomic imprinting
ゲノム複雑度　genome complexity
ゲノム分析　genome analysis
ゲノム編集　genome editing
ゲノム編集技術　gene editing technology
……137［21章］
ゲノム薬理学（ファーマコゲノミクス）　pharmacogenomics
原栄養体　prototroph
原核生物　prokaryote
……159［26章］
原がん遺伝子　proto-oncogene
原形質膜　plasma membrane

# 遺伝学用語対訳集（和英編）

原原種【植物】 breeder's seed (breeder's stock)
限雌性遺伝 hologynic inheritance
原種 foundation stock
減数第一分裂 first division (meiosis I)
……159［26 章］、194［33 章］
減数第一分裂後期 first anaphase (ananphase I)
減数第一分裂終期 first telophase (telophase I,【略】TI)
減数第一分裂中期 first metaphase (metaphase I)
減数第二分裂 second division (meiosis II)
……159［26 章］、194［33 章］
減数第二分裂後期 second anaphase (anaphase II)
減数第二分裂終期 second telophase (telophase II,【略】TII)
減数第二分裂中期 second metaphase (metaphase II)
減数分裂 meiosis,【複】meioses
……47［3 章］、75［8 章］、159［26 章］、173［28 章］、180［30 章］、189［32 章］、209［35 章］
減数分裂のコスト cost of meiosis
減数分裂分離ひずみ meiotic drive
減数母細胞 meiocyte
顕性 dominance,【形】dominant
……65［6 章］、95［12 章］、177［29 章］
顕性アレル dominant allele
限性遺伝 sex-limited inheritance
顕性遺伝子 dominant gene
……87［11 章］
顕性形質 dominant character (trait)
……87［11 章］
限性形質 sex-limited character
顕性阻害 dominant negative
顕性阻害［突然］変異 dominant negative mutation
……87［11 章］
顕性致死 dominant lethal
……87［11 章］
顕性の法則 law of dominance
……47［3 章］、87［11 章］、194［33 章］
顕性分散 dominance variance
顕性偏差 dominance deviation
検定系統 tester strain
検定交雑 test cross
検定交配 test cross
……165［27 章］
限定［形質］導入 restricted transduction
厳密性 stringency
限雄性遺伝 holandric inheritance
子 offspring

コア DNA core DNA
コアイソジェニック coisogenic
コアコレクション core collection
コアレセンス coalescence
高異数性 hyperaneuploidy
高異数倍数性 hyperploidy
合核 synkaryon
後期 anaphase
……159［26 章］
後期遺伝子 late gene
広義の遺伝率 broad-sense heritability
工業暗化 industrial melanism
抗原 antigen
交互分離 alternate disjunction
高コレステロール血症 hypercholesterolemia
交差（乗換え） crossing-over
……75［8 章］、80［9 章］、194［33 章］、212［36 章］
交差値（乗換え値） cross-over value
交雑 cross
交雑帯 hybrid zone
交雑発生異常 hybrid dysgenesis
交雑品種 hybrid variety
交雑不和合性 cross-incompatibility
交差培養検定 cross streak test
厚糸期（太糸期、パキテン期） pachytene
合糸期（接合糸期） zygotene
高次コイル supercoil
向上進化 anagenesis
恒常性 homeostasis
校正 proofreading
構成遺伝子 constitutive gene
構成性異質染色質（構成性ヘテロクロマチン） constitutive heterochromatin
構成性発現 constitutive expression
構成性ヘテロクロマチン（構成性異質染色質） constitutive heterochromatin
高精度分染法 high-resolution banding method
硬選択 hard selection
酵素 enzyme
構造遺伝子 structural gene
……116［16 章］
抗体 antibody
後代 progeny
後代検定 progeny test
行動遺伝学 behavioral genetics

高度可変領域　hypervariable region
交配　cross (mating)
……100［13 章］
交配型　mating type
交配後隔離　postmating isolation
向背軸極性　adaxial-abaxial polarity
交配前隔離　premating isolation
高発がん性疾患　cancer susceptibility disease
交尾　mating
交尾行動　mating behavior
高頻度組換え　high frequency recombination,【略】Hfr
高頻度組換え型　high frequency of recombination
候補遺伝子　candidate gene
合胞体（シンシチウム）　syncytium,【複】-tia
酵母人工染色体　yeast artificial chromosome,【略】YAC
……201［34 章］
酵母ツーハイブリッド系　yeast two-hybrid system
酵母ベクター　yeast vector
酵母ワンハイブリッドシステム　yeast one-hybrid system
コーディング（暗号化）　coding
コーディング DNA　coding DNA
……133［20 章］
コード（暗号）　code
コード鎖（暗号化鎖）　coding strand
コード配列（暗号化配列）　coding sequence
コード領域　coding region
……133［20 章］、137［21 章］
コープの法則　Cope's law
小型干渉 RNA　small interfering RNA,【略】siRNA
国際データバンク
International Nucleotide Sequence Databanks,【略】INSD
国際ヒト細胞遺伝学命名法　【略】ISCN
国際ヒトゲノムコンソーシアム
International Human Genome Sequencing Consortium
【略】IHGSC
……252［42 章］
コザック配列　Kozak sequence
コスミド　cosmid
個体群　population
……151［24 章］
個体群統計学　demography
誤対合　mispairing
個体多様性　individual variation
個体変動　individual variation
コット解析　Cot analysis
固定確率　fixation probability
固定時間　fixation time
古典仮説　classical hypothesis
コドン　codon
コドンバイアス　codon bias
コドン使用　codon usage
コドン使用頻度　codon usage
コピア　copia
コヒーシン　cohesin
……194［33 章］
コピー数　copy number
コピー数の多様性　copy number variation,【略】CNV
……257［43 章］
コピー選択【染色体複製の】　copy choice
誤分裂　misdivision
個別化医療　personalized medicine
…257［43 章］、266［44 章］、279［46 章］、283［47 章］
固有子孫形質　autoapomorphic character
固有種　endemic species
コリシン　colicin
コリシン因子　Col factor
コリプレッサー（補抑制体）　corepressor
コルセミド　Colcemid
コルヒチン　colchicine
コロニー　colony
コロニーハイブリッド法　colony hybridization
……143［22 章］
コンカテマー　concatemer
痕跡器官　rudimentary (vestigial) organ
コンセンサス配列（共通配列）　consensus sequence
コンソミック系統　consomic strain
根端分裂組織　root apical meristem
コンティグ　contig
コンデンシン　condensin
コンドリオン　chondrion
混数倍数体　mixoploid


## 【さ】


座［位］　locus,【複】loci
……27［1 章］、47［3 章］、51［4 章］、65［6 章］、
73［7 章］、177［29 章］
再会合　reassociation
再会合カイネティックス　reassociation kinetics

# 遺伝学用語対訳集（和英編）

細菌の接合　bacterial conjugation
サイクリック AMP　cyclic AMP
サイクリック AMP 応答配列
cyclic AMP responsive element,【略】CRE
サイクリック AMP 応答配列結合タンパク質　【略】CREB
サイクリン　cycline
サイクリン依存性リン酸化酵素　cycline-dependent kinase
【略】CDK
再結合　reunion
……218［37 章］
細糸期　leptotene
……194［33 章］
最初期遺伝子　immediate early gene
最大節約法　maximum persimony method
サイトタイプ　cytotype
再塗布実験　spreading experiment
栽培化　domestication
栽培品種【植物の】　cultivar
……39［2 章］
再配列　rearrangement
再発率　recurrence risk
……279［46 章］
再プログラミング　reprogramming
細粉化【染色体の】　pulverization
再分化　redifferentiation
細胞　cell
細胞遺伝学　cytogenetics
……27［1 章］、180［30 章］
細胞遺伝学的地図　cytogenetic map
細胞学　cytology
細胞学的地図　cytological map
……80［9 章］
細胞株　(1)cell line (2)cell strain
細胞系[統]　(1)cell line (2)cell strain
……39［2 章］
細胞系譜　cell lineage
細胞骨格　cytoskeleton
細胞雑種　cell hybrid
……257［43 章］
細胞質　cytoplasm
細胞質遺伝　cytoplasmic inheritance
細胞質遺伝子　plasmagene
細胞質型プチ　cytoplasmic petite
細胞質雑種　cybrid
細胞質分裂　cytokinesis
……159［26 章］
細胞質雄性不稔　cytoplasmic male sterility,【略】CMS
細胞周期　cell cycle
……159［26 章］
細胞小器官（オルガネラ）　organelle
細胞自律性　【形】cell-autonomous
細胞生物学　cell biology
細胞分裂　cell division
……159［26 章］、180［30 章］、201［34 章］
細胞融合　cell fusion
……189［32 章］
最尤（ゆう）法　maximum likelihood method
サイレント置換　silent substitution
サザンブロット法　Southern blotting
挿木　cutting
雑種　hybrid
……100［13 章］
雑種壊死　hybrid necrosis
雑種強勢　heterosis (hybrid vigor)
……165［27 章］
雑種強勢育種　heterosis breeding
雑種群落　hybrid swarm
雑種死滅　hybrid inviability
雑種弱勢　hybrid weekness
雑種世代　filial generation
雑種第一代　first filial generation,【略】$F_1$
……165［27 章］
雑種第二代　second filial generation,【略】$F_2$
雑種発生　hybridogenesis
雑種不妊性　hybrid sterility
雑種不稔性　hybrid sterility
……165［27 章］
雑種プラスミド　hybrid plasmid
雑種崩壊　hybrid breakdown
サテライト DNA　satellite DNA
サテライト染色体（付随染色体、SAT 染色体）
satellite chromosome,【略】SAT-chromosome
サブクローニング　subcloning
サプレッサー　repressor
……137［21 章］
サプレッサー tRNA　suppressor tRNA
サラセミア　thalassemia
サラセミア、地中海貧血　Mediterranean anemia
サルベージ合成　salvage synthesis

三塩基反復配列 trinucleotide repeat
三塩基反復配列多型 trinucleotide repeat polymorphism
サンガー法 Sanger's method
……239［40章］
三価染色体 trivalent
残基 residue
散在型反復DNA interspersed repetitious DNA
三次トリソミー 【形】tertiary trisomic
三染色体性（トリソミー） trisomy,【形】trisomic
三染色分体間二重交差（乗換え） three strand double crossing-over
三染色分体間二重乗換え（交差） three strand double crossing-over
三点交雑 three-point cross
三点交配 three-point cross
……75［8章］、80［9章］
三倍性 triploidy
……189［32章］、218［37章］
三倍体 triploid
……189［32章］、218［37章］
産卵力 fecundity
雌異型配偶子型 female heterogametic type
飼育 culture
シーベルト【放射線の単位】 sievert,【略】Sv
紫外線 ultraviolet rays,【略】UV
紫外線感受性 UV sensitivity
紫外線抵抗性 UV resistance
紫外線［突然］変異生成 ultraviolet mutagenesis
雌核発生 gynogenesis
自家受精 self-fertilization
自家受粉 self-pollination
自家生殖（オートミキシス） autogamy (automixis)
……39［2章］
自家稔性 【形】self-fertile
自家不稔 【形】self-sterile
自家不稔性遺伝子 self-sterility gene
自家不和合性 self-incompatibility
雌花両性花異株性 gynodioecy
雌花両性花同株性 gynomonoecy
自家和合性 self-compatibility
師管 sieve tube
時間的隔離 temporal isolation
色覚異常 color blindness
……257［43章］
【表現として用いないことを提案】
色覚多様性 color vision variation
……257［43章］
色素性乾皮症 xeroderma pigmentosum
色素体 plastid
色盲【用語改訂】→「色覚異常」
シグナルペプチド signal peptide
シグナル伝達 signal transduction
シグマ因子 sigma factor
試験管内 【形】*in vitro*
……237［39章］
試験管内［突然］変異誘発 *in vitro* mutagenesis
自己スプライシング self-splicing
自己制御 autoregulation (autogenous regulation)
自己免疫疾患 autoimmune disorder
死産 still birth
自殖 selfing
シス—トランス位置効果 *cis*, *trans* position effect
シスeQTL *cis*-eQTL
……61［5章］
シスエレメント *cis*-element
……116［16章］
雌ずい pistil
雌ずい群 gynoecium
システム生物学 system biology
シストロン cistron
……100［13章］、116［16章］
シストロン内相補性 intracistronic complementation
シス顕性 *cis*-dominance
シス作用性遺伝子座［位］ *cis*-acting locus
……61［5章］
シス制御因子 *cis*-regulatory element
シス配置 *cis*-arrangement (*cis*-configuration)
雌性化 feminization
雌性産生単為生殖 thelytoky
雌性前核 female pronucleus,【複】-lei
雌性先熟 protogyny
雌性配偶子 female gamete
……173［28章］
雌性不稔 female sterility
次世代シーケンサー next generation sequencer
……239［40章］
自然集団 natural population
自然選択 natural selection
……151［24章］、155［25章］
自然選択のコスト cost of natural selection
雌選択 female choice
自然［突然］変異 spontaneous mutation

# 遺伝学用語対訳集（和英編）


自然[突然]変異率　spontaneous mutation rate
自然流産　spontaneous abortion
……266［44 章］
子孫　descendant (offspring) (progeny)
……165［27 章］
子孫形質　【形】apomorphic
子孫形質状態　apomorphy
次端部着糸型（次端部動原体）　【形】subtelocentric
次端部動原体（次端部着糸型）　【形】subtelocentric
次中部着糸型（次中部動原体）　【形】submetacentric
次中部着糸型（次中部動原体）染色体　submetacentric chromosome
次中部動原体（次中部着糸型）　【形】submetacentric
次中部動原体（次中部着糸型）染色体　submetacentric chromosome
……201［34 章］
実現遺伝率　realized heritability
実現選択差　realized selection differential
質的形質　qualitative character (qualitative trait)
ジデオキシチェーンターミネーション法
dideoxy chain termination method
自動 DNA 配列決定装置　automated DNA sequencer
シトシン　cytosine,【略】C
……100［13 章］、113［15 章］
シナプトネマ複合体（対合複合体）　synaptonemal complex
……194［33 章］
子嚢　ascus,【複】asci
子嚢胞子　ascospore
師部　phloem
子房　ovary
死亡率　mortality
姉妹染色分体　sister chromatid
……201［34 章］、218［37 章］
姉妹染色分体交換　sister chromatid exchange,【略】SCE
島模型　island model
シムー　shmoo
指紋　fingerprint
ジャームライン（生殖細胞系列）　germline
ジャームラインモザイク（生殖細胞系列モザイク）
germline mosaicism
シャイン・ダルガノ配列　Shine-Dalgano sequence
社会ダーウィニズム　social Darwinism
弱有害[突然]変異　mildly detrimental mutation
シャトルベクター　shuttle vector
ジャンク DNA　junk DNA
……133［20 章］
種　species
……73［7 章］、165［27 章］
雌雄異株　【形】dioecious
雌雄異体　【形】dioecious
雌雄異体性　gonochorism
終期　telophase
……159［26 章］
終結因子　termination factor
終結シグナル　termination signal
十字遺伝　cris-cross inheritance
終止コドン　termination (stop) codon
……137［21 章］
修飾遺伝子　modifier
……95［12 章］
修飾遺伝子（変更遺伝子）　modifying gene
修飾因子　modifier
従性遺伝　sex-conditioned (sex-controlled) inheritance
雌雄選択　epigamic (intersexual) selection
収束進化　convergent evolution
集団　population
……151［24 章］
集団遺伝学　population genetics
……27［1 章］
集団交配　mass mating
集団選択　group (mass) selection
集団の大きさ　population size
集団の有効な大きさ　effective population size
シュート（茎葉）　shoot
雌雄同株　hermaphrodite (【形】monoecious)
雌雄同体　hermaphrodite
修復　repair
……113［15 章］
修復誤り　misrepair
……218［37 章］
重複　duplication
……155［25 章］
重複暗号（重複コード）　overlapping code
重複遺伝子　duplicate gene
……155［25 章］
重複逆位　overlapping inversion
重複欠失　overlapping deletion
重複コード（重複暗号）　overlapping code
修復合成　repair synthesis
重複受精　double fertilization
終末分化　terminal differentiation

絨毛採取　chorionic villus sampling ……273［45 章］
雌雄モザイク　gynandromorph (sex mosaic)
縦列重複　tandem duplication
縦列反復　tandem repeat
縦列反復数変異　variable number tandem repeat,【略】VNTR
種間　【形】interspecies (interspecific)
種間雑種　species hybrid
宿主域［突然］変異　host-range mutation
縮重　degeneracy
縮重コドン　degenerate codon ……126［18 章］
縮重プライマー　degenerate primer
縮退　degeneracy
主溝　major groove
種雌　dam
樹状図（デンドログラム）　dendrogram
受精　fertilization ……165［27 章］、173［28 章］、177［29 章］
受精率　fertility
出生前診断　prenatal diagnosis ……279［46 章］、283［47 章］
主働遺伝子　major gene
種内　【形】intraspecies
種の概念　species concept ……39［2 章］
受粉　pollination
種分化　speciation
寿命　life span (longevity)
種雄　sire
受容菌　recipient
受容ステム　acceptor stem
主要組織適合性複合体　major histocompatibility complex【略】MHC
受容体　receptor
受容体リン酸化酵素　receptor kinase
受容能　competence
受容能力をもつ細胞　competent cell
主抑制体（アポリプレッサー）　aporepressor
順化（馴化）　acclimation (acclimatization)
純化選択　purifying selection
純系　pure line (bred-true)
純系育種　pure line breeding
純系分離　pure line selection
純粋種　pure breed (true-bred)
準同質遺伝子系統　near-isogenic line,【略】NIL
順方向反復配列（定方向反復配列）　direct repeat sequence
上位　epistasis
小花　floret
障害　defect
小核　micronucleus,【複】-lei
娘核　daughter nucleus,【複】-lei
条件致死　conditional lethal
条件［突然］変異　conditional mutation
小溝　minor groove
症候群　syndrome
娘細胞　daughter cell
小進化　microevolution
常染色体　autosome,【形】autosomal ……180［30 章］
常染色体顕性遺伝病　autosomal dominant disease ……87［11 章］、257［43 章］、273［45 章］
常染色体潜性遺伝病　autosomal recessive disease ……87［11 章］、257［43 章］、273［45 章］
冗長性　redundancy
冗長的遺伝子　redundant gene
小配偶子　microgamete ……173［28 章］
小配偶体　microgametophyte
消費者直結型遺伝学的検査　direct-to-consumer (DTC) genetic testing ……283［47 章］
小穂　spikelet
小胞　vesicle
情報 DNA　informational DNA
情報高分子　informational macromolecule
小胞子　microspore
小胞体　endoplasmic reticulum,【略】ER
上流　upstream
初期遺伝子　early gene
除去修復　excision repair ……113［15 章］
植物育種　plant breeding
植物の　【接頭語】phyto-
植物ホルモン　phytohormone (plant hormone)
助細胞　synergid
女性化　feminization
ショットガンクローニング　shotgun cloning
除雄　emasculation
自律［性］因子　autonomous element

# 遺伝学用語対訳集（和英編）

自律複製配列　autonomously replicating sequence,【略】ARS
人為選択　artificial selection
人為[突然]変異　artificial mutation
親縁係数　coefficient of consanguinity (coefficient of kinship) (kinship coefficient)
進化　evolution
……155［25 章］
進化遺伝学　evolutionary genetics
……27［1 章］
真核生物　eukaryote
……159［26 章］
進化速度　evolutionary rate
進化的安定戦略　evolutionarily stable strategy,【略】ESS
進化の荷重　evolutionary load
進化発生学　evolutionary development
ジンクフィンガー　zinc finger
……231［38 章］
神経線維腫症　neurofibromatosis
神経線維腫症 1 型　neurofibromatosis type 1
……257［43 章］
人工染色体　artificial chromosome
人口統計学　demography
シンシチウム（合胞体）　syncytium,【複】-tia
人種　[human] race
真正染色質（ユークロマチン）　euchromatin
新生セントロメア　neo-centromere
新生 RNA　nascent ribonucleic acid
新ダーウィン説　neo-Darwinism
……155［25 章］
伸長因子　elongation factor
シンテニー　synteny
浸透交雑　introgressive hybridization
浸透度（浸透率）　penetrance
浸透率（浸透度）　penetrance
心皮　carpel
人類遺伝学　human genetics
……27［1 章］
推移平衡理論　shifting balance theory
垂層分裂　anticlinal division
スイッチ遺伝子　switch gene
水平伝達　horizontal transmission
ズーブロット法　zoo blot
スカイ法（スペクトラル核型分析）　spectral karyotyping【略】SKY
スクリーニング（選別）　screening
ステムループ構造　stem-loop structure
スプライシング　splicing
……123［17 章］、249［41 章］
スプライス供与部位　splice donor site
スプライス受容部位　splice acceptor site
スプライス部位　splice junction
スプライセオソーム　spliceosome
スペーサー DNA　spacer DNA
スペクトラル核型分析（スカイ法）　spectral karyotyping【略】SKY
スポット試験　spot test
すみ場所隔離　habitat isolation
性　sex,【形】sexual
成因的相同　homoplasy
正遺伝学　forward genetics
生化学的進化　biochemical evolution
正逆交雑　reciprocal crossings (reciprocal matings)
……47［3 章］
性クロマチン　sex chromatin
性決定　sex determination
制限【の】　restriction
制限エンドヌクレアーゼ　restriction endonuclease
制限酵素　restriction enzyme
制限酵素切断地図　restriction [enzyme] [cleavage] map
制限酵素ランドマークゲノムスキャニング法　restriction landmark genomic scanning
精原細胞　spermatogonium,【複】-nia
制限条件　restrictive condition
制限断片　restriction fragment
制限断片長多型　restriction fragment length polymorphism【略】RFLP
制限部位　restriction site
接合体頻度　zygotic frequency
性行動　sexual behavior
精細胞　sperm cell (spermatid)
精子　sperm (spermatozoon,【複】-zoa)
……173［28 章］
精子完成　spermiogenesis
精子競争　sperm competition
精子形成　spermatogenesis
……173［28 章］
精子変態　spermiogenesis
脆弱 X 症候群　fragile X syndrome
脆弱部位　fragile site

成熟分裂 maturation division
……194［33 章］
正常化選択 normalizing selection
生殖 reproduction
生殖系列細胞 germ line cell
生殖細胞 germ cell
……173［28 章］
生殖細胞系列 germ line
生殖細胞系列遺伝子変異 germline mutation
生殖細胞系列（ジャームライン） germline
生殖細胞系列モザイク（ジャームラインモザイク） germline mosaicism
生殖細胞系列［突然］変異 germline mutation
……283［47 章］
生殖質 germplasm
生殖成長期 reproductive phase
生殖腺 gonad
生殖的隔離 reproductive isolation
生殖的形質置換 reproductive character displacement
生殖能 fertility
生殖母細胞 gametocyte
……173［28 章］
生殖力 fecundity (reproductivity)
性染色体 sex chromosome
……180［30 章］、185［31 章］
性選択 sexual selection
性線毛 sex pilus,【複】sex pili
精巣決定遺伝子 testis-determining gene
生存 survival
生存率 survival rate
生存力 viability
生態遺伝学 ecological genetics
生態型 ecotype
生態的隔離 ecological isolation
生体内 *in vivo*
……237［39 章］
生体内原位置 【形】*in situ*
……237［39 章］
性徴 sexual character
性的隔離 sexual isolation
性的二型性 sexual dimorphism
性転換 sex reversal
正の干渉 positive interference
正の選択 positive selection
正倍数性 euploidy (homoploidy) (orthoploidy)
正倍数体 euploid (homoploid) (orthoploid)
性比 sex ratio
性比生物 sex ratio organism
生物遺伝資源 bioresource
生物学的種 biological species
……151［24 章］
生物学的種概念 biological species concept
生物学的封じ込め biological containment
生物学的防除 biological control
生物計測学 biometrics (biometry)
生物工学（バイオテクノロジー） biotechnology
生物情報学（バイオインフォマティクス） bioinformatics
……252［42 章］
生物多様性 biodiversity
生物統計遺伝学 biometrical genetics
生物時計 biological clock
生物リズム（バイオリズム） biological rhythm
性分化 sex differentiation
正［突然］変異 forward mutation
精母細胞 spermatocyte
……173［28 章］
赤道板 equational plate
世代 generation
世代交代 alternation of generation
世代時間 generation time
接合 conjugation
……27［1 章］、177［29 章］
接合後隔離 postzygotic isolation
接合子 zygote
……173［28 章］
接合糸期（合糸期） zygotene
接合体 zygote
切断型選択 truncation selection
切断後増幅多型配列 cleaved amplified polymorphic sequence【略】CAPS
切断融合架橋サイクル breakage-fusion-bridge cycle
切断誘導型複製モデル break-induced replication model
……212［36 章］
セレノシステイン selenocysteine
繊維芽細胞 fibroblast
前核 pronucleus,【複】-clei
前期 prophase
……159［26 章］

# 遺伝学用語対訳集（和英編）

全奇胎　complete mole ……189［32章］
前駆体 mRNA　pre-mRNA ……116［16章］
前駆体 RNA　precursor RNA
線形四分子　linear tetrad
全ゲノムショットガン配列決定法　whole-genome shotgun sequencing ……252［42章］
全ゲノム関連解析　genome-wide association study【略】GWAS ……257［43章］
潜在遺伝子　cryptic gene
線状四分子　ordered tetrad
染色質（クロマチン）　chromatin
染色質削減　chromatin diminution
染色小粒　chromomere
染色糸　chromonema,【複】-mata
染色体　chromosome ……51［4章］、80［9章］、100［13章］、177［29章］、180［30章］、185［31章］、201［34章］
染色体異形性　chromosome heteromorphism
染色体異常　chromosome aberration ……185［31章］、273［45章］
染色体異常症　chromosome disorder ……218［37章］、266［44章］、273［45章］
染色体異常症候群　chromosome aberration syndrome
染色体外遺伝子　extrachromosomal gene
染色体型異常　chromosome-type aberration ……218［37章］
染色体間　【形】interchromosomal
染色体基本繊維　elementary chromosome fibril
染色体凝縮　chromosome condensation
染色体組　chromosomal complement
染色体骨格　chromosome scaffold
染色体骨格付着領域　scaffold attachment region
染色体再構成　chromosome rearrangement
染色体彩色　chromosome painting
染色体削減　chromosome elimination
染色体数　chromosome number ……189［32章］
染色体切断　chromosome break
染色体対合　chromosome pairing
染色体多型　chromosomal polymorphism
染色体断片　chromosome fragment ……218［37章］
染色体短腕　short arm,【記号】p ……201［34章］
染色体置換　chromosome substitution
染色体地図　chromosome map ……257［43章］
染色体長腕　long arm,【記号】q ……201［34章］
染色体内　【形】intrachromosomal
染色体倍加　chromosome doubling
染色体不安定症候群　chromosome instability syndrome
染色体複製　chromosome replication
染色体不分離　chromosome non-disjunction ……218［37章］、266［44章］
染色体分染法　chromosome banding technique ……180［30章］、201［34章］
染色体分離　chromosome disjunction
染色体［突然］変異　chromosomal mutation ……218［37章］
染色体歩行　chromosome walking
染色体腕　chromosome arm ……201［34章］
染色中心　chromocenter
染色分体　chromatid ……159［26章］、201［34章］
染色分体早期解離　premature chromatid separation
染色分体型異常　chromatid-type aberration ……218［37章］
センスコドン　sense codon
センス鎖　sense strand
潜性　【形】recessive ……65［6章］、100［13章］、177［29章］
潜性アレル　recessive allele
潜性遺伝子　recessive gene
潜性形質　recessive character / trait ……87［11章］
潜性致死［突然］変異　recessive lethal mutation
潜性［突然］変異　recessive mutation
先祖返り　atavism (reversion)
選択　selection
選択圧　selection pressure
選択遺伝子　selector gene
選択価　selective value
選択緩和　relaxed selection

選択基準 selection criterion,【複】-teria
選択強度 selection intensity
選択係数 coefficient of selection (selection coefficient)
選択限界 selection limit
選択勾配 selection gradient
選択差 selection differential
選択指数 selection index
選択浄化 selective sweep
選択的 RNA スプライシング alternative RNA splicing
選択的スプライシング alternative splicing
……116［16 章］
選択に中立【形】selectively neutral
選択培地 selection medium
選択反応 selection response
選択不利性 selective disadvantage
選択マーカー selective (selected) marker
選択有利性 selective advantage
センチモルガン【単位】centimorgan,【略】cM
……75［8 章］
前中期 prometaphase
……159［26 章］
前適応 pre-adaptation
先天性【形】congenital
先天[性]代謝異常 inborn error of metabolism
先天性副腎過形成症 congenital adrenal hyperplasia
先天免疫系 innate immune system
全動原体【形】holokinetic
セントラルドグマ central dogma
……51［4 章］
セントロメア centromere
……75［8 章］、185［31 章］、201［34 章］、218［37 章］
セントロメア DNA centromeric DNA
セントロメア早期分離 premature centromere division
全能性［分化能］totipotency
潜伏期ファージ latent phage
選別（スクリーニング） screening
前[突然]変異（前変異） premutation
線毛 pilus,【複】pili
線量 dosage (dose)
全腕転移 whole-arm transposition
総当たり交雑 diallele cross
総当たり交配 diallele cross
総当たり分析 diallel analysis
相引（そういん） coupling
……75［8 章］
相加遺伝分散 additive genetic variance
相加効果 additive effect
走化性 chemotaxis
相加的遺伝子効果 additive genetic effect
相関係数 correlation coefficient
相関反応 correlated response
早期（未熟）染色体凝縮 premature chromosome condensation【略】PCC
早期染色分体解離 premature chromatid separation
早期セントロメア分離 premature centromere division
総合進化説 Modern evolutionary synthesis
……155［25 章］
総合[学]説 synthetic theory
相互組換え reciprocal recombination
相互交換 interchange
相互交差（乗換え） reciprocal crossing-over
相互交雑 intercross
相互交配 intercross
相互循環選択 reciprocal reccurent selection
相互転座 reciprocal translocation
……185［31 章］、218［37 章］、266［44 章］
相互乗換え（交差） reciprocal crossing-over
相似器官 analogous organ
創始者原理 founder principle
創始者効果 founder effect
創始者集団 founder population
相乗効果 synergistic effect
増殖 propagation
双生児 twins
双生児法 twin method
相同異質形成 homeosis
相同異質形成[突然]変異 homeotic mutation
相同遺伝子 homologous gene
……155［25 章］
相同器官 homologous organ
相同組換え homologous recombination
……113［15 章］、209［35 章］、212［36 章］
相同性 homology
……249［41 章］
相同性検索 homology search
……249［41 章］
相同染色体 homologous chromosome
…159［26 章］、180［30 章］、194［33 章］、209［35 章］、218［37 章］
相同体 homologue

相同な　【形】homologous
……249 [41章]
相同配列　homologous sequence
……249 [41章]
挿入　insertion
挿入因子　insertion element
挿入剤　intercalating agent
挿入[突然]変異　insertion mutation
……137 [21章]
挿入配列　insertion sequence,【略】IS
相反　repulsion
増幅断片長多型　amplified fragment length polymorphism【略】AFLP
相補　complementation
相補群　complementation group
……100 [13章]
相補性　complementarity
……65 [6章]
相補性検定　complementation test
……100 [13章]
相補的　【形】complementary
……100 [13章]、113 [15章]、231 [38章]、237 [39章]
相補的塩基配列　complementary base sequence
相補[的]DNA　complementary DNA,【略】cDNA
阻害遺伝子　inhibitor (inhibiting gene)
阻害因子　inhibitor
側系統[性]　paraphyly,【形】paraphyletic
側所的種分化　parapatric speciation
側所性　【形】parapatric
側生器官　lateral organ
速中性子線　fast neutron
組織適合性複合体　histocompatibility complex
組織培養　tissue culture
祖先　progenitor,【形】ancestral
祖先形質　plesiomorphy
祖先形質共有　symplesiomorphy
相対成長　allometry
ソラマメ中毒症　favism

## 【た】

ダーウィン【進化速度の単位】　Darwin
ダーウィン説　Darwinism
……155 [25章]
ダーウィン適応度　Darwinian fitness
ダーウィン的進化　Darwinian evolution
ターゲッティング　targeting
……137 [21章]
ターナー症候群　Turner syndrome
……218 [37章]、266 [44章]
第一精母細胞　primary spermatocyte
第一分裂分離　first division segregation
第一卵母細胞　primary oocyte
体外受精　*in vitro* fertilization
大核　macronucleus,【複】-clei
体系学　systematics
対合【用語改訂：読み】→「ついごう」
pairing (synapsis,【複】-pses)
対抗進化　counter-evolution
対抗選択　counteracting selection
退行[的]進化　retrogressive evolution
胎座【植物】　placenta
ダイサー　dicer
体細胞　somatic cell,【形】somatic
体細胞組換え　somatic recombination
体細胞交差（乗換え）　somatic crossing-over
体細胞雑種　somatic cell hybrid
体細胞多様性　somaclonal variation
体細胞対合　somatic pairing
体細胞乗換え（交差）　somatic crossing-over
体細胞胚発生　somatic embryogenesis
体細胞分裂　somatic cell division
……159 [26章]、180 [30章]、194 [33章]、218 [37章]
体細胞[突然]変異　somatic mutation
……283 [47章]
体細胞[突然]変異説　somatic mutation theory
体細胞変動　somaclonal variation
……177 [29章]
体細胞有糸分裂　somatic mitosis,【複】-ses
胎児　fetus
太糸期（厚糸期、パキテン期）　pachytene
……194 [33章]
胎児診断　fetus diagnosis
胎児[性]　【形】fetal
大進化　macroevolution
耐性　tolerance
ダイソミー（二染色体性）　disomy,【形】disomic
ダイソミー個体　disomics
大腸菌ファージ　coliphage

第二精母細胞 secondary spermatocyte
第二点復帰 second site reversion
第二点[突然]変異 second site mutation
第二分裂分離 second division segregation
第二卵母細胞 secondary oocyte
大配偶子 macrogamete
……173 [28 章]
大配偶子体 macrogametophyte
大配偶体 megagametophyte
胎盤 placenta
大胞子 macrospore (megaspore)
大胞子形成 macrosporogenesis (megasporogenesis)
大胞子嚢 macrosporangium,【複】-gia
対立遺伝子【用語改訂】→「アレル(対立遺伝子)」
多因子 【形】multifactorial
多因子遺伝 multifactorial inheritance
……257 [43 章]
多因子疾患 multifactorial disease
……283 [47 章]
ダウン症候群 Down syndrome
……218 [37 章]、266 [44 章]、273 [45 章]
多核体 coenocyte
他家受精 cross-fertilization
他家受粉 cross-pollination
他家生殖 allogamy
多価染色体 multivalent chromosome
タグスニップ tag SNP
多型 polymorphism
……80 [9 章]、137 [21 章]、257 [43 章]
多系統 【形】polyphyletic
多系統群 polyphyletic group
多剤抵抗性 multiple drug resistance
多シストロン性 mRNA polycistronic mRNA
多糸染色体 polytene chromosome
……189 [32 章]、218 [37 章]
多重 PCR multiplex PCR
多重遺伝子族 multigene family
多重交差(乗換え) multiple crossing-over
多重乗換え(交差) multiple crossing-over
他殖 outcross (outbreeding)
だ(唾)腺染色体 salivary gland chromosome
……189 [32 章]
多染色体性(ポリソミー) polysomy
多胎出産 multiple birth
脱アミノ deamination
脱分化 dedifferentiation
多動原体染色体 polycentric chromosome
多年生の 【形】perennial
多能性[分化能](多分化能) pluripotency
ダブルホリデイモデル double-Holliday model
……212 [36 章]
多分化能(多能性[分化能]) pluripotency
タペート細胞 tapetum cell
多面効果 manifold (pleiotrophic) effect
多面発現 pleiotropy
多様化 divergence
多様化選択 diversifying selection
多様性 diversity (variability) (variation)
多様体 variant
単為生殖 parthenogenesis
単為生殖生物 parthenote
単一アレル性 【形】monoallelic
単一遺伝子疾患 single-gene disorder
……257 [43 章]
単一遺伝子病 single-gene (monogenic) disease
……283 [47 章]
単位複製配列 amplicon
単型 【形】monomorphic
単系統 【形】monophyletic
単系統群 monophyletic group
単系統性 monophyly
単交雑 single cross
単交配 single cross
単コピー遺伝子 single-copy gene
単婚 monogamy
担子器 basidium,【複】-dia
単式 simplex
単式遺伝子型 simplex genotype
単雌系統 isofemale line
単シストロン性 mRNA monocistronic mRNA
担子胞子 basidiospore
短縦列反復 short tandem repeat,【略】STR
短縦列反復多型 short tandem repeat polymorphism 【略】STRP
単純配列長多型 simple sequence length polymorphism 【略】SSLP
単親性伝達 uniparental transmission
単数十分 haplo-sufficiency
単数性 haploidy
……194 [33 章]

# 遺伝学用語対訳集（和英編）

単数体 haploid
……173［28章］、180［30章］、189［32章］
単数体育種 haploid breeding
単数二倍体性 haplodiploidy
単数不十分 haplo-insufficiency
単性 【形】unisexual
単性花 unisexual flower
男性化 masculinization
単相 haploid phase (haplophase)
単相世代 haploid generation
単相体 haplont
単相の染色体数 haploid number
断続平衡 punctuated equilibrium
タンパク質 protein
……116［16章］、129［19章］、249［41章］
タンパク質構造データバンク【データベース名】
Protein Data Bank,【略】PDB
タンパク質の折りたたみ protein folding
タンパク質分解酵素（プロテアーゼ） protease
タンパク質分解酵素（プロテイナーゼ） proteinase
タンパク質リン酸化 protein phosphorylation
タンパク質リン酸化酵素 protein kinase
短尾 brachyury
端部 【形】distal
端部着糸型[の]（端部動原体[の]）【形】acrocentric
端部着糸型（端部動原体）染色体 acrocentric chromosome
端部動原体[の]（端部着糸型[の]）【形】acrocentric
端部動原体（端部着糸型）染色体 acrocentric chromosome
……201［34章］
タンブリング tumbling
断片 fragment
断片化 fragmentation
地域多様性 local variation
地域変動 local variation
チェックポイント check point
……159［26章］
遅滞染色体 laggard (lagging chromosome)
置換 substitution
置換[突然]変異 substitution mutation
置換の荷重 substitutional load
置換部位 replacement site
致死 【形】lethal
致死遺伝子 lethal gene
致死線量 lethal dose
致死相当量 lethal equivalent
致死[突然]変異 lethal mutation
……137［21章］
致死量 lethal dose
地図関数 mapping function
地図（遺伝[的]）距離【集団間の】 genetic distance (map distance)
……75［8章］、80［9章］
地図単位 map unit
……75［8章］
チップ法 ChIP method
知能指数 intelligence quotient,【略】IQ
遅発遺伝 delayed inheritance
遅発[突然]変異 delayed mutation
チミン thymine,【略】T
……100［13章］、113［15章］
チミン二量体 thymine dimer
着床 implantation
着床前遺伝子診断
preimplantation genetic diagnosis,【略】PGD
着床前診断 preimplantation diagnosis
……273［45章］
中央細胞 central cell
中間雑種 intermediate hybrid
中間帯 interband
中期 metaphase
……159［26章］
中期核板 metaphase plate
中心小体（中心粒） centriole
中心体 centrosome
中心粒（中心小体） centriole
中断接合 interrupted mating
柱頭 stigma
中部着糸型[の]（中部動原体[の]）【形】metacentric
中部着糸型（動原体）染色体 metacentric (median) chromosome
中部動原体[の]（中部着糸型[の]）【形】metacentric
中部動原体（着糸型）染色体 metacentric (median) chromosome
中立アレル neutral allele
中立進化 neutral evolution
……155［25章］
中立進化説 neutral evolution theory
……137［21章］
中立説 neutral theory
……151［24章］
中立[突然]変異 neutral mutation
……137［21章］、155［25章］

超遺伝子　supergene
超遺伝子族　gene superfamily (supergene family)
超顕性　overdominance
調節遺伝子　regulatory gene
調節因子　controlling element
……61［5 章］
頂端分裂組織　shoot apical meristem
長末端反復配列　long terminal repeat,【略】LTR
跳躍進化　saltatory evolution
調節領域　regulartory region
……51［4 章］
直系遺伝子（オルソログ）　ortholog
地理的隔離　geographical isolation
……155［25 章］
地理的勾配　geographical cline
沈黙[突然]変異　silent mutation
対合　pairing (synapsis,【複】-pses)
……159［26 章］、177［29 章］、194［33 章］
対交配　pair mating
対合複合体（シナプトネマ複合体）　synaptonemal complex
接ぎ木　graft
詰込み　packing
データ主導生物学　data driven biology
低異数性　hypoaneuploidy
低異数倍数性　hypoploidy
ディーム　deme
定期 DNA 合成　scheduled DNA synthesis
低顕性　underdominance
定向進化　orthogenesis
抵抗性プラスミド　resistance plasmid
低コピー反復配列　low copy repeat,【略】LCR
……218［37 章］
停止コドン　stop codon
定所的種分化　stasipatric speciation
ディファレンシャルディスプレー　differential display
低分子 RNA　small RNA
定方向選択　directional selection
定方向[突然]変異誘発　directed mutagenesis
定方向反復配列（順方向反復配列）　direct repeat sequence
デオキシリボヌクレアーゼ　deoxyribonuclease
【略】DNase
デオキシリボヌクレアーゼ保護法　DNase protection
(DNA footprinting)
デオキシリボヌクレオシド　deoxyribonucleoside
デオキシリボヌクレオチド　deoxyribonucleotide
……239［40 章］
デオキシリボ核酸　deoxyribonucleic acid,【略】DNA
……113［15 章］
適応　adaptation
適応主義　adaptationism
適応性　adaptability
適応値　adaptive value
適応地形　adaptive landscape
適応的意義　adaptive significance
適応度　fitness
適応の峰　adaptive peak
適応分岐　adaptive divergence
適応放散　adaptive radiation
適応免疫系　adaptive immune system
適応力　adaptability
適者生存　survival of fittest
テトラソミー（四染色体性）　tetrasomy
……218［37 章］
テトラタイプ　tetratype
デュシェンヌ型筋ジストロフィー　Dechenne muscular dystrophy
テロメア　telomere
……75［8 章］、201［34 章］、212［36 章］、218［37 章］
テロメラーゼ　telomerase
転移　transposition
転移 RNA　transfer RNA,【略】tRNA
……126［18 章］、129［19 章］
転移因子　transposable element
転移酵素　transferase
電気泳動　electrophoresis
電気穿孔法（エレクトロポレーション）
electroporation
転座　translocation
転座ヘテロ接合体　translocation heterozygote
転写　transcription
……51［4 章］、100［13 章］、116［16 章］、123［17 章］、249［41 章］
転写一次産物　primary transcript
転写因子（トランスクリプションファクター）
transcription factor
……116［16 章］
転写活性化上流配列　upstream activation site,【略】UAS
転写減衰　[transcriptional] attenuation
転写後遺伝子抑制　post-transcriptional gene silencing
【略】PTGS

| 和 | 英 |
|---|---|
| 転写酵素 | transcriptase |
| 転写後修飾 | post-transcriptional modification |
| 転写後制御 | posttranscriptional regulation |
| 転写後プロセッシング | post-transcriptional processing |
| 転写時遺伝子サイレンシング | transcriptional gene silencing 【略】TGS |
| 転写終結因子 | transcription termination factor |
| 転写単位 | transcription unit |
| 転写調節 | transcriptional regulation |
| 転写領域 | transcriptional region ……116［16 章］ |
| 伝達 | transmission |
| 伝達遺伝学 | transmission genetics |
| 伝達組織【花粉の】 | transmitting tissue |
| 伝達比の歪み | transmission ratio distortion |
| デンドログラム（樹状図） | dendrogram |
| 点［突然］変異 | point mutation |
| 伝令 RNA（メッセンジャー RNA） | messenger RNA,【略】mRNA |
| 同核共存体（ホモカリオン） | homokaryon |
| 道管 | vessel |
| 同義遺伝子 | multiple genes |
| 同義コドン | synonymous codon ……126［18 章］ |
| 同義置換 | synonymous substitution ……137［21 章］ |
| 同義［突然］変異 | synonymous mutation |
| 統計遺伝学 | statistical genetics |
| 同型遺伝子 | 【形】homogenic |
| 同型花柱性 | homostyly |
| 同系交配 | inbreeding |
| 同型接合（ホモ接合） | 【形】homozygous |
| 同型接合性（ホモ接合性） | homozygosity |
| 同型接合体（ホモ接合体） | homozygote |
| 同系配偶 | endogamy |
| 同型配偶 | homogamy (isogamy) |
| 同型配偶子 | homogamete (isogamete) ……173［28 章］ |
| 同型配偶子性 | homogametic sex |
| 動原体（キネトコア） | kinetochore ……201［34 章］ |
| 動原体解離 | centric fission |
| 動原体融合 | centric fusion |
| 同時形質転換 | cotransformation |
| 同時［形質］導入 | co[-]transduction |
| 同質アレル | homoallele |
| 同質遺伝子系統 | isogenic strain (line) |
| 同質遺伝子個体群 | syngen |
| 同質倍数性 | autopolyploidy |
| 同質倍数体 | autopolyploid ……189［32 章］ |
| 同質四倍体 | autotetraploid ……189［32 章］ |
| 同質六倍体 | autohexaploid ……189［32 章］ |
| 同種 | conspecies |
| 同種［異系］間 | 【形】allogenic |
| 同所性 | 【形】sympatric |
| 同所的種分化 | sympatric speciation |
| 同親対合 | autosyndesis |
| 同性内性選択 | intrasexual selection |
| 同祖 | 【形】homeologous |
| 同族 tRNA | cognate tRNA |
| 同祖性 | homeology |
| 同祖染色体 | homoeologous chromosome |
| 同祖的 | identical by descent |
| 導入遺伝子 | transgene |
| 同腹 | brood |
| 同腹子 | litter-mate |
| 動物行動学 | ethology |
| 同胞（きょうだい） | sib (sibling) |
| 同胞群 | sibship |
| 同胞交配 | sib mating |
| 同胞交配（兄妹交配） | brother-sister mating |
| 同胞種 | sibling species |
| 同胞選択 | sib selection |
| 同類アレル | isoallele |
| 同類交配 | assortative mating |
| 等腕染色体 | isobrachial chromosome |
| 同腕染色体 | isochromosome |
| 特殊［形質］導入 | specialized transduction |
| 毒性 | 【形】virulent |
| 毒性ファージ | virulent phage |
| 特定組合わせ能力 | specific combining ability |
| 特定座［位］検定 | specific locus test |
| 独立遺伝 | independent inheritance |
| 独立組合わせ | independent assortment |
| 独立の法則 | law of independent assortment ……47［3 章］、75［8 章］、194［33 章］ |
| 突出末端 | protruding end |
| 突然変異【用語改訂】→「［突然］変異」 | |

[突然]変異 mutation
……… 27 [1 章]、61 [5 章]、151 [24 章]、257 [43 章]
[突然]変異遺伝子 mutant gene
[突然]変異荷重 mutational load
[突然]変異性 mutability
[突然]変異体 mutant
…… 137 [21 章]
[突然]変異多発点 mutational hot spot
[突然]変異生成 mutagenesis
[突然]変異誘発遺伝子 mutator [gene]
[突然]変異率 mutation rate
ドットブロット法 dot blotting
ドナースプライス部位 donor splice site
ドメイン domain
ドメインシャッフリング domain shuffling
ドラムスティック drumstick
トランジション変異 transition mutation
…… 137 [21 章]
トランジットペプチド transit peptide
トランス eQTL *trans*-eQTL
…… 61 [5 章]
トランスクリプションファクター(転写因子)
transcription factor
トランスクリプトーム transcriptome
トランスクリプトミックス transcriptomics
トランス作用性因子 *trans*-acting factor
トランス作用性小型干渉 RNA *trans*-acting siRNA
【略】ta-siRNA
トランススプライシング *trans*-splicing
トランスバージョン変異 transversion mutation
…… 137 [21 章]
トランス配置 *trans*-configuration
トランスファクター *trans*-factor
トランスフェクション transfection
トランスベクション transvection
トランスポゼース transposase
トランスポゾン transposon,【略】Tn
…… 133 [20 章]
トランスポゾン標識法 trasposon tagging
トリソミー(三染色体性) trisomy,【形】trisomic
…… 185 [31 章]
トリプレット triplet
トリプレット暗号(トリプレットコード)
triplet code
トリプレットコード(トリプレット暗号)
triplet code
…… 126 [18 章]
ドロの法則 Dollo's law

# 【な】

内乳 endosperm
内部共生説 endosymbiosis theory
内部転写スペーサー internal transcribed spacer
投げ縄 RNA lariat RNA
投げ縄モデル lariat model
ナリプレックス nulliplex
軟骨形成不全(症) achondroplasia
…… 257 [43 章]
ナンセンスコドン nonsense codon
…… 126 [18 章]、137 [21 章]
ナンセンス[突然]変異 nonsense mutation
ナンセンス抑圧遺伝子 nonsense suppressor
軟選択 soft selection
二遺伝子雑種 dihybrid
二価 bivalent
二核[共存]体 dikaryon
二核相 dikaryon
二価染色体 bivalent
… 159 [26 章]、189 [32 章]、194 [33 章]、209 [35 章]
二型性 dimorphism
肉腫 sarcoma
二次 F' 株 secondary F-prime strain
二次狭さく(窄) secondary constriction
…… 185 [31 章]
二次性徴 secondary sexual character
二次性比 secondary sex ratio
二次代謝 secondary metabolism
二次トリソミー 【形】secondary trisomic
二重いとこ double first cousin
二重交差(乗換え) double crossing-over
…… 75 [8 章]
二重鎖(二本鎖) double strand (duplex)
二重鎖(二本鎖)切断 double strand break
二重鎖(二本鎖)切断修復モデル
double strand break repair model
二重乗換え(交差) double crossing-over

# 遺伝学用語対訳集（和英編）

二重らせん　double helix
……113［15 章］
二重らせんモデル　double helix model
……51［4 章］
二親性伝達　biparental transmission
二精核受精　diandry
二精子受精　dispermy
……218［37 章］
二成分制御系　two-component regulatory system
二染色体性（ダイソミー）　disomy,【形】disomic
二染色分体間二重交差（乗換え）　two-strand double crossing-over
二染色分体間二重乗換え（交差）　two-strand double crossing-over
ニック（切れ目）　nick
ニックトランスレーション　nick translation
日周リズム　diurnal rhythm
二動原体　【形】dicentric
二動原体染色体　dicentric chromosome
ニトロソメチルウレア　nitrosomethyl urea
日本 DNA データバンク　DNA Databank of Japan 【略】DDBJ
……239［40 章］
二倍性　diploidy
……194［33 章］
二倍体　diploid
……173［28 章］、180［30 章］、189［32 章］
二分子　dyad
二分子染色体　dyad
二本鎖（二重鎖）　double strand (duplex)
……113［15 章］
二本鎖（二重鎖）切断　double strand break
……212［36 章］、231［38 章］
二本鎖（二重鎖）切断修復モデル　double strand break repair model
……212［36 章］
乳糖不耐性　galactose intolerance
……257［43 章］
二卵核受精　digyny
……189［32 章］
二卵性双生児　dizygotic twins,【略】DZ
二卵性双子　dizygotic twins,【略】DZ
任意組合わせ　random assortment
任意交配　random mating (panmixis,【複】panmixia,【形】panmictic)
任意交配集団　panmictic population
認識配列　recognition sequence
認識部位　recognition site
妊性　fertility,【形】fertile
ヌクレアーゼ　nuclease
……231［38 章］
ヌクレイン　nuclein
ヌクレオシド　nucleoside
ヌクレオソーム　nucleosome
……201［34 章］
ヌクレオチド　nucleotide
……113［15 章］
ヌクレオチド除去修復　nucleotide excision repair
……113［15 章］
ヌクレオチド組成　nucleotide composition
ヌクレオチド配列　nucleotide sequence
ヌリソミー（零染色体性）　nullisomy,【形】nullisomic
……218［37 章］
ヌル［突然］変異　null mutation
ネオモルフ　neomorph
……65［6 章］
ネガティブコントロール　negative control
熱ショックタンパク質　heat shock protein
熱ショック遺伝子　heat-shock gene
稔性　fertility,【形】fertile (fecundity)
稔性回復　fertility restoration
稔性回復遺伝子　fertility restoring gene,【略】*Rf* gene
粘着性染色体橋　sticky chromosome bridge
粘着末端　cohesive end (cos) (sticky end)
ねん環状 DNA　twisted circular DNA
嚢胞性線維症　cystic fibrosis
ノーザンブロット法　northern blot method
ノックアウト　knock-out
ノックイン　knock-in
ノックダウン　knockdown
ノッチシグナル　Notch signal
乗換え（交差）　crossing-over
乗換え値（交差値）　cross-over value

## 【は】

バーキットリンパ腫　Burkitt lymphoma
……266［44 章］
ハーディー・ワインベルグの法則　Hardy-Weiberg's law
……151［24 章］
ハーレキン染色体　harlequin chromosome

バー小体　Barr body
胚　embryo
バイオインフォマティクス（生物情報学）　bioinfomatics
バイオテクノロジー（生物工学）　biotechnology
バイオハザード　biohazard
バイオリズム（生物リズム）　biological rhythm
倍加線量　doubling dose
倍加単数体　doubled haploid
配偶行動　mating behavior
配偶子　gamete
……159［26章］、177［29章］、194［33章］
配偶子隔離　gametic isolation
配偶子合体　syngamy
配偶子競争　gamete competition
配偶子形成　gametogenesis
……159［26章］、173［28章］
配偶子接合　gametogamy
配偶子選択　gametic selection
配偶子致死遺伝子　gametocidal gene
配偶子嚢　gametangium,【複】-gia
配偶子不稔性　gametic sterility
配偶子母細胞　gametocyte
配偶体　gametophyte
……173［28章］
配偶様式　mating system
胚珠　ovule
倍数化　polyploidization
倍数関係　ploidy
倍数性　ploidy
倍数性　polyploidy
……189［32章］、218［37章］
倍数体　polyploid
……218［37章］、266［44章］
媒精　insemination
胚性幹細胞（ES細胞）　embryonic stem cell
バイソラックス遺伝子群　bithorax complex
バイナリーベクター　binary vector
胚乳　endosperm
胚嚢　embryo sac
胚嚢母細胞　embryo sac mother cell
ハイパーモルフ　hypermorph
……65［6章］
胚発生　embryogenesis
ハイブリダイゼーション（ハイブリッド形成）　hybridization
……239［40章］、252［42章］
ハイブリダイゼーションプローブ　hybridization probe
……143［22章］
ハイブリッドDNA　hybrid DNA
ハイブリッド形成（ハイブリダイゼーション）　hybridization
ハイブリッド拘束翻訳　hybrid arrested translation
ハイブリドーマ　hybridoma
ハイポモルフ　hypomorph
……65［6章］
培養　culture
配列　sequence
配列決定　sequencing (sequence determination)
配列多様性　sequence divergence
配列特性増幅領域法　sequence characterised amplified region
配列標識部位　sequence-tagged site
ハウスキーピング遺伝子　housekeeping gene
パキテン期（太糸期、厚糸期）　pachytene
白皮症　albinism
バクテリア人工染色体　bacterial artificial chromosome【略】BAC
バクテリオファージ　bactriophage
爆発的進化　explosive evolution
派生形質　derived character
派生形質共有　synapomorphy
派生個体　derivative
派生染色体　derivative chromosome
白化　chlorosis
白化現象　albinism
白化個体（アルビノ）　albino
発がん性　carcinogenicity
発がん要因　carcinogen
白血病　leukemia
……266［44章］、283［47章］
発現　expression
……51［4章］
発現遺伝子配列断片　expressed sequence tag,【略】EST
［発現］調節領域　regulartory region
……61［5章］
発現ベクター　expression vector
発症前診断　presymptomatic diagnosis
……279［46章］、283［47章］
発生　development

# 遺伝学用語対訳集（和英編）

| | | |
|---|---|---|
| 発生遺伝学 | developmental genetics | |
| ハップマッププロジェクト | HapMap project | |
| 花 | flower | |
| 花束期 | bouquet stage | |
| 花束期構造 | bouquet structure | |
| 花分裂組織 | flower meristem | |
| 母親 | 【形】maternal | |
| パフ | puff | |
| パフ形成 | puffing | |
| ハプロタイプ | haplotype | |
| パラロガス遺伝子 | paralogous genes | |
| パラログ | paralog | 249［41 章］ |
| バランサー染色体 | balancer chromosome | |
| パリンドローム（回文配列） | palindrome | |
| パリンドローム配列（回文配列） | palindromic sequence | |
| バルビアニ環 | Balbiani ring | |
| 半いとこ | half cousin | |
| 半顕性 | 【形】semidominant | 87［11 章］ |
| 半種 | semispecies | |
| 繁殖 | reproduction | |
| 繁殖様式 | breeding system | |
| 繁殖力 | fecundity | |
| 半数体【用語改訂】→「単数体」 | | |
| 伴性 | 【形】sex-linked | |
| 伴性遺伝 | sex-linked inheritance | |
| 伴性遺伝子 | sex-linked gene | |
| 伴性遺伝病 | sex-linked disease | 257［43 章］ |
| 伴性導入 | sex duction | |
| 半接合（ヘミ接合） | 【形】hemizygous | |
| 反足細胞 | antipodal cell | |
| 半致死 | 【形】semilethal | |
| 半致死［線］量 | median lethal dose | |
| ハンター症候群 | Hunter syndrome | |
| ハンチントン病 | Huntington disease | 95［12 章］、257［43 章］ |
| ハンディキャップ原理 | handicap principle | |
| 半同胞 | half sib | |
| パネットの方形 | Punnett square | |
| 反応規格 | reaction norm | |
| 反復説 | recapitulation theory | |
| 反復配列 | repeated (repetitive) sequence | |
| 反復戻し交雑 | recurrent (repeated) backcross (backcrosses) | |
| 反復戻し交配 | recurrent (repeated) backcross (backcrosses) | 165［27 章］ |
| 反復率 | repeatability | |
| 半不妊性 | semisterility | |
| 半不稔性 | semisterility | |
| 半保存的複製 | semiconservative replication | 149［23 章］ |
| 繁茂 | luxuriance | |
| ヒートショックプロテイン | heat shock protein | |
| ビオチン化 DNA | biotinylated-DNA | |
| 比較ゲノムハイブリッド形成 | comparative genomic hybridization 【略】CGH | 143［22 章］ |
| 光回復 | photoreactivation | |
| 光形態形成 | photomorphogenesis | |
| 非コード鎖 | non-coding strand | 129［19 章］ |
| 非コード領域 | non-coding region | 133［20 章］ |
| 非コード DNA | non-coding DNA | 133［20 章］ |
| 非コード DNA 配列 | non-coding DNA sequence | 129［19 章］ |
| 非コード RNA | non-coding RNA | 129［19 章］、201［34 章］ |
| 非姉妹染色分体 | non-sister chromatid | |
| 微弱有害遺伝子 | slightly deleterious gene | |
| 微小管 | microtubule | |
| 微小管重合中心 | microtubule organizing center, 【略】MTOC | |
| 微小染色体 | minichromosome (minute chromosome) | |
| 非自律因子 | nonautonomous element | |
| ヒスチジン血症 | histidinemia | |
| ヒストン | histone | 201［34 章］ |
| ヒストンコード | histone code | 201［34 章］ |
| ヒストン修飾 | histone modification | 103［14 章］ |
| ヒストンのアセチル化 | histone acetylation | |
| 非正統的組換え | illegitimate recombination | |
| 微生物遺伝学 | microbial genetics | 27［1 章］ |
| 非選択マーカー | unselected marker | |
| 非相同 | 【形】heterologous | |

非相同組換え non-homologous recombination
……209［35 章］
非相同末端結合 non-homologous end-joining
……113［15 章］、231［38 章］
非ダーウィン進化 non-Darwinian evolution
ヒッチハイキング効果 hitch-hiking effect
微働遺伝子 minor gene
非同義置換 nonsynonymous substitution
……137［21 章］
ヒトゲノム計画 Human Genome Project
……75［8 章］
ヒト染色体の国際命名規約 【略】ISCN
International System for human chromosome nomenclature
……201［34 章］
ヒト白血球抗原 human leucocyte antigen,【略】HLA
非メンデル遺伝 non-Mendelian inheritance
表現 expression
表現型 phenotype
……47［3 章］、51［4 章］、61［5 章］、65［6 章］、73［7 章］、87［11 章］、95［12 章］
表現型可変性 phenotypic plasticity
表現型値 phenotypic value
表現型分散 phenotypic variance
表現型模写 phenocopy
表現促進 anticipation
……95［12 章］
表現度 expressivity
……95［12 章］
標識 label
標識（マーカー） marker
標識遺伝子 marker gene
標識染色体 marker chromosome
標準（基準）配列 canonical sequence
標的遺伝子組換え gene targeting
標的配列 target sequence
……237［39 章］
表皮 epidermis
ピリミジン pyrimidine
ピリミジン二量体 pyrimidine dimer
……218［37 章］
非両親型ダイタイプ non-parental ditype
非連続的種分化 quantum speciation
非連続的進化 quantum evolution
ピロシーケンシング pyrosequencing
品種 race (breed【おもに家畜】)
品種間交雑 interbreed crossing
品種間交配 interbreed crossing
頻度 frequency
頻度依存選択 frequency-dependent selection
ファージ phage
……100［13 章］
ファージディスプレー phage display
ファージ変換 phage conversion
ファージミド phagemid
ファーマコゲノミクス（ゲノム薬理学） pharmacogenomics
ファゴソーム phagosome
ファンコニ貧血 Fanconi anemia
不安定遺伝子 instable gene
不安定［突然］変異 unstable mutation
フィードバック抑制 feedback repression
不一致【双生児の】 discordance
不一致の discordant
部位特異的組換え site-specific recombination
部位特異的［突然］変異誘発 site-directed mutagenesis
フィトクローム phytochrome
フィラデルフィア染色体 Philadelphia chromosome
……266［44 章］
フィルターハイブリダイゼーション filter hybridization
……143［22 章］
フィンガープリント fingerprint
フィンガープリント法 fingerprinting method
封じ込め containment
ブートストラップ値 bootstrap value
フェニルケトン尿症 phenylketonurea
……257［43 章］
フェノーム phenome
フェロモン pheromone
フォーカス形成単位 focus forming unit
フォーカス地図 focus map
フォスファターゼ phosphatase
不可視［突然］変異 invisible mutation
不活性 X 染色体 inactive X-chromosome
不活性化 inactivation
不活性化センター inactivation center
不完全顕性 incomplete dominance
……87［11 章］
不完全浸透 incomplete penetrance
複アレル multiple alleles
複遺伝子遺伝 multigenic inheritance
復旧核 restitution nucleus,【複】-lei

# 遺伝学用語対訳集（和英編）

複合座[位]　complex locus,【複】-ci
複交雑　double cross
複合染色体　compound chromosome
複交配　double cross
複合ヘテロ接合体　compound heterozygote
複婚　polygamy
複雑な形質　complex trait
複糸期　diplotene
……194［33 章］
複製　replication
……100［13 章］
複製開始点（複製起点）　replication origin
……159［26 章］
複製起点（複製開始点）　replication origin
……201［34 章］
複製修復　replication repair
複製バブル　replication bubble
複製フォーク　replication fork
副染色体　accessory chromosome
複相　diploid phase (diplophase)
複相性　diploidy
複相世代　diploid generation
複相体　【形】diploid
複相の染色体数　diploid number
複単相生物　diplohaplont
複二倍体　amphidiploid
……189［32 章］
父系遺伝子　paternal gene
不減数分裂　ameiosis
付着染色体　attached chromosome
付随染色体（サテライト染色体、SAT 染色体）　satellite chromosome,【略】SAT-chromosome
付随体　satellite
……185［31 章］
不正対合（ミスマッチ）修復　mismatch repair
双子スポット　twin spots
プチ[突然]変異体　petite mutant
付着端　staggered end
復帰　reversion
復帰[突然]変異　reverse (back) mutation
復帰[突然]変異体　revertant
フットプリンティング法　footprinting
フットプリント法　foot-printing method
物理[的]距離　physical distance
物理的地図　physical map
……75［8 章］、80［9 章］
物理的封じ込め　physical containment
不定期 DNA 合成　unscheduled DNA synthesis
不適正塩基対　base pair mismatch
太糸期（厚糸期、パキテン期）　pachytene
……194［33 章］
太糸期分析　pachytene analysis
浮動　drift
……151［24 章］
不等交差（不等乗換え）　unequal crossing-over
……218［37 章］
不等乗換え（不等交差）　unequal crossing-over
不妊　【形】sterile
不妊[性]　infertlity (stelirity)
不稔形質導入　aborive transduction
不稔性　stelirity,【形】sterile
負の干渉　negative interference
負の制御　negative control
負の選択　negative selection
負の相補性　negative complementation
部分奇胎　partial mole
……189［32 章］
部分顕性　partial dominance
部分接合体　merozygote
部分相同　【形】homeologous
部分二倍体　merodiploid
不分離　non-disjunction
普遍[形質]導入　generalized (nonspecific) transduction
プラーク（溶菌斑）　plaque
プラークハイブリッド法　plaque hybridization
……143［22 章］
プライマー　primer
……149［23 章］
プライマー伸長　primer extension
プライマーゼ　primase
……149［23 章］
プライマー歩行法　primer walking
プライマー DNA　primer DNA
プライマー RNA　primer RNA
プライモソーム　primosome
プラス鎖　plus strand
プラストーム　plastome
プラスミド　plasmid
……85［10 章］

プラスミド不和合性 plasmid incompatibility
プラスミドベクター plasmid vector
プラスミドレスキュー plasmid rescue
プラズモン plasmon
プラダー・ウィリー症候群 Prader-Willi syndrome
フリーマーチン free martin
フリップ–フロップ機構 flip-flop mechanism
プリブノーボックス Pribnow box
プリン purine
ブルース効果 Bruce efect
ブルーム症候群 Bloom syndrome
プレイ pray
フレームシフト[突然]変異 frameshift mutation
フレームシフト抑圧遺伝子 frameshift suppressor
不連続形質 discontinuous character
プロウイルス provirus
フローサイトメトリー flow cytometry
プローブ probe
プログラムされた細胞死 programmed cell death
プロセッシング processing
プロセッシング済み偽遺伝子 processed pseudogene
プロテアーゼ(タンパク質分解酵素) protease
プロテアソーム proteasome
プロテイナーゼ(タンパク質分解酵素) proteinase
プロテオーム proteome
プロテオミックス proteomics
プロトプラスト protoplast
プロファージ prophage
プロモーター promoter
……116[16章]
プロモーター領域 promoter region
……103[14章]
フロリゲン florigen
不和合性 incompatibility
分化 differentiation
分化転換 transdifferentiation
分岐 divergence (diversity)
分岐学 cladistics
分岐進化 cladogenesis (divergent evolution)
分岐図 cladogram
分岐点移動 branch migration
……212[36章]
分節極性遺伝子 segment polarity gene
分散型セントロメア diffuse centromere
分散型動原体 【形】holocentric
分散型動原体染色体 holocentric chromosome
分子遺伝学 molecular genetics
……27[1章]
分子系統 molecular phylogeny
……155[25章]
分子系統学 molecular phylogenetics
分子進化 molecular evolution
……155[25章]
分子進化時計 molecular evolutionary clock
分子生物学 molecular biology
分子時計 molecular clock
……155[25章]
分子ドライブ molecular drive
分子ナイフ molecular knife
分子農業 molecular farming
分子病 molecular disease
分集団 subpopulation
分生子 conidium,【複】-dia
分節遺伝子 segmentation gene
分節[突然]変異体 segmentation mutant
分染パターン【染色体の】 banding pattern
……185[31章]
分断遺伝子 split gene
分断選択 disruptive selection
分配対合 distributive pairing
分泌型 secretor
分離 disjunction (segregation)
分離荷重 segregational load
分離型プチ[突然]変異体 segregational petit mutant
分離の法則 law of segregation
……47[3章]、194[33章]
分離比 segregation ratio
分離ひずみ segregation distortion
分離ひずみ因子 segregation distorter,【略】SD
分類学 taxonomy
分類群 taxon,【複】-xa
分類操作単位 operational taxonomic unit
分裂 division (fission)
分裂周期 mitotic cycle
分裂組織 meristem
ふ入り variegation
ふ入り型位置効果 variegated possition effect
ペアードボックス paired box
ヘアピンループ hairpin loop
ペアルール遺伝子 pair-rule gene

# 遺伝学用語対訳集（和英編）

平滑末端　blunt end (flush end)
平滑末端 DNA　blunt-end DNA
平均異型接合度　average heterozygosity
平均距離法　unweighted pair-group method of arithmetic mean 【略】UPGMA
平衡　equilibrium
平衡荷重　balanced load
平衡仮説　balanced hypothesis
平衡系統　balanced stock
平衡集団　equilibrium population
平行進化　parallel evolution
平衡選択　balanced selection
平衡多型　balanced polymorphism
平衡致死系　balanced lethal system
平衡頻度　equilibrium frequency
瓶首効果　bottle neck effect
ベイズ法　bayesian methods
並層分裂　periclinal division
ベイト　bait
併発係数　coefficient of coincidence
ベーツ擬態　Batesian mimicry
ベクター　vector ……252［42 章］
ヘテロカリオン（異核共存体）　heterokaryon
ヘテロ強勢　【形】heterotic
ヘテロクロマチン（異質染色質）　heterochromatin ……75［8 章］、201［34 章］
ヘテロシス　heterosis
ヘテロ接合（異型接合）　【形】heterozygous ……177［29 章］
ヘテロ接合性（異型接合性）　heterozygosity ……177［29 章］
ヘテロ接合性の消失　loss of heterozygosity,【略】LOH ……177［29 章］、212［36 章］
ヘテロ接合体（異型接合体）　heterozygote ……177［29 章］
ヘテロ接合体優越性　heterozygote superiority
ヘテロ接合度　heterozygosity
ヘテロダイソミー　heterodisomy
ヘテロタリズム　heterothallism
ヘテロ二重鎖（二本鎖）　heteroduplex
ヘテロ部分接合体　heterogenote
ヘテロプラスミー　heteroplasmy
ペプチド　peptide
ヘミ接合（半接合）　【形】hemizygous ……177［29 章］
ヘミ接合性　hemizygosity
ヘミ接合体　hemizygote
ヘモグロビン　hemoglobin
ヘリカーゼ　helicase
ヘリックス・ターン・ヘリックスモチーフ　helix-turn-helix motif
ペルオキシソーム（ミクロボディ）　peroxisome (microbody)
ベルクマンの法則　Bergmann's rule
変異（［突然］変異）　mutation
変異　variation
変異型アレル　mutant allele ……177［29 章］
変異原　mutagen
変異原性　【形】mutagenic
変異性　variability
変異体　variant ……100［13 章］
変更遺伝子（修飾遺伝子）　modifying gene
変種　variety
変性　denaturation
偏動原体逆位（腕内逆位）　paracentric inversion
保因者　carrier ……257［43 章］
包括適応度　inclusive fitness
ほうこう（彷徨）試験　fluctuation test
胞子　spore
胞子体　sporophyte
胞子体世代　sporophytic generation
胞子嚢　sporangium,【複】-gia
胞子母細胞　sporocyte
放射線　radiation
放射線育種　radiation breeding
放射線遺伝学　radiation genetics ……27［1 章］
放射線雑種　radiation hybrid
放射線［突然］変異生成　radiation mutagenesis
紡錘糸　spindle fiber ……201［34 章］
紡錘糸付着部位　spindle fiber attachment site
紡錘体　spindle
紡錘体極体　spindle pole body
紡錘体阻害剤　spindle poison
飽和的［突然］変異　saturation mutagenesis

ホールデンの法則 Haldane's law
ボールドウィン効果 Baldwin effect
ホグネスボックス Hogness box
母系 【形】matrilinear
ポジショナルクローニング positional cloning
保守的置換 conservative substitution
保存的非コード配列 conserved noncoding sequence
……129［19 章］
母性遺伝 maternal inheritance
母性効果 maternal effect
補足遺伝子 complementary gene
……100［13 章］
保存配列 conserved sequence
……249［41 章］
補体 complement
発端者 proband (propositus)
……95［12 章］
発端種 incipient species
ホットスポット hot spot
ホメオティック［突然］変異 homeotic mutation
ホメオドメイン homeodomain
ホメオボックス homeobox
ホモカリオン（同核共存体） homokaryon
ホモ接合（同型接合） 【形】homozygous
…… 47［3 章］、65［6 章］、87［11 章］
ホモ接合性（同型接合性） homozygosity
……177［29 章］
ホモ接合体（同型接合体） homozygote
……177［29 章］
ホモダイソミー homodisomy
ホモタリズム homothallism
ホモタリック 【形】homothallic
ホモプラスミー homoplasmy
補抑制体（コリプレッサー） corepressor
ポリ A poly A
ポリ A 尾部 poly A tail
ポリジーン polygene
ポリジーン形質 polygenic character
ポリソミー（多染色体性） polysomy
ホリデイ結合 Holliday junction
ホリデイジャンクション Holliday junction
ホリデイ接合 Holliday junction
ホリデイモデル Holliday model
……212［36 章］
ポリヌクレオチド polynucleotide
ポリペプチド polypeptide
ポリメラーゼ polymerase
ポリメラーゼ連鎖反応 polymerase chain reaction
ポリリボソーム polyribosome
ポリリンカー polylinker
翻訳 translation
…… 51［4 章］、123［17 章］、129［19 章］、249［41 章］
翻訳後プロセッシング post-translational processing
翻訳調節 translational regulation
翻訳領域 coding region
……116［16 章］

# 【ま】

マーカー（標識） marker
……80［9 章］
マーカー遺伝子 marker gene
……85［10 章］
マーカー介助遺伝子移入 marker-assisted introgression
マーカー介助選択 marker-assisted selection
マーカー救済 marker rescue
マイクロ RNA microRNA,【略】miRNA
……129［19 章］
マイクロアレイ microarray
……185［31 章］
マイクロアレイ解析 microarray analysis
……266［44 章］
マイクロアレイCGH法 microarray [based] CGH
マイクロインジェクション microinjection
マイクロサテライト microsatellite
……257［43 章］
マイクロサテライト DNA microsatellite DNA
……73［7 章］
マイナス鎖 minus strand
……129［19 章］
前変異 premutation
膜貫通タンパク質 trans-membrane protein
マクサム・ギルバート法 Maxam-Gilbert method
……239［40 章］
マクロ［突然］変異 macromutation
マクロファージ macrophage
マスター遺伝子 master gene
またいとこ second cousin
末端重複 terminal repetition

# 遺伝学用語対訳集（和英編）

末端動原体　【形】telocentric
末端動原体染色体　telocentric chromosome
末端部着糸型（末端部動原体）　telocentric
末端部動原体（末端部着糸型）　telocentric
末端方向　【形】distal
マッピング（遺伝子地図作成）　mapping
マラー５法　Muller-5 method
マラーのラチェット　Muller's ratchet
マルサス係数　Malthusian parameter
慢性骨髄性白血病　chronic myelocytic leukemia,【略】CML
……266［44 章］
ミクロ［突然］変異　micromutation
ミクロボディ（ペルオキシソーム）　microbody (peroxisome)
三毛猫　calico cat (tortoise-shell cat)
未熟（早期）染色体凝縮　premature chromosome condensation【略】PCC
ミスセンス　missense
ミスセンス［突然］変異　missense mutation
……137［21 章］
ミスセンス抑圧遺伝子　missense suppressor
ミスマッチ　mismatch
ミスマッチ（不正対合）修復　mismatch repair
……113［15 章］、212［36 章］
道づけ　canalization
密度依存選択　density-dependent selection
ミトコンドリア　mitochondrion,【複】-dria
……180［30 章］
ミトコンドリア DNA　mitochondrial DNA,【略】mtDNA
ミトコンドリア遺伝子　mitochondrial gene
ミトコンドリア・イブ　mitochondrial Eve
ミトコンドリア病　mitochondrial disorder
ミニサテライト　minisatellite
……257［43 章］
ミニサテライト DNA　minisatellite DNA
耳垢　ear wax
……257［43 章］
ミュートン　muton
ミュラー擬態　Mullerian mimicry
無限座位模型　infinite-site model
無限集団　infinite population
無細胞翻訳系　cell-free translation system
無糸分裂　amitosis
……159［26 章］
無侵襲的出生前遺伝学的検査　non-invasive prenatal testing
……273［45 章］
娘染色体　daughter chromosome
無性　【形】asexual
無精子症　azoospermia
無性世代　asexual generation
無性生殖　asexual reproduction
無動原体［の］　【形】acentric
無動原体染色体　acentric chromosome
……218［37 章］
無配偶子生殖　agamogamy
無配偶生殖（アポミキシス）　apomixis
無配生殖　apogamy
無融合種子形成　agamospermy
メガベース【単位】　megabase,【略】Mb
……75［8 章］
雌　female
メセルソン・スタールの実験　Meselson-Stahl experiment
メタキセニア　metaxenia
メタゲノム解析　metagenomics
メタボローム　metabolome
メタボロミックス　metabolomics
メチル化　methylation
……103［14 章］
メッセンジャー RNA（伝令 RNA）　messenger RNA,【略】mRNA
……129［19 章］
免疫グロブリン　immunoglobulin
免疫スクリーニング　immunoscreening
免疫組織化学　immunohistochemistry
メンデル（グレゴール・ヨハン・メンデル）　Mendel, G.
……47［3 章］
メンデル遺伝　Mendelian inheritance
……257［43 章］
メンデル形質　Mendelian character
メンデル集団　Mendelian population
……151［24 章］
メンデル説　Mendelism
メンデルの遺伝法則　Mendel's laws of inheritance
メンデルの法則　Mendel's law
……65［6 章］、194［33 章］
毛細血管拡張性運動失調症　ataxia telangiectasia
網糸期　dictyotene
網状進化　reticulate evolution
網膜芽細胞腫　retinoblastoma
……266［44 章］
木部　xylem

モザイク　mosaic
……185［31章］
モジュール　module
戻し交雑　backcross
戻し交配　backcross
……165［27章］
モノソミー（一染色体性）　monosomy,【形】monosomic
……218［37章］
モルガン【単位】　morgan,【略】M
モルガン単位　Morgan unit
モルフォリノ　Morpholino

# 【や】

やく（葯）　anther
薬剤耐性　drug tolerance
薬剤抵抗性　drug resistance
やく（葯）培養　anther culture
薬理遺伝学　pharmacogenetics
野生型　wild type
……100［13章］、137［21章］
野生型遺伝子　wild type gene
野生集団　wild population
宿主・ベクター系　host-vector system
有害遺伝子　deleterious gene
有害荷重　detrimental load
有害［突然］変異　detrimental mutation
有核精子　eupyrene sperm
雄核発生　androgenesis (merogony)
ユークロマチン（真正染色質）　euchromatin
……201［34章］
雄原細胞　generative cell
有限集団　finite population
融合遺伝　blending inheritance
融合遺伝子　fusion gene
融合生殖　amphimixis
融合タンパク質　fusion protein
有糸分裂　mitotic division (mitosis,【複】-ses)(【形】mitotic)
……159［26章］、180［30章］
有糸分裂組換え　mitotic recombination
……209［35章］
雄ずい　stamen
雄ずい群　andoroecium
優性【用語改訂】→「顕性」
雄性　maleness
有性　【形】sexual
雄性異型配偶子性　male heterogamety
優生学　eugenics
雄性産生単為生殖　arrhenotoky
雄性先熟　protandry
有性生殖　sexual reproduction
……165［27章］、173［28章］、177［29章］、180［30章］、189［32章］
有性生殖のコスト　cost of sexual reproduction
有性世代　sexual generation
雄性前核　male pronucleus,【複】-clei
雄性同型配偶子性　male homogamety
優性の法則【用語改訂】→顕性の法則
雄性配偶子　male gamete
……173［28章］
雄性不妊　male sterility
雄性不稔　male sterility
雄性両全異株性　androdioecy
雄性両全同株性　andromonoecy
誘導多能性幹細胞（iPS細胞）　induced pluripotent stem cell
【略】iPSC
誘導プロモーター　inducible promotor
誘導溶菌液　induced lysate
誘発［突然］変異　induced mutation
有利な［突然］変異　adavantageous mutation
輸送体　transporter
ユビキチン　ubiquitin
ユビキチン化　ubiquitination
ユビキチンリガーゼ　ubiquitin ligase
ゆらぎ　wobble
ゆらぎ塩基対　wobble base pair
ゆらぎ仮説　wobble hypothesis
よい遺伝子仮説　good genes hypothesis
溶菌　lysis
溶菌サイクル　lytic cycle
溶菌斑（プラーク）　plaque
溶菌ファージ　lytic phage
幼形進化　paedomorphosis
溶原　【形】lysogenic
溶原化　lysogenization
溶原株　lysogenic strain
溶原菌　lysogen
溶原変換　lysogenic conversion
溶原［性］ファージ　lysogenic phage (temperate phage)

| | | |
|---|---|---|
| 羊水穿刺 | amniocentesis | 273［45章］ |
| 溶性 RNA | soluble RNA,【略】sRNA | |
| 用不用説 | use and disuse theory | |
| 用量 | dosage (dose) | |
| 葉緑体 DNA | chloroplast DNA,【略】cpDNA | |
| 葉緑体［突然］変異 | chloroplast mutation | |
| 抑圧 | suppression | |
| 抑圧遺伝子 | suppressor [gene] | |
| 抑圧［突然］変異 | suppressor mutation | |
| 抑制 | repression | |
| 抑制遺伝子 | repressor [gene] | |
| 横じま（縞）模様 | banding pattern | |
| 予定運命図 | fate map | |
| 読終わりコドン | chain-terminating codon | |
| 読始めコドン | chain-initiating codon | |
| 読み枠 | reading frame | |
| 四塩基切断酵素 | four-base cutter | |
| 四価染色体 | quadrivalent [chromosome] | |
| 四染色体性（テトラソミー） | tetrasomy | |
| 四倍性 | tetraploidy | 189［32章］、218［37章］ |
| 四倍体 | tetraploid | 189［32章］ |
| 四分子 | tetrad | |
| 四分子分析 | tetrad analysis | 80［9章］ |
| 四分染色体 | tetrad | |

## 【ら】

| | | |
|---|---|---|
| ライオニゼーション | Lyonization | |
| ライオン仮説 | Lyon hypothesis | |
| ライジング数 | writhing number | |
| ライト効果 | Wright effect | |
| ラギング鎖 | lagging strand | 149［23章］ |
| ラクターゼ | lactase | |
| ラクトースオペロン | lactose operon | |
| ラクトースリプレッサー | lac repressor | |
| らせん | helix,【複】-lices | 113［15章］ |
| ラブル配向 | Rabl orientation | |
| ラマルク説 | Lamarckism | |
| ラムダファージ | λ phage | |
| 卵 | ovule (egg) | |
| 卵核 | ovum nucleus,【複】-clei | |
| 卵原細胞 | oogonium,【複】-nia | |
| 乱交雑 DNA | promiscuous DNA | |
| 乱婚 | promiscuity | |
| 卵［子］ | ovum,【複】ova | 173［28章］ |
| 卵［子］形成 | oogenesis | 173［28章］ |
| 卵生殖 | oogamy | |
| 卵巣 | ovary | |
| 卵巣奇形腫 | ovarian teratoma | |
| ランダム増幅多型 DNA | random amplified polymorphic DNA,【略】RAPD | |
| ランダムミュータジェネシス | random mutagenesis | 137［21章］ |
| ランナウェイ仮説 | runaway hypothesis | |
| ランプブラシ染色体 | lampbrush chromosome | |
| 卵母細胞 | oocyte | 173［28章］ |
| リアルタイム PCR | real-time PCR | |
| リー・フラウメニ症候群 | Li-Fraumeni syndrome | |
| リーダーペプチド | leader peptide | |
| リーダー配列 | leader sequence | |
| リーディング鎖 | leading strand | 149［23章］ |
| リードスルー | read-through | |
| リガーゼ連鎖反応 | ligase chain reaction | |
| リガンド | ligand | |
| 罹患同胞対解析 | affected sib-pair analysis | |
| 利己性 | selfishness | |
| 利己的 DNA | selfish DNA | |
| 利己的遺伝子 | selfish gene | |
| リコンビナーゼ | recombinase | 212［36章］ |
| リスク | RISC | |
| 利他現象 | altruism | |
| リボース | ribose | |
| リボ核酸 | ribonucleic acid,【略】RNA | |
| リボ核タンパク質 | ribonucleoprotein | |
| リボザイム | ribozyme | |
| リボソーム | ribosome | 123［17章］ |
| リボソーム DNA | ribosomal DNA,【略】rDNA | |

リボソーム RNA　ribosomal RNA
……129 [19 章]
リボソームタンパク質　ribosomal protein
リボヌクレアーゼ　ribonuclease
リボヌクレオチド　ribonucleotide
リポフェクション　lipofection
粒子銃法　particle bombardment
隆線数　ridge count
両親型ダイタイプ　parental ditype
両親の平均値　mid-parent value
両性　【形】bisexual
両性花　bisexual flower
両性生殖　bisexual reproduction
量的遺伝学　quantitative genetics
量的形質　quantitative character (trait)
量的形質座[位]　quantitative trait locus,【略】QTL
……61 [5 章]
量的効果　dosage effect
量的多様性　quantitative variation
量的表現型　quantitative phenotype
量的変動　quantitative variation
緑色蛍光タンパク質　green fluorescent protein,【略】GFP
リンカー DNA　linker DNA
隣花受粉　geitonogamy
リンキング数　linking number
リン酸化　phosphorylation
リン酸化カスケード　phosphorylation cascade
リン酸化酵素　kinase
臨床遺伝学　clinical genetics
隣接遺伝子症候群　contiguous gene syndrome
臨床遺伝専門医　clinical geneticist
……279 [46 章]
隣接分離　adjacent disjunction
隣接領域　flanking region
リンパ腫　lymphoma
……266 [44 章]
倫理的・法的・社会的課題　ethical, legal and social issues
【略】ELSI
……279 [46 章]、283 [47 章]
類遺伝子系統　congenic strain
類似性　similarity
類似性検索　similarity search
ルイス血液型　Lewis blood group
ルイセンコ主義　Lysenkoism
ルシフェラーゼ　luciferase
ルセラン血液型　Lutheran blood group
零染色体性(ヌリソミー)　nullisomy,【形】nullisomic
レース法　【略】RACE
レギュロン　regulon
レコン　recon
レシピエント　recipient
レッシュ・ナイハン症候群　Lesch-Nyhan syndrome
劣性【用語改訂】→「潜性」
レトロ因子　retroelement
レトロウイルス　retrovirus
レトロトランスポゾン　retrotransposon
レトロポゾン　retroposon
レプリカ平板法　replica plating
レプリコン　replicon
レポーター遺伝子　reporter gene
連結反応　ligation
連鎖　linkage
連鎖解析　linkage analysis
……51[4 章]、61[5 章]、75[8 章]
連鎖群　linkage group
……75 [8 章]
連鎖地図　linkage map
……75 [8 章]、80 [9 章]
連鎖不平衡　linkage disequilibrium
……75 [8 章]
連鎖不平衡ブロック　linkage disequilibrium block
連鎖平衡　linkage equilibrium
連続形質　continuous character
老化　senescence
漏出[突然]変異体　leaky mutant
ローリングサークル型複製　rolling circle-type replication
六塩基カッター　six-base cutter
六倍体　hexaploid
ロッド値　logarithm of odds,【略】Lod (LOD score)
ロバートソン[型]転座　Robertsonian translocation
……185 [31 章]
濾胞性リンパ腫　follicular lymphoma
……266 [44 章]

## 【わ】

ワーナー症候群　Werner syndrome
ワーランド効果　Wahlund effect
わい(矮)形　dwarf

# 遺伝学用語対訳集(和英編)

|  |  |
|---|---|
| わい(矮)性 | dwarfism |
| ワトソン・クリック型塩基対合 | Watson-Crick base pairing |
| ワラス効果 | Wallace effect |
| 腕間逆位(挟動原体逆位) | pericentric inversion |
| 腕内逆位(偏動原体逆位) | paracentric inversion |
| 腕内(介在)欠失 | interstitial deletion |
| 腕比 | arm ratio |

## 【英数字】

|  |  |
|---|---|
| 1 型 3 色覚 | protanomaly |
| 1 型 2 色覚 | protanopia |
| 2*n* 世代 | 2*n* generation |
| 2 型 3 色覚 | deuteranomaly |
| 2 型 2 色覚 | deuteranopia |
| 3′隣接領域 | 3 prime flanking region,【略】3′ FL |
| | ……116 [16 章] |
| 5p-症候群 | 5p- syndrome |
| | ……266 [44 章] |
| 5′末端 | five prime end |
| 5′隣接領域 | 5 prime flanking region,【略】5′ FL |
| | ……116 [16 章] |
| 5-ブロモ-4-クロロ-3-インドリル-$\beta$-D-ガラクトシド【化合物名】 | 5-bromo-4-chloro-3-indolyl-beta-D-galactoside,【略】X-gal |
| 5-ブロモデオキシウリジン | 5-bromodeoxyuridine |
| 13 トリソミー症候群 | 13 trisomy syndrome |
| | ……266 [44 章] |
| 18 トリソミー症候群 | 18 trisomy syndrome |
| | ……266 [44 章] |
| ABC モデル | ABC model |
| ABO 血液型 | ABO blood group |
| | ……87 [11 章]、257 [43 章] |
| Ac/Ds システム | Ac/Ds system |
| Ac 因子 | Ac element |
| *Alu* 配列 | *Alu* sequence |
| AT/GC 比 | AT/GC ratio |
| A 型 DNA | A-form DNA |
| A 染色体 | A-chromosome |
| A 部位 | A site |
| BLAST | 【略】BLAST |
| B 型 DNA | B-form DNA |
| B 染色体 | B-chromosome |
| | ……180 [30 章] |
| C | C |
| CAAT ボックス | CAAT box |
| CAT アッセイ | CAT assay |
| ClB 法 | ClB method |
| cos 部位 | cos site |
| CpG アイランド | CpG island |
| CpG 配列 | CpG sequence |
| | ……103 [14 章] |
| Cre-loxP システム | Cre-loxP system |
| C バンド | C-band |
| | ……201 [34 章] |
| C バンド法(C 分染法) | C-banding |
| C 染色(分染)法 | C-staining method |
| C 値 | C value |
| | ……133 [20 章]、194 [33 章] |
| C 値のパラドックス | C-value paradox (C-paradox) |
| C 分染(染色)法 | C-staining method |
| C 分染法(C バンド法) | C-banding |
| | ……201 [34 章] |
| C 末端 | C-terminal (C-terminus,【複】-mini) |
| DNAウイルス | DNA virus |
| DNA[塩基]配列 | DNA sequence |
| DNA 鑑定 | DNA test |
| DNA 結合タンパク質 | DNA binding protein |
| DNA 合成 | DNA synthesis |
| | ……239 [40 章] |
| DNA 合成依存的単鎖アニーリングモデル | synthesis dependent strand annealing model |
| | ……212 [36 章] |
| DNA シーケンサー | DNA sequencer |
| | ……252 [42 章] |
| DNA 指紋法 | DNA fingerprinting |
| DNA 修復 | DNA repair |
| | ……218 [37 章] |
| DNA 増幅 | DNA amplification |
| DNA 損傷 | DNA damage |
| | ……159 [26 章] |
| DNA タイピング | DNA typing |
| DNA チップ | DNA chip |
| DNA 二重鎖(二本鎖)切断 | DNA double strand break |
| DNA のメチル化 | DNA methylation |
| | ……103 [14 章] |
| DNA 配列決定 | DNA sequencing |
| DNA ファージ | DNA phage |
| DNA 複製 | DNA replication |
| | ……113 [15 章]、159 [26 章] |

DNA フットプリント法　DNA footprinting
DNA ヘリカーゼ　DNA helicase ……149［23 章］
DNA ポリメラーゼ　DNA polymerase ……113［15 章］、149［23 章］、239［40 章］
DNA ライブラリー　DNA library
DNA リガーゼ　DNA ligase ……113［15 章］
DNA ワクチン　DNA vaccine
DNA-DNA ハイブリッド形成　DNA-DNA hybridization ……143［22 章］
DNA-RNA ハイブリッド形成　DNA-RNA hybridization ……143［22 章］
Ds 因子　Ds element
D ループ　D loop
En/spm　【略】En/spm
ES 細胞（胚性幹細胞）　embryonic stem cell
E 部位　E site
F+ 菌株　F+strain
F- 菌株　F-strain
FASTA　FASTA
FLP-FRT システム　FLP-FRT system
F プライム因子　F' factor
F プラスミド　F plasmid
F ボックスタンパク質　F-box protein
F 因子　F factor
F 検定　F test
F 線毛　F pilus,【複】F pili
F 導入　F duction
$G_0$ 期　$G_0$ phase ……159［26 章］
$G_1$ 期　$G_1$ phase ……159［26 章］
$G_1$ 期停止　$G_1$ arrest
$G_2$ 期　$G_2$ phase ……159［26 章］
GAL4　GAL4
GC 含量　GC content
GenBank　GenBank ……239［40 章］
GT-AG 規則　GT-AG rule
*GUS* 遺伝子　*GUS* gene
G タンパク質　G protein
G タンパク質共役型受容体　G-protein coupling recepter【略】GPCR
G バンド　G-band ……201［34 章］
G バンド法（G 分染法）　G-banding
G 分染（染色）法　G-staining method
G 分染法（G バンド法）　G-banding ……180［30 章］、201［34 章］
h2　h2
Hfr［菌］株　Hfr strain
*HLA* 遺伝子　*HLA* gene
HLA 抗原　HLA antigen
HMG　【略】HMG
*in situ* ハイブリダイゼーション　*in situ* hybridization ……80［9 章］
iPS 細胞（誘導多能性幹細胞）　induced pluripotent stem cell【略】iPSC
K 選択　K selection
*LacZ*　【略】*LacZ*
LINE［因子］　long interspersed nuclear element,【略】LINE
LTR　LTR
*LUC* 遺伝子　*LUC* gene
MADS ボックス　MADS box
MAP リン酸化酵素　MAP kinase
MITE　【略】MITE
MN 血液型　MN blood group
M 期　mitotic phase,【略】M phase ……159［26 章］
M 期後期進行複合体　anaphase promoting complex【略】APC
*n*【単相の染色体数を表す記号】　*n*
*2n*【複相の染色体数を表す記号】　2*n*
NOR 染色法　NOR-staining method ……201［34 章］
N バンド　N-band
N 末端　N-terminus,【複】-mini
OMIM　Online Mendelian Inheritance in Man,【略】OMIM ……257［43 章］
P1 ファージ人工染色体　P1-derived artificial chromosome
Ph 転座　Ph translocation ……266［44 章］
P 因子　P element
P 血液型　P blood group
P 部位　P site
Q バンド　Q-band ……201［34 章］
Q バンド法（Q 分染法）　Q-banding

# 遺伝学用語対訳集（和英編）

Q 血液型　Q blood group
Q 分染（染色）法　Q-staining method
Q 分染法（Q バンド法）　Q-banding
……185［31 章］、201［34 章］
Rad51　Rad51
……212［36 章］
RecA　RecA
……212［36 章］
rDNA 増幅　rDNA amplification
Rh 血液型　Rh blood group
RNA 遺伝子　RNA gene
……51［4 章］
RNA ウイルス　RNA virus
RNA スプライシング　RNA splicing
RNA ファージ　RNA phage
RNA プロセッシング　RNA processing
RNA ポリメラーゼ　RNA polymerase
RNA 依存性 DNA ポリメラーゼ　RNA-dependent DNA polymerase
RNA 依存性 RNA ポリメラーゼ　RNA-dependent RNA polymerase
RNA 干渉　RNA interference,【略】RNAi
RNA 結合タンパク質　RNA binding protein
RNA 分解酵素　RNase
RNA 編集　RNA editing
RNA 誘導遺伝子抑制複合体
RNA-induced silencing complex,【略】RISC
rRNA　rRNA
R バンド　R-band
……201［34 章］
R バンド法（R 分染法）　R-banding
R プラスミド　R plasmid
R ループ　R loop
R 因子　R factor
r 選択　r selection
R 分染（染色）法　R-staining method
R 分染法（R バンド法）　R-banding
……201［34 章］
SAGE 法　SAGE
SAT 染色体（サテライト染色体、付随染色体）
satellite chromosome,【略】SAT-chromosome
SINE［因子］　short interspersed nuclear element,【略】SINE
SOS【配列名】　SOS
SOS 応答　SOS response
SOS 修復　SOS repair
SR 因子　SR factor
SSLP マーカー　SSLP marker
*S* アレル　*S* allele
*S* 遺伝子　*S* gene
S 期　S phase
……159［26 章］
T-DNA　transfer DNA,【略】T-DNA
T-DNA タッギング　T-DNA tagging
*t*-アレル　*t*-allele
TAIL PCR　TAIL PCR
Tam3　Tam3
TATA ボックス　TATA box
TATA ボックス結合タンパク質　TATA box-binding protein
Ti プラスミド　Ti plasmid
TUNEL 法　TUNEL
T バンド　T-band
V 型位置効果　V-type position effect
*WAXY* 遺伝子　*WAXY* gene
W 染色体　W-chromosome
……180［30 章］
*x*【基本染色体数を表す記号】　*x*
X-gluc　X-gluc
Xist RNA　Xist RNA
XO 型　XO type
XXX 女性　XXX female
……266［44 章］
XYY 男性　XYY male
……266［44 章］
X クロマチン　X-chromatin
X 染色体　X-chromosome
……180［30 章］
X 染色体不活性化　X-chromosome inactivation
……103［14 章］
X 線　X-rays
X 連鎖　X-linked (X linkage)
X 連鎖遺伝病　X-linked genetic disease
……273［45 章］
X 連鎖顕性遺伝病　X-linked dominant disorder (disease)
……257［43 章］
X 連鎖潜性遺伝病　X-linked recessive disorder (disease)
……87［11 章］、257［43 章］
Y クロマチン　Y-chromatin
Y 染色体　Y-chromosome
……180［30 章］
Y 連鎖　Y-linked (Y linkage)
Y 連鎖遺伝病　Y-linked disease
Z 型 DNA　Z-form DNA

Z 染色体 Z-chromosome
…… 180［30 章］
$\beta$ ガラクトシダーゼ $\beta$ galactosidase
$\gamma$ 線 $\gamma$-rays
$\chi^2$ 検定 $\chi$ square test

# 高等学校の生物教育における重要用語の選定について（改訂）

<http://www.scj.go.jp/ja/info/kohyo/kohyo-24-h190708-abstract.html >

2019 年 7 月 8 日に、日本学術会議、基礎生物学委員会・統合生物学委員会合同生物科学分科会により「高等学校の生物教育における重要用語の選定について（改訂）」が公表されました。この報告書より、＜改訂重要語リスト＞（494 語）を下に掲載します。表の左欄は、特に遺伝学に関連する用語、また色をつけた用語は、本書で改訂提案した用語です。

学術会議生物科学分科会による本報告では、高等教育で扱われる用語が膨大化し、学習上の障害となっているばかりでなく、生物学が暗記を求める学問であるという誤解を生んでおり、大学入学試験等にも深刻な影響を与えています。この現状を改善するために、最重要語 251 語と重要語 243 語の合計 494 語を、高等学校の生物教育で学習すべき用語として、2017 年の報告の改訂版として改めて選定したものです。これらの語句は、固定化を目指すものではなく、学問の進展と研究者・教育者からのフィードバックをもとに、継続的に改訂されていくべきものであるとされています。学術会議生物科学分科会は、この報告を通じて、生物学が暗記科目ではなく、思考力を大きく刺激する魅力にあふれた学問であるというメッセージを送っています。また生物科学学会連合でも本選定を支持する声明を出しています。https://seikaren.org/news/255.html

| | 語名 | 別名・別表記 | 英語 |
|---|---|---|---|
| | 原核細胞 | | prokaryotic cell |
| | 真核細胞 | | eukaryotic cell |
| | 組織 | | tissue |
| | 器官 | | organ |
| | 炭素同化 | 炭酸同化 | carbon assimilation |
| | リン酸 | | phosphate |
| ○ | 塩基 | | base |
| ○ | 相補性 | | complementarity |
| ○ | アデニン | | adenine |
| ○ | グアニン | | guanine |
| ○ | チミン | | thymine |
| ○ | シトシン | | cytosine |
| ○ | ウラシル | | uracil |
| ○ | 分裂期 | | mitotic phase |
| ○ | 間期 | | interphase |
| ○ | 体細胞分裂 | | mitosis |
| ○ | 形質 | | trait |
| ○ | 発現 | | expression |
| ○ | アミノ酸配列 | | amino acid sequence |
| | 標的器官 | | target organ |
| | 視床下部 | | hypothalamus |
| | 甲状腺 | | thyroid |
| | アドレナリン | | adrenaline |
| | グルカゴン | | glucagon |
| | 成長ホルモン | | growth hormone |
| | インスリン | | insulin |
| | グリコーゲン | | glycogen |
| | 糖尿病 | | diabetes |
| | 体内環境 | | internal environment |
| | 循環系 | | circulatory system |
| | 体液 | | body fluid |
| | リンパ液 | | lymph |
| | ヘモグロビン | | hemoglobin |
| | 血餅 | 血ぺい | blood clot |

| | 語名 | 別名・別表記 | 英語 |
|---|---|---|---|
| | 胆汁 | | bile |
| | 再吸収 | | reabsorption |
| | 尿素 | | urea |
| | 抗原抗体反応 | | antigen-antibody reaction |
| | 体液性免疫 | | humoral immunity |
| | 細胞性免疫 | | cellular immunity |
| | リンパ球 | | lymphocyte |
| | マクロファージ | | macrophage |
| | 樹状細胞 | | dendritic cell |
| | B 細胞 | | B cell |
| | T 細胞 | | T cell |
| | 拒絶反応 | | rejection |
| | がん | | cancer |
| | 土壌 | | soil |
| | 二次遷移 | | secondary succession |
| | 生活形 | | life form |
| | 垂直分布 | | vertical distribution |
| | 水平分布 | | horizontal distribution |
| | 森林限界 | | forest line |
| | 相観 | | physiognomy |
| | 捕食 | | predation |
| | 被食 | | prey |
| | 地球温暖化 | | global warming |
| | 富栄養化 | | eutrophication |
| | 外来生物 | | alien species |
| | シアノバクテリア | | Cyanobacteria |
| | 大量絶滅 | | mass extinction |
| ○ | 挿入 | | insertion |
| ○ | 欠失 | | deletion |
| ○ | 置換 | | substitution |
| ○ | DNA 修復 | | DNA repair |
| ○ | 一倍体 | | haploid |
| ○ | 二倍体 | | diploid |
| ○ | 生殖細胞 | | germ cell |
| ○ | 接合 | | conjugation |
| ○ | 相同染色体 | | homologous chromosome |
| ○ | 無性生殖 | | asexual reproduction |
| ○ | 常染色体 | | autosome |
| ○ | X 染色体 | | X chromosome |
| ○ | Y 染色体 | | Y chromosome |
| ○ | ホモ接合体 | | homozygote |
| ○ | ヘテロ接合体 | | heterozygote |
| ○ | 顕性 | 優性 | dominant |
| ○ | 潜性 | 劣性 | recessive |
| ○ | 遺伝子プール | | gene pool |
| ○ | 遺伝子頻度 | | gene frequency |
| ○ | 遺伝子重複 | | gene duplication |
| ○ | 遺伝的変異 | | genetic variation |
| ○ | 突然変異体 | 変異体 | mutant |
| ○ | 倍数体 | | polyploid |
| | 生殖的隔離 | | reproductive isolation |
| | 地理的隔離 | | geographic isolation |
| | 適応度 | | fitness |

| | 語名 | 別名・別表記 | 英語 |
|---|---|---|---|
| | 適応放散 | | adaptive radiation |
| | 二名法 | | binomial nomenclature |
| | 分類群 | | taxon |
| | 綱 | | class |
| | 目 | | order |
| | 科 | | family |
| | 属 | | genus |
| | 類人猿 | | ape |
| | 魚類 | | fish |
| | 両生類 | | amphibian |
| | 爬虫類 | は虫類 | reptile |
| | 鳥類 | | bird |
| | 脊索動物 | | Chordata |
| | 節足動物 | | Arthropoda |
| | 線形動物 | | Nematoda |
| | 軟体動物 | | Mollusca |
| | コケ植物 | | Bryophyta |
| | シダ植物 | | Pteridophyta |
| | 原生生物 | | Protista |
| | 酵母 | | yeast |
| | 胞子 | | spore |
| ○ | ウイルス | | virus |
| | サイトゾル | 細胞質基質／細胞質ゾル | cytosol |
| | 核膜 | | nuclear envelope |
| ○ | 核小体 | | nucleolus |
| | 繊毛 | | cilium |
| | 鞭毛 | べん毛 | flagellum |
| | ミオシン | | myosin |
| | 筋原繊維 | | myofibril |
| | 中心体 | | centrosome |
| | 細胞接着 | | cell adhesion |
| | 分泌 | | secretion |
| | セルロース | | cellulose |
| | 多糖 | | polysaccharide |
| | 脂肪 | | fat |
| | 脂肪酸 | | fatty acid |
| | 糖 | | sugar |
| | ペプチド結合 | | peptide bond |
| | 一次構造 | | primary structure |
| | 二次構造 | | secondary structure |
| | 三次構造 | | tertiary structure |
| | 水素結合 | | hydrogen bond |
| | 特異性 | | specificity |
| | 活性化エネルギー | | activation energy |
| | 生成物 | | product |
| | 最適 pH | | optimum pH |
| | 最適温度 | | optimum temperature |
| | チャネル | | channel |
| | ポンプ | | pump |
| | 輸送体 | | transporter |
| | 受動輸送 | | passive transport |
| | アクアポリン | | aquaporin |
| ○ | ヒストン | | histone |

| | 語名 | 別名・別表記 | 英語 |
|---|---|---|---|
| | アルコール発酵 | | alcohol fermentation |
| | 乳酸発酵 | | lactate fermentation |
| | 光化学系 I | | photosystem I |
| | 光化学系 II | | photosystem II |
| | ピルビン酸 | | pyruvate |
| | NADH | | NADH |
| | NADPH | | NADPH |
| ○ | 遺伝暗号 | | genetic code |
| ○ | 開始コドン | | start codon |
| ○ | 終止コドン | | termination codon |
| ○ | 発現調節 | | expression regulation |
| ○ | オペロン | | operon |
| ○ | オペレーター | | operator |
| ○ | リプレッサー | | repressor |
| | 初期発生 | | early development |
| | 器官形成 | | organogenesis |
| ○ | 配偶子形成 | | gametogenesis |
| | 原基 | | primordium/anlage |
| | 決定 | | determination |
| | 原口 | | blastopore |
| | 陥入 | | invagination |
| | 脊索 | | notochord |
| | 体節 | | segment/somite |
| | 神経胚 | | neurula |
| | 神経管 | | neural tube |
| | 幹細胞 | | stem cell |
| | 多能性 | | pluripotency |
| ○ | プログラム細胞死 | | programmed cell death |
| ○ | アポトーシス | | apoptosis |
| | 肝臓 | | liver |
| | 腎臓 | | kidney |
| | 膵臓 | すい臓 | pancreas |
| | 脾臓 | ひ臓 | spleen |
| | 胸腺 | | thymus |
| | 結合組織 | | connective tissue |
| | 上皮 | | epithelium |
| | 茎 | | stem |
| | 根 | | root |
| | 芽 | | bud |
| | 胚珠 | | ovule |
| | 胚嚢 | 胚のう | embryo sac |
| ○ | 花粉管 | | pollen tube |
| | 柱頭 | | stigma |
| ○ | 重複受精 | | double fertilization |
| | 胚軸 | | hypocotyl |
| | 茎頂分裂組織 | | shoot apical meristem |
| | 根端分裂組織 | | root meristem |
| | 気孔 | | stoma |
| | 蒸散 | | transpiration |
| | 子房 | | ovary |
| | 維管束 | | vascular bundle |
| | 道管 | | vessel |
| | 篩管 | 師管 | phloem |

| | 語名 | 別名・別表記 | 英語 |
|---|---|---|---|
| ○ | PCR | | PCR/polymerase chain reaction |
| ○ | プラスミド | | plasmid |
| | シグナル伝達 | 情報伝達 | signal transduction |
| | 反射 | | reflex |
| | 大脳皮質 | | cerebral cortex |
| | 新皮質 | | neocortex |
| | 海馬 | | hippocampus |
| | 間脳 | | diencephalon |
| | 中脳 | | midbrain |
| | 脳幹 | | brain stem |
| | 延髄 | | medulla oblongata |
| | 灰白質 | | gray matter |
| | 白質 | | white matter |
| | 桿体細胞 | | rod cell |
| | 錐体細胞 | | cone cell |
| | 水晶体 | | lens |
| | 盲斑 | | blind spot |
| | 筋収縮 | | muscle contraction |
| | 横紋筋 | | striated muscle |
| | アセチルコリン | | acetylcholine |
| | 平衡覚 | | static sense |
| | 静止電位 | | resting potential |
| | シナプス小胞 | | synaptic vesicle |
| | 走性 | | taxis |
| | 刷込み | | imprinting |
| | 条件づけ | | conditioning |
| | 光屈性 | | phototropism |
| | 光周性 | | photoperiodism |
| | 重力屈性 | | gravitropism |
| | 長日植物 | | long-day plant |
| | 短日植物 | | short-day plant |
| | カルス | | callus |
| | 離層 | | abscission layer |
| | 群れ | | group |
| | 種内競争 | | intraspecific competition |
| | 共存 | | coexistence |
| | 生息場所 | | habitat |
| | 縄張り | テリトリー | territory |
| | 種間競争 | | interspecific competition |
| | 寄生 | | parasitism |
| | 個体群密度 | | population density |
| | 生存曲線 | | survival curve |
| | 成長曲線 | | growth curve |
| | 炭素循環 | | carbon cycle |
| | 窒素循環 | | nitrogen cycle |
| | 純生産量 | | net production |
| | 総生産量 | | gross production |
| | 脱窒 | 脱窒素 | denitrification |
| | 窒素同化 | | nitrogen assimilation |
| | オゾン層 | | ozone layer |

# 高等学校の生物教育における最重要用語の選定について（改訂）

| | 語名 | 別名・別表記 | 英語 |
|---|---|---|---|
| | 細胞 | | cell |
| | 原核生物 | | prokaryotes |
| | 真核生物 | | eukaryotes |
| | 単細胞生物 | | unicellular organism |
| | 多細胞生物 | | multicellular organism |
| | 核 | | nucleus |
| | 細胞質 | | cytoplasm |
| | 細胞膜 | | plasma membrane/cell membrane |
| | 呼吸 | | respiration |
| | 光合成 | | photosynthesis |
| | ミトコンドリア | | mitochondrion |
| | 葉緑体 | | chloroplast |
| | グルコース | ブドウ糖 | glucose |
| | 有機物 | | organic matter |
| | 代謝 | | metabolism |
| | エネルギー | | energy |
| | 酵素 | | enzyme |
| | 触媒 | | catalyst |
| | ATP | | ATP |
| | ADP | | ADP |
| ○ | 遺伝 | | heredity/inheritance |
| ○ | 遺伝子 | | gene |
| ○ | DNA | デオキシリボ核酸 | DNA |
| ○ | 二重らせん | | double helix |
| ○ | DNA 複製 | | DNA replication |
| ○ | 塩基配列 | | nucleotide sequence |
| ○ | 塩基対 | | base pair |
| ○ | ヌクレオチド | | nucleotide |
| ○ | ゲノム | | genome |
| ○ | 細胞周期 | | cell cycle |
| ○ | 細胞分裂 | | cell division |
| ○ | 遺伝子発現 | | gene expression |
| ○ | RNA | リボ核酸 | RNA |
| ○ | m RNA | | mRNA/messenger RNA |
| ○ | tRNA | | tRNA/transfer RNA |
| ○ | rRNA | | rRNA/ribosomal RNA |
| ○ | タンパク質 | | protein |
| ○ | 転写 | | transcription |
| ○ | 翻訳 | | translation |
| | 基質 | | substrate |
| | 基質特異性 | | substrate specificity |
| | 神経系 | | nervous system |
| | 中枢神経系 | | central nervous system |
| | 末梢神経系 | | peripheral nervous system |
| | 自律神経系 | | autonomic nervous system |
| | 交感神経系 | | sympathetic nervous system |
| | 副交感神経系 | | parasympathetic nervous system |
| | 内分泌系 | | endocrine system |
| | 内分泌腺 | | endocrine gland |
| | ホルモン | | hormone |
| | 受容体 | | receptor |
| | 下垂体 | 脳下垂体 | pituitary gland |

| | 語名 | 別名・別表記 | 英語 |
|---|---|---|---|
| | 恒常性 | ホメオスタシス | homeostasis |
| | 血液 | | blood |
| | 赤血球 | | erythrocyte |
| | 白血球 | | leukocyte |
| | 血小板 | | platelet |
| | 血漿 | 血しょう | blood plasma |
| | 血清 | | serum |
| | 血液凝固 | | blood coagulation |
| | 解毒作用 | | detoxification |
| | 血糖 | | blood sugar |
| | 免疫 | | immunity |
| | 抗原 | | antigen |
| | 抗体 | | antibody |
| | 免疫グロブリン | | immunoglobulin |
| | 食作用 | | phagocytosis |
| | ワクチン | | vaccine |
| | アレルギー | | allergy |
| | 環境 | | environment |
| | 植生 | | vegetation |
| | 遷移 | | succession |
| | 森林 | | forest |
| | 極相 | | climax |
| | バイオーム | | biome |
| | 優占種 | | dominant species |
| | 草原 | | grassland |
| | 荒原 | | desert |
| | 生態系 | | ecosystem |
| | 生物多様性 | | biodiversity |
| | 絶滅 | | extinction |
| | 保全 | | conservation |
| | 攪乱 | かく乱 | disturbance |
| | 化学進化 | | chemical evolution |
| | 細胞内共生 | | endosymbiosis |
| ○ | 突然変異 | 変異 | mutation |
| ○ | 染色体 | | chromosome |
| ○ | 組換え | | recombination |
| ○ | 連鎖 | | linkage |
| ○ | アレル | 対立遺伝子 | allele |
| ○ | 遺伝子座 | | locus |
| ○ | 遺伝子型 | 遺伝型 | genotype |
| ○ | 表現型 | | phenotype |
| ○ | 生殖 | 繁殖 | reproduction |
| ○ | 有性生殖 | | sexual reproduction |
| ○ | 減数分裂 | | meiosis |
| ○ | 配偶子 | | gamete |
| ○ | 性染色体 | | sex chromosome |
| ○ | クローン | | clone |
| ○ | 進化 | | evolution |
| ○ | 適応 | | adaptation |
| ○ | 自然選択 | | natural selection |
| ○ | 種分化 | | speciation |
| ○ | 共進化 | | coevolution |
| ○ | 変異 | | variation |

| | 語名 | 別名・別表記 | 英語 |
|---|---|---|---|
| ○ | 遺伝的浮動 | | genetic drift |
| ○ | 分子進化 | | molecular evolution |
| | 分類 | | classification |
| | 系統 | | lineage |
| | 系統分類 | | systematics |
| | 系統樹 | | phylogenetic tree |
| | 古生代 | | Paleozoic |
| | 中生代 | | Mesozoic |
| | 新生代 | | Cenozoic |
| | 種 | | species |
| | 学名 | | scientific name |
| | ドメイン | | domain |
| | 界 | | kingdom |
| | 門 | | phylum |
| | アーキア | | Archaea |
| | 細菌 | | Bacteria |
| | 菌類 | | Fungi |
| | 脊椎動物 | | vertebrate |
| | 無脊椎動物 | | invertebrate |
| | 哺乳類 | | mammal |
| | 霊長類 | | primate |
| | ホモ・サピエンス | | Homo sapiens |
| | 種子植物 | | Spermatophyta |
| | 被子植物 | | angiosperm |
| | 裸子植物 | | gymnosperm |
| | 藻類 | | algae |
| | 生体膜 | | biomembrane |
| | 細胞小器官 | オルガネラ | organelle |
| | 小胞体 | | endoplasmic reticulum |
| | ゴルジ体 | | Golgi apparatus |
| | リソソーム | | lysosome |
| | 液胞 | | vacuole |
| | 細胞骨格 | | cytoskeleton |
| | 微小管 | | microtubule |
| | アクチンフィラメント | アクチン繊維 | actin filament |
| | 細胞壁 | | cell wall |
| | リボソーム | | ribosome |
| | 核酸 | | nucleic acid |
| | 脂質 | | lipid |
| | リン脂質 | | phospholipid |
| | 炭水化物 | | carbohydrate |
| | アミノ酸 | | amino acid |
| | ペプチド | | peptide |
| | ポリペプチド | | polypeptide |
| | 立体構造 | | three-dimensional structure |
| | 活性部位 | | active site |
| | 失活 | | inactivation |
| | 変性 | | denaturation |
| | 能動輸送 | | active transport |
| | 解糖 | | glycolysis |
| | 発酵 | | fermentation |
| | クエン酸回路 | | citric acid cycle |
| | 電子伝達系 | | electron transport system |

| | 語名 | 別名・別表記 | 英語 |
|---|---|---|---|
| | カルビン回路 | | Calvin cycle |
| | クロロフィル | | chlorophyll |
| ○ | 遺伝情報 | | genetic information |
| ○ | コドン | | codon |
| ○ | DNA ポリメラーゼ | | DNA polymerase |
| ○ | RNA ポリメラーゼ | | RNA polymerase |
| ○ | スプライシング | | splicing |
| ○ | エキソン | | exon |
| ○ | イントロン | | intron |
| ○ | 転写因子 | | transcription factor |
| ○ | プロモーター | | promoter |
| | 発生 | | development |
| | 分化 | | differentiation |
| | 細胞分化 | | cell differentiation |
| | 卵 | | egg |
| | 精子 | | sperm |
| | 受精 | | fertilization |
| | 受精卵 | | fertilized egg |
| | 卵割 | | cleavage |
| | 胚 | | embryo |
| | 胞胚 | | blastula |
| | 原腸胚 | | gastrula |
| | 誘導 | | induction |
| | オーガナイザー | 形成体 | organizer |
| | 外胚葉 | | ectoderm |
| | 内胚葉 | | endoderm |
| | 中胚葉 | | mesoderm |
| | 形態形成 | | morphogenesis |
| | 幼生 | | larva |
| | 変態 | | metamorphosis |
| | 発生運命 | | fate |
| | 卵細胞 | | egg cell/ovum |
| | 精細胞 | | sperm cell/spermatid |
| | 花粉 | | pollen |
| | 種子 | | seed |
| | 胚乳 | | endosperm |
| | 形成層 | | cambium |
| ○ | 制限酵素 | | restriction enzyme |
| ○ | ベクター | | vector |
| ○ | 組換え DNA | | recombinant DNA |
| ○ | 形質転換 | | transformation |
| | 神経細胞 | ニューロン | neuron |
| | 大脳 | | cerebrum |
| | 小脳 | | cerebellum |
| | 脊髄 | | spinal cord |
| | 受容器 | | receptor organ |
| | 効果器 | | effector organ |
| | 感覚神経 | | sensory nerve |
| | 運動神経 | | motor nerve |
| | シナプス | | synapse |
| | 軸索 | | axon |
| | 樹状突起 | | dendrite |
| | 興奮 | | excitation |

| | 語名 | 別名・別表記 | 英語 |
|---|---|---|---|
| | 活動電位 | | action potential |
| | 膜電位 | | membrane potential |
| | 伝導 | | conduction |
| | 伝達 | | transmission |
| | 神経伝達物質 | | neurotransmitter |
| | 視覚 | | vision |
| | 聴覚 | | hearing |
| | 味覚 | | taste |
| | 嗅覚 | | olfaction |
| | 網膜 | | retina |
| | 色覚 | | color vision |
| | 筋肉 | | muscle |
| | 骨格筋 | | skeletal muscle |
| | 行動 | | behavior |
| | 学習 | | learning |
| | フェロモン | | pheromone |
| | 植物ホルモン | | plant hormone |
| | オーキシン | | auxin |
| | エチレン | | ethylene |
| | ジベレリン | | gibberellin |
| | サイトカイニン | | cytokinin |
| | アブシシン酸 | アブシジン酸 | abscisic acid |
| | 光受容体 | | photoreceptor |
| | フィトクロム | | phytochrome |
| | 発芽 | | germination |
| | 屈性 | | tropism |
| | 休眠 | | dormancy |
| | 個体 | | individual |
| | 集団 | 個体群 | population |
| | 群集 | | community |
| | 共生 | | symbiosis |
| | 競争 | | competition |
| | ニッチ | 生態的地位 | niche |
| | 物質循環 | | nutrient cycling |
| | 生産者 | | producer |
| | 消費者 | | consumer |
| | 分解者 | | decomposer |
| | 食物網 | | food web |
| | バイオマス | 現存量 | biomass |
| | 窒素固定 | | nitrogen fixation |

# 図表一覧

江戸時代の変化アサガオ……29［1章］
不稔のアサガオ(出物)を維持する方法……30［1章］
江戸時代の主要な作物の男女(雌雄)の鑑別法を示した「草木選種録男女之図」……31［1章］
第二次ブームに確立したアサガオの命名法の例……32［1章］
分類階級……39［2章］
各生物の分類名の例……40［2章］
マウス近交系統の起源を示す系統図……41［2章］
致死に関する1座位モデルと2座位モデル……42［2章］
日本車とアメリカ車……44［2章］
メンデルの法則　1遺伝子の場合……48［3章］
メンデルの法則　2遺伝子の場合……49［3章］
核の中の染色体、DNA、遺伝子領域の模式図……52［4章］
“限雄性遺伝”と性ホルモンによる性転換……55［4章］
ミナミメダカグループにおける性決定遺伝子交代のシナリオ……57［4章］
メダカ属における性決定機構の多様性……58［4章］
座[位]とアレル(対立遺伝子)……62［5章］
ヒト第6染色体(Rバンド表示)……63［5章］
遺伝子座とアレル(対立遺伝子)の関係……66［6章］
alleleの語源……67［6章］
アレルのいろいろ……68［6章］
ハプロタイプ……70［6章］
生物の多様性とアレル……71［6章］
親が二重ヘテロ接合のときに生じる配偶子の遺伝子型……76［8章］
Batesonら(1905)によるスイートピーを使った実験。……77［8章］
三点交配による染色体地図作成の概略……79［9章］
ヒトX染色体の遺伝地図と物理地図……81［9章］
形質転換の例……84［10章］
エレクトロポレーション法の原理の概略……85［10章］
ヒトABO式血液型の3アレル(対立遺伝子)を例にした顕性／潜性および遺伝子型 / 表現型の説明……88［11章］
「優性・劣性」の意味を正確に理解しているか？……91［11章］
浸透度を説明する家系図……96［12章］
浸透率は、遺伝的背景に影響される マウス多指症の場合
　異なる系統への戻し交配で、表現型はどうなるか？……97［12章］
相補性検定……101［13章］
2タイプのアレル(対立遺伝子)……103［14章］
哺乳類の一生に刻まれた2系列のエピジェネティックな目印……104［14章］
マウス生活環を通してのX染色体の活性変化……105［14章］
三毛猫が三毛なのにはX染色体不活性化が関係している……107［14章］
オレンジのメスと黒のオスの交配からは、三毛のメスとオレンジのオスが生まれる……108［14章］
三毛のメスの体細胞……109［14章］
DNAの構造……114［15章］
5′隣接領域の拡大図……117［16章］
マウスゲノム中の*Shh*遺伝子座の模式図……119［16章］
MFCS1エンハンサーと*Shh*コーディング配列の相互作用動態……120［16章］
セントラルドグマの概念図……124［17章］

標準遺伝暗号表……126［18章］
コード領域は、タンパクを“暗号化”している……130［19章］
さまざまな生物のゲノムサイズ(C値)……135［20章］
遺伝子[突然]変異におけるDNA塩基の変化……139［21章］
核酸のハイブリダイゼーション……144［22章］
*in situ* ハイブリダイゼーションによる、マウス胚におけるMyog遺伝子の発現部位……145［22章］
DNA複製……149［23章］
ヒト・アフリカ地域の遺伝子プール……151［24章］
生物学的種の概念……153［24章］
ガラパゴス諸島では、くら型とドーム型のゾウガメが各島でバラバラに分布している。……156［25章］
細胞周期の模式図……160［26章］
体細胞分裂の各段階……161［26章］
体細胞分裂と減数分裂……162［26章］
戻し交配……164［27章］
自殖性植物と他殖性植物の違い……167［27章］
アブラナ科植物の自家不和合性の分子機構……168［27章］
自家不和合性を利用した一代雑種育種……169［27章］
染色体サイクルの図……173［28章］
動物における配偶子形成と受精の模式図……174［28章］
種子植物における雄性配偶子の形成……175［28章］
一つの座[位]におけるヘテロ接合体同士の交配では，2タイプのホモ接合体とヘテロ接合体が生まれる……178［29章］
G分染法によるヒト健常男性の核型分析……181［30章］
ヒト染色体分染像の標準模式図(320-バンド＊期相当)の場合……182［30章］
さまざまな生物種の体細胞染色体数(2*n*)……183［30章］
ラット(*Rattus norvegicus*)の標準核型……186［31章］
核型異常の記載例……187［31章］
ヒトの三倍体……191［32章］
同質倍数体と異質倍数体：新しい異質四倍体種の形成……192［32章］
減数分裂における遺伝的組換えの分子機構……196［33章］
減数分裂の第一分裂における相同染色体の分離とその組合わせ……197［33章］
減数分裂での組換え後に生じた配偶子における染色体構成……198［33章］
減数分裂の過程における雌雄差……199［33章］
細胞分裂期の染色体……203［34章］
分染法によるヒトの染色体像……204［34章］
染色体のバンド命名法の基本……205［34章］
染色体DNAの複製起点とS期における段階的複製……206［34章］
減数分裂における交差型組換え……209［35章］
バッタ(♂ *Chorthippus paralleus*)の減数第一分裂、複糸期の二価染色体(a)とその描画(b)……210［35章］
Hollidayが提唱した相同組換えの反応モデル……213［36章］
DNA二本鎖(二重鎖)切断と三つの主要な組換え経路……214［36章］
ホリデイ構造の遺伝子組換えプロセス……216［36章］
染色体の不分離……219［37章］
おもな染色分体型異常の生成機構……221［37章］
さまざまな染色分体型の構造異常……222［37章］
おもな染色体構造異常の形成模式図：ヒトの個体レベルでよくみられる構造異常……223［37章］

# 図表一覧

*T/t*［突然］変異マウスの尾の形態異常と胚性致死……224［37章］
マウスの第17番染色体の構造……225［37章］
ゲノム編集による部位特異的遺伝子破壊(A)およびDNA挿入(B)……231［38章］
(A)ZFN, (B)TALEN, (C,D)CRISPR/Cas9の構造……233［38章］
TALENとCRISPR/Cas9の比較……234［38章］
さまざまな生物種におけるゲノム編集技術の現状……235［38章］
マクサム・ギルバート法……238［40章］
自動シーケンサの仕組み……240［40章］
次世代シーケンシング……241［40章］
メガベースを読むための塩基配列決定コストの低下……242［40章］
独立な9座［位］における加算モデル……243［40章］
「ホメオドメイン」のコンセンサス配列……250［41章］
OMIMに登録されている遺伝子、遺伝形質の数……259［43章］
日本医学会における色覚関連の用語……260［43章］
遺伝性疾患の頻度……262［43章］
さまざまな単一遺伝子疾患とその頻度：日本における出生1万人あたりの頻度……263［43章］
常染色体潜性遺伝病患者の出現頻度と保因者頻度との関係……264［43章］
ヒトのおもな染色体異常症……267［44章］
妊娠10,000例における染色体異常と結果予測……268［44章］
造血系腫瘍における病態特有の染色体転座……270［44章］
慢性骨髄性白血病(a)とバーキットリンパ腫(b)における
　染色体の相互転座と関連遺伝子の移動。derは転座に関与した染色体。……271［44章］
羊水穿刺……273［45章］
絨毛採取……274［45章］
非確定的検査の考え方……275［45章］
侵襲的な検査や新たな分子遺伝学的技術を用いた検査の実施要件……276［45章］
遺伝カウンセリングのプロセス……281［46章］
遺伝学的検査で得られる生殖細胞系列のゲノム情報(遺伝学的情報)が有する二つの特性……284［47章］
TaqManプローブを用いたリアルタイムPCR法……287［47章］
SARS-CoV-2のゲノム構造の模式図……291［47章］
SARS-CoV-2と近縁のコロナウイルス……292［47章］

# 索引

# 索引

## 【専門用語】


10 番染色体……59
12 番染色体……57
16 番染色体……260 (204)
17 番染色体……20, 224, 226 (225)
1 遺伝子座 S 複対立遺伝子系……167
1 塩基多型……227
1 座位モデル……(42)
1 センチモルガン……78, 79 (225)
1 倍体生物……132
1 番染色体……56, 57, 78 (58, 205)
2-step RT-PCR 法……289
2 回の交差……76, 78
2 回の交差(二重交差)……76
2 座位モデル……(42)
2 倍体生物……132
3′ -OH……148, 149
3′ 炭素……112
3′ 末端……122, 201, 212, 215, 286
3′ 隣接領域……115, 116 (117)
3 塩基……95, 123, 232 (233)
3 層構造……16, 200, 202
3 メンデルの法則……46, 243 (48)
4- 細胞期胚……(105)
5′ → 3′……113 (149)
5′ 側……116, 290
5′ 炭素……112
5′ 末端……116, 122, 123, 201, 286
5′ 隣接領域……115, 116 (117)
7 番染色体……106
8- 細胞期胚……(105)
9 座[位]……(243)
9 番染色体……56
A・C・G・T……118
A, C, G, U……127
ABC モデル……(32)
*ABL-BCR* 融合遺伝子……270
*ABL-BCR* 融合タンパク質……270
*ABL* がん遺伝子……270
ABO……36, 86, 87, 167, 257, 259, 280 (88)
ABO 血液型……86, 259
ABO 式血液型……36, 87 (88)
AIDS ウイルス(HIV)……127
ALDH2……257, 259
allel……67, 69
allele……13, 22, 47, 61, 64, 67, 69, 70, 87, 100, 103, 133, 137, 151, 155, 177 (67, 73)
allele = allelomorph = allel + morph……67
allelomorph……65, 67 (67)
allopolyploid……189 (192)
*Alu* 配列……(206)
*Alx4*……(97)
AT 含量……222
AUG……125
autopolyploid……189 (192)
A 染色体……181
bacterial conjugation(微生物の接合)……176
*BCL2* 遺伝子(18q21)……270
*BCR* 遺伝子……270
*Brachyury*……224
B 染色体……181
C- バンド……(205)
C57BL/10 系統……(97)
canonical sequence……69, 249
carcinoma *in situ*……237
Cas9……140, 232 (233, 234)
Cas9 DNA 切断酵素……140
Cas9 ヌクレアーゼ……232 (233, 234)
CDK キナーゼ……158
CDK 阻害因子……158
cDNA(complementary DNA)……133, 143, 144, 286, 288, 289
cDNA 合成の逆転写反応……288
cDNA ライブラリ……143
centromere……16, 75, 185, 201, 218
Chromosome map……79, 80, 100, 257
cis, trans-activating crRNA(tracrRNA)……232
Clustered Regularly Interspaced Short Palindromic Repeat……232
CNEs……118, 119
coding region……115, 116, 133, 137
coding sequence……115, 116, 129, 137
color blindness……15, 257, 261
color vision variation……15, 257
Complementarity……99
coupling(相引)……74
Covid-19……10, 246
CpG 配列……103
CRISPR RNA(crRNA)……232

(CRISPR)-Cas9 232
CRISPR/Cas 232 (233, 234, 235)
CRISPR/Cas9 232 (233, 234)
CRISPR/Cas9 システム 232 (233)
crRNA 232 (233)
cytokinesis 159
C 遺伝子の変異体 (32)
C 値 134, 194 (135)
C バンド 201, 203, 205 (204, 206)
C バンド領域 205
C 分染法（C バンド法） 203 (204)
D- ループ 212, 215
DDBJ 37, 239, 242, 289
de novo mutation 14
Dechenne 型筋ジストロフィー症 (263)
dicentric 16, 218
Differentially Methylated Region（DMR） 103, 104
diversity 14
*Dmrt* 56, 57 (58)
*Dmrt1* 56, 57 (58)
*Dmy* 56, 57, 59 (57, 58)
DM ドメイン 56
DNA 5, 13, 16, 19, 20, 21, 22, 27, 36, 37, 44, 50, 51, 53, 60, 61, 64, 68, 72, 74, 79, 80, 84, 85, 95, 99, 100, 102, 103, 104, 107, **112**, 113, 115, 116, 117, 118, 119, 120, 122, 123, 125, 126, 128, 129, 132, 133, 134, 136, 137, 138, 140, 142, 143, 144, 146, 147, 148, 149, 154, 155, 158, 159, 160, 162, 166, 176, 179, 180, 183, 185, 193, 194, 200, 201, 202, 203, 205, 208, 209, 211, 212, 214, 215, 217, 218, 220, 224, 230, 231, 232, 234, 236, 237, 238, 239, 242, 245, 248, 249, 251, 252, 256, 257, 261, 275, 277, 282, 286, 288, 289, 293
DNA sequencing 238, 252 (242)
DNA structure and repair 112
DNA-DNA ハイブリダイゼーション 142 (144)
DNA-RNA ハイブリダイゼーション 142 (144)
DNA（染色体） 194
DNA（デオキシリボ核酸） 112
DnaA タンパク質 149
DNA 塩基 107, 137, 142 (139)
DNA 塩基配列 107, 142
DNA 解読 238
DNA から RNA への転写効率 248
DNA 結合ドメイン 232, 234
DNA 結合能 (250)
DNA 交差部位 214
DNA 合成 149, 212, 214, 215, 220, 238, 239, 288
DNA 合成依存的単鎖アニーリング経路 215
DNA 合成依存的単鎖アニーリングモデル 212, 215
DNA 合成酵素 238
DNA 合成阻害 220
DNA 鎖 50, 51, 99, 115, 148, 208, 211, 212, 214, 215 (52, 213, 216)
DNA サイズマーカー 289
DNA 鎖の交換 211
DNA シークエンス技術 293
DNA シーケンサー 251
DNA シーケンシング 245
DNA 質量（pg） 134
DNA 修復 112, 146, 208, 220
DNA 修復機構 146
DNA 障害 160 (221)
DNA 切断 140, 214, 232
DNA 切断酵素 140
DNA 挿入 (231)
DNA 増幅 288
DNA 損傷 160, 208, 220
DNA 損傷の修復 208
DNA 多型 257
DNA 断片 238, 239, 252, 277 (84)
DNA 透過性 85
DNA と酵素を用いた解析 (237)
DNA 二重鎖（二本鎖） 53, 113, 212, 214, 215 (214)
DNA 二重鎖（二本鎖）切断 113, 212, 214, 215 (214)
DNA 二重鎖（二本鎖）切断修復モデル 212, 214, 215
DNA 二重らせん 113 (216)
DNA 二本鎖切断 211
DNA の構造 19, 112, 205 (114)
DNA の構造と修復 19, 112
DNA の全塩基配列 37
DNA の損傷 158, 160, 220
DNA の二重らせん構造モデル 37
DNA の発見 36, 224
DNA の複製起点 200, 202 (206)
DNA の複製時期 (206)
DNA の複製の歴史 248
DNA の立体構造 211, 256
DNA 配列 13, 21, 64, 102, 120, 128, 129, 132, 136, 140, 143, 144, 155, 176, 211, 230, 232,238, 248,

# 索引


256, 286 (231)
DNA 配列決定……21, 238, 256 (231)
DNA 配列決定技術……238, 256
DNA 配列決定法……238
DNA 配列情報……120
DNA 配列データ……155
DNA 配列の相同性……211
DNA 配列変化……132
DNA 反復配列……95
DNA 複製……37, 112, 123, 134, 146, 148, 159, 160, 162, 193, 201, 202 (149, 162, 196)
DNA 複製・修復……112
DNA 複製(S 期)……162
DNA 複製機構……148
DNA 複製酵素……159
DNA 複製時……112
DNA 複製チェックポイント……160
DNA 分岐……211
DNA 分子……50, 64, 112, 113, 203, 211
DNA ヘリカーゼ……148, 149
DNA 変異……261
DNA 変性……(144)
DNA ポリメラーゼ……37, 113, 123, 148, 149, 215, 239, 286, 288
DNA ポリメラーゼ / プライマーゼ……149
DNA 末端……201
DNA メチル化……102
DNA メチル基転移酵素……103
DNA リガーゼ……113, 148
DNA 量……132, 134, 194
DNA 領域……212, 242
dNTP……286
Dobzhansky-Muller モデル……43
dominant……12, 35, 65, 86, 87, 90, 92, 95, 177, 224
dominant/recessive……35, 86
DSB……230 (231)
DSX(double sex)……56
DTC 検査……285
D 型変異……259
E(エンベロープ)……291 (291)
EN……116, 140, 189 (97, 250, 287)
eQTL……61, 62 (63)
ES 細胞……140, 141
*Extra toe*(*Xt*)……(97)
$F_1$……22, 54, 55, 74, 86, 165, 170, 171 (48, 49, 55, 73, 77)
$F_1$ 個体……22, 74 (73)
$F_1$ 作物……165
$F_1$ 雑種種子……171
$F_1$ 種子……170
$F_1$ 世代……(77)
$F_2$ 世代……(77)
fertilization(受精)……176
「field of genetics = heredity + variation」……34
FISH……143, 185, 217, 218 (145, 187)
FISH ペインティング法……(145)
FISH 法……185, 217 (187)
*Fok*I……231, 232 (233, 234)
G・C 対……(206)
$G_0$ 期……159 (160)
$G_1$ 期……159, 160 (160)
$G_2$/M チェックポイント……160
$G_2$ 期……159, 160 (160)
GC 含量……286
GenBank(米国)……242
Gene structure……115
genesis……26
Genetically Modified Organism:GMO……209
genetics(遺伝学)……5, 34
Genome imprinting……102
genotype……22, 47, 69, 72, 87, 95, 177
GFP……(231)
GISAID データベース……(292)
Gli3……(97)
Glu:正常ヘモグロビン……(151)
*Gsdf* $^{Y}$……57, 59 (57, 58)
*Gsdfb* $^{Y}$……59 (58)
G 淡染バンド……(182)
G 濃染バンド……(182)
G 分染法……180, 203 (181)
G 分染法(G バンド法)……203 (181)
*Hand2*……(97)
haplo-……13, 188
haploid……12, 13, 173, 180, 188, 189, 190, 194
HDR……230
Hemmimelic extra toe(Hx)……(97)
heredity(遺伝)……34
heredity と variation を研究する学問……15
hetero……47, 65, 75, 87, 165, 176, 177, 201
heterozygous……47, 65, 87, 176, 177
Holliday……212 (213)

homo……47, 65, 87, 113, 155, 159, 173, 176, 177, 180, 194, 209, 212, 218, 231, 249, 252
homozygous……47, 65, 87, 176, 177
HOX……(250)
HOX タンパク……(250)
HR……(231)
hybridization……142, 143, 239, 252
*IHH*……121
Imprinting Control Region（ICR）……104
*in silico*……21, 236, 237 (237)
*in silico* biology……237
*in situ*……21, 80, 142, 143, 185, 218, 236, 237 (145, 237)
*in situ* ハイブリダイゼーション……80, 142, 143, 236 (145)
*in vitro*……21, 236, 237 (237)
*in vitro / situ / vivo / silico*……21, 236, 237
*in vivo*……21, 236, 237 (237)
INSD のアクセッション ID……(292)
International System for Human Chromosome Nomenclature（ヒト染色体の国際命名規約）……203
interphase……159
iPS 細胞の樹立……37
ISCN……185, 201, 203 (187)
I 型インターフェロン……291
karyokinesis……159
kinetochore……16, 201
L1 配列……(206)
Line……22, 38, 39, 165, 283 (73)
Linkage……51, 61, 74, 75, 80
Lmbr1……120
Lmbr1 遺伝子……119
locus……22, 27, 47, 51, 60, 65, 177 (73)
LOH……177, 212
loss of heterozygosity: LOH……177
M（メンブレン）……291 (291)
MAB-3（male abnormal-3）……56
manifold……70
mating……164
MEG(Maternally expressed genes)……(103, 104)
Mendel's laws……46, 65, 194
metacentric……16, 201
MFCS1……119, 120, 121 (120)
MFCS1（別名 ZRS）……119
MFCS1 エンハンサー……120 (120)
MFCS1 と *Shh* の相互作用……(120)
micro-RNA（miRNA）……53
MLPK……(168)
monoploid……13, 188, 189, 190, 218
mos 45,X[10]/46,XX[15]……(187)
mRNA……51, 53, 56, 115, 116, 121, 123, 126, 127, 128, 129, 133, 248, 249, 290 (120, 124, 130)
mRNA からタンパク質への翻訳効率……248
mRNA 成熟過程……115
MSM/Ms 系統……(97)
MSM 系統……(97)
MSX……(250)
MSX タンパク……(250)
Mus musculus musculus, domesticus, castaneus……227
mutation……4, 14, 15, 27, 61, 69, 136, 151, 257, 258
Myog 遺伝子……(145)
M 期（Mitotic phase）……159, 160
M 期チェックポイント……160
N（nucleocapsid）遺伝子……288
N（ヌクレオカプシド）……291 (291)
Natural Human Genome Research Institute (NHGRI)……(242)
NCBI Reference Sequence データベース……291
[5′-NGG-3′]……(233)
NHEJ……230 (231)
NHEJ エラー……(231)
NIPT……273, 275, 276, 277
noncoding RNA……53, 129
NOR……201, 203 (204, 260)
NOR 染色法……203 (204)
nucleolus organizer region（核小体形成部位）……201, 203
off target……231, 234
-ome……132
OMIM（Online Mendelian Inheritance in Man）……257, 258 (259)
Open readingframe: ORF……129, 289
Orc……149
Orc[Origin recognition complex] タンパク質……149
ORF1a……289, 290, 291 (291)
ORF1a 遺伝子……289
ORF1a セット……289
ORF3a……291 (291)
ORF3b……291, 292 (291)
O アレル……109
O 遺伝子……109
PAM 配列……(233)
Paris 会議……(182)
PAX タンパク……(250)

# 索引


PCNA……(149)
PCR検査……3, 10, 21, 286, 288, 289
PCR産物……(287)
PCR法……37, 286, 288, 289 (287)
PCR法の発明……37
PEG(Paternally expressed genes)……(103, 104)
Penetrance, expressivity and heritability……94
Ph転座……270
pol α……68 (149)
pol δ……(149)
PopularScience Monthly……35
Prader-Willi症候群……106
pre-mRNA……121 (120)
Q/Gバンド……(206)
Qバンド……184, 185, 201, 203 (204)
Qバンド法(Q分染法)……184
Q分染法……184, 203 (186, 204)
Q分染法(Qバンド法)……184, 203 (204)
Rad51……211
RaTG13……292 (292)
rDNA安定……(146)
rDNA不安定……(146)
Reading frame……129, 289
RecA……211
recessive……12, 35, 65, 86, 87, 90, 92, 100, 177
RFC……(149)
RmYN02……292 (292)
RNA……37, 50, **51**, 53, 68, 100, 115, 116, 119, 122, 123, 125, 126, 127, 128, 129, 132, 133, 140, 142, 143, 147, 148, 149, 169, 170, 171, 201, 207, 236, 237, 247, 248, 282, 286, 288, 289, 290 (117, 124, 130, 144, 149, 233)
RNAポリメラーゼ……116, 122, 123, 149 (117, 124)
RNase(S-RNase)……169
RNase活性……170
RNA遺伝子(rDNA)……147
RNAウイルス……132, 288, 290
RNA合成酵素……119
RNA鎖……50, 51
RNA配列……286
RNA複製……123
RNAプライマー……148
RNA分解酵素……169
RNAポリメラーゼ……116, 122, 123, 149 (117, 124)
RPA……(149)
RuvCタンパク質……212
Rバンド……201, 203 (63, 204, 206)
Rバンド表示……(63)
R分染法(Rバンド法)……203 (204)
S-RNase……169, 170
S(spike)遺伝子……289
S(スパイク)……291 (291)
S(スパイク)遺伝子……291
$S^1$-SP11……(168)
S1サブユニット……291
$S^1$対立遺伝子……168
$S^2$-SP11……(168)
S2サブユニット……291
SARS-CoV-2 Wuhan-Hu-1……(292)
self-incompatibility……167
self-sterility……167
semi-dominant……224
sgRNA……232 (233, 234)
*Shh*……119, 120, 121 (119, 120)
*Shh*遺伝子……119, 120, 121 (119)
*Shh*遺伝子座……119 (119)
*Shh*コーディング配列……(120)
*Shh*タンパク質……(119)
*Shh*の組織特異的エンハンサー……(119)
*Shh*発現細胞……120, 121
single guide RNA(sgRNA)……232 (233)
Single Nucleotide Polymorphism(SNP)……13, 68
*SIR2*……147
*SIR2*ホモログ(サーチュイン)……147
SLF……169
SLGE……119
small nuclear RNA(snRNA)……53
SNP……13, 22, 39, 68, 69, 70, 137, 257, 258, 259, 260 (68, 73)
SNPデータベース……257
Sonic hedgehog遺伝子……97
*Sox3*……59 (58)
$Sox3^Y$……59 (58)
$Sox3^{Y2}$……59 (58)
SP11……169 (168)
Species……22, 38, 39, 165 (73)
*SRK*……169
*Sry*……56, 59
Sterility……167, 168
Strain……22, 38 (73)

*Strong's luxoid*(*lst*)……(97)
Synthesis phase……160
*S* アレル……107, 167, 170
*s* アレル……107, 167, 170
*S* アレル型……167, 170
*S* 遺伝子……107, 109, 168, 289, 291
*S* 遺伝子座……168
S 期……159, 160, 162, 179, 183, 202, 205 (160, 206)
S 期後半……(206)
S 期後半複製領域……(206)
S 期前半……202 (206)
S 期前半複製領域……(206)
S セット……289
t- コンプレックス……226, 227
t- 染色体……226, 227
t- ハプロタイプ……226, 227
t- ハプロタイプゲノム……227
*T*, *t* 遺伝子……225
*t*[突然]変異……224, 225, 226 (224)
*T*[突然]変異マウス……224 (224)
*T*/*t*[突然]変異マウス……(224)
TAD……121
TALE……232, 234 (233, 234, 235)
TALE nuclease(TALEN)……232
TALEN……232, 234 (233, 234, 235)
TaqDNA ポリメラーゼ……288
TaqMan プローブ……288 (287)
「The effects of cross and self fertilisation
in the vegetable kingdom」……170
*TNF α* 遺伝子……(63)
*TNF α* 座[位]……(63)
tracrRNA……232 (233)
Transcription Activator-Like Effector(TALE)……232
Transformation……27, 84
tRNA……126, 127, 129, 138, 149
tRNA 変異体……138
*T* 遺伝子……224, 225, 226
t コンプレックス……(225)
t 染色体……(225)
t ハプロタイプ……(225)
UAA, UAG, UGA……125
UAA= オーカー……138
UAG= アンバー……138
UGA= オパール……138
uniparental disomy:UPD……105
Val：鎌型赤血球のヘモグロビン……(151)
variant……68, 69, 70 (67)
variation……4, 9, 14, 15, 34, 69, 136 (67)
variation(変異)……34
*WNT6*……121
*WNT6/IHH* 遺伝子座……121
W 染色体……180
*Xist* の発現消失……(105)
*Xist* のランダムな片アリル性発現……(105)
Xm のインプリント確立……(105)
Xp の再活性化……105
XX-XY 型……54, 56, 108 (58)
XXX 女性……266
XYY 男性……266
X 線……220
X 染色体……54, 56, 59, 102, 106, 107, 108, 109, 110,
177, 180, 262, 266 (81, 105, 107, 187, 204, 267)
X 染色体以外……106
X 染色体不活性化……102, 107, 108, 110 (105, 107)
X 連鎖……89, 102, 108, 257, 262 (262, 276)
X- 連鎖……(259)
X 連鎖遺伝子……102, 108
X 連鎖遺伝子量……102
Y 染色体…54, 56, 57, 59, 108, 110, 177, 180, 266 (204)
Y 染色体上……54
Y 染色体特異的領域……56
Y- 連鎖……(259)
Y 連鎖遺伝……54, 262, 263
ZFN……231, 232, 234 (233, 235)
Z 染色体……180
ἄλλος(ギリシャ語)……(67)
λ ファージベクター……143
アーキア……148, 149
アイボリー色……87
悪性化……269
悪性度の判定……282
アグロバクテリウム……85
亜種……38, 39, 165, 227
アスパラギン……291 (126)
アスパラギン酸……291 (126)
アセチル化……107, 205
アセトアルデヒド……259
アッセイ法……251
アデニン……37, 100, 112, 113 (114)
アニーリング……142, 143, 212, 215

# 索引


アミノアシルトランスファー RNA……123
アミノ酸……22, 50, 56, 57, 72, 115, 116, 122, 123, 125, 127, 128, 129, 138, 155, 170, 245, 248, 249, 259, 291 (250, 291)
アミノ酸置換……22, 72, 155, 245
アミノ酸置換速度……155
アミノ酸長(aa)……(291)
アミノ酸配列……56, 57, 115, 116, 122, 123, 125, 129, 248, 249 (250)
アモルフ……65
アラニン……(126)
アリル……70 (105)
アルギニン……(126)
アルキル化……218, 220
アルコール……257, 258, 259, 261
アルコール耐性……259
アルコール不耐性……257, 259, 261
アルコールへの感受性……258
アルデヒド脱水素酵素２型(ALDH2)……259
アレイ CGH 法……217, 218
アレル(対立遺伝子)……13, 14, 18, 22, 27, 42, 43, 46, 47, 50, 56, 60, 61, **64**, 65, 67, 72, 74, 75, 86, 87, 89, 99, 100, 102, 103, 132, 133, 137, 138, 154, 155, 167, 168, 169, 176, 177, 226, 244, 263, 271 (44, 62, 66, 73, 88, 103, 264)
アレル性検定……64, 65
アレルの交換不可……(153)
アレル頻度……150, 151, 154
アレル頻度の変化(遺伝的浮動)……154
アレロモルフ……65
暗号(コード)……27, 125, 126
暗号化……128, 129 (130)
暗号化(コード)……128
アンチコドン……126, 127
アンチセンス鎖……128, 129
アンバーサプレッサー……137, 138
アンバー変異……137, 138
アンバー変異体……138
アンピシリン……(84)
医学……4, 5, 9, 10, 12, 15, 17, 37, 59, 86, 92, 118, 237, 246, 247, 260, 261, 262, 277, 278, 289, 293 (260, 268, 285)
鋳型……113, 122, 123, 128, 129, 148, 149, 201, 208, 211, 232, 238, 239, 289
鋳型 DNA……148, 238, 239
鋳型鎖……128, 129
育種……27, 29, 32, 35, 36, 38, 39, 42, 98, 164, 165, 171, 189, 243, 246 (169)
育種遺伝学……27
育種学……35, 36, 164, 171
異型(バリアント)……64
異型接合……176, 177
異型配偶子……172, 173
異質四倍体……(192)
異質四倍体種……(192)
異質倍数体……189, 190 (192)
異種ゲノム……190
「異常」……15, 260
異常細胞……269
異常所見……185 (187)
異常配偶子……265
異数性……110, 217, 218, 271
異数性個体……218
異数体……177, 217, 218
イソロイシン……(126)
一遺伝子一酵素説……36
一塩基多型……22, 39, 72, 137, 138, 257 (73)
一塩基多型(SNP スニップ)……257
一塩基多型(SNP)……39
一塩基置換……140
一次配列情報……118, 119
位置照合(マッピング)……242
位置情報……237
一代雑種育種隔離圃場……(169)
一代雑種育種法……171
一致率……292
一倍性……217, 218
一倍体……13, 172, 188, 189, 190
一倍体(monoploid)……190
一本鎖 DNA(相補鎖)……(144)
一本鎖……122, 142, 148, 149, 211, 230, 286, 288, 290 (144, 196)
一本鎖 DNA……142, 211, 286, 288 (144, 196)
一本鎖 RNA……122
一本鎖鋳型 DNA……148
一本鎖断片……148
イディオグラム……184, 185 (81)
遺伝[的]マーカー……22, 60, 61, 72 (73)
遺伝暗号……27, 50, 125, 126, 127, 137, 138 (126)
遺伝暗号(遺伝コード)……125

遺伝暗号（コドン）……137, 138
遺伝暗号の縮重……125
遺伝暗号表……125 (126)
遺伝医学……278 (268)
遺伝因子……13, 50, 60, 65
遺伝カウンセリング Genetic counseling……95, 278, 279, 280, 282, 284, 281
「遺伝学」という用語……34
「遺伝学上に使用せらるる学術語の統一」……35
遺伝学的解析……140, 141, 164, 230, 270
遺伝学的検査……273, 275, 277, 278, 279, 280, 282, 283, 284, 285 (281, 283, 284, 285)
遺伝学的検査・診断……280 (285)
遺伝学的検査情報……283
遺伝学的検査の意義……(281)
遺伝学的情報……256, 283, 284 (284)
遺伝的多様性……16, 21, 159, 163, 166, 169, 170, 194, 195, 208, 209, 246, 256, 257, 262, 264
遺伝学的超音波検査……275
「遺伝学の対象＝遺伝（継承）」……34
「遺伝学の対象＝遺伝＋変異」……34
遺伝型……22, 72, 94
遺伝形式……(97, 281)
遺伝形質……15, 50, 54, 91, 92, 94, 95, 96, 119, 256, 258, 259, 261, 262, 264 (259)
遺伝継承……14, 69
遺伝継承される“違い”……14
遺伝現象……19, 26, 27, 47, 60, 102, 107, 132, 158, 278
遺伝子 Gene……5, 14, 22, 26, 27, 36, **50**, 51, 56, 59, 61, 75, 80, 85, 87, 95, 100, 103, 115, 116, 123, 132, 137, 150, 151, 155, 159, 165, 177, 194, 209, 212, 249, 252, 256, 257, 266, 278, 282, 283 (73, 103, 285)
遺伝子（アレル（対立遺伝子）……132
遺伝子［突然］変異……251 (139)
遺伝子アレル……(70)
遺伝子以外のゲノム領域……133
遺伝子異常……251
遺伝子医療部門……280
遺伝子解析……95, 282
遺伝子解析技術……282
遺伝子改変……61, 140, 230, 234, 235
遺伝子改変技術……61, 230
遺伝子改変方法……234
遺伝子型……17, 18, 22, 27, 38, 43, 44, 46, 47, 69, **72**, 86, 87, 94, 95, 98, 107, 109, 164, 165, 176, 177, 225, 244, 246 (66, 71, 73, 76, 77, 88, 96, 243, 264)
遺伝子型表現型……22 (73)
「遺伝子間相互作用」……245
遺伝子関連検査 Gene-based test……282, 283
遺伝子機能……27, 137, 140, 251
遺伝子組換え……84, 85, 209 (216)
遺伝子組換え技術……209
遺伝子組換え生物……209
遺伝子組換えプロセス……(216)
遺伝子型／表現型……(88)
遺伝子検査……282, 285 (283, 285)
遺伝子検査ビジネス……282, 285
遺伝子工学……84
遺伝子交換……38
遺伝子座……22, 56, 60, **61**, 62, 72, 74, 75, 76, 78, 87, 98, 119, 121, 167, 168, 225, 226 (66, 68, 70, 73, 76, 119, 151, 168, 264)
遺伝子座［位］……22, **61**, 62, 72, 74, 75, 225, 226 (68, 70, 73)
遺伝子座間……75, 76, 78
遺伝子産物……51, 53, 68, 87, 89, 115, 137
遺伝子重複……37, 60, 138, 155, 249
遺伝子重複説……37
遺伝子治療……37, 230, 235
遺伝子治療開発……235
遺伝子治療法開発……230
遺伝子数自体……134
遺伝子セット（ツールキット遺伝子）……118
遺伝子増幅……143
遺伝子組合わせ……209
遺伝子ターゲッティング法……37
遺伝子ターゲティング……209
遺伝子地図……256, 257
遺伝疾患……86, 91, 94, 121, 264
遺伝子転写開始点……(52)
遺伝子内……64, 68, 99
遺伝子の構造……19, 51, 115, 116, 127, 155, 282 (52, 117)
遺伝子の単離（クローニング）法……37
遺伝子ノックアウト……(231)
遺伝子の発現調節……118 (130)
遺伝子破壊……84, 85 (231)
遺伝子発現……5, 22, 53, 61, 62, 72, 102, 103, 106, 107, 119, 120, 121, 122, 123, 128, 133, 143, 144, 159, 203, 205, 282

# 索引

遺伝子発現解析……62, 144
遺伝子発現解析技術……62
遺伝子発現時期……133
遺伝子発現制御……22, 53, 72, 102, 107, 121, 159
遺伝子発現制御機構……53
遺伝子発現調節機構……119
遺伝子発現パターン……120
遺伝子発現メカニズム……119
遺伝子発現量……61, 62, 121
遺伝子発現量的形質座[位](eQTL)……62
遺伝子ハンティング……251
遺伝子プール……20, 150, 151, 152, 155 (71, 151, 153)
遺伝子プール Gene pool……150
遺伝子変異……261, 262, 264, 271, 282 (97, 262, 283)
遺伝子変化……282
遺伝子変換……208, 211, 212, 214, 215 (216)
遺伝子変換型組換え……208, 214, 215
遺伝子変換型組換え体……215
遺伝子密度……(206)
遺伝情報…5, 19, 26, 27, 50, 51, 60, 61, 79, 84, 91, 111, 112, 115, 121, 122, 123, 125, 132, 133, 136, 146, 148, 150, 151, 155, 158, 159, 201, 205, 290
遺伝子量……102, 108
遺伝子領域……13, 53, 71, 116, 128, 133, 289 (52, 68)
遺伝子領域 open reading frame 1a(ORF1a)遺伝子……289
遺伝子領域の模式図……(52)
遺伝子連鎖群……183
遺伝生化学的……272
遺伝性疾患……87, 257, 261, 262, 272, 273, 276, 278, 279, 280, 283 (262, 281)
遺伝性疾患の正しい情報……(281)
遺伝性疾患の頻度……261
遺伝性疾患の保因者……278
遺伝性の変異……30
遺伝単位……115
遺伝地図……75, 76, 78, 79, 80 (81)
遺伝地図作製……76
遺伝的荷重……134
遺伝的機能情報……133
遺伝的機能単位……115
遺伝的距離……(225)
遺伝的組換え……37, 208, 209 (196)
遺伝的個体差……132
遺伝的差異……56
遺伝的差別……280
遺伝的産物……(44)
遺伝的制御機構……37
遺伝的性質……38, 85, 209
遺伝的性質(DNAの配列)……209
遺伝的多型度……245
遺伝的多様性……16, 21, 159, 163, 166, 169, 170, 194, 195, 208, 209, 246, 256, 257, 262, 264
遺伝的特徴……22, 72
遺伝的背景……69, 94, 95 (97, 164)
遺伝的浮動……150, 151, 154
遺伝的マーカー……211
遺伝的要因……96, 259
遺伝的要因(生まれつきの体質)……259
遺伝と多様性……26
遺伝の混合説……35
遺伝の染色体説……36, 194
遺伝の単位……194, 195
遺伝の法則……26, 33, 35, 36, 46
遺伝の法則性……26
遺伝の法則発見……36
遺伝の法則を再発見……46
遺伝バリエーション検出……138
遺伝病……36, 87, 89, 90, 95, 105, 257, 262, 263, 264, 273, 279, 283 (262, 263, 264, 276)
遺伝分散……96
遺伝法則……90, 166
遺伝マーカー……60, 61 (81)
遺伝要因……96
遺伝様式……94, 95, 243, 258, 259, 262
遺伝率……19, 22, 94, 95, 96, 98, 245, 246, 262
遺伝率ゼロ……245, 246
移動期……193, 194
イニシエータータンパク質……149
イノシン酸……127
イメージングシステム……(240)
医療(ゲノム医療)……278
医療介入……15
医療機関……280, 282, 284, 285
医療行為……278 (281)
医療情報……282, 283, 284 (283)
陰と陽……31
イントロン…51, 115, 116, 117, 120, 122, 133 (52, 117)
イントロン(介在配列)……133
イントロン1……116 (117)
イントロン配列……120

インバージョン(逆位)……137, 138
インフォームド・コンセント……284
インフォームド・チョイス……278
インプリンティング……19, 22, 102, 104, 105, 106, 107 (103)
インプリント遺伝子……102, 103, 104, 106
インプリント型不活性化……102 (105)
インプリント型 XCI……(105)
陰陽説……31
ウイルス……3, 10, 21, 84, 99, 100, 123, 127, 132, 133, 148, 149, 183, 188, 219, 252, 282, 286, 288, 289, 290, 291, 292, 293 (291, 292)
ウイルス(RNA ウイルス, レトロウイルス)……132
ウイルスの複製……291
ウイルス粒子……291
ウェット型……259, 260
ウェット型遺伝子……260
ウラシル……100
運搬因子……85
エイジング……(160)
泳動サンプル……240
泳動度……239
栄養価……170
栄養外胚葉(胚体外組織)……(105)
栄養要求株……50, 51
エキソヌクレアーゼ活性……290
液体説……36
易罹患性検査……285
エクソームシーケンシング……(241)
エクソン……17, 51, 68, 115, 116, 260 (52, 68, 117)
エクソン 0……116
エクソン 1……116 (52, 68, 117)
エクソン 1 座[位]……(68)
エクソン 1 座[位]のアレル……(68)
エクソン 2……(52, 68, 117)
エチルニトロソウレア(ENU)……140
エピゲノム情報……120
エピジェネティクス……3, 19, 94, 98, 102, 103, 107, 108, 110
エピジェネティック……107, 132, 227 (104)
エピスタシス……245
エレクトロポレーション法……(85)
塩化カルシウム……85
塩基……22, 37, 39, 56, 60, 61, 68, 70, 71, 72, 78, 79, 80, 95, 99, 100, 103, 107, 112, 113, 118, 122, 123, 125, 127, 129, 134, 136, 137, 138, 140, 141, 142, 146, 149, 179, 202, 203, 208, 220, 227, 230, 232, 234, 238, 239, 240, 241, 242, 248, 249, 256, 257, 258, 263, 290 (52, 68, 73, 114, 135, 139, 187, 206, 233, 234, 240, 242, 259, 291)
塩基位置 X 座[位]のアレル(SNP)……(68)
塩基出現位置……(240)
塩基数単位……79
塩基性……179, 203
塩基性色素……179
塩基対群の欠失……(139)
塩基単位……138
塩基置換……137, 138, 140 (68)
塩基置換変異……138
塩基長……(291)
塩基対……56, 78, 112, 113, 134, 137, 142, 220, 258 (52, 114, 135, 139, 206, 234)
塩基対(bp = base pair)……113, 134
塩基対(不正対合)……112
塩基対数……78
塩基同士……99, 142
塩基配列……22, 37, 70, 72, 79, 80, 103, 107, 122, 123, 125, 136, 137, 138, 142, 149, 202, 208, 239, 242, 248, 249, 256, 258, 290 (73, 240, 242, 259)
塩基配列決定……37, 80 (242)
塩基配列決定法……37
塩基配列順……(240)
塩基配列情報……122, 242
塩基列……127
塩基枠移動……(139)
エンドウ種子の形状……50
エンドウの交配実験……26
エンハンサー……53, 116, 117, 118, 119, 120, 121 (117, 119, 120)
エンハンサー配列……119
エンハンスメント……246
横縞(バンド)……179, 202
オーダーメイド医療・先制医療……285
オートラジオグラフィー……237
オーバーラップ遺伝子……(291)
オープンリーディングフレーム(ORF)……129
岡崎フラグメント……37, 148, 149
雄しべ……166 (167, 168)
雄ヘテロ XY 型……177
雄ヘテロ型……54, 56, 59

# 索引

雄ヘテロ型(XX-XY 型)……54, 56
オフターゲット効果……(234)
オペロン説……37
オミックス解析……251
オミックス研究……253
親 DNA……148
親株……28
親系統……164, 170 (169)
親個体……98
親世代……22, 47, 74 (73, 77)
オリゴヌクレオチドプライマー……286
オルソログ……60, 61, 249 (250)
介在欠失……218, 220
開始コドン……123, 125, 126
開始点……116, 119, 127, 158, 159, 201 (52, 117)
解読……21, 27, 79, 98, 118, 238, 242, 243, 245, 246, 251, 252, 253, 256, 263, 290
ガイド鎖 RNA……140
ガイドライン……284 (285)
回文配列……218, 222
改変……61, 140, 208, 209, 230, 231, 234, 235, 248 (41, 77, 81, 97, 135, 139, 145, 156, 234, 250, 273, 274, 276)
改変版……248
外来 DNA……232
外来配列……133
化学合成……236
化学組成……203
化学的部分分解……238
化学物質……112, 146, 219, 220
化学変異原……140
核 DNA……125, 133
核外 DNA……85
核型……20, 180, 184, 185, 217 (81, 181, 186, 187, 191)
核型 Karyotype……184, 185
核型異常……184 (187)
核型分析……184, 185 (181)
核型図式(イディオグラム)……(81)
核ゲノム……51, 133
核酸……50, 51, 99, 100, 112, 113, 142, 160, 232, 237, 282, 286, 288 (144)
核酸(DNA)……50
核酸(DNA あるいは RNA)……282
核酸分子……142
核小体……128, 194, 201, 203 (161)
核小体形成部位[NOR]……203
核小体低分子 RNA……128
核小体の消失開始……(161)
確定診断……269, 272, 277, 279, 284
獲得免疫機構……232
核内……121, 126, 128, 129, 179, 189, 205 (192)
核内再倍加……189 (192)
核内低分子 RNA……128, 129
核内分裂……189
核分裂……159, 160, 188
核膜……44, 160, 179, 189 (161)
核膜出現……(161)
核膜消失の開始……(161)
核膜の消失……160 (161)
学名……152
核様体……180, 183
隔離……38, 42, 43, 44, 71, 105, 154, 155, 170 (44, 153, 169, 267)
隔離圃場……(169)
家系図……95, 278 (96, 281)
家系内……14, 94, 95, 262, 278
家系内での再発率……278
加算モデル……244, 245 (243)
過剰染色体……180, 181
仮説主導生物学……253
家族……91, 94, 95, 257, 262, 265, 266, 269, 271, 278, 279, 284 (263, 281)
家族性腫瘍……262, 266, 271
家族性腺腫性ポリポーシス……94, 95, 257, 262
家族歴・家系図……278
片側鎖……100, 128
型物質(糖質)……259
活性化……28, 102, 103, 107, 108, 109, 110, 119, 121, 140, 149, 270 (105, 107, 120, 204)
活性酸素……146
活性変化……(105)
株……6, 18, 22, 27, 28, 30, 31, 32, 33, 38, 39, 50, 51, 202, 245 (40)
株分け……28
花粉……74, 166, 167, 168, 169, 170, 172, 173 (77, 167, 168, 175)
花粉因子……(168)
花粉管……166, 169, 172, 173 (167, 168, 175)
花粉管細胞(栄養細胞)……(175)
花粉管伸長……169 (167)

花粉側因子……169
花粉発芽伸長阻害……(168)
花弁……90
鎌形赤血球……(151)
がん遺伝子……51, 251, 266, 270, 271
がん化……51, 84, 147, 177, 222, 271
間期……159, 179, 183, 185, 194, 202, 205, 217, 220 (160, 187, 206, 221)
間期(異常発生前)……(221)
間期核FISH……185 (187)
間期核内……179
間期核の高次構造……(206)
間期細胞核……220
環境要因……96
還元分裂……193, 194
幹細胞……137, 140, 147, 202
がん細胞……147, 202, 269, 282
患者・家族……(281)
患者の遺伝子……282
環状(リング)染色体……218, 220 (223)
環状DNA……158, 183
環状染色体……(221)
環状断片……(221)
完全顕性……87, 107, 244 (97, 243)
完全顕性モデル……(243)
感染症……10, 282, 286, 288, 289, 290, 293
感染症研究……286, 288, 289, 293
完全潜性……244
がん治療……37
感度(検出率)……(275)
がん発症……177
がん病変部・組織……282
顔面……119
がん抑制遺伝子……51, 147, 177, 266, 271
がん抑制遺伝子両アレル(対立遺伝子)……271
キアズマ……75, 78, 193, 194, 195, 208, 209 (198, 210)
キアズマ干渉……75, 78
偽遺伝子……155
偽陰性……276 (275)
器官……118, 119, 132, 133, 160, 166, 167, 189, 236, 248, 249
器官の相同性……249
基質……168, 239
基準(canonical; 正準)……249
基準(標準)配列……249
基準配列……249
偽常染色体領域……177
「基礎遺伝学」……(49, 139)
期待値……74 (97)
既知DNA配列……143
キネトコア……16
機能獲得型[突然]変異……65, 87, 137
機能欠失(喪失/欠損)型……22, 65, 72, 87, 89, 137
機能欠失(喪失/欠損)型[突然]変異……65, 87, 89, 137
機能性RNA……68, 133
機能的RNA……51, 53, 128 (130)
機能的遺伝子……177
機能ドメイン……118
機能不全……89
機能領域……132
基本系統……39
染色体腕……201, 202 (205, 206)
基本単位……158
基本的構成単位……203
基本転写因子……119
キメラRNA……(233)
逆位……137, 138, 218, 220, 226, 266, 269 (221, 223, 225, 268)
逆転写……123, 133, 201, 286, 288, 289 (124)
逆転写酵素……201, 286 (124)
逆転写酵素(reverse transcriptase)……286
逆転写反応……288, 289
ギャップ……215 (222)
キャップ構造……122, 127
キャップ構造付加……122
キャピラリ……240
球形ヒストン……203
九つの量的形質座[位]……243
共顕性……64, 65, 87, 259 (88)
「強顕性・弱顕性」……92
凝縮……44, 160, 179, 189, 193, 205 (161, 182)
偽陽性……276, 277 (275)
偽陽性率……276 (275)
共存……59, 164, 176
共通原理……33
共通性……248
共通祖先……43, 125, 248, 249
共通配列(コンセンサス配列) Consensus sequence……248, 250
共有……38, 71, 150, 256, 282, 283, 284 (284)

# 索引


共有性……283 (284)
極体……194, 198 (174, 199)
魚類受精卵……188
均衡型の構造異常……266
近交系……38, 39, 56, 245 (41)
均衡型再構成……(268)
近交交配……38 (41)
近親婚……(96)
近代遺伝学の流れ……(49, 139)
均等分裂……198
繰り返し配列……147, 239, 242, 249
グアニン(G)……112
空間構造……116
クエンチャー……288 (287)
鎖 DNA……142, 211, 212, 239, 251, 286, 288 (52, 144, 196, 206, 216)
組換え…20, 27, 37, 75, 76, 78, 79, 80, 84, 85, 113, 137, 140, 158, 162, 194, 195, **208**, 209, 211, 212, 214, 215, 226, 227, 230 (76, 79, 196, 198, 209, 213, 214, 216, 225)
組換え Recombination……27, 75, 80, 85, 113, 194, 208, 209, 211, 212
組換え DNA 技術……137, 140
組換え型……75
組換え機構……212
組換え経路……208 (214)
組換えサイト……78
組換え修復……113, 212, 215, 230
組換え染色分体……(209)
組換え体……76, 79, 80, 214, 215 (79, 213)
組換え中間体……211
組換え点(交差部位)……211
組換え頻度……75, 76, 78, 226
クライエント……279
クラスⅢ領域……(63)
クラスⅡ領域……(63)
クラスⅠ領域……(63)
グラフ理論……252
グリシン……291 (126)
グリフィス……84
グルタミン……(126)
グルタミン酸……(126)
クローニング……37, 44, 85 (84)
クローバーリーフ構造……127
グローバル化……293
クローン……37, 269
クロマチン……16, 37, 44, 75, 78, 149, 179, 180, 181, 193, 201, 205, 207 (52, 206)
クロマチン(染色質)……180, 201, 205
クロマチン DNA……(206)
クロマチン結合タンパク質……44
クロマチン構造……149, 207
クロマチン繊維……179, 193 (52)
蛍光……143, 144, 179, 237, 239, 240, 288, 289 (204, 240, 287)
蛍光 *in situ* ハイブリダイゼーション法(FISH)……143
蛍光検出器……(240)
蛍光色素……144, 239, 240, 288 (240, 287)
蛍光染色……179
蛍光度……(204)
蛍光同定……288
蛍光標識……143
蛍光物質……143
蛍光プローブ……143
形質(表現型)……94, 96
形質／表現型……136 (139)
形質転換……19, 22, 27, 36, 37, 84, 85 (84)
形質転換因子……27
形質発現……65, 170
継承……14, 19, 26, 34, 35, 50, 69, 107, 111, 112, 115, 136, 248 (284)
継承(遺伝)機構……107
形態異常……224, 272 (224)
形態学……38, 56
形態学的解析……56
形態形成……118, 119, 251
形態形成異常……251
形態進化……154
形態的・機能的異常……167
形態変異……(32)
系統……18, 22, 27, 33, 36, 38, 39, 54, 56, 57, 72, 90, 94, 154, 155, 164, 165, 170, 185, 226, 245, 246, 251 (40, 41, 73, 97, 101, 164, 169, 292)
系統育種……39, 165
系統関係……57
系統樹……154, 155 (292)
系統発生……154, 155
系譜……43, 249
経腹壁的絨毛採取……(274)
稽留期間……219

毛色……107, 109, 136, 154
毛色[突然]変異……136
血液型……36, 86, 87, 90, 132, 167, 257, 259, 260 (88)
血液細胞……283
血縁者……283, 284 (284)
結合……44, 99, 112, 113, 116, 117, 119, 123, 127, 138, 140, 142, 148, 149, 160, 169, 179, 200, 202, 208, 217, 218, 220, 230, 231, 232, 234, 237, 288 (63, 117, 161, 221, 223, 234, 250, 268)
結合(アニーリング)……142
結合特異性……149
欠失……22, 65, 72, 87, 89, 99, 100, 137, 138, 143, 146, 185, 218, 220, 222, 227, 265, 270, 271 (97, 139, 187, 221, 223, 231, 267)
欠失・転座……146
欠失(マイクロアレイによる同定)……(187)
欠失部位……99
欠失変異(DNA 塩基対の欠失)……137
欠失マッピング……99, 100
欠失領域……270
欠損……22, 51, 65, 72, 87, 89, 106, 137, 141, 177, 184, 230 (263)
決定表現型……(66)
血統書付き……246
血は争えない……243
ゲノム Genome……51, 75, 80, 102, 132, 133, 180, 230, 251, 252, 253, 257
ゲノム DNA……50, 79, 102, 118, 119, 120, 126, 128, 133, 143, 144, 179, 230, 231 (233)
ゲノム DNA の二重鎖(二本鎖)切断(DSB)……230
ゲノム DNA 配列……102
ゲノム RNA……123
ゲノム医学……246
ゲノムインプリンティング……19, 22, 102, 104, 105, 106, 107 (103)
ゲノムウォーキング……251, 252
ゲノム解析……227, 251, 271
ゲノム解読……21, 98, 238, 243, 246, 251, 252, 253
ゲノム解読技術……98
ゲノム解読競争……253
ゲノム科学 Genome science……251
ゲノム原位置ハイブリダイゼーション法……143
ゲノム構造……226 (291)
ゲノムサイズ……78, 133, 134, 252, 290 (135)
ゲノム時代……91
ゲノム修飾……102
ゲノム重複……154, 227
ゲノム上の部分……70
ゲノム上の変異……136
ゲノム上の領域……70
ゲノム情報……62, 120, 179, 234, 256, 278, 280, 282, 283 (284, 291)
「ゲノム説」……36
ゲノム全体……22, 72
ゲノム全長……78
多指症……(97, 267)
ゲノムの大きさ……132, 133, 134
ゲノムの立体構造……120
ゲノム倍加……155
ゲノム配列……22, 98, 118, 129, 226, 227, 230, 242, 246, 278, 290, 292 (73, 292)
ゲノム配列情報……22, 118 (73)
ゲノムプロジェクト……251, 256
ゲノム分析……132
ゲノム変異……271
ゲノム変化……227
ゲノム編集 Genome editing……230
ゲノム編集技術……39, 137, 141, 230, 231, 232, 234, 235 (231, 235)
ゲノム領域……15, 53, 70, 118, 128, 133, 138, 226
ゲノムワイド……144
原因遺伝子……42, 43, 44, 251, 256, 260 (97)
原因変異同定……245
原核細胞……(52)
健康管理方針……278 (281)
健康管理方針(治療・予防)……(281)
「顕在型・潜在型」……92
検査陽性……284 (275)
原始内胚葉(胚体外組織)……(105)
原種……38, 39
検出器……239 (240)
健常アレル……263
減数第一分裂……159, 161, 162, 193, 194, 195, 209 (196, 199, 210)
減数第一分裂複糸期……209
減数第二分裂……159, 161, 193, 194, 198 (196, 199)
減数分裂 Meiosis……47, 75, 159, 173, 180, 189, 193, 194, 209, 212, 218, 266
減数分裂 DNA 二重鎖(二本鎖)切断修復モデル……214
減数分裂期……208, 217

# 索引


減数分裂第一分裂……265 (162, 197)
顕性……4, 8, 9, 12, 19, 22, 35, 46, 47, 54, 64, 65, 69, 72, **86**, 87, 89, 90, 92, 93, 94, 95, 98, 107, 109, 167, 176, 177, 194, 195, 224, 244, 245, 257, 259, 262, 263, 273 (48, 49, 88, 97, 243, 262, 263, 276)
「顕性・潜性」……86, 92, 93
顕性 / 潜性……19, 22, 35, 86, 89, 95 (88)
顕性アレル……22, 47, 65, 72
顕性遺伝子……86, 87 (48)
顕性遺伝子(アレル)……86, 87
顕性遺伝様式……94
顕性形質……12, 86, 87
顕性阻害……87, 89
顕性致死……87, 89
顕性度……244, 245
顕性の法則……46, 47, 87, 89, 194, 195
検体……143, 144, 272, 282
検体 DNA……143
検定交配……165
鍵と鍵穴……168
「限雄性遺伝」……54
合弁花……169
交換……38, 71, 208, 211, 214, 242 (153, 213, 221, 222, 223)
口腔粘膜……283
抗原……236
交差……75, 76, 78, 79, 80, 162, 163, 193, 194, 195, 208, 211, 212, 214, 215, 218, 222 (162, 209, 210, 213, 214)
交差(乗換え)……75, 80, 162, 194, 212, 218
交差型……194, 208, 211, 214, 215 (209, 213)
交差型組換え……194, 208, 214, 215 (209, 213)
交差型相同組換え……211
交差型組換え体……(213)
交雑……33, 34, 39, 74, 164, 165, 166, 167 (169, 192)
高次構造体……205
黄色素胞……54
合成 DNA……148, 239
合成停止……238 (240)
抗生物質……(84)
合成量……121
酵素……36, 50, 89, 103, 112, 116, 119, 140, 147, 148, 159, 168, 169, 201, 207, 231, 237, 238, 257, 259, 261, 286, 290, 291 (124, 237)
構造異常……203, 219, 220, 265, 266, 270, 272, 282 (222, 223)
構造遺伝子……51, 53, 115, 116
酵素活性……140
酵素群……116
酵素と基質……168
酵素反応……237
抗体……37, 282
行動学……154
交配……20, 26, 32, 33, 36, 38, 39, 42, 43, 44, 46, 47, 54, 75, 76, 78, 79, 80, 86, 94, 98, 99, 100, 110, 142, 150, 151, **164**, 165, 190, 224, 225, 243, 246, 256 (41, 79, 97, 108, 153, 164, 178, 224, 243, 264)
交配(近交交配)……38
交配育種法……39
交配一世代目……165
交配可能……150 (153)
交配技法……164
交配実験……26, 76, 78, 94, 256 (224)
交配相手……94, 99 (97)
高発現遺伝子……116
高頻度タンパク質多型……37
酵母人工染色体……200, 201
酵母の全 DNA の塩基配列……37
酵母リボソーム……147
候補領域……129
高齢女性……219
高齢妊娠……(276)
コーディング DNA……133
コーディング配列……119, 120, 121 (120)
コーディング領域……53, 118, 133 (119)
コーディング領域以外……118
コード……19, 27, 44, 50, 51, 53, 56, 57, 68, 115, 118, 119, 122, 125, 126, 128, 129, 133, 137, 138, 155, 201, 205, 207, 245, 270, 291 (44, 63, 130, 291)
コード(翻訳)領域……129
コード / 非コード Code/Non-code……128
コード鎖……128, 129
コード領域……51, 128, 133, 137, 138, 245 (130)
後還元……193, 194
後期……159, 160, 195, 202, 289 (161, 204, 206, 221)
後期(anaphase)……(161)
後期複製型……(204)
国際塩基配列データベース(the International Nucleotide Sequence Databases, INSD)……290
黒色素胞……54

個人差……242, 256, 258, 278
個人差（多様性）……278
個人識別……283
個人的形質……260
個人の予防医療（個別化医療）……285
個人用防護装備（personal protective equipment）……286
個体群……38, 71, 150, 151, 154 (153)
個体差……132 (71, 182, 204, 205)
個体そのものの上……(237)
個体同士……64
個体レベル……220, 227, 246 (223)
五炭糖……112
古典仮説……245
古典集団遺伝学……245
後天性……185, 217, 222, 265
後天性の異常……217
後天的……282
コドン……19, 123, 125, 126, 127, 128, 137, 138, 155
コドン列……127
コヒーシン……194, 195
コピー数……138, 144, 257, 258, 265, 271, 288 (187)
コピー数（反復回数）……258
コピー数多型……144
コピー数の増加……(187)
コピー数の多様性（CNV）……258
個別化医療…245, 256, 257, 266, 271, 278, 279, 283, 285
こぼれ種……28
固有……38, 64, 134, 179, 202, 203
コルヒチン……188
コロナウイルス……3, 10, 21, 286, 288, 290, 291, 292, 293 (292)
コロナウイルス科ベータコロナウイルス属
サルベコウイルス亜属……(292)
コロニーハイブリッド法……143
婚姻関係……(96)
混合遺伝……243, 244
混合説……35, 36, 243
「混合説 / 融合説」……243
混成……142
コンセンサス配列……21, 61, 248 (231, 250)
コンタミネーション（汚染）……288
コンバインドテスト……276
コンピュータ…184, 236, 237, 241, 251, 252, 253 (237)
コンピュータ内での試行（*in silico*）……236
座［位］……18, 22, 26, 27, 46, 47, 50, 51, **60**, 61, 62, 64, 65, 68, 69, 72, 74, 75, 86, 132, 164, 176, 177, 179, 193, 225, 226, 244, 245, 246 (62, 63, 68, 70, 73, 79, 178, 243)
○○座［位］……61
座［位］Locus……22, 27, 47, 51, 60, 61, 65, 75, 177 (73)
サイクリン……158
再結合……218, 220 (221, 223, 268)
再構成……208, 236, 241
細糸期……193, 194
最小染色体セット……132
臍帯血……272
臍帯血採血……272
最大ゲノムサイズ……134
栽培化……169, 170, 171
栽培化・農耕……170, 171
栽培環境……30
再発見……8, 14, 26, 34, 36, 46, 74, 243
再発見論文……26
再発率の評価……(281)
細胞・病理学的……272
細胞遺伝学……27, 179, 180, 185, 272
細胞遺伝学的……272
細胞核……118, 119, 126, 133, 205, 220
細胞学的地図……79, 80 (81)
細胞記憶……107
細胞系統……39
細胞雑種……256, 257
細胞質……126, 127, 159, 160, 188 (161)
細胞質分裂……159, 160, 188
細胞種……115, 133, 161
細胞周期……158, 159, 179, 202 (160)
細胞小器官……133
細胞説……36
細胞増殖……160
細胞抽出液……123
細胞内器官……236
細胞内構造……158
細胞内小器官……160
細胞のがん化……222, 271
細胞分裂……16, 20, 123, 134, 146, 147, 148, 158, 159, 160, 161, 162, 179, 180, 183, 184, 188, 189, 193, 194, 200, 201, 202, 208, 215, 217, 218, 219, 220 (161, 162, 174, 219)
細胞分裂期……16, 179, 189, 202, 208, 220
細胞分裂時……134, 200, 215, 217, 219

# 索引

細胞分裂阻害剤処理……188
細胞分裂の機構 Mechanisms of cell division……158
細胞分裂様式……161
細胞膜……85, 291 (85)
細胞融合……188, 189
細胞レベル……220, 222, 246
細胞老化……20, 146, 147
サイレンサー……116, 117 (117)
酢酸……259
作物……27, 31, 165, 170, 171, 185, 189 (31)
サザンハイブリダイゼーション……142
サザンブロッティング……142
挿し木……28
鎖状……60
雑種……18, 38, 39, 42, 43, 44, 47, 74, 86, 99, 100, 142, 164, 165, 170, 171, 190, 243, 244, 246, 256, 257 (101, 169, 243)
雑種($F_1$)……170
雑種(ハイブリッド)……42
雑種強勢(heterosis)……165
雑種形成……142
雑種犬……42
雑種個体……38
雑種植物……190
雑種第一代……47, 86, 99, 165, 243 (101, 243)
雑種第二代……243, 244 (243)
雑種致死……42, 43, 44
雑種致死救済遺伝子(*Lhr*)……43
雑種不稔性……165
刷り込みなおし……(104)
サテライト DNA……22, 44, 72 (73, 206)
サプレッサー……137, 138
酸化……107, 146
サンガー法……238, 239 (239)
残基……205, 207, 238
三尖弁逆流……275
三点交配……75, 76, 79, 80 (79)
三倍性……188, 189, 218, 219
三倍体……13, 188, 189, 190, 218, 219, 268 (191, 268)
シークエンス解析……289
肢芽(手足の原基)……120
紫外線……112, 146, 219, 220
自家花粉……166 (167, 168)
自家受精……38, 46, 74 (77, 167)
自家受粉……30, 167 (169)
自家生殖(オートミキシス)……38, 39
自家不和合性……20, 166, 167, 168, 169, 170, 171 (167, 168, 169)
自家不和合性形質……170
自家不和合性決定因子……168, 169
自家不和合性種……170
自家不和合性植物……170
自家和合性……38, 166, 170
自家和合性形質……170
色覚……15, 257, 260, 261, 262 (260)
色覚が異なる人……260
色覚関連用語……260
色覚多様性……15, 257, 261, 263
色覚バリアフリー……261
色弱……15, 261 (260)
色素顆粒……54
色素細胞……107
軸前側多指症……(97)
軸前側多指表現型……(97)
シグナル……115, 119, 143
シグナル分子……119
試験管内での検出(*in vitro*)……236
始原細胞……(175)
始原生殖細胞……(105, 196)
自己花粉……167, 168
ジゴキシゲニン(digoxigenin, DIG)……142
自己責任……285
自己複製……148, 158
自己複製能力……148
獅子変異体……29
思春期……198 (199)
自殖……166, 170, 171 (167)
自殖弱勢……170
自殖種子……171
自殖性(自家和合性)植物……166
シス(同側)……117
シス eQTL……61, 62
雌ずい因子……(168)
シスエレメント(同側因子)……117
シス作用性遺伝子座[位]……61, 62
シス制御配列……120
システイン……(126)
シストロン……37, 99, 100, 115, 116
雌性……55, 78, 172, 173, 198 (55, 199)
雌性前核……(199)

雌性配偶子……172, 173
次世代シーケンサー……118, 239, 240
自然界……112, 152, 246, 293
自然交雑……33, 166
自然集団……37, 38, 150, 151
自然宿主……292
自然状態……13, 189, 219
自然選択……150, 151, 154, 155
自然選択説……154
自然流産……266, 268, 269 (191, 268)
自然淘汰……(139)
子孫……26, 38, 42, 43, 50, 74, 98, 112, 123, 133, 136, 161, 164, 165, 282 (97, 169, 224)
自他識別機構……169, 171
次中部動原体（次中部着糸型）……201, 202
疾患……21, 86, 87, 91, 94, 95, 98, 121, 184, 222, 227, 245, 246, 251, 256, 257, 258, 259, 261, 262, 263, 264, 265, 266, 272, 273, 276, 277, 278, 279, 280, 283 (96, 262, 263, 275, 276, 281)
疾患遺伝子……263
疾患感受性遺伝子……(96)
疾患形質……94, 261, 264
疾患原因遺伝子……251
疾患発症の可能性……278
疾患表現型……98
疾患例……262
疾患を伴う形質（遺伝性疾患）……258
実験遺伝学……84
実験解析手法……236
実験動植物……180, 184, 245, 256
実験動植物の近交系集団……245
「しっぽの短いネズミ」……227
実用的形質……38
ジデオキシヌクレオチド……239
ジデオキシリボヌクレオチド……238
シトシン……37, 100, 103, 112, 113 (114)
シナプトネマ複合体……193, 194
四分子分析……80
雌ヘテロ型……59
絞り込み検査……276, 277
絞り咲きのアサガオ（松山朝顔）……28
姉妹染色分体……78, 160, 162, 193, 195, 201, 202, 208, 218, 220 (162, 196, 210)
姉妹染色分体の形成……(162)
姉妹染色分体腕部……195
シミュレーション……237, 277
悉無律（all-or-none）……94
仕訳……30
弱性……38
若返り……147 (146)
ジャンク（ゴミ）……53
ジャンク DNA……133
ジャンプ……127
種、系統（株） Species, Strain(Line)……38
種（生物学種）……71
雌雄異株……32
雌雄異熟……166 (167)
習慣流産……272
終期（telophase）……(161)
重合……122, 123, 127, 200, 202, 238
重合アミノ酸……127
重合体……122
雌雄差……78, 102, 198 (199)
周産期遺伝カウンセリングマニュアル……277
終止（停止）コドン……125, 126
終止コドン……123, 125, 137, 138
修飾53, 94, 95, 102, 103, 104, 107, 122, 123, 127, 146, 205, 207
修飾遺伝子……94, 95
修飾塩基……127
修飾酵素……207
集団……14, 15, 27, 36, 37, 38, 42, 96, 98, 150, 151, 163, 195, 219, 226, 244, 245, 246, 247, 256, 258, 261, 262, 263, 265, 266, 267, 269 (153, 262, 264)
集団 / 量的遺伝学……246
集団遺伝学……27, 36, 96, 245
集団解析……245
集団中の染色体異常……269
終点（ter）……158
重複……37, 57, 60, 138, 154, 155, 184, 188, 219, 222, 227, 241, 249, 266 (97, 175, 250)
重複，欠失，逆位……138
修復（ミスマッチ（不正対合）修復）……211
修復エラー……220, 230 (221)
修復過程……208, 230
修復酵素……112
修復誤り……218, 220
重複受精……(175)
重複配列……222
周辺遺伝子……(130)

# 索引

絨毛……189, 272, 273 (191, 274)
絨毛採取……272, 273 (274)
絨毛採取針……(274)
絨毛生検鉗子……(274)
絨毛組織……189
種間交配……42, 43
種間の多様性……71 (71)
宿主……85, 292 (84)
宿主(ホスト)細胞……(84)
縮重……125, 126, 127
縮重コドン……125, 126
宿主細胞……(84)
「主宰性・退守性」……92
種子……28, 30, 31, 50, 64, 65, 105, 168, 170, 171 (169, 175)
種子・果実形成……170
種子形成……168
種子の形状……50
受精……13, 31, 38, 46, 74, 94, 132, 163, 164, 165, 166, 167, 172, 173, 176, 177, 183, 188, 189, 195, 198, 217, 218, 219, 265, 268, 272, 282 (77, 104, 167, 173, 174, 175, 199)
「種性学」……34
受精卵……132, 188, 217, 265, 268, 272 (104, 174)
種全体……132
出芽酵母……149, 200, 214
出現……46, 54, 57, 94, 166, 179, 217, 245, 251 (57, 161, 240, 264)
出現率……94
出生……21, 107, 198, 218, 219, 265, 267, 268, 272, 273, 275, 277, 279, 283, 284 (96, 104, 105, 199, 263, 267)
出生時……218, 219 (199)
出生児……268
出生前診断 Prenatal diagnosis……272, 279, 283
出生率……265
種内……14, 15, 60, 64, 71, 138, 150, 170, 193, 208, 248, 249 (71, 250)
種内の多様性……193 (71)
種の概念……38, 39, 151 (153)
受粉・花粉伸長……169
受粉・受精……166
受粉・生殖システム……171
受粉・発芽……(175)
種分化(種形成)……42
種分岐……151, 249
受容体アンジオテンシン変換酵素 2 (angiotensinconverting enzyme 2, ACE2)……291
受容体キナーゼ(SRK)……169
純化選択……246
純系……74, 86, 243, 245 (169)
純系集団……245
純粋培養……38
子葉……29, 30, 64 (40)
障害児……267
消化管……119
症候群……106, 110, 218, 222, 265, 266, 273, 276 (263, 267)
使用後ヌクレアーゼ……148
消失……60, 150, 160, 176, 177, 179, 194, 212, 215, 261 (57, 105, 161, 223)
常染色体……57, 59, 87, 89, 95, 107, 177, 180, 222, 257, 262, 263, 265, 266, 267, 268, 273 (259, 262, 263, 276)
常染色体顕性…87, 89, 95, 257, 262, 273 (262, 263, 276)
常染色体顕性遺伝…87, 89, 95, 257, 262, 273 (263, 276)
常染色体上……59, 107
常染色体性……(259)
小配偶子……172, 173
消費者直結型(DTC)遺伝学的検査……285
小胞子……(175)
小胞子母細胞……(175)
情報伝達経路……122
初期胚……141, 227
植物遺伝学……27, 33
植物交雑に関する国際会議……34
植物細胞……85
植物種……28, 166, 168, 169, 170
植物の受精……31
植物の生殖の仕組み……32, 33
ショットガン法……252
初発変異……220, 271
シリコン(半導体素子)……237
試料投入ロボット……240
白・オレンジ・黒……107, 109
しわ……13, 50, 64, 65
しわ型……13, 50
しわ型・丸型……50
進化……3, 5, 19, 20, 27, 34, 36, 37, 43, 44, 56, 60, 71, 111, 115, 118, 119, 134, 136, 137, 146, 148, 150,

151, 154, 155, 166, 169, 184, 188, 224, 226, 227, 244, 246, 248, 269 (44, 135, 139, 156, 292)
進化遺伝学……27, 44
進化学……5, 36, 154, 226 (135)
進化学説……36
真核細胞……183 (52)
進化新論……36
進化速度……155
新型コロナウイルス（SARS-CoV-2）……286
新型出生前診断……275
進化的保存性……119
進化の仕組み Mechanisms of evolution……154
進化論……34, 36
新規決定配列……252
ジンクフィンガー……231, 232
ジンクフィンガーヌクレアーゼ（ZFN）……231
ジンクフィンガーモチーフ……232
神経科学……5, 154
神経系の発生異常……272
人工交配……32, 33
人工妊娠中絶……277
人工ヌクレアーゼ……230, 232
人工ヌクレアーゼ（部位特異的ヌクレアーゼ）……230
親鎖……201 (149)
人種……256
侵襲的検査……272
新生児……261, 262, 267, 269 (262, 276)
新生児集団……262, 267 (262)
新ダーウィン説（ネオダーウィニズム）……154, 155
身長……36, 243, 244 (267)
伸長回復……215
伸長反応……239, 286, 288
深度（depth）……241
浸透度……19, 22, 94, 95, 96, 98, 262 (96, 97)
浸透度、表現度と遺伝率……94
浸透度（浸透率）……94
浸透率……94, 95, 262 (97)
親の体細胞……(197)
親木（採種用株）……30
信頼性……238, 241, 242
心理的社会的支援……278, 279, 284
人類遺伝学……4, 15, 22, 27, 67, 69, 72, 261, 279
「人類の根本的改造（遺伝力の応用）」……35
「人類みな保因者」……264
水素結合……99, 112, 123, 142
趨異……34
数的異常……219
数の異常……217, 265, 266, 270 (187)
スキャン……127 (241)
スタール……37
スプライシング……115, 116, 117, 122, 123, 248, 249
スプライシングエンハンサー……117
スプライシング効率……117
スプライシングサイレンサー……117
スループット（単位時間処理量）……240
スレオニン……(126)
世界観……256, 264
生化学的研究……50
生化学反応……236
性格との関係……259
生活環……104, 110, 172 (105)
正逆交配……44, 47
制御因子……120, 121
制御配列（エンハンサー）……118
性決定……54, 56, 57, 59, 110, 168, 169, 176 (57, 58)
性決定遺伝子……56, 57, 59 (57, 58)
性決定機構……56, 110 (58)
性決定様式……54 (58)
制限酵素 FokI……231
性検査……283, 285
精原細胞……(174, 175, 199)
精細胞……(174, 175)
精子……104, 110, 163, 172, 173, 188, 189, 195, 198, 218, 219, 225 (104, 105, 174, 196, 199, 267)
精子型（父親型）……104
精子形成……104, 172, 173
精子形成／卵形成……104
精子細胞……110
精子と卵子……163
成熟化過程……126
成熟時期……(167)
成熟分裂……193, 194
成熟メッセンジャー RNA……122
成熟卵……198
精子由来……188, 219
正常アレル……(151)
正常体細胞……188
生殖……12, 20, 32, 33, 38, 39, 42, 43, 44, 56, 71, 102, 104, 105, 110, 132, 147, 150, 154, 158, 161, 164, 165, 166, 167, 171, 172, 173, 176, 177, 180, 183,

188, 189, 193, 198, 202, 217, 226, 227, 265, 266, 283 (44, 104, 105, 153, 173, 174, 196, 283, 284)
生殖隔離……71, 105 (153)
生殖器官……166, 167
生殖系列の細胞……(173)
生殖細胞……12, 104, 132, 147, 164, 172, 173, 183, 202, 217, 227, 265, 266, 283 (104, 105, 174, 196, 283, 284)
生殖細胞系列[突然]変異……283
生殖細胞系列……283 (283, 284)
生殖細胞の形成不全(不妊)……266
生殖システム……166, 171
生殖生物学……226
生殖巣……56
生殖的隔離……38, 42, 43, 44 (44)
生殖的隔離機構……38
生殖年齢……198
生殖能力……165
生殖母細胞……172, 173
生殖補助医療技術……110
生殖様式……166
正診率……(275)
生成体……215 (104)
性染色体…54, 57, 59, 78, 108, 110, 176, 177, 180, 184, 185, 190, 222 (57, 58, 187)
性染色体異常症候群……222
性染色体構成……108, 180 (187)
性染色体構成がXXYの男性……(187)
精巣／卵巣への分化……(104)
生存能力……85
生存力……244, 245
生存力ポリジーン……245
生体……84, 208, 209, 236, 237 (130, 237)
成体……215 (104, 235)
生体機能……(130)
世代時間……256
生体そのものの中での検出(*in vivo*)……236
生体内の本来の場所での検出(*in situ*)……236
世代番号……(96)
生体物質……236
性転換……54, 55 (55)
性転換稚魚……55 (55)
生物学的イベント……158
生物学的種……42, 150, 151, 152 (153)
「生物学的種概念」……150
生物学的データ産生……253
生物機能……53
生物系統解析……251
生物ゲノム……118, 249
生物種……44, 71, 72, 76, 78, 102, 123, 125, 129, 134, 141, 148, 161, 179, 180, 184, 188, 190, 217, 234, 248, 249, 256 (153, 183, 235, 292)
生物集団……27, 38, 42, 163, 244, 246
生物集団レベル……27
生物種特異的……102
生物種名……(292)
生物情報……237, 251, 252
生物情報学……251, 252
生物全体の多様性……(71)
生物体……98, 136
生物多様性……246
生物の形質／表現型……136
生物の形質を支配……50
生物のゲノムサイズ……(135)
生物の特徴(形質)……84
生物分類体系……38
生物由来材料……237
性分化過程……56
性別診断……277
精母細胞……172, 173, 198 (174)
性ホルモン投与……54
生命…3, 9, 12, 18, 26, 27, 35, 36, 38, 44, 53, 71, 98, 99, 112, 118, 132, 136, 138, 140, 147, 148, 151, 152, 158, 166, 171, 176, 195, 234, 236, 237, 238, 247, 248, 256, 264, 289, 293
生命科学…3, 9, 12, 26, 53, 71, 147, 171, 176, 234, 236, 238, 247, 264, 289, 293
生命科学・遺伝学……264
生命科学研究……26, 71, 147, 171
生命活動……132
生命観……256, 264
生命機能……27
生命現象……27, 237
生命体……166, 195
生命の多様性……26, 38, 136, 138
生命の歴史……248
生命反応……236
生命メカニズム……140
生理学……37, 154, 236
生理機能的……89

積算モデル……244, 245
脊椎動物……54, 56, 57, 118, 119 (135)
赤道面……160, 193, 194 (161)
責任遺伝子……225
設計図……115, 132, 146, 179, 248, 251
接合……20, 27, 29, 31, 43, 46, 47, 56, 64, 65, 86, 87, 89, 90, 92, 94, 163, 164, 172, 173, 176, 177, 193, 194, 212, 215, 244, 245, 246, 259, 262, 263, 264 (62, 76, 77, 79, 173, 174, 178, 276)
接合（受精）……163
接合子……172, 173 (173, 174)
接合糸期（合糸期）……193, 194
切断……113, 140, 146, 200, 208, 211, 212, 214, 215, 217, 220, 230, 231, 232, 234, 252, 290, 291 (187, 196, 213, 214, 216, 221, 222, 223, 233, 234, 270)
切断・再結合……220
切断末端……214, 215 (196)
切断誘導型複製モデル……212, 215
接着……17, 195
切片上での染色……(237)
セリン……21, 95, 277, 278, 279, 280, 282, 283, 284 (126, 281)
セルフリー DNA……275
全塩基配列決定……37
前還元型減数分裂……193
前期（prophase）……(161)
全奇胎……189 (191)
前駆体……115, 116, 122
前駆体 mRNA……115, 116
全ゲノム……80, 118, 144, 179, 238, 245, 251, 252, 257, 258, 263, 282, 290 (241)
全ゲノム DNA……144, 179
全ゲノム塩基……263
全ゲノム解析……251
全ゲノム解読……238, 251, 252
全ゲノム関連解析（GWAS）……258
全ゲノムシーケンシング……(241)
全ゲノム情報……179, 282
全ゲノムショットガン配列決定法……252
全ゲノム配列……290
染色質……75, 179, 180, 201, 205
染色性……(204)
染色体 Chromosome……51, 56, 57, 59, 79, 80, 100, 103, 132, 159, 177, **179**, 180, 185, 189, 200, 201, 203, 217, 218, 257, 265, 266, 273
染色体（DNA）複製後の DNA 障害……(221)
染色体［突然］変異……218, 219
染色体 DNA……123, 193, 202, 203 (206)
染色体 DNA の複製起点と S 期における段階的複製……(206)
染色体 DNA 複製……193
染色体アレル……(62)
染色体異常 Chromosome aberration……217, 265, 273
染色体異常個体……265
染色体異常児……267
染色体が赤道面に配列……(161)
染色体過不足……267
染色体間交換……(221)
染色体基本数……189, 190
染色体凝縮……(161)
染色体組換え……227
染色体型異常……218, 220 (221)
染色体ゲノム……226
染色体構造……179, 220, 272 (223)
染色体構造異常……220, 272 (223)
染色体サイクル……(173)
染色体軸……193
染色体自動解析装置……184
染色体上……26, 47, 54, 57, 59, 60, 61, 74, 75, 78, 79, 104, 107, 109, 143, 179, 180, 194, 200, 202, 203, 205, 208, 224, 225, 226 (62, 63, 70, 97, 206)
染色体数……12, 37, 78, 172, 180, 184, 188, 189, 190, 193, 194, 217 (183, 187)
染色体数（$n$）……188, 190
染色体数の半分……12
染色体説……36, 194
染色体セット……132, 188, 190
染色体地図……19, 22, 27, 79, 80, 256, 257 (79)
染色体転座……270 (270)
染色体トリソミー……267
染色体内交換……(221)
染色体の凝縮……44, 193
染色体のくびれ……16
染色体の構造 Chromosome structure……200
染色体の脱凝縮……(161)
染色体の不活性化……107
染色体の部分欠失……270
染色体番号……185 (205)
染色体標本……144, 184
染色体複製……189
染色体不分離……198, 217, 218, 265, 266

# 索引


染色体分析……184, 185
染色体分染法……179, 180, 184, 200, 201, 203
染色体分配……183
染色体領域……16, 61, 106, 138, 144, 177, 270 (70)
染色体レベル……184, 271
染色体腕……201, 202 (205, 206)
染色分体……16, 78, 159, 160, 162, 189, 193, 194, 195, 200, 201, 202, 205, 208, 218, 220 (161, 162, 196, 209, 210, 221, 222)
染色分体型異常……218, 220 (221)
染色分体型異常の生成機構……(221)
染色分体組換え……(209)
染色分体交換……(222)
染色分体切断……(221)
染色分体の分離、移動……(161)
潜性……4, 8, 9, 12, 19, 22, 30, 35, 54, 64, 65, 69, 72, **86**, 87, 89, 90, 92, 93, 95, 99, 100, 107, 109, 165, 166, 167, 176, 177, 195, 225, 244, 257, 262, 263, 264, 273 (48, 49, 88, 96, 262, 263, 264, 276)
潜性[突然]変異……225
潜性アレル……22, 72
潜性遺伝子……86, 87 (48, 49, 96)
潜性遺伝子(アレル)……86, 87
潜性遺伝疾患……86, 264
潜性遺伝子保因者……(96)
潜性形質……12, 86, 87, 165, 166
潜性形質個体……165
潜性変異……99
全染色体構成……184
センダイウイルス……188
選択係数……244
選択的(オルタナティブ)スプライシング……115, 116
選択マーカー遺伝子……(84)
センチモルガン……75, 78, 79, 80 (225)
前中期……159, 160 (161, 182)
先天性……185, 217, 222, 262, 265, 272 (262, 263)
先天的……177
セントラルドグマ Central dogma……51, 122
セントロメア……16, 75, 78, 133, 184, 185, 200, 201, 202, 205, 218, 220 (205, 206, 223, 225)
セントロメア DNA……16
セントロメア領域……16, 200, 202 (206, 223)
全配列決定……251
全表現型……96
選別(スクリーニング)……140
専門家……4, 91, 278, 279, 280, 282
前葉体細胞……(175)
総アミノ酸置換率……245
相引……74, 75
相加的分散 VA……98
相関……29, 78, 80, 94, 179, 288
臓器……95, 284
総合進化説……154, 155
相互作用……19, 44, 94, 121, 207, 235, 244, 245, 286, 288, 291 (120)
相互転座……185, 218, 220, 222, 266, 269, 270 (187, 221, 223, 271)
桑実胚……(105)
相手対合鎖……211
造精器細胞……(175)
総生存力ポリジーン……245
総体……132, 133, 150
相同……20, 56, 57, 60, 61, 75, 113, 118, 119, 147, 155, 159, 162, 163, 180, 183, 190, 193, 194, 195, 208, 209, 211, 212, 215, 217, 218, 222, 230, 231, 248, 249, 251, 252 (66, 162, 196, 197, 198, 209, 210, 213, 216)
相同遺伝子(重複遺伝子)……155
相同遺伝子(パラログ)……60
相同器官……118
相同組換え……20, 113, 162, 208, 209, 211, 212, 230 (213)
相同組換え修復(HDR)……230
相同組換えの分子機構 Molecular mechanism of homologous recombination……211
相同性……56, 147, 208, 211, 222, 248, 249, 251, 252
相同性検索……251, 252
相同染色体……75, 159, 162, 163, 180, 183, 190, 193, 194, 195, 208, 209, 215, 217, 218 (66, 162, 196, 197, 198, 209, 210)
相同染色体の対合……193, 195 (162, 209)
相同二重鎖(二本鎖)……(213)
相同配列……119, 248, 249 (196)
挿入……56, 137, 141, 220, 222, 227, 230 (58, 62, 231)
挿入・欠失変異……(231)
挿入[突然]変異……227
挿入変異……137, 230
増幅産物……(287)
増幅分析……(287)
相補……19, 22, 64, 65, 99, 100, 112, 113, 122, 123, 142, 214, 231, 232, 234, 236, 237, 239, 286 (101, 144,

234)
相補群……99, 100
相補結合……237
相補鎖……100, 123 (144)
相補性……64, 65, 99, 100 (101)
相補性検定……99, 100 (101)
相補的……99, 100, 112, 113, 122, 142, 214, 231, 232, 234, 236, 237, 239, 286 (101, 234)
相補的塩基対……142
相補的結合……(234)
草木園……28
阻害……37, 87, 89, 158, 166, 188, 220 (167, 168)
そこで新たに起こった変異……14
組織……9, 36, 85, 95, 102, 119, 120, 121, 132, 142, 143, 189, 236, 237, 251, 277, 282 (105, 119)
組織特異的……102, 119, 120, 143 (119)
組織特異的遺伝子発現……143
組織特異的エンハンサー……119 (119)
組織特異的発現……119
祖先……26, 35, 38, 43, 59, 60, 125, 132, 248, 249, 259 (250)
祖先遺伝子……59 (250)
祖先種……132
損傷……112, 113, 158, 159, 160, 208, 218, 220
だ(唾)腺染色体……189
ダーウィン説……154, 155
ダーウィン適応度……244
「ダーウィンの一生及びその事業」……34
ダーウィンの進化論……36
ダークゲノム……128
ターゲッティング……37, 137, 140
ターゲット遺伝子……121
ターゲティングベクター……(231)
第１極体……(199)
第１精母細胞……(174)
第１分裂(MI)……(199)
第１分裂前期(網糸期)……(199)
第１卵割……(199)
第１卵母細胞……(174)
第２回分裂期……(221)
第２極体……(199)
第２精母細胞……(174)
第２分裂(MII)……(199)
第２卵母細胞……(174)
第一次ブーム(文化文政期)……29
第一世代……165, 231
第一分裂……75, 159, 161, 162, 193, 194, 195, 198, 200, 209, 218, 219, 265 (162, 196, 197, 198, 199, 210)
第一分裂後……194, 195 (197)
第一分裂前期……75
第一分裂中期……193, 194
対応配列……249
大規模遺伝子重複……155
大規模追跡調査(コホート研究)……98
大規模配列解析……118
退行変性……219
体細胞……12, 102, 108, 158, 159, 160, 172, 177, 180, 183, 188, 190, 193, 194, 208, 215, 217, 218, 222, 269, 282, 283 (103, 104, 161, 162, 174, 175, 183, 197, 219, 283)
体細胞遺伝子検査……282 (283)
体細胞遺伝子変異……282 (283)
体細胞組換え……208
体細胞染色体数(2n)……(183)
体細胞分裂……158, 159, 160, 180, 183, 193, 194, 208, 215, 217, 218 (161, 162, 174, 219)
体細胞分裂期……208
体細胞分裂中期……217
体細胞への分化……(104)
体細胞変異……177, 282
体細胞変異([突然]変異)……282
体細胞レベル……222
第三世代のゲノム編集技術……232
胎児……102, 272, 275, 276, 277 (104, 276)
胎児期……102 (104)
太糸期(厚糸期)……193
体軸形成……224
体軸決定……37
胎児超音波検査……272
胎児鼻骨……275
代謝物……158
体重……244
対象遺伝子……119
対称型……(221, 222)
対数……78, 245
胎生期……188, 189, 198, 219 (199)
胎生致死……94
体節決定遺伝子……37
大腸菌 DNA……(84)
大腸菌 RuvA-RuvB タンパク質複合体……212

# 索引


大統合理論……243, 244
第二次性徴の発達不良……266
第二次ブーム(嘉永安政期)……29
第二世代のゲノム編集技術……232
第二分裂……159, 161, 162, 193, 194, 198, 218 (162, 196, 198, 199)
第二分裂中期……198
胎盤……102, 272, 276 (105, 191)
胎盤絨毛……(191)
耐病性……170
タイプ…22, 72, 155, 189, 226, 227, 258, 259, 266, 271 (70, 97, 103, 178, 225)
タイミング……51, 166
対立遺伝子……13, 14, 18, 22, 27, 42, 43, 46, 47, 50, 56, 60, 61, **64**, 65, 67, 68, 69, 70, 72, 74, 75, 86, 87, 89, 99, 100, 102, 103, 132, 133, 137, 138, 154, 155, 167, 168, 169, 176, 177, 226, 244, 263, 271 (44, 62, 66, 73, 88, 103, 168, 169, 264)
対立ゲノム領域……70
大量発現……(84)
多因子遺伝……257, 258, 262 (262)
多因子疾患……261, 283
多因子性……95, 96
多因子病の易罹患(病気のなり易さ)……283
胎仔……(105)
他家花粉……(167, 168)
他家受粉……(169)
多型……17, 22, 37, 39, 72, 80, 137, 138, 144, 227, 245, 256, 257, 258 (73, 97)
多型, polymorphism……258
多型マーカー……258
多細胞生物個体……236
多指症……(97, 267)
多糸染色体……189, 217, 218
多糸染色体(唾腺染色体)……217
多重潜性形質……166
多重変異……29, 30, 33
多重変異体……30, 33
他殖性植物……166 (167)
多数決原理……241
脱凝縮……160 (161)
脱重合……200, 202
脱水重合……238
脱分化……(160)
脱メチル化状態……103
多点交配……76
たねなし品種……190
多能性……140
ダブルホリデイモデル……212, 214
タペート細胞……(168)
多様性…3, 14, 15, 16, 18, 21, 26, 34, 38, 64, 67, 69, 70, 71, 119, 136, 138, 159, 161, 163, 166, 169, 170, 193, 194, 195, 208, 209, 246, 256, 257, 258, 259, 261, 262, 264, 278, 293 (58, 67, 71)
多様体……70
多様な DNA 配列の 1 つ……13
単為生殖……102
単一遺伝子……257, 258, 261, 262, 283, 284 (262, 263)
単一タンパク質……115
単一の変異体……29
単鎖 DNA……212
短鎖 DNA 断片……239
単鎖 DNA 領域……212
単細胞真核生物……134
単細胞生物……134, 140, 236
単純切断型……(221)
単数性……78, 189, 190, 194
単数性染色体数……78, 190
単数体…12, 13, 172, 173, 180, 183, 188, 189, 190, 193
単数体($n$)……183
炭素……112
単相……(173, 174)
単相単世代型……(173)
単相の個体(細胞群)……(173)
単相の細胞……(173)
タンパク質……37, 44, 53, 56, 68, 89, 115, 116, 117, 118, 119, 122, 123, 125, 126, 127, 128, 129, 133, 149, 159, 160, 169, 179, 200, 203, 205, 211, 212, 234, 236, 248, 249, 270, 276, 290, 291 (84, 119, 124, 234)
タンパク質アミノ酸配列情報……115
タンパク質合成……37
タンパク質コード遺伝子……122
タンパク質サブユニット……123
タンパク質分解……169, 290, 291
タンパク質分解酵素……290, 291
タンパク質翻訳……126
タンパク生産……128
タンパク領域……(250)
短尾……224, 225 (224)

単複世代交代型……(173)
端部欠失……(221)
端部着糸型……201, 202 (204)
端部動原体(端部着糸型)……201, 202
端部動原体型染色体……(223)
断片……148, 218, 220, 232, 238, 239, 240, 241, 242, 251, 252, 277 (84, 221, 240)
断片化……232, 242, 251
単離……37, 85, 256, 259
単量体……238
短腕(p)……202 (267)
短腕部……(204, 223)
地域適応……39
チーム医療……280
チェックポイント……37, 158, 159, 160
チェックポイント制御……158
致死……38, 42, 43, 44, 87, 89, 94, 110, 136, 137, 225, 269 (42, 224)
致死[突然]変異……136, 137
知識度・理解・活用度……279
致死表現型……225
致死変異……137
致死または不妊……(42)
地図距離(map distance)……78
地図単位……75, 76, 78
父親型の刷り込みなおし……(104)
父親由来……22, 72, 102, 106, 108 (62, 103, 104)
父親由来X染色体……102, 108
父親由来アレル……102
父由来……106 (105, 198)
父由来 *Xist* の発現開始……105
知能低下……266 (267)
チミン(T)……112
着床前診断……272, 273, 277
中間遺伝……244 (243)
中間遺伝モデル……(243)
中間型……13
中期(metaphase)……(161)
中心細胞……(175)
中心体の分離と移動……(161)
中心的教義……122
中部動原体(中部着糸型)……201, 202
中立[突然]変異……137, 154, 155 (139)
中立進化……137, 155 (139)
中立進化説……137 (139)
中立説……37, 150, 151, 154, 155
中立的……12, 92, 154, 261 (139)
超音波診断……272
超音波プローブ……(273, 274)
長距離エンハンサー……121
超顕性……244
超高速シーケンサー……245, 247
長鎖DNA……251
調節遺伝子……51
調節因子……61 (63)
調節作用……53
調節領域……51, 53, 61, 62, 68, 70, 72, 116 (63, 68, 97, 117, 130)
調節領域変異……(97)
長腕……56, 106, 201, 202, 265, 270 (63, 187, 205, 223)
長腕(q)……202
長腕末端……56
地理的隔離……154, 155
チロシン……(126)
対合……17, 99, 100, 112, 113, 142, 159, 162, 177, 181, 190, 193, 194, 195, 211, 212, 226 (162, 192, 196, 197, 209, 210, 213, 219)
対合相手……177
対合面……194
通常超音波検査……272
手足のエンハンサー……119, 120
低コピー反復配列(LCR)……222
低分子タンパク質(SP11)……169
データ主導生物学……253
データベース……71, 237, 239, 242, 249, 257, 290 (291, 292)
データライブラリ……37
デオキシヌクレオチド……238, 239, 240
デオキシリボース……112 (114)
デオキシリボヌクレオシド三リン酸(dNTP)……286
デオキシリボヌクレオチド……122, 238, 239
デオキシリボヌクレオチド三リン酸(dATP, dCTP, dGTP, dTTP)……122
デオキシリボヌクレオチド誘導体……238
適応度……244, 246
適者生存……154
デザイナーベイビー……246
テトラソミー(四染色体性)……217, 218
出物……30, 31
テロメア……75, 78, 147, 200, 201, 212, 215, 218, 220

# 索引


(225)
テロメア合成酵素……147
テロメア短縮……201
テロメア配列……201
テロメア反復……201
テロメア末端……201
テロメア領域……78, 200
テロメラーゼ……201, 202
テロメラーゼ活性……201, 202
転移……28, 33, 103, 126, 127, 128, 129, 177
転移RNA……126, 127, 128, 129
転移RNA(tRNA)……127
転換……19, 22, 27, 36, 37, 54, 55, 84, 85, 137 (55, 84)
電気泳動……142, 238, 239, 289 (240)
電気泳動法……289
電気穿孔法……85
電気パルス……85 (85)
転座……143, 146, 184, 185, 218, 220, 222, 266, 269, 270 (187, 221, 223, 267, 268, 270, 271)
転座切断点……(270)
電子顕微鏡……16, 200, 202
転写……51, 53, 100, 108, 115, 116, 117, 119, 120, 121, 122, 123, 125, 126, 128, 133, 201, 232, 248, 249, 270, 286, 288, 289, 290 (52, 117, 120, 124, 130)
転写・翻訳……116, 122, 123
転写(DNA → mRNA)……(124)
転写因子(トランスクリプションファクター)……116, 117
転写開始……116, 119, 121 (52, 117)
転写開始点……116, 119 (52, 117)
転写開始点近傍……119
転写開始複合体……116
転写開始領域……121
転写活性化因子……119
転写効率……116, 248
転写後修飾……53
転写産物……122
転写シグナル……115
転写制御……116, 117, 121, 270
転写制御領域
(Topologically associating domains; TAD)……121
転写調節……53, 116 (117)
転写調節領域……116 (117)
転写物……128
転写領域……115, 116 (117, 130)
伝達……26, 47, 100, 122, 123, 217, 225, 226
伝達経路……122, 123
伝達率の歪曲……225
伝達率歪曲……226
デンプン……64
電離放射線……219, 220
電離放射線被ばく……220
糖……112, 238, 257, 258, 259, 261
同一遺伝子座[位]……225
同一座位……64
同遺伝子座……(66)
同型……172, 173, 176, 177, 180
同型接合……176, 177
同型配偶子……172, 173
同義遺伝子……244
同義コドン……125, 126
同義置換……137, 138
動原体……16, 160, 200, 201, 202, 218, 220 (221, 223)
動原体(キネトコア)……16
同質倍数体……189 (192)
同質四倍体……189 (192)
同質六倍体……189
同時並行的……158
淘汰……244, 268 (139)
動物遺伝学……27
不死化(がん化)……84
等分裂……198 (199)
同胞(兄弟姉妹)……(96)
同列……68, 69 (67)
同腕染色体……(223)
特異性……140, 149
特異的結合……(234)
特異的プライマーセット……289
特異度……(275)
特許取得……252, 253
特殊型……95
特定……22, 26, 43, 44, 50, 51, 60, 61, 64, 68, 70, 72, 74, 75, 86, 94, 96, 99, 115, 127, 134, 138, 140, 142, 144, 149, 150, 152, 164, 184, 188, 189, 195, 202, 203, 209, 217, 232, 238, 239, 246, 249, 258, 259, 265 (62, 73)
特定遺伝子……86
特定コドン……127
特定座[位]……26
特定の場所(座[位])……50
特定配列……239

特定領域……203
読み取り長……242
読み取り枠……129
独立……26, 34, 46, 47, 53, 74, 75, 78, 134, 151, 183, 194, 195, 244 (76, 77, 197, 243)
独立栄養生物……134
「独立の法則」……46, 47, 74, 195 (76, 77)
［突然］変異 Mutation……14, 15, 26, 36, 54, 60, 136, 137, 150, 151, 154, 155, 184, 217, 224, 225, 226, 244
［突然］変異体……14, 136, 137 (97)
［突然］変異率……290
ドライ型……259
ドラフト配列……118
トランジション変異……138
トランス（対側）……117
トランス eQTL……61 (63)
トランスクリプトーム（transcriptome）……253
トランスバージョン変異……138
トランスポゾン……28, 33, 133
トランスポゾン（動く遺伝子）……28
トリプトファン……(126)
トリプレット……125, 126
トリプレットコード（３つ組符号）……125
内在性レトロウイルス……133
内部細胞塊……(105)
内部リボソーム結合部位；IRES……127
ナンセンスコドン……125, 126, 137, 138
ナンセンス変異……137, 138
二価染色……78, 159, 162, 189, 190, 193, 194, 195, 198, 209 (162, 196, 210)
二価染色体……78, 159, 162, 189, 190, 193, 194, 195, 198, 209 (162, 196, 210)
二次狭窄……184
二重感染……99
二重交差……75, 76, 78
二重鎖（二本鎖）……53, 99, 113, 146, 148, 149, 208, 211, 212, 214, 215, 230, 231 (196, 213, 214)
二重鎖（二本鎖）DNA……148, 149, 208, 212, 214, 215, 230
二重鎖（二本鎖）DNA 切断末端……214
二重鎖（二本鎖）DNA 損傷……208
二重鎖（二本鎖）切断……113, 146, 212, 214, 215, 230, 231 (196, 214)
二重鎖（二本鎖）切断修復モデル……212, 214, 215 (214)
二重鎖 DNA……286 (216)
二重ヘテロ接合……43 (76, 77)
二重ヘテロ接合体（$F_1$）……(77)
二重まぶた……258
二重らせん……27, 37, 50, 51, 112, 113, 123, 202, 211 (216, 241)
二重らせん DNA……202
二重らせん構造……37, 123
二重らせんモデル……27, 50, 51
二精核受精……188, 189
二精子受精……188, 189, 218, 219
日本産野生マウス由来系統……(97)
ニック……211, 212 (213)
ニックの導入……(213)
二つの座位……43
二動原体染色体……218, 220 (221)
二倍性……188, 194, 217, 219
二倍体……12, 13, 22, 64, 65, 72, 172, 173, 177, 180, 183, 188, 189, 190, 193 (62, 174, 192)
二倍体（$2n$）……183
二倍体（全数）……172
二倍体種……190
二倍体生物……12, 22, 64, 65, 72, 190
二倍体生物種……190
二倍量……108
二本鎖……53, 99, 113, 128, 142, 146, 148, 149, 208, 211, 212, 214, 215, 230, 231, 286 (144, 196, 206, 213, 214)
二本鎖 DNA……142, 286 (144, 206)
二本鎖形成……142
日本人……4, 15, 22, 43, 67, 72, 259, 261, 279
日本人男性……15
乳頭細胞……166
乳糖耐性……261
乳糖不耐性……257, 261
二卵核受精……188, 189
任意交配集団……(264)
認識配列……234
妊娠・分娩管理……272
認定遺伝カウンセラー……279, 280
ヌクレアーゼ……148, 230, 231, 232, 234, 290 (231, 233, 234)
ヌクレアーゼドメイン……231, 232
ヌクレオソーム……116, 201, 203 (52)
ヌクレオチド……37, 112, 113, 122, 149, 211, 238, 239, 240, 257, 286 (114)
ヌクレオチド鎖……211

# 索引


ヌクレオチド除去修復……113
ヌクレオチド配列……257
ヌクレオチド誘導体……238, 239
ネオダーウィニズム……154, 155, 244
ネオモルフ……65
稔性……29, 165, 168, 181 (192)
脳……119
農学……5, 35, 36, 39
農産物生産……170
濃染……179 (182, 204)
ノーザンハイブリダイゼーション……142
ノーザンブロッティング……142
乗換え……75, 80, 162, 194, 212, 218 (196)
ノンコーディングRNA……(130)
ハーディー・ワインベルグの法則……150, 151
パーティクルガン法……85
肺……27, 36, 84, 119, 270, 290, 292
肺炎……27, 36, 84, 290, 292
肺炎双球菌……27, 36, 84
バイオインフォマティクス……71, 237, 251, 252 (237)
バイオセーフティーレベル(BSL)……286
配偶子…12, 13, 20, 46, 74, 75, 158, 159, 161, 163, 172, 173, 176, 177, 188, 190, 193, 194, 195, 225, 226, 265, 267 (48, 49, 76, 77, 162, 173, 174, 175, 196, 197, 198)
♂配偶子……(49)
♀配偶子……(48, 49)
配偶子 Gamete……159, 172, 173, 177, 194
配偶子形成……159, 161, 172, 173, 193 (174)
配偶子形成期……193
配偶体……172, 173
倍数種……189, 190, 218, 219
倍数性……132, 188, 189, 190, 217, 218, 219, 271
倍数性細胞……189
倍数体… 13, 20, 172, 188, 189, 190, 218, 219, 266, 268 (192)
倍数体 Polyploid……188, 189, 218, 266
倍数体種……13
胚性幹細胞(ES 細胞)……140
胚性致死……(224)
胚体外組織……(105)
胚体組織……102 (105)
胚乳……105
ハイパーモルフ……65
胚発生……224, 225, 226
胚盤胞……(105)
ハイブリダイズ……232, 237
ハイブリダイゼーション(ハイブリッド形成)……20, 142, 144, 239
ハイブリダイゼーションプローブ……142, 143
ハイブリダイゼーション法……143
ハイブリッド……20, 42, 132, 142, 143, 144, 165, 239
ハイブリッド作物……165
ハイポモルフ……65
培養……38, 140, 141, 143, 236, 246, 282 (273)
培養細胞……140, 141, 236, 246
培養プレート……143
排卵……198, 219 (199)
排卵期……219
排卵時……198 (199)
配列決定……21, 37, 80, 238, 239, 240, 241, 251, 252, 256 (231, 242)
配列決定作業……241
配列情報……10, 22, 115, 118, 119, 120, 122, 128, 242, 249, 251 (73)
配列断片……241
配列長……240
配列データ……155, 241, 290
配列特異性……140
配列特許取得……253
配列の分岐点……249
配列分岐時期……249
破壊・改変……234
白眼表現型……36
バクテリア……65, 115
バクテリオファージ……37
発芽阻害……(167)
発がん……269, 270, 271
[発現]調節領域……61, 62
発現強度……92
発現細胞種……133
「発現性・潜伏性」……92
発現制御…19, 22, 53, 72, 102, 107, 118, 121, 128, 129, 159
発現調節……118, 119, 121, 270 (63, 130)
発現調節メカニズム……118
発現調節領域……(63)
発現パターン……120, 121
発現部位……(145)
発現量……44, 61, 62, 121, 237

発症 …95, 177, 246, 262, 264, 265, 278, 279, 283, 284, 285 (96, 276)
発症前診断……279, 283, 284
発生 …5, 26, 31, 36, 43, 56, 71, 94, 104, 105, 108, 110, 115, 118, 119, 121, 146, 154, 155, 159, 160, 183, 188, 224, 225, 226, 227, 240, 265, 267, 269, 271, 272, 288 (85, 221)
発生異常・先天性異常……265
発生過程……104, 118, 119, 121
発生関連遺伝子……118, 226
発生関連変異……226
発生段階……115, 160
発端者……95 (96)
母親型の刷り込みなおし……(104)
母親由来……22, 72, 102, 106, 108 (62, 103, 104, 196)
母親由来X染色体……108
母親由来アレル……102
母由来……106 (105, 198)
母由来 *Xist* の発現開始……105
ハプロイド……226
ハプロタイプ……226, 227 (70, 225)
パラログ……60, 249 (250)
バランサー染色体……226
バリアント……15, 60, 64, 68, 69, 70, 138 (62, 66, 68)
バリエーション……14, 15, 50, 60, 64, 68, 69, 107, 122, 138, 161 (62, 68)
バリエーション＝アレル（対立遺伝子）……14, 50, 60, 64, 138 (62)
バリン……(126)
パリンドローム配列……218, 222
反応機構……211, 212, 215
反応中間体……212
半顕性……87
半数体……12, 13, 188, 189, 190
「半数体（haploid）」……188
伴性遺伝……36, 257, 262
バンド……179, 180, 184, 185, 200, 201, 202, 203, 205 (63, 81, 181, 182, 204, 205, 206)
バンドの濃淡……205
バンド番号……(81, 205)
バンド命名規約……203
バンド命名法……(205)
バンド模様……203
バンド領域……205
反復遺伝子……147
反復回数……95, 258
反復数多型……22, 72
反復単位……95
反復配列……16, 44, 95, 133, 200, 201, 217, 218, 222 (206)
反復配列の共進化……44
反復ユニット……258
反復流産……272
反復戻し交配……165
半保存的複製……37, 123, 148, 149
非遺伝子領域……71, 133 (68)
ヒーロー……170
比較ゲノム学的アプローチ……118
比較ゲノムハイブリダイゼーション……143, 144
非確定的検査……275, 276, 277 (275)
非組換え……78 (209)
非組換え染色分体……(209)
非交差型（遺伝子変換型組換え）……208
非交差型組換え体……(213)
非構造タンパク質……291
非コード……19, 51, 118, 128, 129, 133, 155, 201, 207, 245 (130)
非コード DNA……128, 129, 133
非コード DNA 配列……128, 129
非コード RNA……128, 129, 201, 207
非コード鎖……128, 129
非コード転写領域……(130)
非コード配列（conserved non-coding elements: CNEs）……118, 119, 129
非コード領域……51, 128, 133, 245 (130)
非自己花粉……168
非姉妹染色分体……78, 162 (210)
微小管……160, 200, 201, 202
ヒスチジン……(126, 263)
ヒストン…102, 103, 104, 107, 120, 201, 203, 205, 207
ヒストンコード……201, 205
ヒストン修飾……102, 103, 104
ヒストンの修飾……205
ヒストンメチル化……207
微生物遺伝学……27
非相同組換え（非相同末端結合）……208
非相同末端結合（NHEJ）……230
非対称型……(221, 222)
ヒト・アフリカ地域の遺伝子プール……(151)
ヒト（*SRY*）……56

# 索引


ヒト ABO 式血液型……(88)
ヒト DNA……220, 256
ヒト X 染色体……(81)
ヒト遺伝学……258
非同義置換……137, 138
ヒトゲノム…37, 75, 76, 79, 118, 245, 252, 253, 256, 257
ヒトゲノム解読……252
ヒトゲノム計画……37, 75, 76
ヒトゲノム早期解読……253
ヒトゲノムの概要配列決定……37
ヒト細胞遺伝学……185
ヒト細胞遺伝学の国際命名規約(ISCN)……185
ヒト疾患……245
ヒト集団……98, 269
ヒト身長……243
ヒト染色体……180, 201, 202, 203 (182)
ヒト染色体の国際命名規約 (International System for human chromosome nomenclature:ISCN)……201, 203
ヒト第 6 染色体……(63)
一つの座位……42, 43
ヒトの Y 染色体……59
ヒトの遺伝的多様性 Genetic variability in human……256
ヒトの性染色体……54
ヒトの全ゲノム情報……282
ヒトの染色体数 46 を確定……37
ヒトの染色体地図……256
ヒトユークロマチン部の全塩基配列の決定……37
尾の形……224
尾の形態異常……224
非ヒストンタンパク質……203
皮膚……54, 146, 147, 283
被覆深度(depthof coverage)……241
被覆度(coverage)……241
皮膚細胞……147
皮膚線維芽細胞……283
非翻訳領域……115, 133 (117)
非翻訳領域(Untranslated region: UTR)……115
「非メンデル遺伝」……243
病型診断……282
病型特有の染色体転座……270
表現型……19, 22, 29, 36, 43, 46, 47, 50, 51, 60, 61, 62, 64, 65, 69, 72, 74, 84, 86, **87**, 94, 95, 96, 98, 99, 100, 102, 106, 136, 137, 176, 177, 181, 224, 225, 226, 244, 245, 246, 247, 258, 261 (66, 73, 77, 88, 96, 97, 139, 224, 243, 259)
表現型値……96, 98, 244, 245
表現型頻度……(243)
表現型分離……(243)
表現促進……95
病原体……282 (283)
病原体遺伝子検査(病原体核酸検査)……282
表現度……19, 22, 94, 95, 96, 98, 262
標識…22, 61, 79, 142, 143, 144, 236, 237 (73, 145, 240)
標準遺伝暗号(符号)……125
標準遺伝暗号表……(126)
標準核型……180, 184, 185, 217 (186)
標準配列……69, 249
標準方式……185
標的 DNA……140, 230, 237
標的 DNA 配列……230
標的遺伝子……141, 230, 234
標的配列……232, 234, 236, 237 (233, 234)
標的配列特異的……234
標的薬剤の探索(選択)……282
病歴……278 (281)
ピリミジン塩基……138
ピリミジン二量体……218, 220
ピロリン酸……240
ピンク色……87
品種……28, 38, 39, 42, 98, 190 (40)
品種改良……98
頻度……37, 75, 76, 78, 79, 80, 94, 150, 151, 154, 208, 219, 226, 230, 234, 258, 260, 261, 262, 263, 265, 267, 268, 269, 271 (79, 243, 262, 263, 264, 267)
ファージ……27, 37, 99, 100, 143, 232, 251 (135)
ファージゲノム……37
ファージベクター……143
不安の軽減……(281)
部位特異的……230, 232 (231, 233)
部位特異的遺伝子破壊……(231)
部位特異的ヌクレアーゼ……230 (231)
フィラデルフィア(Ph)染色体……266, 270
フィルターハイブリダイゼーション……143
フェニルアラニン……(126)
フェノーム(phenome)……253
フォローアップ……280 (281)
フォワード PCR プライマー……287
不活化……170
不活性……102, 103, 107, 108, 109, 110, 140, 205 (105, 107, 204)

不活性 X 染色体の再活性化（*Xist* の発現消失）……(105)
不活性化……102, 103, 107, 108, 109, 110, 140 (105, 107, 204)
不完全顕性……87, 107 (97)
不完全浸透 reduced penetrance……94
不均衡型再構成……(268)
不均等分裂……198
複合体……44, 89, 116, 123, 142, 179, 193, 194, 201, 212, 232
複雑疾患 complex disease……245
複糸期……193, 194, 209 (210)
複数遺伝子の遺伝学……235
複数の同時改変……(234)
複製 Replication……100, 113, 148, 149, 159, 201, 212
複製 (DNA → DNA)……(124)
複製開始点（Ori）……158
複製開始部位……149
複製過程……158
複製機構……148
複製起点……159, 200, 201, 202 (206)
複製前……160
複製フォーク……215
複相……(173, 174)
複相単世代型……(173)
複相の個体……(173)
複対立遺伝子系……167
複二倍体……189, 190
「不顕性」……92
「不顕性感染」……92
付随体……184, 185
不正対合……112, 113, 211, 212
物理位置……61
物理地図……(81)
物理的位置……116
物理的地図……75, 76, 80
不適合……43 (44)
不等交差……218, 222
不等分裂……(199)
不妊……38, 42, 43, 44, 110, 266, 267 (42)
不妊（不稔）……38, 42
不妊治療……110
不稔…28, 29, 30, 38, 42, 165, 167, 168, 190 (175, 192)
不稔細胞……(175)
不稔性……165, 168 (192)
不稔の変異体……28
不稔変異……29, 30
部分欠損……177
部分配列……138, 289
不分離……198, 217, 218, 219, 265, 266 (219)
不変性……283 (284)
プラーク……143
プラークハイブリッド法……143
プライバシー……282
プライマー……148, 149, 212, 215, 239, 286, 288, 289 (149, 287)
プライマー RNA/DNA……(149)
プライマーゼ……148, 149 (149)
プライマーセット……289
フラグメント化……(241)
プラス鎖 RNA……290
プラスミド……37, 85, 143, 148, 149, 158 (84)
プラスミド（ベクター）……(84)
プラスミド DNA……37, 143 (84)
ブリーダー……(41)
プリン塩基……138
フレームシフト……127, 290
プロインスリン……155
プローブ……142, 143, 237, 288 (187, 273, 274, 287)
プローブ移動・分裂……(287)
プロテオーム（proteome）……253
プロモーター……68, 103, 116 (117)
プロモーター領域……68, 103
プロリン……(126)
不和合性……20, 166, 167, 168, 169, 170, 171 (167, 168, 169)
分化……42, 44, 56, 59, 60, 61, 147, 159, 189, 227 (103, 104, 160)
分岐点移動反応……211
分散 VD……98
分子（プローブ）……237
分子遺伝学……13, 27, 37, 61, 147, 168, 171, 270, 272 (276)
分子遺伝学的……37, 171, 270, 272 (276)
分子遺伝学的解析……270
分子遺伝学的機構……37
分子機構……20, 147, 148, 162, 200, 205, 207, 211, 215, 245, 246 (168, 196, 259)
分子進化系統樹……(292)
「分子進化の中立説」……37
分子生物学……84, 122, 142, 168, 239, 242

# 索引


分子生物学実験……84
分子生物学的解析……168
分子組成……203
分枝点移動……212
分子時計(進化速度の一定性)……155
分子標的治療法……269
分子マーカー……39
分子メカニズム……19, 95, 111, 269
分集団……150, 151
分子量分離……238, 239
分染パターン……184, 185
分染法……179, 180, 184, 185, 200, 201, 203 (181, 186, 204)
分配……16, 50, 74, 138, 148, 158, 160, 162, 179, 183, 188, 190, 193, 202, 208, 249, 289
分配制御……16
「分離の法則」……46, 195
分離比……30, 31, 46, 74
分類階級……(39)
分類学……4, 10, 15, 38, 150, 151, 169 (153)
分類学上の種……151 (153)
分類学的……150, 151, 169
分類名……(40)
分裂・増殖……(160)
分裂回数……201
分裂期(M 期、M phase)……159, 183, 202, 203, 160
分裂後期……195 (221)
分裂前中期……(182)
分裂速度……246
分裂中期……184, 193, 194, 198, 205, 217 (221)
分裂中期(再結合後)……(221)
分裂能……269
ペアードドメイン……(250)
平均顕性度……245
平均重複回数……241
平衡仮説……245
並列処理……(241)
ベクター……85, 143, 251, 252 (84, 231)
別種……151
ヘテロ……16, 20, 22, 29, 31, 33, 43, 46, 47, 54, 56, 57, 59, 64, 65, 72, 75, 78, 86, 87, 89, 90, 94, **176**, 177, 181, 201, 205, 207, 211, 212, 215, 244, 245, 246, 262, 263, 264 (62, 76, 77, 79, 97, 178, 276)
ヘテロクロマチン……16, 75, 78, 181, 201, 205, 207
ヘテロクロマチン(異色染色質)……205
ヘテロクロマチン化……207
ヘテロクロマチン構造……207
ヘテロクロマチンタンパク質 1 (HP1)……205
ヘテロクロマチン領域……205
ヘテロ接合……20, 29, 31, 43, 46, 47, 64, 65, 86, 87, 89, 90, 94, 176, 177, 212, 215, 244, 246, 262, 263, 264 (62, 76, 77, 79, 178, 276)
ヘテロ接合アレル……(62)
ヘテロ接合型……(178)
ヘテロ接合性……176, 177, 212, 215
ヘテロ接合性の消失……176, 177, 212, 215
ヘテロ接合体……46, 87, 89, 176, 177, 244 (77, 79, 178, 276)
ヘテロ二重鎖(二本鎖)……211
ヘパドナウイルス……132
ペプチド……122, 123, 127, 290
ヘミ接合……177
ヘモグロビン β 鎖座……(151)
ヘリカーゼ……148, 149 (149)
ヘリカーゼ トポイソメラーゼ……(149)
変異 mutation……9, 14, 43, 72, 87, 89, 99, 136, 137, 138, 139, 140, 141, 164, 178, 258, 261, 29, 68, 97
変異(アレル)……29, 154
変異(多様性)……34
変異(中立[突然]変異)……154
「変異(彷徨変異)」……15
変異アレル……65, 87, 89, 263 (151)
変異遺伝子……64, 87, 94, 262, 263 (97)
変異ウイルス……291
変異型……138, 164, 177, 244, 260 (62, 178)
変異型アレル……177, 244 (62, 178)
変異型ホモ接合体……244
変異型ホモ接合型……(178)
変異形質……14, 76, 86, 87, 256
変異作製技術……140
変異体……14, 28, 29, 30, 33, 36, 99, 100, 136, 137, 138, 140, 141, 165 (32, 97)
変異体(品種)……28
変異体ヘテロ……(97)
変異導入……140
変異誘発……140, 230
変異率……245, 290
変化アサガオの命名法……33
変性……142, 219, 262, 283, 286 (144, 284)
「変伝学」……34

変動(遺伝的浮動)……150
保因者…257, 261, 263, 264, 266, 278 (96, 187, 264, 276)
保因者の頻度……261, 263 (264)
彷徨変異……14, 15
胞子形成期……193
胞子体……172 (173)
放射性同位元素……237
放射性同位体……142, 236, 238
放射線……27, 36, 112, 113, 146, 219, 220
放射線遺伝学……27
紡錘糸……16, 160, 200, 201, 202 (161)
紡錘糸(微小管)……200, 201, 202
紡錘糸の染色体への結合……(161)
紡錘体……160, 189, 200 (162)
紡錘体形成……189
飽和的[突然]変異誘発……140
補助タンパク質……127
母性効果遺伝子……37
補足遺伝子……51, 99, 100
保存的非コード配列……129
保存配列……248, 249
母体血清マーカー検査……275, 276
母体血中……275
哺乳類染色体の分染バンド……(206)
哺乳類の一生……(104)
哺乳類胚発生のモデル……226
ホメオドメイン……(250)
ホモ[突然]変異胚……225
ホモ / ヘテロ接合 Homozygous/Heterozygous……176
ホモサピエンス……246
ホモ接合……47, 56, 64, 65, 86, 87, 92, 176, 177, 244, 245, 246, 259, 263 (62, 178)
ホモ接合者(アルコール不耐性、下戸)……259
ホモ接合体……87, 176, 177, 244 (178)
ホモログ……147
ポリ A 付加……122
ポリエチレングリコール……188
ポリジーン……244, 245
ポリシストロン的(polycistronic)……115
ホリデイ構造……211, 212, 214, 215 (216)
ホリデイモデル……211, 212, 214
ポリヌクレオチド……37
ポリペプチド……122, 123, 290
ポリペプチド ORF1ab……290
ポリペプチド(タンパク質)……122
ポリメラーゼ連鎖反応
(Polymerase Chain Reaction, PCR)……286
ポリメライゼーション……(287)
ホルモン……54, 55, 276 (55)
翻訳……31, 34, 51, 53, 115, 116, 122, 123, 125, 126, 127, 128, 129, 133, 138, 248, 249, 290 (117, 124)
翻訳(mRNA →タンパク質)……(124)
翻訳(実体化)……126
翻訳開始点……116, 127
翻訳後修飾……123
翻訳複合体……123
翻訳領域……115, 116, 133 (117)
翻訳領域 CDS……115
マーカー……22, 39, 60, 61, 72, 80, 85, 200, 211, 258, 275, 276, 289 (66, 73, 81, 84, 187)
マーカー遺伝子……85 (66, 84)
マイクロ RNA……128, 129
マイクロアレイ……62, 143, 144, 185, 266, 271 (187)
マイクロアレイ解析……185, 266, 271
マイクロサテライト……22, 72, 257, 258 (73)
マイクロサテライト DNA……22, 72 (73)
マイナス鎖……128, 129
マウス(*Sry*)……56
マウス 17 番染色体……20, 224
マウスゲノム……(119)
マウス生活環……(105)
マウス第 5 染色体……(97)
マウス多指症……(97)
マウス胚……(145)
マウスリファレンスゲノム配列……226
巻き舌……258
マクサム・ギルバート法……238, 239 (238)
末端構造……127
末端配列……133
末端領域……202 (223)
マッピング……99, 100, 143, 242, 245, 256
マップ……226
マラリア感染……263
丸型……13, 50
三毛猫……19, 107, 109, 110 (107)
三毛猫のオス……107, 110
ミスセンス変異……137, 138
ミトコンドリア……51, 133, 180, 183 (52, 259)
ミトコンドリア DNA……51
ミトコンドリア遺伝子……51

# 索引


ミトコンドリアゲノム……133
ミニサテライト……257, 258
耳垢……257, 258, 259
耳垢のタイプ……258
ムーアの法則……253
無限増殖……177, 202
無細胞系……236
無侵襲的出生前遺伝学的検査……273, 275
娘鎖……201
娘細胞……148, 158, 162, 179, 190, 193, 202, 217
無性生殖……38
無動原体染色体（染色体断片）……220
無毒化……259
無尾……225 (224)
命名法……17, 33, 203 (32, 205)
雌しべ……166, 167, 169 (167, 168)
雌しべ・雄しべ……166
雌しべ因子……169
メセルソン……37
メダカ（*Oryziaslatipes* 2n=48）……56
メダカ近縁種の性決定機構……56
メダカ性決定遺伝子の発見……56
メダカの近交系……56
メタボローム（metabolome）……253
メチオニン……125 (126)
メチル化…102, 103, 104, 107, 132, 171, 205, 207 (234)
メッセンジャー RNA（mRNA）……126, 128
メッセンジャー RNA 前駆体……122
免疫グロブリン……270
免疫チェックポイント阻害因子……37
メンデル遺伝……21, 34, 35, 36, 95, 96, 98, 243, 244, 257, 258, 283, 284 (259)
メンデル遺伝（遺伝の粒子説）……34
メンデル遺伝形質……96 (259)
「メンデル氏の法則」……36
メンデル集団……150, 151
メンデル則……36
メンデルの遺伝法則……90
メンデルの実験……26, 50, 176
メンデルの実験結果を再検証……26
「メンデルの第一法則」……46
「メンデルの第二法則」……47
メンデルの独立の法則……74, 78
メンデルの法則 Mendel's laws……46, 65, 194
メンデルの法則の再発見……8, 14, 36
網糸期……194, 198 (199)
毛髪……258, 283
網膜芽細胞腫……266, 271
網羅的……62, 91, 247, 253, 271
モザイク……108, 109, 185 (187, 267)
モザイク状……108, 109
モデル植物……105
モデル生物……44, 118, 140, 193, 234
モノシストロン的（monocistronic）……115
模様……28, 179, 203, 224
八重咲き……28
薬剤耐性遺伝子……85 (84)
薬草（下剤）……28
薬物等の効果・副作用……283
葯壁……(168)
薬理遺伝学検査……283
野生型……22, 29, 65, 72, 86, 89, 99, 100, 136, 137, 177, 244 (62, 97, 101, 139, 178, 225)
野生型アレル……65, 89, 177 (62, 178)
野生型遺伝子……(139)
野生型ホモ接合体……244
野生型ホモ接合型……(178)
野生種……170
野生集団……226
有害変異蓄積……134
ユークロマチン（真正染色質）……201, 205
雄原細胞……(175)
融合……5, 164, 176, 188, 189, 200, 232, 234, 243, 270, 290, 291 (175, 234)
融合（受精）……188
融合遺伝子……270
融合タンパク質……234, 270 (234)
有糸分裂……159, 179, 180, 208, 209
有糸分裂組換え（体細胞組換え）……208
雄性…54, 55, 78, 172, 173, 198, 225, 226 (55, 175, 199)
有性生殖……38, 150, 158, 161, 164, 165, 172, 173, 176, 177, 180, 183, 188, 189, 193
雄性前核……(199)
雄性配偶子……172, 173, 225, 226 (175)
誘導経路……147
誘導体……238, 239, 240
誘導体取込み……239
誘導抑制効果……292
有病率……277 (275)
有用遺伝子……(84)

有用形質……38, 39
有用タンパク質……(84)
ユビキチン化……107
輸卵管……198 (199)
羊水……272, 273, 277 (273)
羊水検査……277
羊水穿刺……272, 273 (273)
陽性率……276 (275)
陽性適中率……(275)
陽性的中率……277
要素……26, 69, 193, 200, 251
要望・課題の聴取・整理……(281)
葉緑体……133, 180, 183
抑制効果……138, 292
予防的(リスク低減)治療……284
四倍性……188, 189, 218, 219
四倍体……13, 188, 189, 190, 268 (192, 268)
四倍体細胞……188
来談者……279 (96)
来談者(クライエント client)……279
ライフステージ……279
ラギング鎖……148, 149 (149)
ラクターゼ(乳糖分解酵素)……261
ラジカル状態……113
卵……104, 132, 163, 172, 173, 188, 189, 195, 198, 217, 219, 265, 268, 272 (104, 105, 174, 175, 199, 267)
卵[子]……172, 173
卵[子]形成……172, 173
卵割期……188
卵型(母親型)……104
卵原細胞……(174, 199)
卵細胞……(175)
卵子……163, 188, 219 (104, 105, 199)
卵子由来……188, 219
ランダム……46, 78, 102, 108, 129, 137, 140, 162, 211, 220, 239, 241, 251 (44, 105)
ランダム型不活性化……102 (105)
ランダム型 XCI……(105)
ランダム読み取り……241
ランダムミュータジェネシス……137, 140
卵母細胞……172, 173, 198 (105, 174)
リアルタイム one-step RT-PCR 法……288
リアルタイム PCR……288 (287)
リーダー領域(非翻訳領域)……133
リーディング鎖……148, 149 (149)
罹患者……262, 263 (96)
罹患性……258, 285
リコンビナーゼ……211, 212
リシン……291 (126)
リジン残基……207
立体構造……112, 120, 123, 127, 179, 211, 256
リテラシー……230, 279
リバース PCR プライマー……287
リプレッサー……53
リプログラミング……107
離弁花……169
リボソーム……53, 123, 125, 127, 128, 129, 147, 290 (124)
リボソーム RNA……53, 123, 128, 129, 147
リボソーム RNA 遺伝子(rDNA)……147
リボソームスリッページ(ribosomal slippage)……290
リボヌクレオチド三リン酸(ATP, CTP, GTP, UTP)……122
「粒子」……46
流死産……(96)
粒子説……33, 34, 243
領域配列……117
領域番号……(205)
領域部分……70
両遺伝子座間……75
両親……47, 86, 99, 162, 163, 165, 170, 176, 183, 193, 195, 209, 263, 267 (169)
両親系統……170 (169)
両親由来……162, 163, 176, 183, 193, 195
両性花……32, 166
両生殖器官……166
量的遺伝学……243, 246
量的形質……61, 62, 244, 245, 246, 258
量的形質(複雑疾患)……245
量的形質座[位]……61, 62, 244, 245
量的形質座[位](QTL)……62
量的形質座[位]マッピング(QTL)解析……245
量的形質値……245
量的座[位]……246
量的座[位]数……246
両腕……220 (223)
両腕端……220 (223)
リン酸……107, 112, 122, 238, 240, 286 (114, 168)
リン酸化……107
リン酸基……112, 238 (168)
臨床遺伝……91, 279, 280, 284
臨床遺伝学……91

臨床遺伝専門医……279, 280
臨床検査……184, 283
臨床検査情報……283
臨床症状……184, 265, 266 (267)
倫理的・法的・社会的課題 (ELSI)……280, 284
類縁関係……38
類似度……248, 292 (292)
類似配列……248, 249
戻し交雑……39
戻し交配……44, 164, 165 (97, 164)
レーザー……239 (240)
レーザー検出器……(240)
レーン……(240)
レトロウイルス……123, 132, 133
レプリコン……202 (206)
レプリコン群……202 (206)
レポーター遺伝子……118
連結した対称型……(222)
連鎖……19, 22, 27, 47, 50, 51, 54, 60, 61, 62, 74, 75, 76, 78, 79, 80, 87, 89, 102, 108, 183, 257, 262, 263, 273, 286 (76, 259, 262, 263, 276)
連鎖解析……50, 51, 60, 61, 62, 75, 76
連鎖群……75, 78, 183
連鎖地図……75, 76, 80
連続継代……38
連続性……14, 147
連続的な違い……14, 69
ロイシン……(126)
老化……20, 146, 147, 202, 219 (146)
老化スイッチ……147
六倍性種……190
腕間……(221, 223)
腕間逆位……(221, 223)
腕内……220 (221, 223)
腕内逆位……(221, 223)
腕内欠失……220 (221)
環状(リング)染色体……218, 220 (223)

## 【修正用語】

「２色覚」(旧・色盲)……260
500 個の重要語……12
違和感……14, 15, 260, 264
「隠性」……92
「顕性・隠性」……92
「顕性・陰性」……92
「現性・陰性」……92
「顕性遺伝(優性遺伝)」……12
誤解……5, 13, 46, 69, 70, 90, 92, 188, 279
語感……8, 12, 90, 92, 261 (91)
「潜性遺伝(劣性遺伝)」……12
代替語……92
単数体("半数体"からの変更用語 haploid)……190
同義語……92
日本眼科学会における用語変更(2007 年)……260
日本医学会の改訂用語(2008)……15
発音上……92
偏見……92, 279
マイナスイメージ……12, 90, 92
「優・劣」……90 (91)
「優・劣」の語感……(91)
優性……8, 9, 12, 19, 35, 46, 64, 86, 89, 90, 92, 93, 195 (91)
優性・劣性……64, 86, 90, 92, 93 (91)
「優性」……86, 90
優性遺伝病……90
「優性の法則」……46
優良形質……170, 171
劣性……8, 9, 12, 19, 35, 64, 86, 89, 90, 91, 92, 93, 195 (91)
「劣性」遺伝……12
劣性遺伝疾患……91
劣性遺伝病……90

## 【一般用語】

アフリカ……261, 263 (151, 263)
イサベラ島……(156)
一神教……33
一般集団……15, 219, 261
遺伝学者……67, 226
インターネット……279
エスパニョラ島……(156)
音節構造……92
科学者のリテラシー……230
課題解決……279
ガラパゴス諸島……(156)
環境条件……94, 95
感染拡大……293
感染力……246

肝臓……189
基礎研究……39
ギリシア語……176
クラスター……104 (241, 292)
経済発展……293
高圧ガス……85
光学顕微鏡……179, 207
互換性……(44)
穀物……243, 246
酒……59, 259
サンクリストバル島……(156)
サンタクルス島……(156)
サンチャゴ島……(156)
ジグソーパズル……241, 251
自然科学……33, 59
社会科学……154
社会観……256, 264
社会資源（福祉）……278 (281)
種苗会社……(169)
生物学……3, 26, 27, 34, 38, 39, 42, 53, 67, 68, 69, 70, 71, 84, 86, 92, 121, 122, 128, 142, 150, 151, 152, 158, 168, 226, 227, 236, 237, 239, 242, 251, 253 (153)
第一次南極観測隊……110
多神教……33
中近東……(263)
中国武漢……290
地中海海岸……(263)
つむじ……258
爪……283
手足……119, 120 (267)
ネット公開……258
ノーベル化学賞……37
ノーベル賞……238
ノーベル生理学・医学賞……37
東アジア……259, 261
東アジア人……259
ビッグデータ……253
ピンソン島……(156)
ピンタ島……(156)
福祉……15, 278 (281)
フロレアナ島……(156)
ミルク……261
民間企業……285
有史以前……243, 244
養鶏……165
養蚕……165

# 【人物】

A. H. Sturtevant……79
Alan R. Coulson［英］……37
Albert Levan［スウェーデン］……37
Alexander Robertus Todd［英］……37
Bateson……15 (77)
Carl Erich Correns［独］……36
Charles Robert Darwin［英］……36
Christiane Nusslein-Volhard［独］……37
Craig Venter……37, 252
Cross……75, 80, 100, 164, 165, 194, 212
Daniel McGillivray Brown［英］……37
Edward Butts Lewis［米］……37
Edward Lawrie Tatum［米］……36
Erich von Tschermak-Seysenegg［オーストリア］……36
Erwin Chargaff［オーストリア］……37
F. Griffith……84
F. Sanger……238
Felix Bernstein［独］……36
Francis Crick……37, 122
Francis Galton［英］……36
Francis Harry Compton Crick［英］……37
Francois Jacob［仏］……37
Franklin Williamam Stahl［米］……37
Frederick Sanger［英］……37
French Anderson［米］……37
G. Mendel……26, 27, 42, 46, 47, 74
George Wells Beadle［米］……36
Godfrey Harold Hardy［英］……36
Gregor Johann Mendel……36 (47)
Gregor Johann Mendel［チェコ］……36
Hermann Joseph Muller［米］……36
Hugo Marie de Vries［オランダ］……36
Ian Wilmut［英］……37
J. Craig Venter［米］……37
J. H. Taylor［米］……37
J. L. Down……265
J. W. Szostak……212
Jacques Lucien Monod［仏］……37
James Dewey Watson［米］……37

# 索引


Joe-Hin Tjio［米］……37
Johannes Friedrich Miescher［スイス］……36
John Burdon Sanderson Haldane［英］……36
John Lee Hubby［米］……37
Kary B. Mullis 博士……286
Kary Banks Mullis［米］……37
Louis Pasteur［仏］……36
Mario Renato Capecchi［米］……37
Matthew Stanley Meselson［米］……37
Matthias Jakob Schleiden［独］……36
Maurice Hugh Frederick Wilkins［英］……37
Max Delbruck［米］ら……36
O. T. Avery……27, 84
Oswald Theodore Avery［米］ら……36
P. S. Woods［米］……37
R. Holliday……211
R. フォーチュン……28
Richard Charles Lewontin［米］……37
Ronald Aylmer Fisher［英］……36
Rosalind Elsie Franklin［英］……37
S. G. Oliver［英］ら……37
Sewall Green Wright［米］……36
Seymour Benzer［米］……37
Stanley Norman Cohen［米］……37
T. H. モーガン……74
Theodor Boveri［独］……36
Theodor Schwann［独］……36
Thomas Hunt Morgan［米］……36
Tom Maniatis［米］……37
V. A. McKusick……258
W. Gilbert……238
W. L. Hughes［米］……37
Walter Stanborough Sutton［米］……36
Wilhelm Weinberg［独］……36
William Bateson［英］……36
アベリー……36, 84
アンダーソン……37
ウィルキンス……37
ウィルムット……37
ウインクラー（H. Winkler）……132
ウッズ……37
エイブリー (O. T. Avery)……27
エルンスト・マイヤー（Ernst Mayr）……150
オリバー……37
カペッキ……37
クリック (F. H. C. Crick)……27, 37, 50, 122
グレゴール・ヨハン・メンデル……(47)
コーエン……37
コールソン……37
ゴールトン……34, 35
ゴルトン……36
コレンス（C. Correns）……26, 46
サットン……36
サンガー……37, 238, 239 (239)
ジャコブ……37
シャルガフ……37
シュライデン……36
シュワン……36
スターティヴァント（A. H. Sturtevant）……79
ダーウィン……34, 35, 36, 136, 154, 155, 170, 244
チェイス (M. Chase)……27
チェルマック（E. von Tschermak）……26, 34, 36, 46
チョー……37
テイラー……37
テータム……36
デルブリュック……37
ド・フリース（H. de Vries）……26, 46
トッド……37
ニュスライン＝フォルハルト……37
ニレンバーグ（M. W. Nirenberg）……125
ハーシー (A. D. Hershey)……27
ハーディー……36, 150, 151
パスツール……36
ハビー……37
ビードル……36
ヒューズ……37
フィッシャー……36
ブラウン……37
フランクリン……37
ベイトソン……36
ベルンシュタイン……36
ベンザー（S. Benzer）……99
ベンター……37
ホールデン……36
ボベリ……36
マイヤー……150
マニアティス……37
マラー……36, 136
マリス……37
ミーシャー……36

メンデル（G. J. Mendel）……74
モーガン（T. H. Morgan）……74
モノー……37
ヨハンセン（W.Johannsen）……26
ライト……22, 36, 44, 72, 257, 258 (73, 206)
ルイス……37
ルイントン……37
レヴァン……37
レーダーバーグ (J. Lederberg)……26
ワイスマン……36
ワインベルク……36
ワトソン (J. D. Watson)……27, 37, 50
會田龍雄……54
池野成一郎……35, 36
伊沢修二……36
石川千代松……36
岩松鷹司……54
臼井勝三……35, 36
宇田川榕菴……31
大野乾……37, 155
岡崎令治……37
緒方洪庵……36
小熊捍……37
小野蘭山……54
鎌谷直之……11, 69
木原均……35, 36, 132
木村資生……37, 154, 155
黒田行昭……(49, 139)
駒井卓……35
篠遠喜人……35
立花銑三郎……36
田中義麿……35, 36, 92, 93
津田梅子……30
定延子……36
利根川進……37
外山亀太郎……35, 36
藤井健次郎……35, 36
古畑種基……36
星野勇三……34, 36
本庶佑……37
宮負定雄……31
宮澤文吾……35
三好学……35
向井輝美……245
毛利梅園……54
谷津直秀……35
山中伸弥……37
山本時雄……54
与住順庵……36
渡瀬庄三郎……34, 36
渡辺隆夫……43

## 【生物】

*Brassica oleracea*……167
*Chorthippus paralleus*……(210)
T2 ファージ……(135)
アカパンカビ……50
アサ……18, 28, 29, 30, 31, 32, 33, 36, 99, 166, 170 (32, 101, 167, 183)
アサガオ……18, 28, 29, 30, 31, 32, 33, 36, 99, 166, 170 (32, 101, 167)
アサガオの形質……(32)
アサガオの変異体……30, 36
アブラナ科……168, 169, 170, 171 (40, 167, 168)
アブラナ科植物……169, 171 (167, 168)
アメーバ……134 (135)
イチョウ……(183)
イヌ……42, 105 (40, 183, 235)
イネ……(167, 183)
インドメダカ……59 (58)
インフルエンザ菌（*Haemophilus influenzae*）……37
ウシ……(235)
ウマノカイチュウ……(183)
園芸植物……28
エンドウ……26, 50, 64, 65, 90, 166 (167, 183)
オオバコ科……168, 169
オオバコ科植物……169
オオハナヤスリ……(183)
オオムギ……(183)
オスの三毛猫……19, 107, 110
オナジショウジョウバエ（*D. simulans*）……43
オホーツクヤドカリ……(183)
オポッサム……102
蚊……(235)
カイコ……26, 36 (183, 235)
カイコガ……(183)
海綿動物……(135)
カエル……31 (235)

# 索引


カエル、イモリ……(235)
家畜……27, 180, 184, 243, 246
下等藻類……38
カニクイザル……(235)
カブ……170 (167)
カモノハシ……108
カンガルー……102, 108
キイロショウジョウバエ……43, 44, 245 (135, 183)
キイロショウジョウバエ集団……245
キクガシラコウモリ……292 (292)
寄生生物……134
キツネ……181
キヌガサソウ……134 (135)
キャベツ……167, 170 (167)
棘皮動物……(135)
キンギョソウ……87
菌体コロニー……143
菌類……80 (135)
クジャク……154
くら型……(156)
クローン羊ドリー……37
ケシ科植物……168
齧歯目……119
齧歯類……102, 181
原核生物……51, 122, 126, 148, 158, 159, 183
原生生物……(135)
原生動物……38
コアラ……108
コイ……(183)
甲殻類……(135)
硬骨魚類……(135)
高山植物……134
酵母……26, 37, 147, 149, 200, 201, 214 (183)
酵母菌……147
コオロギ……(235)
コケ植物……172
古細菌……232 (135)
古典園芸植物……28
コムギ……132, 185, 190, 256 (183)
ゴリラ……(183)
昆虫……33, 170, 189, 217 (135)
細菌……26, 27, 99, 140, 232, 282, 289 (135)
栽培植物……32
栽培生物……38, 39
栽培品種……38, 39
サカナ……119
サツマイモ……189
刺胞動物……(135)
ジャガイモ……189
若いマウス……(146)
ジャワメダカグループ……57, 59 (58)
ショウジョウバエ……26, 36, 37, 43, 44, 56, 75, 76, 79, 226, 245, 252, 256 (135, 183, 235, 250)
食肉目……181
植物……13, 20, 26, 27, 28, 29, 31, 32, 33, 34, 35, 36, 38, 39, 42, 85, 105, 132, 134, 164, 166, 168, 169, 170, 171, 172, 179, 180, 181, 183, 184, 185, 188, 189, 190, 193, 219, 232, 245, 256 (40, 135, 167, 168, 175, 183, 235)
植物病原菌 *Xanthomonas*……232
ジョホールオヒキコウモリ……(292)
シロイヌナズナ……105 (40, 183)
シロメダカ(白)……54
真核生物……51, 115, 126, 133, 134, 148, 149, 158, 159, 161, 200, 211, 252
真菌……(135, 235)
真菌類……(135)
真獣類……108
真正細菌……(135)
スイートピー……74, 75 (77)
スイバ……181, 183
スギナ……(183)
脊椎動物以外の脊索動物……(135)
ゼブラフィッシュ……118 (235)
セレベスメダカグループ……57, 59 (58)
線形動物……(135)
センザンコウ……292 (292)
センチュウ……56
線虫……(235)
ゾウガメ……(156)
草食動物……246
藻類……38 (135)
双翅目昆虫……189, 217
ソコメダカ(*O. profundicola*)……59
ソラマメ……37
ダイコン……170 (169)
大腸菌……85, 149, 183, 211, 212 (84, 135)
多細胞真核生物……159, 252
多細胞生物……134, 149, 236
タヌキ……181

単孔類……108
鳥類……293 (135)
チンパンジー……257
伝統園芸植物……28
動・植物……183
動植物……33, 38, 180, 184, 188, 245, 256
動物……26, 27, 35, 36, 38, 54, 56, 57, 59, 84, 118, 119, 134, 164, 179, 181, 190, 193, 219, 236, 246, 247, 262 (40, 135, 174, 183)
トウモロコシ……166, 181 (167)
ドーム型……(156)
ナス科……168, 169, 170
軟体動物……(135)
肉食獣……246
ニホンアカガエル……(183)
ニワトリ……26, 184 (183, 235)
ネアンデルタール人……246
ネギ……166
ネズミ……20, 36, 181, 224, 227 (40)
熱帯アメリカ原産……28
ハイギョ……134 (135)
ハイナンメダカ……56, 57 (57, 58)
白花アサガオ……(101)
ハクサイ……170
白赤メダカ系統……54
ハクビシン……(292)
爬虫類……33 (135)
バッタ……209 (210)
バラ科……168, 169
バラ科植物……169
パンコムギ……132, 185, 190 (183)
被子植物……166 (40, 135, 175)
微生物……26, 27, 36, 38, 92, 176, 282
ヒツジ……(235)
ヒト……15, 16, 21, 22, 36, 37, 53, 54, 56, 59, 72, 75, 76, 78, 79, 86, 87, 98, 102, 105, 106, 118, 119, 121, 134, 138, 147, 162, 179, 180, 184, 185, 188, 195, 198, 201, 202, 203, 218, 219, 220, 222, 243, 245, 251, 252, 253, 256, 257, 258, 259, 262, 264, 265, 269, 279, 282, 283, 291, 293 (40, 63, 81, 88, 97, 135, 151, 181, 182, 183, 191, 196, 197, 204, 205, 223, 250, 267, 283, 292)
ヒメダカ……54, 55 (55)
フェレット……(235)
ブタ……(235)
ブロッコリー……170 (167)
分裂酵母……(183)
ペット……246
変化アサガオ……28, 29, 30, 31, 32, 33, 166
扁形動物……(135)
訪花昆虫……170
胞子……172, 193 (173, 175)
胞子体（単相の個体）……(173)
胞子体（複相の個体）……(173)
哺乳類……56, 102, 104, 108, 110, 177, 198, 218, 226, 261, 289, 292, 293 (104, 135, 206, 250)
哺乳類・鳥類……293
ホヤ……(235)
マウス…20, 37, 56, 59, 71, 94, 102, 110, 118, 119, 120, 121, 140, 147, 224, 225, 226, 227, 247, 290 (41, 97, 105, 119, 145, 146, 183, 224, 225, 235, 250)
マダラメダカ（*O. marmoratus*）……59
マメ……37, 90, 166
マメ科植物……166
マルバアサガオ……170
ミジンコ……(235)
ミツバカグラコウモリ……(292)
ミツバチ……(169)
ミナミメダカグループ……57 (57, 58)
メコンメダカ……(57, 58)
メダカ……18, 54, 55, 56, 57, 59 (55, 57, 58, 235)
メダカ属（*Oryzias*）……57
モグラ目……181
モンツキメダカ（*O. pectoralis*）……(58)
葯……(168)
野生メダカ……54
ヤツメウナギ……(235)
有袋類……102, 108
ユリ……(135)
ユリ科……134
羊歯植物……(183)
ライムギ……181
裸子植物……(135, 175)
ラット……102, 119, 184 (186, 235)
ラバ……42, 251 (156)
両生類……(135)
類人猿……179, 180
ルソンメダカ……56, 57 (57, 58)
レオポン……42
老齢マウス……(146)

# 索引

## 【疾病】


13 トリソミー症候群……(267)
16 トリソミー……268
18 トリソミー……(267, 268)
18 トリソミー症候群……(267)
1 型 2 色覚……(260)
1 型 3 色覚……(260)
1 色覚……(260)
21 トリソミー……268 (267, 268)
21 番染色体のトリソミー……187
2 型 2 色覚……(260)
2 型 3 色覚……(260)
2 色覚……15, 260 (260)
2 色型色覚……(260)
3 型 2 色覚……(260)
3 型 3 色覚……(260)
3 色覚……15, 260 (260)
Angelman 症候群……106
Anomalous trichromatism……(260)
Deuteranomaly……(260)
Deuteranopia……(260)
Dichromatism……(260)
G6PD 欠損症……263
*luxate*(*lx*)……(97)
Monochromatism……(260)
Normal trichromatism……(260)
5p-(マイナス)症候群……(267)
Protanomaly……(260)
Protanopia……(260)
*Recombination induced mutant 4*(*Rim4*)……(97)
SARS……21, 246, 286, 288, 289, 290, 291, 292 (291, 292)
SARS-CoV……21, 286, 288, 289, 290, 291, 292 (291, 292)
SARS-CoV-2……21, 286, 288, 289, 290, 291, 292 (291, 292)
Tritanomaly……(260)
Tritanopia……(260)
*X-linked extra toe*(*Xpl*)……(97)
X 染色体数の異常……(187)
X モノソミー……268 (187, 268)
X 連鎖遺伝病……262 (276)
X 連鎖顕性遺伝病……263
X 連鎖潜性遺伝病……89, 257, 262
Y 連鎖遺伝病……262, 263
異常 3 色覚……15, 260 (260)
異常 3 色型色覚……(260)
一般のがん……270, 271
インフルエンザ……37, 246, 252
家族性腺腫性……94, 95, 257, 262 (263)
片親性ダイソミー……105
鎌状赤血球症……257, 263 (263)
ガラクトース血症……(263)
がん……37, 51, 84, 94, 147, 159, 176, 177, 202, 222, 237, 246, 251, 261, 265, 266, 269, 270, 271, 282, 283 (97)
急性骨髄性白血病……266, 270 (270)
筋ジストロフィー症……(263)
クラインフェルター症候群……110, 218, 222, 266 (267)
血友病……257, 262 (263)
顕性遺伝疾患……86
顕性遺伝病……87, 89, 95, 257, 262, 263, 273 (263, 276)
顕性疾患……94
高血圧……258
高コレステロール血症……(263)
固形がん(胃がん、肺がん、
膀胱がんなど一般のがん)……270, 271
色覚異常……15, 257, 260, 261, 262
色素性乾皮症……(263)
色盲……15, 260, 261 (260)
重症急性呼吸器感染症
(severe acute respiratory syndrome, SARS)……290
循環器病……258
常染色体異常症候群……222
常染色体顕性遺伝病……87, 89, 257, 262, 273 (263, 276)
常染色体潜性……87, 89, 257, 262, 263, 273 (262, 263, 276)
常染色体潜性遺伝病……87, 89, 257, 263, 273 (263, 276)
常染色体トリソミー……267
上皮内がん……237
新型コロナウイルス感染症……10, 293
神経線維腫症……262 (263)
神経線維腫症 1 型……262
神経変性疾患……262
新生の変異……262
生活習慣病……258, 261 (262)
正常 3 色型色覚……(260)
染色体異常症 chromosome disorders……265
染色体異常と疾患
Chromosome aberrations and disorders……265
全色盲……(260)
潜性遺伝病……87, 89, 257, 262, 263, 264, 273 (263, 264,

276)
先天異常……262 (262)
先天性心疾患……272
先天性の異常……217
先天性副腎過形成症……(263)
造血系腫瘍（白血病リンパ腫）……269, 271 (270)
ターナー症候群……218, 222, 266 (267)
第１色弱、赤色弱……(260)
第１色盲、赤色盲……(260)
第２色弱、緑色弱……(260)
第２色盲、緑色盲……(260)
第３色弱、青色弱……(260)
第３色盲、青色盲……(260)
ダイソミー……105, 106
単一遺伝子（メンデル遺伝）病……283, 284
単一遺伝子疾患……257, 261, 262 (263)
多因子遺伝病……262 (262)
ダウン症……218, 222, 265, 266, 268, 273, 276 (267)
ダウン症候群……218, 222, 265, 266, 273, 276 (267)
単一遺伝子病……(262)
項部肥厚（nuchal translucency: NT、後頚部の浮腫）……275
糖尿病……258, 261
トリソミー……185, 217, 218, 265, 266, 267, 268 (187, 267, 268)
トリソミー（三染色体性）……217, 218
軟骨形成不全（症）……257 (263)
乳糖不耐症……261
ヌリソミー（零染色体性）……217, 218
猫泣き症候群……265
バーキットリンパ腫……266, 270 (270, 271)
白血病……265, 266, 269, 270, 282, 283 (270, 271)
伴性遺伝病……257, 262
ハンター症候群……(263)
ハンチントン病……94, 95, 251, 257, 262 (263)
晩発性疾患……94
ヒスチジン血症……(263)
不育症……267
フェニルケトン尿症……257, 263 (263)
不均衡転座……(187, 221)
部分奇胎……189 (191)
部分トリソミー……266 (187)
部分モノソミー……265, 266 (187)
胞状奇胎（部分奇胎）……189 (191)
ポリポーシス……94, 95, 257, 262 (263)
慢性骨髄性白血病（CML）……269
モノソミー……217, 218, 265, 266, 267, 268 (187, 268)
モノソミー（一染色体性）……217, 218
ロバートソン型転座……185 (187, 223, 267)
濾胞性リンパ腫……270 (270)
濾胞性リンパ腫（B 細胞性）……270

## 【団体】

Celera 社……253
CUDO（カラーユニバーサルデザイン機構）……261
EMBL……239, 242
NPO 法人・遺伝カウンセリング・ジャパン……280
遺伝学教育用語検討委員会……9, 10, 11, 35
遺伝学談話会……36
遺伝学普及会……37
遺伝学用語統一委員会……35
イルミナ社……(241)
欧州分子生物学研究所（EMBL; 欧州）……242
国際 DNA データバンク（INSD）……242
国際ウイルス分類委員会（International Committee on Taxonomy of Viruses, ICTV）……290
国際ヒトゲノムコンソーシアム……252
国際ヒトゲノムプロジェクト（全塩基配列の解読）……256
国立遺伝学研究所……37, 289 (196)
国立感染症研究所……286, 288, 289
女子英学塾……30
全国遺伝子医療部門連絡会議……280
東京帝国大学理学部……35, 36
東京帝国大学理学部植物学教室……35
東北帝国大学農科大学……36
日本 DNA データバンク（DDBJ; 日本）……37, 242
日本医学会……4, 9, 10, 12, 15, 261 (260, 285)
日本医学会・用語検討委員会……12
日本育種学会……35, 36
日本遺伝カウンセリング学会……279
日本遺伝学会……3, 4, 5, 6, 7, 10, 11, 34, 35, 36, 37, 65, 70, 164, 261
日本学術会議……3, 9, 12, 46, 64
日本学術会議・生命科学連合……12
日本眼科学会……260, 261 (260)
日本産科婦人科学会……277 (276)
日本人類遺伝学会……4, 15, 22, 67, 72, 261, 279
日本メンデル協会……35
日立製作所……240

# 索引

北海道大学農学部……36
面出会……34
メンデル会……34, 35

## 【教育】

暗記科目……69
医学用語……9, 15, 17, 260
「遺伝学」研究室……36
遺伝学研究室……35
遺伝学講義……36
遺伝学用語…6, 7, 8, 9, 10, 11, 12, 17, 18, 21, 22, 35, 68, 92, 99
学術用語……8, 17, 90
カタカナ語……13, 70, 176
カタカナ用語……67
看護大学……(91)
漢字文化圏……92
教育…3, 8, 9, 10, 11, 12, 13, 14, 35, 67, 69, 86, 90, 190, 260, 262, 279, 289
教育界……14
教育の場……260
教育用語……3, 9, 10, 11, 13, 35, 90, 190
教科書……9, 12, 15, 36, 46, 61, 262
高校……6, 10, 12, 67, 69
高校教育……67, 69
差別用語……260
私立女子大……(91)
生物教科書……12
造語……15, 35, 70, 132, 252
代替用語……92
日本語……3, 14, 15, 31, 33, 34, 67, 70, 92, 245, 249
微生物学用語……92
用語変更……8, 12, 19, 89, 90, 92, 195 (260)

## 【書籍】

朝かがみ……(32)
医学辞典……92
「医学大辞典」……92
「遺伝医学」……(268)
「遺伝学，創刊」……93
「遺伝学用語集」……35
「遺伝単：遺伝学用語集」……92
「遺傳學」……36
遺傳學用語集……36
夏目漱石「趣味の遺伝」……34
「岩波・生物学辞典 第 4 版」……92
「基礎遺伝学，訂正第 8 版」……93
「ゲノム進化学入門」……(135)
「牽牛花水鏡」……29
「最新医学大辞典 第 3 版」……92
札幌農学会会報……35
信濃博物学雑誌……35, 36
「種の起源」……36
「種之起原」……34, 36
「趣味の遺伝」……34, 35
「植学啓原」……31
「植物系統学」……36
「植物雑種の研究」……42
スピルマン著「Mendel's law」……35
「生種原始論」……36
生物教育用語集……190
「生物始原：一名種源論」……36
「草木選種録男女之図」……31 (31)
「大辞林 第 3 版」……92
珍玩鼠育草……36
「梅園魚譜」……54
「病学通論」……36
「菩多尼訶経」……31
木版多色刷りの書籍(図譜)……28
「大和本草」……54

『生物の科学 遺伝』別冊 No.25

# 改訂 遺伝単 遺伝学用語集 対訳付き

| | |
|---|---|
| 発行日 | 2021年 3月 15日改訂版第 1 刷発行 |
| 監修 | 日本遺伝学会 |
| 編集 | 日本遺伝学会・遺伝学教育用語検討委員会 |
| 発行者 | 吉田 隆 |
| 発行所 | 株式会社エヌ・ティー・エス<br>東京都千代田区北の丸公園 2-1 科学技術館 2 階<br>〒 102-0091<br>TEL 03(5224)5430<br>http://www.nts-book.co.jp/ |
| 装丁・ページデザイン | 原島 広至 |
| DTP・イラスト制作 | 田中 李奈 |
| 印刷 | 藤原印刷株式会社 |




ISBN978-4-86043-712-1 C3047